卫生法学系列丛书
普通高等教育规划教材

中国卫生法学

Science of Chinese Health Law

（第三版）

主　编　吴崇其

副主编　谷　力　李冀宁　杨淑娟

作者单位（按姓氏笔画为序）

于慧玲　山东中医药大学
王丽莎　新乡医学院
邓　虹　昆明医学院
古津贤　天津医科大学
田　侃　南京中医药大学
刘　平　绵阳市疾病预防控制中心
刘　博　泸州医学院
吴崇其　中国医学科学院/北京协和医学院
张　静　上海中医药大学
张继旺　北京中医药大学
李候健　广西卫生监督所
李　博　天津医科大学
李冀宁　广西干部管理学院
杜仕林　南方医科大学
杨淑娟　吉林大学
苏玉菊　海南医学院
谷　力　辽宁卫生监督所
陈健尔　绍兴文理学院
施春景　国家人口与计划生育委员会
贾淑英　中国医学科学院/北京协和医学院
曹文妹　复旦大学医学院
龚向前　北京理工大学
葛建一　苏州大学
蒲　川　重庆医科大学
樊静平　华东政法大学
穆罕默德·法塔拉　联合国官员/美国妇产学院名誉研究员

中国协和医科大学出版社

图书在版编目（CIP）数据

中国卫生法学/吴崇其主编. —3版. —北京：中国协和医科大学出版社，2011.9
（卫生法学系列丛书）
ISBN 978-7-81136-565-8

Ⅰ. ①中… Ⅱ. ①吴… Ⅲ. ①卫生法-法的理论-中国 Ⅳ. ①D922.161

中国版本图书馆 CIP 数据核字（2011）第176575号

卫生法学系列丛书
普通高等教育规划教材
中国卫生法学（第三版）

主　　编：吴崇其
责任编辑：顾良军

出版发行：中国协和医科大学出版社
（北京东单三条九号　邮编 100730　电话 65260431）
网　　址：www.pumcp.com
经　　销：新华书店总店北京发行所
印　　刷：中煤（北京）印务有限公司

开　　本：787×1092　1/16 开
印　　张：35.25
字　　数：800 千字
版　　次：2011 年 9 月第 3 版
印　　次：2017 年 8 月第 5 次印刷
定　　价：60.00 元

ISBN 978-7-81136-565-8

（凡购本书，如有缺页、倒页、脱页及其他质量问题，由本社发行部调换）

《卫生法学系列丛书》总主编

吴崇其

《卫生法学系列丛书》副总主编

王国平
张　静
古津贤
蒲　川

《卫生法学系列丛书》指导委员会

名誉主任 韩启德
主　　任 陈　竺
副 主 任 孙隆椿　张雁灵
秘 书 长 吴崇其
委　　员 （按姓氏笔画为序）
王晨光　宋明昌　吴崇其　陈桂明　范方平
赵炳礼　高春芳　黄曙海　托马斯·努固齐

《卫生法学系列丛书》编委会

主　　任 金大鹏
副 主 任 （按姓氏笔画为序）
刘本仁　刘　沛　刘　群　李春生　李国坚
李瑞兴　吴崇其　杜　春　陈志荣　陈晓枫
张　愈　赵　宁　赵同刚　姜　虹　高　枫
钱昌年　桑滨生　潘学田
秘 书 长 吴崇其
成　　员 （按姓氏笔画为序）
丁朝刚　马立新　马跃荣　王光秀　王　岳
王　萍　王红梅　王国平　王国芬　邓　虹
乐　虹　史　敏　代　涛　石东风　石　悦
石俊华　田　侃　古津贤　冯秀云　刘晓程
刘革新　吕志平　谷　力　杜仕林　严桂平
苏玉菊　何　山　何昌龄　那述宇　李水清
李玉声　李冀宁　余小明　陈健尔　张世诚
张　静　杨　平　杨淑娟　罗思荣　赵　敏
姜柏生　姜润生　唐乾利　章志量　程文玉
舒德峰　温日锦　葛建一　蒲　川　覃安宁

主 编 简 介

吴崇其，男，1939年生人，汉族，研究员，中共党员。知名卫生法学专家。现任中国卫生法学会副会长兼秘书长、中国纪实文学研究会副会长、世界医学法学协会副主席、《医学与法学》期刊专家指导委员会主任、中国医师协会常务理事兼教育委员会、医院风险管理委员会副主任。任中国政法大学研究生院、中国南方医科大学、大连医科大学等多所院校兼职或客座教授，是中国卫生法学会的主要创建人之一。曾任首次在中国召开的第17届世界医学法学大会任大会副主席、学术委员会主席，是带领中国卫生法学会队伍走向世界医学法学协会的主要领军人物。他的学术思想和学术理念对世界医学法学协会颇有影响，其“卫生法与其他部门法的法律关系”学术报告在世界和国内大会上引起极大的反响。自20世纪80年代初涉足法学领域以来，近30年来他长期致力于卫生领域开展法学理论研究、教学、法律咨询、国际交流等活动，先后发表卫生法学、哲学、文学等领域论文、著作、专著800余万字，其中论文、文章50余篇，文学专著3部，主编、执行主编、副主编著作15部。多次荣获国家级、部级成果奖，其中文学专著荣获建国四十周年首届传记文学优秀创作奖，《吴英恺学术论文集》获第五届“国家图书奖”特别奖，《卫生法学》获司法部《法学教材与法学科研成果》三等奖，世界医学法学协会主席称该书是一部目前世界上尚属罕见、内容全面的卫生法学教材。由吴阶平任主编、吴崇其任副主编的《中国现代医学家传》仍是当代医学史的稀有作品。由他主编的教育部“二十一世纪导向性教材、十五规划教材《中国卫生法学》（第一、二版）、以及由他策划主编、法律出版社再版的《卫生法学》论著、卫生部人才交流中心指定编著的《医院管理法律事务》、《公共卫生管理法律事务》等多部著作是全国高等院校卫生法学专业及卫生部全国在职人员继续教育的课程教材。他主编的《医师学法、懂法、用法知多少》是一部临床医师的必读书。他在第22届世界法律大会上作的专题学术报告“公共卫生立法与艾滋病”、写在国家《物权法》出版前的“浅谈医院物权债权”论文等分获2006年、2007年全国卫生法学学术论文一等奖、二等奖。

前　言

卫生法是涵盖一切调整有关人的生命健康权益保障方面诸多法律规范的总和，而不单纯是医疗卫生法律、法规。环境、大气、水、固体物质、噪声等等，都直接关系到人体生命健康的权益保障。这些不是单纯民事平等主体法律关系可以全部调整的法律范畴，也不是依靠行政措施一声令下即可解决的行政与相对人之间法律关系。随着社会的发展、生物世纪的到来、人生命健康权益的提升，卫生法迟早会应运而生。对此，世界一些国家早在上个世纪60年代已经开始重视；无论发达国家还是发展中国家，他们也都有了这方面的研究，开设了这方面的教学，开展了这方面的学术交流。由原来七八个国家的专家、学者发起的世界性卫生法学社团世界医学法学协会组织，如今发展到了近百个国家代表参加的社会团体，每两年在竞办国召开一次世界医学法学大会。世界医学法学协会已在美国佛罗里达州正式注册为非营利性国际社会团体组织，旨在研究各国社会各领域与人体生命健康权益之间的医学与法学及生命伦理等方面的法律关系。

中国卫生法学会自1998年参加在匈牙利召开的第十二届世界医学法学大会以来，每届大会都有卫生法学专家参会进行学术交流。中国卫生法学会作为惟一代表中华人民共和国的国家级卫生法学社团得到了世界医学法学协会的承认，2004年8月正式成为世界医学法学协会成员国之一。2008年10月17日～21日，第17届世界医学法学大会在北京召开，来自五大洲50多个国家和地区的700余名医学法学工作者代表出席，可谓精英云集、高朋满座。这是世界医学法学协会成立40多年来，第一次选择在中国召开“世界医学法学大会”。大会的成功召开，为国家争得了荣誉。在第十八届世界医学法学大会上，中国卫生法学会成为世界医学法学协会理事会成员单位，会长成为理事会成员。

卫生法学在我国国内属新兴的复合性学科，涉及诸多学科领域，以人的生命健康权益保障为其调整对象，所包含的内容极其广泛，立法任务远远没有完成。卫生法在发展中，迟早定将成为国家社会主义法律体系中的一个法律部门。加强法与卫生法学的理论研究和教学工作是摆在我们面前的一项重要任务。中国卫生法学会自1993年成立起，就组织开展了对卫生法学理论研究探索和队伍的建设，对梳理、规范卫生法学教材内容进行了广泛深入的调查研究，成立了卫生法学学术委员会、卫生法学教学委员会；由学会副会长兼秘书长组织骨干力量编写《卫生法学》和面向21世纪课程教材《中国卫生法学》已二次、三次再版；学会依据教育部关于“国家中长期教育改革和发展规划纲要（2010～2020年）”精神，与南方医科大学合作成立了卫生法学国际研究院；学会副会长清华大学法学院教授经授权开始招收第一届卫生法学博士；多所卫生法学硕士培养点正在申报中；与国外联合培养、交换卫生法学学生、教师的合作框架已经签定。

《中国卫生法学》的再版，将以中共中央关于坚持邓小平理论、“三个代表”和科学发展观的要求为指导思想，贯彻党和国家依法治国战备方针，在实践科学发展观的统领下，紧扣宪法精神，本着创建和谐社会的要求，以维护和保障人的生命健康权益为全书主线进行结构，其布局、内容、重点都作了重新整合。考虑到国家向国际社会做出的诸多承诺，其中不乏大量关系人的生命健康权益的卫生事项。我国的卫生体制改革多为国家的卫生法制建设提出了更多、更新、更高的要求，具体到《中国卫生法学》，无论是基本原则、理论体系、法律关系、调整对象、内容范畴等都提出了许多新思路，新任务、新要求，迫使本教材必须要有新构思。在卫生法制建设这一重要平台上，尽力提高理论研究深度和广度：既要考虑到法学基础理论，以社会主义法制理论、宪法、六大部门法概述作为全书的首选部分，以适应广大医学生转学法学的必读课程；又要紧随国家新近出台的《医药卫生体制改革意见》四大保障体系，遵照“意见”规定，对已颁布的《执业医师法》、《职业病防治法》、《人口与计划生育法》、《突发公共卫生事件应急处理》、《药品管理法》、《医疗事故处理条例》、《传染病防治法》、《侵权责任法》“人身损害赔偿”等内容以及新近颁布的《食品安全法》和正在征求意见的《精神卫生法》等作为主要章节，通过重新梳理再融入书内，对内容结构在二版的基础上作重新调整安排；“卫生法实施”、“卫生行政复议与赔偿”的阐述，推崇当前不仅有法可依，重在有法必依，都要按程序严格执法的思路放在全书应有的地位，并且把“诉讼”与“卫生法实施”、“卫生行政复议与赔偿”作为单章分列阐述；对突出保障人体生命健康合法权益内容、范围及各类人群健康权益特征和保护要求等相对集中，更好地体现《中国卫生法学》理论研究。全书分了五编，对公共卫生、医疗服务、医疗资源保障中的相关单行法做了相对归并，以便不同医学背景的学生各有所择。全书每一章节都不无反映了撰稿人和主编的思想观点，且都贯穿了以人为本、构建和谐社会的纂写思路，体现该书不仅具有其理论性、科学性和实用性特点；还要具有规律性、新颖性、可读性、可行性和时代特色。

中国卫生法学会领导高度重视《中国卫生法学》一书再版，于2009年8月19日～23日组织来自全国24所高等院校和高等医学院校从事卫生法学学科研究和教学的专家学者共50余人就卫生法学学科理论建设体系作了充分研究。经大家热烈讨论，到会的各位专家就《卫生法学系列丛书》一套框架结构及撰写分工达成了共识，一致同意并决心用较短时间，将这套500余万字系列丛书编撰成册陆续问世，《卫生法学》一书自首当其冲，已于2010年7月出版。

本系列丛书出版得益于教育部、司法部、卫生部和中国法学会有关部门司局处及其各学会、协会的重视和支持，得益于许多大学及其法学院的支持协助，得益于重庆长龙实业（集团）有限公司的支持帮助。作为总主编和本书主编，我还要感谢各位撰稿人所在单位的领导对形成该系列丛书的重视和支持，感谢系列丛书各册正副主编及撰稿人的勤奋努力。如约成稿，还应当感谢一切关心、支持该系列丛书形成过程中，协助工作的业内同志和朋友。

随着法学理论的发展、社会实践不断提高的需求，卫生法学同样备受关注和重视。围绕维护人体生命健康权益引发出这样、那样的问题，需要卫生法予以调整，大量的矛盾和纠纷需要相关法律给予规范。广大民众虽然都已拿起了法律“武器”保护自身生命健康合法权益，但如何正确使用“武器”，避免“走火”伤害了自己，还需要不断学习；广大医药卫生技术人员和管理人员的法制观念、法律意识还尚需提高。据了解，一些医学生在大学期间，没有学过《执业医师法》，他们对自身工作的权利、义务、执业规则缺乏法律意识，这一点必须引起国家教育、卫生行政部门的高度重视。

《中国卫生法学》为系列丛书中之二。《中国卫生法学》为大家提供了一部可供研究、学习、参考的教材，其章节力求满足不同层次人员、不同类型单位、机构的不同需求，尽力做到既顾及基本法理，又考虑到卫生法的系统内容，还要考虑到前瞻性研究的理论探索和社会实践相结合，同时初步构画出国家卫生立法的大体框架。一套系统的丛书如能陆续奉献给广大读者，不仅适合法律工作者、律师们研究参考，更适合研究生、本科生、专科生教学使用，也适合卫生行政人员、从事公共卫生人员、医疗机构及其医务人员、社区医疗服务人员、卫生监督执法人员、食品、医药工作人员、医药企业、经营人员在岗前、岗中继续教育使用，还适合广大百姓了解、熟悉国家卫生法制建设、维护自身和他人合法权益所用。他们可从丛书中各有所选、各取所需，读之、用之，一定会有收获，愿大家都会喜欢它。

本系列丛书为首次编撰，任务重、时间短、丛书撰稿队伍来自全国各地，对每位正副主编、编者了解不深，行文风格不一，难以强求，改稿、统稿相对仓促，因此，虽尽努力，然缺点错误恐不可免，诚请专家、学者、同仁及广大读者对该书及在版中的系列丛书多多赐教，日后好再行修改。

吴崇其

2011 年 7 月 31 日

目　录

绪　论 …………………………………………………………………… (1)

第一编　法学基础概要

第一章　社会主义法制建设 ……………………………………………… (16)
　第一节　社会主义法制的概念及其基本方针 ………………………… (16)
　第二节　社会主义法制的基本原则 …………………………………… (19)
　第三节　社会主义法制建设的历史进程及其成就 …………………… (20)
　第四节　依法治国，建设社会主义法治国家 ………………………… (23)
第二章　宪法 ……………………………………………………………… (27)
　第一节　宪法基本理论 ………………………………………………… (27)
　第二节　宪法的相关内容 ……………………………………………… (31)
　第三节　国家 …………………………………………………………… (34)
　第四节　公民的基本权利和义务 ……………………………………… (38)
第三章　民法、行政法与刑法 …………………………………………… (42)
　第一节　民法概述 ……………………………………………………… (42)
　第二节　行政法概述 …………………………………………………… (45)
　第三节　刑法概述 ……………………………………………………… (47)
第四章　诉讼法 …………………………………………………………… (50)
　第一节　诉讼法 ………………………………………………………… (50)
　第二节　卫生行政诉讼 ………………………………………………… (52)
　第三节　卫生民事诉讼 ………………………………………………… (54)
　第四节　卫生刑事诉讼 ………………………………………………… (60)

第二编　卫　生　法

第五章　卫生法概述 ……………………………………………………… (67)
　第一节　卫生法的概念和调整对象 …………………………………… (67)
　第二节　卫生法的特征和基本原则 …………………………………… (70)
　第三节　卫生法的渊源和效力等级 …………………………………… (74)
　第四节　卫生法律体系 ………………………………………………… (77)
　第五节　卫生法律关系 ………………………………………………… (80)

第六章　卫生立法 …………………………………………………………（84）
第一节　卫生立法概述 …………………………………………………（84）
第二节　卫生授权立法 …………………………………………………（86）
第三节　我国改革开放后的卫生立法的解读 …………………………（89）
第七章　卫生法的实施 ……………………………………………………（92）
第一节　卫生法实施的一般理论 ………………………………………（92）
第二节　卫生法实施的基本形式 ………………………………………（95）
第三节　依职权卫生行政行为 …………………………………………（101）
第四节　依申请卫生行政行为 …………………………………………（108）
第五节　卫生行政相关行为 ……………………………………………（113）
第六节　卫生法律责任 …………………………………………………（115）
第八章　卫生行政复议与赔偿 ……………………………………………（118）
第一节　卫生行政复议 …………………………………………………（118）
第二节　赔偿 ……………………………………………………………（131）

第二编　公共卫生服务体系

第九章　疾病预防与控制法律制度 ………………………………………（139）
第一节　疾病预防与控制法律制度概述 ………………………………（139）
第二节　传染病防治法 …………………………………………………（142）
第三节　职业病防治法 …………………………………………………（152）
第四节　国境卫生检疫法 ………………………………………………（159）
第五节　地方病防治法律制度 …………………………………………（164）
第六节　性病、艾滋病防治法律规定 …………………………………（166）
第十章　健康教育 …………………………………………………………（169）
第一节　健康教育概述 …………………………………………………（169）
第二节　健康教育的任务范围 …………………………………………（172）
第三节　健康教育的措施和重点 ………………………………………（173）
第四节　实施健康教育的责任目标 ……………………………………（177）
第十一章　精神卫生法律制度 ……………………………………………（180）
第一节　精神卫生法律制度概述 ………………………………………（180）
第二节　精神疾病患者的权利 …………………………………………（184）
第三节　精神疾病预防的法律规定 ……………………………………（187）
第四节　精神疾病患者医疗的法律规定 ………………………………（189）
第五节　精神疾病的司法鉴定 …………………………………………（190）
第十二章　突发公共卫生事件应急处置法律规定 ………………………（195）

第一节　突发公共卫生事件概述 ……………………………………………………（195）
第二节　突发公共卫生事件的法制管理 ……………………………………………（199）
第三节　新世纪以来我国发生的几起重大突发公共卫生事件及其法律法规的应用和处置 ……………………………………………………………………（202）
第四节　突发公共卫生事件存在的缺陷和有待完善的研究 ………………………（205）
第十三章　环境保护法律制度 ………………………………………………………（209）
第一节　环境保护法律制度概述 …………………………………………………（209）
第二节　几项环境保护法律制度概述 ……………………………………………（212）
第三节　环境法律责任 ……………………………………………………………（218）
第十四章　血液管理法律制度 ………………………………………………………（220）
第一节　献血法律制度 ……………………………………………………………（220）
第二节　血站管理法律制度 ………………………………………………………（227）
第三节　血液制品管理法律制度 …………………………………………………（232）
第十五章　公共卫生监督法律制度 …………………………………………………（239）
第一节　公共卫生监督法律概述 …………………………………………………（239）
第二节　环境卫生监督法律制度 …………………………………………………（250）
第三节　学校卫生监督法律制度 …………………………………………………（252）
第四节　公共场所卫生监督法律制度 ……………………………………………（254）
第五节　放射卫生防护监督法律制度 ……………………………………………（256）
第六节　公共场所禁烟法律制度 …………………………………………………（260）
第七节　爱国卫生法律制度 ………………………………………………………（261）
第十六章　人口与计划生育法律制度 ………………………………………………（264）
第一节　《人口与计划生育法》概述 ……………………………………………（264）
第二节　《人口与计划生育法》规定的主要内容 ………………………………（266）
第三节　计划生育技术服务的法律规定 …………………………………………（269）
第十七章　生殖健康和性健康 ………………………………………………………（277）
第一节　概述 ………………………………………………………………………（277）
第二节　生殖健康 …………………………………………………………………（279）
第三节　性健康 ……………………………………………………………………（280）
第四节　生殖健康：妇女关注的问题 ……………………………………………（281）
第五节　男性也有生殖健康的需求 ………………………………………………（283）
第六节　生殖健康的决定因素 ……………………………………………………（283）
第七节　生殖健康指标 ……………………………………………………………（284）
第八节　全球生殖健康状况 ………………………………………………………（286）
第九节　进展与挑战 ………………………………………………………………（292）

第四编 医疗服务体系

第十八章 公民生命健康权益法律保护 ……（294）
第一节 公民生命健康权益法律概述 ……（294）
第二节 初级卫生保健法律制度 ……（296）
第三节 医疗保障法律制度 ……（300）
第十九章 不同（特殊）人群生命健康权益法律保护 ……（304）
第一节 病人权益的法律保护 ……（304）
第二节 母亲和婴儿权益的法律保护 ……（308）
第三节 残疾人权益的法律保护 ……（316）
第四节 未成年人权益的法律保护 ……（320）
第五节 老年人权益的法律保护 ……（322）
第二十章 医疗服务人员管理法律规定 ……（326）
第一节 医师执业法律规定 ……（326）
第二节 护士执业法律规定 ……（332）
第三节 药师执业法律规定 ……（334）
第四节 医技人员管理的法律规定 ……（336）
第二十一章 医学现代科技应用对法律的挑战 ……（339）
第一节 人工生殖法律问题 ……（339）
第二节 基因工程法律问题 ……（342）
第三节 无性生殖法律问题 ……（344）
第四节 器官移植法律问题 ……（346）
第五节 脑死亡的法律问题 ……（349）
第六节 安乐死的法律问题 ……（352）
第二十二章 传统医学法律制度 ……（355）
第一节 传统医学法律制度概述 ……（355）
第二节 中医医疗机构法律制度 ……（357）
第三节 中医从业人员法律制度 ……（359）
第四节 中药管理法律制度 ……（362）
第五节 中西医结合法律制度 ……（364）
第六节 民族医药法律制度 ……（365）
第二十三章 红十字会法律制度 ……（367）
第一节 红十字会法律制度概述 ……（367）
第二节 红十字会的性质和组织 ……（371）
第三节 红十字会的职责与权利 ……（373）

第四节　红十字标志的使用 ……………………………………………………（375）
第五节　法律责任 ……………………………………………………………（376）
第二十四章　医学教育和科学研究管理法律制度 ………………………（378）
第一节　医学教育管理法律制度 ……………………………………………（378）
第二节　医学科学研究管理法律制度 ………………………………………（384）
第三节　人体生物医学研究法律制度 ………………………………………（388）
第四节　尸体解剖法律制度 …………………………………………………（392）
第二十五章　医疗损害侵权责任法律制度 ………………………………（395）
第一节　侵权责任法律制度 …………………………………………………（395）
第二节　医疗纠纷处理法律规定 ……………………………………………（407）
第二十六章　医事纠纷处理法律规定 ……………………………………（419）
第一节　医事纠纷处理法律规定概述 ………………………………………（419）
第二节　医疗损害法律规定 …………………………………………………（421）
第三节　医疗损害的预防与处置 ……………………………………………（423）
第四节　医疗事故的技术鉴定 ………………………………………………（425）
第四节　医疗损害的处理与监督 ……………………………………………（428）
第六节　医疗损害的赔偿 ……………………………………………………（429）
第七节　法律责任 ……………………………………………………………（430）
第二十七章　国际卫生法 …………………………………………………（432）
第一节　国际卫生法的兴起与概念 …………………………………………（432）
第二节　国际卫生法渊源 ……………………………………………………（433）
第三节　政府间国际组织与国际卫生法 ……………………………………（435）
第四节　国际卫生法的基本原则 ……………………………………………（439）

第五编　医疗药品供应保障法律体系

第二十八章　医疗资源规划管理法律规定 ………………………………（442）
第一节　卫生资源规划管理法律概述 ………………………………………（442）
第二节　区域卫生规划法律规定 ……………………………………………（448）
第三节　医用设备规划管理法律规定 ………………………………………（455）
第四节　医药相关资源保护法律规定 ………………………………………（459）
第二十九章　医疗机构管理法律规定 ……………………………………（464）
第一节　医疗机构管理法律规定概述 ………………………………………（464）
第二节　急救医疗机构管理法律规定 ………………………………………（474）
第三节　预防保健机构管理法律制度 ………………………………………（476）
第四节　社会民办医疗机构管理法律制度 …………………………………（479）

第五节 中外合资、合作医疗机构管理法律规定 …………………………（480）
第三十章 药品管理法律制度 ……………………………………（485）
第一节 概述 ……………………………………………………（485）
第二节 药品生产和经营管理 ……………………………………（488）
第三节 医疗机构药事管理 ………………………………………（492）
第四节 药品管理 …………………………………………………（495）
第五节 特殊药品管理 ……………………………………………（500）
第六节 药品价格和广告的管理 …………………………………（503）
第七节 药品不良反应报告与药品召回制度 ……………………（504）
第八节 药品监督 …………………………………………………（508）
第九节 法律责任 …………………………………………………（510）
第三十一章 健康相关产品卫生法律制度 ………………………（520）
第一节 健康相关产品卫生法律制度概述 ………………………（520）
第二节 食品安全法律制度 ………………………………………（525）
第三节 保健用品卫生法律制度 …………………………………（530）
第四节 化妆品卫生法律制度 ……………………………………（532）
第五节 生活饮用水及涉水产品卫生法律制度 …………………（534）
第六节 消毒产品卫生法律制度 …………………………………（536）
第七节 医疗器械卫生法律制度 …………………………………（538）

TABLE OF CONTENTS

Introduction ······ (1)

Part One Essentials of Law

Chapter 1 Establishment of the Socialist Legal System ······ (16)
Section Ⅰ Concepts and fundamental policies of socialist legal system ······ (16)
Section Ⅱ Fundamental principles of the socialist legal system ······ (19)
Section Ⅲ The establishment of socialist legal system in China: History and achievements ······ (20)
Section Ⅳ Ruling the country by law and building a socialist country under the rule of law ······ (23)
Chapter 2 The Constitution ······ (27)
Section Ⅰ The basic theories of the Constitution ······ (27)
Section Ⅱ The relevant content of the Constitution ······ (31)
Section Ⅲ The state ······ (34)
Section Ⅳ The fundamental rights and duties of citizens ······ (38)
Chapter 3 The Civil Law, the Administrative Law, and the Criminal Law ······ (42)
Section Ⅰ Overview of the civil law ······ (42)
Section Ⅱ Overview of the administrative law ······ (45)
Section Ⅲ Overview of the criminal law ······ (47)
Chapter 4 The Litigation Law ······ (50)
Section Ⅰ Overview ······ (50)
Section Ⅱ The health administrative litigation ······ (52)
Section Ⅲ The health civil litigation ······ (54)
Section Ⅳ The health criminal litigation ······ (60)

Part Two Health Law

Chapter 5 Overview of Health Law ······ (67)
Section Ⅰ Concepts and objects of health law ······ (67)
Section Ⅱ Features and fundamental principles of health law ······ (70)
Section Ⅲ Sources and hierarchy of health law ······ (74)
Section Ⅳ Legal system of health law ······ (77)
Section Ⅴ Legal relationship of health law ······ (80)

Chapter 6 Health Legislation ……………… (84)
Section Ⅰ Overview ……………… (84)
Section Ⅱ Delegated legislation ……………… (86)
Section Ⅲ Health legislation in China since the implementation of the policies of "Reform and Open-up" in late 1970s ……………… (89)
Chapter 7 Health Law Enforcement ……………… (92)
Section Ⅰ General theories of health law enforcement ……………… (92)
Section Ⅱ Basic types of health law enforcement ……………… (95)
Section Ⅲ Health administrative actions in accordance with authority ……………… (101)
Section Ⅳ Health administrative actions in accordance with application ……………… (108)
Section Ⅴ Health administration-related activities ……………… (113)
Section Ⅵ Health liability ……………… (115)
Chapter 8 Health Administrative Review and Compensation ……………… (118)
Section Ⅰ Health administrative review ……………… (118)
Section Ⅱ Compensation ……………… (131)

Part Three Public Health Service System

Chapter 9 Laws and Regulations on Disease Prevention and Control ……………… (139)
Section Ⅰ Overview ……………… (139)
Section Ⅱ Communicable Disease Control Act ……………… (142)
Section Ⅲ Occupational Disease Prevention and Control Act ……………… (152)
Section Ⅳ Frontier Health and Quarantine Law ……………… (159)
Section Ⅴ Laws and regulations on endemic disease control ……………… (164)
Section Ⅵ Laws and regulations on the prevention and control of sexually transmitted diseases and HIV/AIDS ……………… (166)
Chapter 10 Health Education ……………… (169)
Section Ⅰ Overview ……………… (169)
Section Ⅱ Tasks and scope of health education ……………… (172)
Section Ⅲ Interventions and priorities of health education ……………… (173)
Section Ⅳ Accountability of health education ……………… (177)
Chapter 11 Laws and Regulations on Mental Health ……………… (180)
Section Ⅰ Overview ……………… (180)
Section Ⅱ Rights of mental patients ……………… (184)
Section Ⅲ Laws and regulations on the prevention of mental diseases ……………… (187)
Section Ⅳ Laws and regulations on the treatment of mental diseases ……………… (189)
Section Ⅴ Judicial identification of mental diseases ……………… (190)

Chapter 12 Laws and Regulations on Public Health Emergency Preparedness and Response …… (195)
Section Ⅰ Overview …… (195)
Section Ⅱ Management of public health emergency under legal system …… (199)
Section Ⅲ Major public health emergencies in China in the 21st century: Application of Laws and Regulations …… (202)
Section Ⅳ Problems to be addressed in public health emergency preparedness and response …… (205)
Chapter 13 Laws and Regulations on Environmental Protection …… (209)
Section Ⅰ Overview …… (209)
Section Ⅱ Brief introduction to several laws and regulations on environmental protection …… (212)
Section Ⅲ Environmental liability …… (218)
Chapter 14 Laws and Regulations on Blood Management …… (220)
Section Ⅰ Laws and regulations on blood donation …… (220)
Section Ⅱ Laws and regulations on blood stations …… (227)
Section Ⅲ Laws and regulations on blood products …… (232)
Chapter 15 Laws and Regulations on Public Health Inspection …… (239)
Section Ⅰ Overview …… (239)
Section Ⅱ Laws and regulations on environmental sanitation inspection …… (250)
Section Ⅲ Laws and regulations on school hygiene inspection …… (252)
Section Ⅳ Laws and regulations on inspection of hygiene in public places …… (254)
Section Ⅴ Laws and regulations on radiation hygiene …… (256)
Section Ⅵ Laws and regulations on smoke-free public places …… (260)
Section Ⅶ Laws and regulations on "Patriotic Health Campaign" …… (261)
Chapter 16 Laws and Regulations on Population and Family Planning …… (264)
Section Ⅰ Overview of Population and Family Planning Act …… (264)
Section Ⅱ Main content of Population and Family Planning Act …… (266)
Section Ⅲ Laws and regulations on techniques and services applied in family planning programs …… (269)
Chapter 17 Reproductive and Sexual Health …… (277)
Section Ⅰ Overview …… (277)
Section Ⅱ Reproductive health …… (279)
Section Ⅲ Sexual health …… (280)
Section Ⅳ Reproductive health: Concerned by women …… (281)
Section Ⅴ Reproductive health: Also the men's need …… (283)
Section Ⅵ Determinative factors of reproductive health …… (283)

Section Ⅶ Indicators of reproductive health …… (284)
Section Ⅷ Global reproductive health …… (286)
Section Ⅸ Advances and challenges …… (292)

Part Four Healthcare Service System

Chapter 18 Law on the Protection of Rights and Interests Relating to the Life and Health of Citizens …… (294)
Section Ⅰ Overview …… (294)
Section Ⅱ Laws and regulations on primary health care …… (296)
Section Ⅲ Legal system for medical care assurance …… (300)
Chapter 19 Law on the Protection of Rights and Interests Relating to the Life and Health of Vulnerable Populations …… (304)
Section Ⅰ Law on the protection of the rights and interests of patients …… (304)
Section Ⅱ Law on the protection of the rights and interests of mothers and infants …… (308)
Section Ⅲ Law on the protection of the rights and interests of the disabled individuals …… (316)
Section Ⅳ Law on the protection of the rights and interests of the minors …… (320)
Section Ⅴ Law on the protection of the rights and interests of the elderly …… (322)
Chapter 20 Laws and regulations on the administration of medical staff …… (326)
Section Ⅰ Laws and regulations on the qualifications of doctors …… (326)
Section Ⅱ Laws and regulations on the qualifications of nurses …… (332)
Section Ⅲ Laws and regulations on the qualifications of pharmacists …… (334)
Section Ⅳ Laws and regulations on the administration of medical technicians …… (336)
Chapter 21 Special legal problems raised by modern medical technology …… (339)
Section Ⅰ Legal aspects of artificial reproduction …… (339)
Section Ⅱ Legal aspects of genetic engineering …… (342)
Section Ⅲ Legal aspects of cloning …… (344)
Section Ⅳ Legal aspects of organ transplantation …… (346)
Section Ⅴ Legal aspects of brain death …… (349)
Section Ⅵ Legal aspects of euthanasia …… (352)
Chapter 22 Laws and regulations on traditional medicine …… (355)
Section Ⅰ Overview …… (355)
Section Ⅱ Laws and regulations on traditional Chinese medical institutions …… (357)
Section Ⅲ Laws and regulations on traditional Chinese medicine practitioners …… (359)
Section Ⅳ Laws and regulations on traditional Chinese drugs …… (362)
Section Ⅴ Laws and regulations on the integration of traditional Chinese

medicine and western medicine ······ (364)
Section Ⅵ Laws and regulations on medicine & pharmacy of Chinese minorities ······ (365)
Chapter 23 Laws and Regulations on the Red Cross ······ (367)
Section Ⅰ Overview ······ (367)
Section Ⅱ Legal status and organization of the Red Cross ······ (371)
Section Ⅲ Duties and rights of the Red Cross ······ (373)
Section Ⅳ Utilization of the Red Cross symbol ······ (375)
Section Ⅴ Liabilities of the Red Cross ······ (376)
Chapter 24 Law on the administration of medical education and research ······ (378)
Section Ⅰ Laws and regulations on the administration of medical education ······ (378)
Section Ⅱ Law and regulations on the administration of medical research ······ (384)
Section Ⅲ Law and regulations on medical research on human subjects ······ (388)
Section Ⅳ Law and regulations on autopsy ······ (392)
Chapter 25 Laws and Regulations on the Tort Liability for Medical Malpractice ······ (395)
Section Ⅰ Laws and regulations on tort liability ······ (395)
Section Ⅱ Laws and regulations on the handling of medical disputes ······ (407)
Chapter 26 Laws and regulations on the handling of medical disputes ······ (419)
Section Ⅰ Overview ······ (419)
Section Ⅱ Legal definition of medical malpractice ······ (421)
Section Ⅲ Prevention and management of medical malpractice ······ (423)
Section Ⅳ Technical evaluation of medical malpractice ······ (425)
Section Ⅴ Handling and supervision of medical malpractice ······ (428)
Section Ⅵ Compensation for medical malpractice ······ (429)
Section Ⅶ Liabilities ······ (430)
Chapter 27 International Health Law ······ (432)
Section Ⅰ The rise and concepts of international health law ······ (432)
Section Ⅱ Sources of international health law ······ (433)
Section Ⅲ Inter-governmental international organizations and international health law ······ (435)
Section Ⅳ The basic principles of international health law ······ (439)

Part Five Administration of Healthcare Resources

Chapter 28 Laws and Regulations on the Planning and Management of Healthcare Resources ······ (442)

Section Ⅰ Overview …… (442)
Section Ⅱ Laws and regulations on regional health planning …… (448)
Section Ⅲ Laws and regulations on the planning and management of medical equipment …… (455)
Section Ⅳ Laws and regulations on the protection of medical resources …… (459)

Chapter 29 Laws and Regulations on the Administration of Medical Institutions …… (464)
Section Ⅰ Overview …… (464)
Section Ⅱ Laws and regulations on the administration of emergency service providers …… (474)
Section Ⅱ Laws and regulations on the administration of prevention and health care organizations …… (476)
Section Ⅲ Laws and regulations on the administration of private medical institutions …… (479)
Section Ⅴ Laws and regulations on the administration of foreign-invested medical institutions …… (480)

Chapter 30 Laws and Regulations on Drugs …… (485)
Section Ⅰ Overview …… (485)
Section Ⅱ Production and operations management of drugs …… (488)
Section Ⅲ Pharmaceutical administration in medical institutions …… (492)
Section Ⅳ Administration of drugs …… (495)
Section Ⅴ Administration of special drugs …… (500)
Section Ⅵ Administration of drug pricing and advertising …… (503)
Section Ⅶ Report of drug adverse events and drug recall system …… (504)
Section Ⅷ Drug administration …… (508)
Section Ⅸ Liabilities …… (510)

Chapter 31 Laws and Regulations on Health-Related Products …… (520)
Section Ⅰ Overview …… (520)
Section Ⅱ Laws and regulations on food safety …… (525)
Section Ⅲ Laws and regulations on health products …… (530)
Section Ⅳ Laws and regulations on cosmetics …… (532)
Section Ⅴ Laws and regulations on drinking water and water-related products …… (534)
Section Ⅵ Laws and regulations on sanitizing products …… (536)
Section Ⅶ Laws and regulations on medical equipment …… (538)

（顾良军译）

绪 论

党的十一届三中全会以来，我国社会主义民主与法制建设取得显著成绩。在邓小平建设有中国特色社会主义理论和依法治国的理论指导下，党的十五大、十六大和十七大全会都把依法治国、依法行政作为全面建设小康社会、完善社会主义市场经济体制的重要任务。执政为民的宪法精神和建设法治政府的目标在卫生工作上便是要实行科学民主决策，其中坚持依法行政和加强行政监督的任务尤为突出。

近三十多年来，卫生法制建设取得了显著成绩。我国卫生法制建设从公共卫生、医疗机构及其管理和卫生执业人员的法制管理、卫生监督执法、与生命健康相关产品（食品、药品、保健用品）计划生育等，组成了卫生法律体系的大体架构，先后已制定十二部单行法、近三十部卫生行政法规、四百多件卫生部门规章以及相当数量的地方卫生法规和地方卫生规章。已经颁布实施的法律法规对于调整各类卫生法律关系、协调卫生资源配置、维护公共卫生秩序、加强监督执法管理、防病治病、正确处理医患双方权利义务关系、提高保障公民健康权益等发挥了一定作用。

到2010年建设有中国特色社会主义法制体系已经实现。为了有计划、按步骤完善卫生立法体系，加大卫生立法力度，有计划地实施卫生法律法规，当前摆在卫生战线上的法制建设任务还十分繁重，广大医务工作者法律意识有待不断提高，依法行政的法制观念必须加强，全员法律素质、修养需要进一步提高。必须充分认识到医疗卫生人员无论什么工种，每一项工作都是法律行为，都具有相当的法律责任，承担相应的法律后果。从这个意义来说，卫生立法、卫生执法、卫生法制监督尤为迫切，应当是卫生行政、卫生管理、卫生科技等一切工作的重中之重，因为这一工作的着眼点和归宿是人的生命健康权益保障，是宪法赋予我们的职责。

一、法（法律）

法不是从来就有的，它是一定社会的产物，是这个一定社会经济基础上的上层建筑的重要组成部分。反映在不同社会的经济基础和它们的上层建筑，法律是不同的。

法律所赖以存在的经济基础和它所表现的社会制度，从人类有史以来的历史进程中具有法律制度的是奴隶社会、封建社会、资本主义社会、社会主义社会。四种类型的法律制度演进到今天，不外乎是两大历史类型，即：一是以资本主义制度产生的法律制度类型；一是以前苏联和二战以后东欧一些国家建立起来的社会制度产生的法律制度类型。第三世界中，大多数国家的社会制度产生的法律制度，基本上属于资本主义制度法律类型。

资本主义法律类型，就其总体而言，是历经资产阶级革命、推翻封建王朝制度、繁殖培育了资本主义市场经济的进程中不断出现逐步成长起来的。在自由竞争的资本主义阶段，生产力得到了极大的发展。有如《共产党宣言》所说，“资产阶级在它不到一百年的阶级统治中所创造的生产力，比过去一切时代创造的全部生产力还要多、还要大”。而当代资本主义法律制度的总的特征，是依照资本主义市场经济和资本主义民主政治的本质要求建立起来的，它同资本主义的萌芽、产生和发展相适应。资本主义法律制度首先摆脱了神学“婢女”地位，继而以自然理性为依据，以全体人民的名义，以非常革命的精神，猛烈抨击封建专制主义，提出“天赋人权”、“主权在民”、“法律至上”、“法律面前人人平等”、“司法独立”、“法治国家”等等原则和主张，并做了大量论证。以“私有财产神圣不可侵犯”、“契约自由”、“法律面前人人平等”三大原则下建立起的资本主义法制国家的首要目标是维护私有财产的资本主义私有制，这也是所有资本主义社会法律制度的核心原则。这一原则率先出现在1789年法国的《人权宣言》中：“财产是神圣不可侵犯的权利。除非当合法认定的公共需要所显然必需且具有公平而预先赔偿的条件下，任何的财产不得受到剥夺。”以后，各不同资本主义国家都在他们的《宪法》中体现了私有财产神圣不可侵犯的原则条款。资产阶级就是通过以不同于以往社会形态剥削的方式，用以上“三大原则”使他们的利益在“法治国家”的法律制度下得以稳定并实现其利益。

社会主义法是社会主义革命胜利、社会主义制度国家建立后出现的法律制度，是以公有制为基础的社会主义法律制度。但由于各国无产阶级革命的特色，早在1843年，马克思在担任《莱茵报》主编时就说：“我的研究得出这样一个结果：法的关系正像国家形式一样，既不能从他们本身来理解，也不能从人类精神的一般发展来理解；相反，它根源于物质的生活关系。”因此，他认为，“人们在自己的社会生产中发生一定的、必然的、不以他们意志为转移的关系”，这些生产关系的总和构成社会经济结构以及包括法律和政治在内的上层建筑。物质生活的生产方式制约着整个社会生活、政治生活和精神生活的过程。不是人们的意识决定它们的存在，相反，是人们的社会存在决定他们的意识。就世界而言，社会主义制度长期处在不统一、不完备的状态中。以前苏联为首的原东欧社会主义国家先后解体后，原来照抄照搬苏联模式的法律制度和法制体系显然也就随之不复存在了。东欧一些国家的社会制度演变为资本主义社会后，原来照搬来的法也就不存在了。所以法不是从来就有的，也不是一成不变的，它是一定经济基础之上的上层建筑的产物。

中国的法律制度随着中国革命成功和社会主义建设发展也在不断演进中，是当今世界社会主义法律类型的代表。中国的法律是在中国共产党领导全国人民反对帝国主义、封建主义和官僚资本主义的革命斗争中建立起来的。党的十一届三中全会以前，由于长期处在“以阶级斗争为纲”的思想指导下，中国的法律制度始终“以刑法为主”，重点在于“管民”。十一届三中全会以后，以邓小平为核心的党的第二代领导集体，在构建和谐社会总体设计中，十分重视社会主义民主与法治理论，以发展民主政治为核心思想，实行了依法治国。邓小平深刻地指出：“社会主义民主和社会主义法制是不可分割的。不要社会主义法治的民主，不要党的领导的民主，不要纪律和秩序的民主，决不是社会主义民主。相反，这只能使我们的国家再一次陷入无政府状态，使国家更难民主化，使国民经济更难发展，使人民生活更难改善。”他在中央政治局常委会上的讲话中指出，“搞四个现代化一定要有两手，只有一手是不行的。所谓两手，即一手抓建设，一手抓法制”。坚持法律面前人人平等原则，既是宪法、法律和执法、司法的理念，更是社会主义道路和共产主义信念的表现。

在加强社会主义经济建设的思想指导下，法律迅速由社会主义计划经济向社会主义市场经济演变，立法、司法、执法和法律监督制度得到发展与完善。党的十五大后确立了“依法治国，建设社会主义法治国家”的战略方针，截至2010年已基本上得到实现。

法的功能作用在不同社会类型、不同社会制度、同一制度下不同历史发展时期都是不同的。法和法制可以建立在任何社会经济基础之上，在任何政治制度下运行，但是因为所有制、生产关系的不同，同样名归“以法治国”，而所赋予法治的内涵却截然不同。在封建王权时代，法用于确立王权的权力地位，规范如何得以称雄争霸，目的为制伏他国或被管相对人的一种工具，其调整、规范、约束、保障的是“优于一人之治”的价值取向。对于社会主义法治而言，它与社会主义市场经济和社会主义民主政治紧密相连的。今天的“以法治国”、“建设社会主义法治国家”的价值取向和它追求的目标是国家整体和全社会的法治状态，完全与“优于一人之治”截然不同。我国的社会主义法，基本特征就是高度统一地体现人民的意志、党的主张和国家意志。在有阶级斗争的社会里，长期是“重刑轻民”的历史，高度集中的计划经济体制下，司法不健全；由于高度集权的政治体制，公法同样也不健全。1978年党的十一届三中全会以后，重视扩大了全国人大及其常务委员会和地方省级、单立市人大的立法权，相应也赋予了国家及其各级政府制定行政法规的权利，法治真正回到了人民依法治理的新纪元。刑律依然重要，用于保护国家安全，保护科学的生产关系、先进的生产力，巩固人民政权的上层建筑、当家作主的经济基础，建设公平、和谐的社会。然而，反映社会关系、行为方面的法律保障不能再是传统的纵向的法律关系；随着政府职能转变，它必须要有横向的民事法律关系来调整，以充分体现“法律至上”实质人民意志至上的理念。《国家赔偿法》的出台是划时代的法律文书，标志着结束了单纯刑法一统天下的历史格局。法不是任人玩弄的“工具”，它与民主一样，有其目的，又是手段。实施公权力作为一种主体行为，如果违背了人民的意志、违反了法律规定，同样要受到法律的谴责，承担法律的后果。这提升了法律为民的格局。对于惩治失控和失范行为的权钱交易最为有效的办法是法律，对于防患于未然的办法、最具有震慑力和强制力的依然也是法律，能否体现民主政治，做到公平、公正、真正具有公信力的表现的也是法律。

未来的九十年是生命科学的年代，生命科学对社会的作用归根到底是研究如何提高人类的生命健康水平。这是任何人、任何家庭、任何团体、任何政党、任何国家共同面对的问题。人类寿命的普遍延长也对社会带来了种种问题。例如，随着多种动物克隆成功，人们有理由担心，一旦人类把自己克隆出来，不能不引起医疗制度、健康保险制度、财产继承制度的震荡，这种震荡必然向法律提出新的挑战。科学技术与经济发展推动着社会结构与上层建筑的改革。那么，法律是他们之间必不可缺的调节器，现有传统的公法与私法还能完全适应需求吗？界于他们之间的新的法律部门、新的法律体系自然应运而生。如果没有相应的法律加以规范和制约，再过若干年，一个祥和有序的人类社会可能会被自身掌握的科学技术搞得混乱不堪。因此，现在我们就必须高度负责任地认识生命科学，它的发展正在逐步地改变着传统的社会伦理、社会道德，向着法律挑战。不是吗？现在已经在使用自然生长植物秸秆发电；用动植物的生物技术转变为可燃油和燃油添加剂；动物的蛋白纤维可做成纺织材料，纳米不也是生物科学的一部分吗？还有更多的材料越来越多地被用于制造业、建筑业和日用品生产；可望实现的“蛟龙”海底探测，无穷的海洋生物将为人类提供取之不尽、用之不竭的生存物资，它们定将改变人类的衣食住行。

二、卫生法

（一）卫生的实质是人在社会中的行为，即每个人对待生命、健康的行为和社会措施

1. 个人行为：作息时间、生活方式、饮食起居、习惯嗜好等。

2. 社会措施：研究适应、保障个人行为的科学性、必要性。其中包括：防治疾病、提高生命质量、关爱精神健康；预防妨碍生存健康的行为，阻止惩处妨碍健康的各类社会措施。

个人行为和社会措施不能停留在仅仅是为从生理（肉体）要求考虑，更重要的必须考虑到精神、心理、环境等各个方面。

（二）卫生是一项适应自然、研究自然、改造自然的重要事业

卫生是社会和社会关系不可缺少的重要组成部分。社会离不开卫生，就像人离不开空气和水一样。卫生通过多种途径、手段、措施维护增进人的生命健康，维系保护生产力。人的生命时间、健康状况及他们的素质，是衡量一个社会、一个国家的综合实力和社会文明程度的重要指标。上述可见，卫生受社会经济、政治、科学技术、文化、教育等社会各类关系的制约而离不开社会。卫生不是卫生部门一家就能只手擎天的事，而需要全社会共同参与，每个个人都要人人参与。

（三）当今卫生已成为具有科学内涵的学科体系

卫生是整合社会的一种行为措施，应有科学发展观的客观指导思想概念。

1. 卫生学科群和知识体系不仅包含硬科学学科和知识，还包括软科学学科知识。

2. 学科群和知识体系的出现，使卫生教育得到充实、发展，保证了卫生人力后劲。

3. 卫生学科群和知识体系的出现，使卫生知识的到了普及，提高了每一个人卫生科学知识水平，意味着提高了自身防卫能力（体育运动的普及、健康保健活动广泛、饮食起居的调整）等等，都是为四个字：健康长寿！

4. 促进生产关系、上层建筑的不断调整变革。劳资关系、劳逸关系、资金投入、资源调整、资源分配等等都向着人类社会发展所期望的方向予以规范，显示它的科学与民主。

卫生法，不是卫生和法的相加和重叠。卫生内涵着法。法律本质就是一种社会现象。作为一种社会规范，以明白、肯定的方式告诉人们在任何一种特定的条件下，可以做什么、必须做什么、禁止做什么。医疗机构及其医务人员的一切行为都是法律行为。我国现时代的卫生法要遵循我国卫生立法的一般性原则，还要考虑到卫生立法的特殊性原则。要充分考虑卫生法所调整对象的广泛性、所调整社会关系的多层次性、与其他法律部门密切相关性。例如，卫生法的法源有宪法、法律、卫生行政法规、地方法规等；在纵向上，与行政法律法规和地方政府规章有密切关系；在横向上，与民商法、经济法、社会法、劳动法、刑法等实体法存在法律关系；此外还与三大诉讼程序、仲裁方面的法律关系以及行政许可、国家赔偿等构成相关的法律关系。

我国卫生法还与国际卫生协议、条例和公约等国际卫生法规有极为密切的关系，具有

社会共同性和适用的普遍性。

三、卫生法的历史与发展

（一）外国卫生法历史与发展

1．古代社会的卫生法

公元前3000年左右，古埃及国家就颁布了公共卫生法律。公元前2000年，古印度制定了《摩奴法典》。公元前18世纪，古巴比伦王国第六代国王汉谟拉比颁布的《汉谟拉比法典》中，医药卫生方面的条文就有40余款，约占全部法典的七分之一。公元前450年，古罗马奴隶制社会先后颁布的《十二铜表法》、《阿基拉法》、《科尼利阿法》等，在历史上首次规定了行医许可制度，创建了比较完备的法律体系、比较完善的医药卫生法律规范，为世界卫生立法奠定了良好的发展基础。

公元5世纪以后到公元15世纪，欧洲封建国家先后兴起，这个时期，不少国家也都加强了卫生立法，调整的范围逐渐扩大，内容涉及公共卫生、医事制度、食品和药品管理、学校卫生管理、卫生检疫等方面的卫生成文法规。中世纪初，东、西哥特王朝在罗马时代卫生法的基础上，制定行医人员培训、考核、奖惩、禁止巫医行医的法律规定以及医院管理、医疗许可制度、公共卫生、食品卫生的法律规定。13世纪的法国、15世纪的英国出现了卫生成文法，形成了近代卫生法律雏形。

其特点规定了医疗服务对象享有服务权，不同等级享有不同的健康保护权利，因此，卫生法的规定摆脱不了社会习惯和教会影响；卫生法规定的内容范围狭窄，致使医学发展缓慢。

2．近现代社会的卫生法

欧洲经过文艺复兴与资产阶级革命，英国于1601年制定了《伊丽莎白济贫法》。这部带有资产阶级性质的卫生法规，其影响持续了300年之久。到19世纪以后，卫生法律、法规不断制定。西欧卫生立法日趋发展，地处亚洲的日本和北美的新兴资本主义国家美国都制定了与健康卫生有关的法律规定。

二次世界大战后，随着社会经济的发展和科学技术的进步，卫生立法在各国普遍受到重视，卫生立法得到了迅速发展。许多国家把卫生立法作为本国实施卫生方针、政策，实现国家重大战略目标的重要手段。

综合各国的卫生立法主要有社会公共卫生、医政管理、药政管理、医疗保健、科技发展与个人行为等五个方面。

3．国际卫生立法

世界卫生组织（WHO）自1948年成立以来，就把制定国际卫生公约、规则和食品卫生、药品、生物制品的国际标准，作为自己的重要任务之一。

WHO通过确定统一规范标准，加强对卫生立法的研究和探讨，制定国际共同遵守的医药卫生法规和相关合作规定，为发展中国家卫生立法提供专家咨询，使WHO和联合国的成员国在公共卫生、临床医学、药物管理/使用等有关领域形成共同遵守的法律规范。

此外，一些国际非政府组织（如世界医学会和世界医学法律协会等）自上世纪六十年代以来相继开展了多项活动，为各国的卫生立法和国际卫生立法奠定了良好的基础。

（二）我国卫生法历史与发展

1. 古代社会的卫生法

我国古代卫生法有文字记载最早可追溯到殷商时期。《韩非子·内储说上》、《周易》、《春秋》、《周礼》、《左传》的记载反映出古代对繁衍健康后代的认识和重视。

周代就建立了我国最早的专门医事制度，春秋战国时期的卫生法也较奴隶社会有了一定的发展。

秦代起，封建社会有了比较系统的法典，有关医药卫生方面的规定也在这些法典中出现。从两晋经隋唐至五代是我国封建社会近700年的上升时期。在此期间，伴随着封建法典的不断完善和医学的发展，医药卫生管理制度逐步完善。

宋金元时期，医药卫生制度在许多方面沿袭唐制，但在卫生立法上有所发展。北宋王安石为相时，颁布了《市易法》。宋代还颁布了《安剂法》，其中规定医务人员人数及升降标准，这是我国最早的医院管理条例。宋代的法律严治庸医，规定庸医伤人致死依法绳之；凡利用医药诈取财物者，以匪盗论处。更值得一提的是，宋代法医学迅速发展，宋慈所著的《洗冤集录》为后世法医著作的蓝本。元代法律中规定了行医资格及考试制度。

明清两代对于医家行医、考试录用、庸医处罚等都做出了规定，制定实施了卫生法规，推动了医学的进步和发展。

2. 中华人民共和国成立之前的卫生法

1840年以后中国逐渐沦为半殖民地半封建社会。太平天国农民革命政权曾在《太平条规》、《刑律诸条禁》中制订了有关社会公共卫生及保护健康权益的规定。

中华民国期间，在民国中央政府设有中央卫生署即卫生部，国家颁布了全国卫生行政大纲和卫生法律法规、条例，卫生法律体系开始构筑。但由于政治腐败、经济衰落，卫生法律规定只能是束之高阁。

此外，中华苏维埃政府早在1931年颁布的《劳动法》中规定政府实行医疗卫生制度，在《中华苏维埃共和国婚姻条例》规定凡因病、因工作致病或受伤、患职业病时，免费医疗。1933年3月以后又先后颁布了卫生运动、卫生防疫、暂行传染病预防等数个条例。抗日战争到新中国成立，不同时期解放区的各级人民政府制定了一系列卫生法规，为新中国的卫生立法奠定了基础。

3. 中华人民共和国成立后的卫生法

1949年10月1日中华人民共和国中央人民政府成立后，党和政府及时制定了“预防为主”、“面向工农兵”、“中西医结合”、“卫生工作与群众运动相结合”的四大卫生工作方针，以此为依据先后制定了一系列卫生法律法规。从建国以后至现在卫生立法大体经历了以下阶段：① 1965年以前为卫生立法的初期阶段，发展速度较慢；②1966年到1976年为第二阶段，13年中未进行系统卫生立法活动，是卫生立法的停滞阶段；③1977年至1981年为卫生立法重新起步阶段，卫生立法趋于逐步上升；④1982年宪法修改后，卫生立法迅速发展，为第四阶段。1995年是卫生立法最多的一年，卫生立法涉及最多的是药政管理类，占立法总数23.63%；医政管理类，占立法总数的10.10%；食品卫生类，占立法总数的

9.94%。以上表明卫生立法的侧重点主要是同人民的身体健康直接相关的医药卫生类立法。1965年前，卫生立法的方向主要是劳动卫生、医政管理、卫生科技教育、医政管理和妇幼卫生。第二阶段，仅1975年涉及劳动卫生有5件立法。第三阶段卫生立法涉及了卫生科技教育和卫生人事管理。2002年以前卫生立法方向主要是医政管理、药政管理和食品卫生。公共卫生、劳动卫生的立法，则有所下降。由此可见，卫生立法不同时期侧重点有所不同。严重急性呼吸综合征（SARS）和禽流感引起了国家对公共卫生立法的高度重视，这方面的立法步骤正在加快。整个卫生立法已初步形成了具有中国特色的卫生法律体系，我国的医药卫生事业走上了法制化管理的轨道。

卫生法制建设的发展和卫生立法的加强促进了卫生法学这一新兴学科的繁荣和发展。1989年，在沈阳首次召开了有五大卫生系统［卫生部、国家计划生育委员会、解放军总后勤部卫生部、国家医药管理局（现国家食品药品监督管理局）、国家中医药管理局］从事医学法学专家参加的理论研讨会。同年，中华医学会医学教育学会医学法学专业学组建立。1992年11月卫生部原政策法规司主办的《中国卫生法制》创刊发行。1993年3月5日中国第一个专业法学社团——中国卫生法学会经国家民政部注册登记批准成立，同年9月4日在人民大会堂召开了成立大会，标志着卫生法学专门学科在中国正式建立。几年来，卫生法学队伍不断发展壮大，北京、广西、江苏、安徽、吉林相继成立了省级卫生法学专业团体，徐州、乌鲁木齐成立了市级卫生法学专业团体，还成立了国境卫生检疫专业法学团体。从卫生法学研究队伍的建立到理论研讨的开展，从卫生法学课程开设到教材、案例的编写出版，从卫生法制专业刊物的创刊到法规性文件的编纂，从卫生法律咨询到卫生法律服务等方面看，都取得了可喜的成绩。此外，根据与WHO的合作项目，卫生部定期举办卫生立法研讨班，开展卫生立法国际学术交流。1998年中国卫生法学会首次派员参加了在匈牙利召开的第12届世界医学法学大会，并成为该组织成员。2000年8月有8位专家参加了在芬兰召开的第13届世界医学法学大会，2002年8月、2004年8月又有专家分别参加了在荷兰召开的第14届、在悉尼召开的第15届世界医学法学大会。在第15届大会上，中国卫生法会以超过美国3票的绝对优势为中国首次申办成功2008年第17届世界医学法学大会在中国首都北京召开。通过学术交流，将有利于加快我国卫生立法的步伐，促进我国医学科学和卫生事业的发展。

（三）卫生法学

卫生法学是以卫生法作为研究对象，研究卫生法的产生、存在、发展，卫生法的渊源、本质，卫生法的范畴、本质，卫生法的表现形式和作用，卫生法的实施和诉讼，卫生法在国家法律体系中的地位，卫生法与其他部门法之间的关系，等等。

卫生法的调整对象正是紧紧围绕人类生存、繁衍、发展进程中需要解决的生命与健康权的问题。

如果仅从医学各角度，就是生物——人类——社会医学、医学伦理学等等；从生命健康角度来看，远不是上述所说，它要解决的是围绕生命健康权产生的各类关系：生产力在生产关系中能动关系（环境、职业病）、生产力在生存关系中能动关系（传染病）、生产力在生存过程中自身关系（疾病）、生产力在繁衍过程中的自身关系（母婴保健、遗传、精神疾病等）等。这些都不是传统的行政法律关系，上层建筑（公法）可以完全调整的，也不是传统的民事法律，平等、等价、有偿（私法）也是可以完全调整的。社会发展、改造自然、繁衍发展人类需要新型法律关系来调整，无疑这需要一门新型的社会前进不可或缺的法学体系新成员——卫生法或类似名称的法律来调整。

四、新世纪卫生立法构思

新世纪公共卫生、医学科学发展为卫生法制建设提出的任务是构建一个新的框架。

（一）研究讨论卫生法制框架建设的目的意义

构建新世纪卫生法框架结构，研究卫生立法体系内容范围，确立卫生法在国家法律体系中的地位，是卫生法制建设中的一项重要而艰巨的工作。

当前的一项重要工作是：制定出适应卫生事业改革、适应我国国情的，具有预测和规划意义的卫生立法框架，以便有计划、有步骤地推进卫生立法工作，不断完善卫生法制建设，逐步健全卫生立法体系，确立卫生法体系在国家法律体系中的特定作用和应有的法律地位。

21世纪初，卫生立法体系框架基本形成，这具有重要的理论和实践意义。

从理论上讲，它进一步建立和完善卫生法的概念、原则、渊源、法律地位，确定卫生法调整以生命健康权为主要任务的公共卫生关系、科技社会关系、生命社会关系、生命科技关系等基本范畴，探讨卫生法与其他法律规范的关系，研究卫生工作与政府工作的关系，卫生工作与其他与之相关部门的职责关系，权利义务关系以及与此相关联的法律责任等。

新世纪医学科学的发展，面临着公共卫生与社会发展的挑战，面临着知识经济和市场经济的挑战，面临着自然灾害和突发公共事件的挑战，面临着人们对生命健康保障和生命质量消费新的需求，面临着自然科学和社会科学相互渗透的竞争。同时，还面临着规范科学研究、规范行为的法律机制约束等等。因此，就卫生事业和医学科学发展而言，必须备有法制建设的保障，才能使国家发展卫生事业和医学科学的战略宏图得以体现，从而为建立卫生法的基本理论体系奠定基础，在法律体系上使卫生法成为一个独立的法。

从实践上讲，它有利于制定卫生立法规划，有计划、有步骤地开展系统性卫生立法工作，不失时机、准确地协调和处理卫生法律公共卫生关系、内部关系、社会关系、科技发展关系以及其与外部相关部门的关系。总之，一切与生命健康权益有关的诸多法律关系都在该框架内，以满足卫生立法的需求，提高卫生立法的科学性、统一性、计划性和效率，避免法律冲突，使保护公民生命健康权益的宪法精神通过卫生立法能切实落实。

（二）研究讨论新世纪卫生立法的指导思想和基本原则

卫生法制建设必须以邓小平建设有中国特色社会主义理论和党的十五、十六大、十七大关于依法治国的方略为指导思想，坚持以宪法为根本依据，在国家法制建设的宏观指导下，构建适应我国社会主义初级阶段的卫生工作方针。要以医疗卫生是“社会公益性福利事业”的规定为前提，总结和借鉴国内外卫生立法经验，构建较为完整、统一、先进、科学和可行的卫生法制所必需的卫生立法体系框架结构。

构建卫生法律框架体系，应遵循的基本原则是：

1. 遵循我国立法工作的一般性原则

坚持为社会主义现代化立法，为改革开放建设有中国特色的社会主义法制国家立法；坚持以邓小平理论为指导，坚持“三个代表”执政为民的思想，从我国国情实际出发，即13亿人口和可能提供的卫生资源实际出发。要从市场经济繁荣发展需要的可能和可行性出发；从知识经济突飞猛进、信息时代科技发展的迫切需要出发；从与国际接轨出发，调查研究，实事求是，制定具有预测和规划意义的卫生法律框架。

2．遵循我国卫生立法的特殊性原则

（1）卫生法调整对象的广泛性原则

卫生法是旨在调整保护人体健康活动中形成的各种社会关系的法律规范的总和。卫生法的调整对象不仅涉及科技社会关系 、生命社会关系、生命科技关系方面的权利义务，还涉及包括国家卫生行政机关，各级各类医疗卫生组织，围绕保护人体健康活动相关的其他国家机关、企事业单位、社会团体和公民个人（即自然人、法人和其他组织）的行政关系、民事关系、刑事关系以及行政、民事法律关系所无法包容的新的特殊的法律关系。因此，卫生法具有极大的广泛性。

（2）卫生法调整社会关系的多层次性

卫生法所调整的社会关系是一种纵横交错、相互交织的社会关系，大体可归纳为公共卫生实施和监督执法关系、卫生组织管理与服务关系、卫生资源和需求保障关系、医疗服务与生命健康权益期望关系、各类特殊人群生命健康权益保障与医疗服务能力可及的关系、公共卫生风险与应急事件预案关系、科学技术探索与未来生命关系、国际卫生关系以及和卫生事业发展与服务活动等方面的其他关系。可见，卫生法既须采用纵向行政手段调整社会公共卫生行政管理活动中产生的各种社会关系，也须用横向契约手段调整卫生服务活动中产生的各种经济民事关系，还有介于行政和民事两者之间特殊的法律关系以及“作为”、“不作为”造成后果法律责任的关系等等。

（3）卫生法与其他法律密切相关性原则

由于卫生法调整对象的广泛性、社会关系的多层次性和规范形式的特殊性、必然性，卫生法的法源体系具有多样性及与其他法律的密切相关性。卫生法的法源有宪法、法律、卫生行政法规、地方法规等；在纵向上，与行政法律法规和地方政府规章有密切关系；在横向上，还与民商法、经济法、社会法、劳动法、刑法等实体法有密切的法律关系；还与三大诉讼程序、仲裁方面的法律关系以及行政许可、国家赔偿等相关法律有密切的关系。

我国卫生法还与国际卫生协议、条例和公约等国际卫生法规有极为密切的关系，具有社会共同性和适用的普遍性。

（三）卫生法制的框架设想

为适应这样的调整，我们必须要有一个卫生法制的框架设想：

1．卫生法制层级

（1）卫生基本法：《中华人民共和国公民健康权益保障法》，为第一层级法律。

（2）卫生单行法，为第二层级法律。我国已颁布的卫生单行法有：国境卫生检疫法、传染病防治法、药品管理法、食品卫生法、执业医师法、献血法、职业病防治法、母婴保健法、红十字会法、未成年人保护法、老年人权益保障法、人口与计划生育法等。

（3）卫生行政法规为第三层级法律。

（4）卫生部门规章。

（5）省、自治区、直辖市地方卫生法规和地方政府规章（地方政府规章临时性行政许可设定权）。

《行政许可法》明确了行政许可设定权在全国人民代表大会及其常务委员会；行政法规的设定、设立权在国务院；地方性法规的设定、设立权在省级人民代表大会及其常务委员会。国务院各部委不再有行政许可设定权，地方省级人民政府可以设定临时性行政许可，为期一年，再需设定须报地方人大及其常务委员会设定地方性法规。因此，卫生法律框架要在《立法法》及《行政许可法》的精神指导下设定。此外，必须理清一个思路：卫生法绝不仅仅是卫生部的部门法，而是国家法律体系中一路支脉，而这路支脉是国家法律体系是宪法主脉下的一路支脉。

2. 卫生基本法属下的单行法律设计

第一层级
母法 → 基本法
《宪法》

- 实体法
  - 民法
  - 行政法
  - 健康权益保护法
  - 刑法
  - 国际法
  - …………
- 程序法
  - 仲裁法
    - 经济仲裁法
    - 海事仲裁法
    - 劳动仲裁法
    - 医事仲裁法
    - 国际贸易仲裁法
    - ………
  - 诉讼法
    - 民事诉讼法
    - 行政诉讼法
    - 医事诉讼法
    - 刑事诉讼法
    - ………

第二层级
健康权益保障法→单行法
- 生命健康权益及特殊人群健康保护法律
- 公共卫生防治法律
- 疾病控制防治法律
- 生命健康相关产品法律
- 卫生资源管理法律
- 卫生事业管理法律
- 卫生科技发展保障法律
- 国际卫生公约（条例）

生命健康权益及特殊人群健康保护法律
- 病人权益保障法
- 医疗保障、保险法
- 人口与生育法
- 社区医疗保障法
- 初级卫生保健法
- 农村合作医疗保障法
- 母婴保健法
- 残疾人保障法
- 未成年人保护法
- 老年人权益保障法
- 精神卫生保护法
- 其他如：健康教育法

公共卫生防治法律
- 职业卫生防治法
- 女职工劳动卫生安全保护法
- 学校卫生工作防治法
- 烟草危害控制法
- 吸尘污染防治法（尘肺和苯等）
- 公共场所卫生法
- 饮用水卫生管理法
- 固体污染防治法
- 大气污染卫生防治法
- 噪声污染卫生控制法
- 废弃物排放污染卫生防治法
- 放射致害污染卫生防治法
- 生化污染卫生防治法
- 同位素试验使用防治法
- 地方性疾病及其病源、宿主治理法（缺氟、加碘等）

疾病控制防治法律
- 卫生检疫法
- 传染病防治法
- 艾滋病防治法
- 性病防治法
- 结核病防治法
- 狂犬病防治法
- 血吸虫病防治法
- 寄生虫病防治法
- 交通运行卫生检疫管理法（海、陆、空）
- 慢性非传染性疾病控制法

生命健康相关产品法律
- 药品管理法
- 特殊药品管理法
- 血液及血液制品管理法
- 中药使用保护法
- 食品卫生法
- 保健品管理法
- 化妆品生产，经营、使用管理法
- 生物制剂管理法
- 消毒用品管理法

卫生资源管理法
- 医疗资源配置法
- 大型医用设备配置法
- 卫生信息化管理法
- 临床实验动物管理法
- 中药资源开发利用权益保护法

卫生事业管理法
- 医疗机构权益保障法
- 医疗急救机构管理法
- 预防机构管理法
- 保健机构管理法
- 社会置办医疗机构管理法
- 中外合资、合作医疗机构管理法
- 医师法
- 护士法
- 卫生技术人员管理法
- 卫生科研管理法
- 医疗卫生教学管理法
- 卫生技术准入法
- 医疗机构物权、债权法
- 医疗机构财务管理法
- 卫生医务人员奖惩法
- 医药卫生科技人才档案管理法

卫生科技发展保障法
- 人体组织器官移植管理法
- 死亡标准法（通常所说脑死亡）
- 尸体解剖法
- 遗传及基因管理法
- 精子库管理法
- 试管婴儿管理法
- 克隆技术利用管理法

国际卫生公约（条例）

这就是我们要研究的卫生法和卫生法学。

五、学习卫生法学的目的意义、方法

（一）学习卫生法学的目的意义

1. 依法治国，建设社会主义法治国家的需要

党的十五大、十六大和十七大全会明确地提出要依法治国，建设社会主义法治国家。实行依法治国，一定要加强法制宣传教育，这是重要基础。正如邓小平指出：“加强法制重要的是要进行教育，根本问题是教育人。”卫生事业是社会主义事业的重要组成部分，依法管理卫生事业是实现依法治国、建设社会主义法治国家的重要内容。只有加强法制宣传教育，包括卫生法制教育，不断提高广大干部群众的法制观念和法律意识，包括卫生法制观

念和卫生法律意识，才能实现依法治国、建设社会主义法制国家的目标。当代大学生是新世纪的人才，必要的法律知识和较强的法律意识是今后一切合格的社会主义事业建设者必备的素质。所以，大学生学习法律知识，包括卫生法律知识，是依法治国、建设社会主义法治国家所必需的。

2. 卫生事业改革是发展医学科学的需要

我国的卫生事业以为人民健康服务为中心。为适应社会主义市场经济体制深化改革，医学模式正由生物医学模式向生物-心理-社会医学模式转变，以适应广大人民群众不断增长的多层次的卫生需求。我国的卫生事业是社会主义初级阶段重要的社会保障体系，成为人人都需要的、群众受益并承担一定社会福利职能的社会公益事业。为实现这一目标，卫生事业必须走向法制管理的轨道。不仅卫生机构的设置、各类人员的执业要纳入法制管理，医务人员的行医行为、病人的求医行为和遵医行为也要纳入法制管理的轨道。正因为如此，对于卫生技术人员和医学院校学生来说，学习卫生法学可以调整自己的知识结构，拓宽自己的治学领域，了解与自己从事的工作密切相关的卫生法律规范，明确自己在医药卫生工作中享有的权利和承担的义务，增强卫生法律意识，正确履行岗位职责，为保护人体健康、促进卫生事业的改革发展做出自己的贡献。

3. 提高卫生执法水平的需要

我国卫生事业的重要功能之一是社会公共卫生管理。卫生行政执法是政府管理全社会卫生的基本方式，是实现预防为主战略、保护人体健康的基本手段。卫生行政执法水平高低，不仅关系到改善社会公共卫生状况、提高社会卫生水平和人民生活质量的问题，而且关系到规范市场经济秩序、优化投资环境、促进经济发展的问题。因此，提高卫生执法水平，必须要有一支既具备丰富的专业知识，又熟悉自己执法范围内的卫生法律法规，还了解整个卫生法律体系基本情况的高素质的卫生行政执法队伍。学习卫生法学理论将有助于卫生行政管理和卫生执法人员更好地做到依法行政、有法必依、执法必严、违法必究，不断提高卫生行政执法水平。

4. 维护公民健康权利的需要

对广大公民来说，通过学习和了解卫生法学基本知识，对健康权有一个全面、科学、系统的认识，树立卫生法制观念，依法防止医疗损害，可以在医患双方的健康权利受到损害时，正确运用法律武器来维护各自的合法权益。同时，在自己的工作和日常生活中，依法遵守公共卫生法律规定，规范卫生行为，维护医疗卫生单位和医护人员的合法权益，提高遵守卫生法律规范的自觉性。

（二）学习卫生法学的方法

1. 历史的、辩证的方法

马克思主义法学理论认为，法是人类社会发展到一定历史阶段的产物，是历史范畴。在阶级社会里，法上升为国家意志和统治阶级意志的体现。所以，学习卫生法学，必须以马克思主义的辩证唯物主义和历史唯物主义的世界观和方法论为指导。运用唯物辩证法，正确认识卫生法是社会上层建筑的重要组成部分之一，是由其赖以生存的经济基础决定的，并反作用于经济基础。卫生法的发展变化，归根到底是经济基础发展变化结果的反映。同时，还必须运用全面的、历史的、发展的观点，把卫生法这一社会现象放在一定的历史条件下，研究它产生的经济基础，研究社会政治等因素对它的影响。只有这样，才能对卫生法的历史、现状及其发展趋势以及卫生法的本质和作用作出全面、正确的认识和理解，从而创建具有中国特色的卫生法和卫生法学，促进和保障社会主义卫生事业的不断发展。

2. 比较的方法

比较的方法是学习卫生法学的重要方法之一。

（1）要了解世界各国的卫生法律制度和国际卫生立法的情况，既要吸收各国卫生法律制度中科学性内容，又要去其不合理成分；既要避免盲目照搬，又要克服全盘否定。

（2）要从我国国情出发加以取舍和改造，有分析、有选择地学习和吸收。

（3）用比较的方法学习卫生法学，研究外国的卫生法律制度时，要考虑到四个不同：社会制度的不同；生产力发展水平的不同；自然条件的不同；民族文化和传统习惯的不同。通过比较，从我国实际出发吸收外国的科学成果，并且在不断总结我国自己卫生法制管理实践经验的基础上，形成和发展具有中国特色的社会主义卫生法学。

4. 理论联系实际的方法

理论与实践相结合是马克思主义理论研究的出发点和归宿。卫生法学是一门应用理论学科，具有很强的实践性。学习卫生法学，必须以邓小平理论、“三个代表”思想、和“科学发展观”为指导，密切结合我国民主政治建设和卫生体制改革的实际，深入研究我国现行的卫生法律规范和卫生法制管理实践，总结建国以来卫生法制管理的经验，使卫生法学理论在实践中不断加以检验、发展，进一步健全社会主义卫生法制，发挥卫生法在建设具有中国特色社会主义中的作用。同时，通过这种方法，将卫生立法、卫生法的实施、卫生监督执法、卫生法律纠纷和诉讼同个人的思想实际、生活实际、专业工作实际结合起来，帮助提高运用卫生法学的基本理论去发现、分析、解决问题的能力，增强卫生法律意识，规范自己的行为，运用法律武器维护国家的利益，为增进人的生命健康服务。

学习卫生法学的基本方法除上述几种以外，还有其他一些方法，如归纳和演绎的方法、系统的方法等。

总之，学习卫生法学，要综合运用各种学习方法，吸收和采用多种学科的知识，联系实际，实事求是，这样才能真正掌握和发展卫生法学，为社会主义卫生事业作出有益的贡献。

（吴崇其）

思 考 题

1. 简述我国法制建设的成就。
2. 谈谈你对法的理解。
3. 什么是卫生法？什么是卫生法学？
4. 你对卫生法框架设计有什么见解？
5. 你认为怎样学习卫生法学才能有利于今后工作？

第一编 法学基础概要

第一章 社会主义法制建设

提要 社会主义法制是社会主义国家的国家机关为建立法律秩序，根据工人阶级领导的全体人民意志创制的法律和制度。社会主义法制的基本方针是有法可依、有法必依、执法必严、违法必究。社会主义法制建设的基本原则包括：依法治国原则、民主原则、平等原则和统一原则。经过几千年的发展演变，特别是改革开放30年的探索和发展，在建设中国特色社会主义的伟大实践中，我国的法制建设取得了重大成就，依法治国基本方略得到确立，人权得到可靠的法制保障，具有中国特色的社会主义法律体系基本建成。今后我国社会主义法制建设的主要任务是依法治国、建设社会主义法治国家。

重点 社会主义法制建设的概念及基本原则；依法治国，建设社会主义法治国家的内涵和必要性。

第一节 社会主义法制的概念及其基本方针

一、法制的概念

“法制”一词，在我国由来已久。春秋时期，管子认为：“法制不议，则民不相私。”（《管子·法禁》）商鞅也曾说过：“民众而奸邪生；故立法制、为度量以禁之。”（《商君书·君臣》）不难看出，他们说的法制主要是指一国的法律或典章制度，强调法律制度的形式意义。也就是说，统治阶级创造的任何法律制度，即使是恶法或专横之法，都属法制，具有应当被一律遵守的效力。

董必武在《在军事检察院检察长、军事法院院长会议上的讲话》中提到："有人问，究竟什么叫做法制？目前对于法制的定义，还没有形成统一、确切的解释。望文思义，国家的法律和制度，就是法制。"静态意义上的法制，即统治阶级为了以法律化、制度化的方式管理国家事务，按照自己的意志通过国家权力机关制定的法律和制度，用以维护本阶级专政。它随着国家的产生而产生，在历史发展的不同阶段，在不同类型的国家，法制有着不同的表现形式；动态意义上的法制则不仅包括法律制度，还包括立法、执法、守法、司法、法律监督等一系列活动以及指导法律实施的法律意识。在一个国家或地区，以现行法律制度为核心，在与法相一致的法律意识的指导下，人们通过行为进行法律实践，实现法律的调整作用。法律制度、法律意识以及法律实践三者相互联系、相互补充，使"法制"拥有更饱满的含义。

二、社会主义法制的概念

社会主义法制是社会主义国家的国家机关为建立的法律秩序，根据工人阶级领导的全体人民意志创制的法律和制度，是社会主义民主的制度化、法律化，严格依法行使国家权力、进行国家管理的原则，是立法、执法、守法及法律监督等的有机统一，社会主义国家一切社会关系的参加者都要严格依照这种法律和制度进行活动。

三、社会主义法制的基本方针

1978 年，邓小平在中共中央工作会议闭幕会上讲话中提到："为了保障人民民主，必须加强法制。……做到有法可依，有法必依，执法必严，违法必究"。这成为社会主义法制的基本方针。四者是相互联系不可分割的统一体。

1．有法可依

"有法可依"是指要制定反映工人阶级领导的广大人民的共同意志和利益的、确认和保护有利于社会主义事业的社会关系和社会秩序的法律、法令、条例、决议、命令和地方性法规。"有法可依"作为我国社会主义法制建设的基本方针，强调的就是社会主义法律与制度的制定问题，它是社会主义法制的前提和依法治国的基础。没有法律就没有法制，法不完备也不会有健全的法制。因此，"有法可依"从立法方面要求国家权力机关在立法权限内，按照法定程序，遵循立法的指导思想和基本原则，制定各种法律、法规和制度，不断健全和完善社会主义立法工作，形成全体人民共同遵守的法律制度，以便使人们在各个领域有法可依，有章可循。继续完善立法程序，改进立法方法和立法技术，提高审议法律的效率和水平；加强法律解释工作，保障法律的正确适用，做到法律建设与我国经济和社会发展的协调统一，进而加强我国社会主义法制建设，提高立法质量，不断完善中国特色的社会主义法律体系。"有法可依"是确立和实现社会主义法制的前提和首要任务。

2．有法必依

"有法必依"是普遍守法的原则，这是社会主义法制的可靠基础。它要求一切国家机关、政党、武装力量、社会团体、企事业单位和全体公民都必须依法办事，严格遵守宪法和法律，在宪法和法律允许的范围内活动。首先，它要求在人们心目中树立法律、特别是宪法至高无上的地位，一切组织和个人都必须在国家宪法和法律的范围内活动，一切组织和个人都不能有超越法律之外的特权。无视法律的规定，依执法者的个人情感或意愿办事是对社会主义法制的破坏。其次，它要求国家机关、公职人员和公民在从事工作和活动的时候，一定要以宪法和法律作为自己行为的准则。因为，如果允许把法律撇在一边，即使有再完备的法律，也只能是一纸空文。就像亚里士多德曾指出的那样："我们应该注意到邦国虽有良法，要是人民不能全部遵循，仍然不能实现法治。"社会主义法制下的法律是依照人民的意志制定的，它有保护人民生命财产安全、维护社会秩序、保护和促进生产力发展的作用。当大多数人都遵守法律时，法律才能充分发挥它的作用。因此，"有法必依"是健全社会主义法制的核心。

3. 执法必严

"执法必严"要求执法机关和执法人员一方面对违法行为必须依法惩处，决不能姑息迁就；另一方面必须秉公执法，严格按照法律规定和法律程序办事，维护法律的权威和尊严。首先，社会主义国家的一切行政机关和检察、审判机关的行为，必须有法律根据，不得超出法律规定的范围。审判机关和检察机关要在党的领导下，依法独立行使审判权和检察权，不得受其他组织和个人的干扰。执法必严，不是指办案中运用法律一律要从严，而是指要根据客观事实，合理运用法律从严或从宽。执法必严的主要含义是指要维护法律权威，宽、严都要有法律的根据。其次，执法必严还指上下级之间、主管部门和下属单位之间要相互尊重已被规定的权限划分或者权利义务的界限，既要防止和反对在执法和护法的活动中可能出现的专横和对权力与职位的滥用，也要防止和反对命令主义、官僚主义，纠正权力过于集中造成的不良后果。再次，执法必严还指要严格尊重广大公民的合法权益不受侵犯，一切执法机关和公职人员都必须严格尊重公民的权利，都必须在国家法律允许的限度内行使自己的职权，不允许滥用职权损害公民的权利和合法利益。随着法制的不断健全，执法过程中发生的错误虽然越来越少，但终究难以完全避免，这就要求执法机关及其工作人员在执法过程中贯彻有错必纠的方针，发现错误，勇于纠正。执法必严是社会主义法制实现的重要条件。

4. 违法必究

"违法必究"是指对所有违法犯罪分子都要依法追究法律责任。这是我国人民民主专政的一项具体内容，是打击各种形式犯罪活动、维护人民的各项民主权利的保证，是社会主义法制的保障。推进依法行政，维护司法公正，是当前我国社会主义法制建设的突出任务。在社会主义国家里，任何人，不管地位多高、功劳多大，都不能将自己凌驾于法律之上，均不能享有法外特权；任何人的违法犯罪行为都应被及时揭露，依法承担应有的法律责任，不得滥用职权，逃避法律的追究。如果对违法犯罪分子不能及时地、准确地依法予以制裁，社会主义法制就会遭到干扰和破坏，严重损害社会主义法制的权威。违法必究是社会主义法制的有力保障。

因此，只有全面贯彻以上基本要求，才能建立社会主义法制秩序，才能维护社会主义法制权威，充分发挥社会主义法制在社会主义现代化建设中的作用。

第二节　社会主义法制的基本原则

社会主义法制要为建设社会主义服务，其法律原则作为法律规则的指导思想、基础或本源综合的、稳定的法律原理和准则，必将符合社会主义的要求。这些法律原则，无论对社会主义法的创制还是对法律的实施，都具有重要的意义。

一、依法治国原则

依法治国原则的基本含义是广大人民群众在党的领导下，依照宪法和法律规定，通过各种途径和形式，管理国家事务，管理经济文化事业，管理社会事务，保证国家各项工作都依法进行，逐步实现社会主义民主的制度化、规范化、程序化，使这种制度和法律不因领导人的改变而改变，不因领导人看法和注意力的改变而改变。社会主义的国家机关、社会团体、公职人员和公民个人都必须无条件地严格执行和遵守国家的法律，任何人都不享有不守法的特权。社会主义法制是工人阶级领导下的广大人民的意志和利益的体现，人民民主专政即无产阶级专政是人民当家作主，是绝大多数人对极少数人的专政，社会主义法是广大人民自觉的行为规范。

二、民主原则

民主原则是社会主义法制的一项基本原则，社会主义法一切规范都贯彻社会主义民主精神。社会主义法制所反映的民主是与社会主义紧密联系的社会主义民主，是在人民内部实行民主和对人民的敌人实行专政。其本质是人民当家作主。邓小平多次指出："我历来不主张夸大一个人的作用，这样是危险的，难以为继的。把一个国家、一个党的稳定建立在一两个人的威望上，是靠不住的，很容易出问题。"社会主义国家广大工人、农民、知识分子和其他劳动者是国家的主人，政府的权力是人民给的，领导干部只是分工不同，都是"人民的公仆"，而不能成为"人民的主人"。因此，民主原则是社会主义本质要求和内在属性，"没有民主就没有社会主义、就没有社会主义现代化"，"社会主义越发展，民主也越发展"。民主要体现在社会主义法制建设中，运用法制遏止"官僚主义现象、家长制现象、干部领导职务终身制现象和形形色色的特权现象"，人民广泛享有政治、经济、文化等方面的民主权利，并以法律的形式庄严地、详尽地规定了人民的各项民主权利。司法机关要坚决地、切实有效地依法保护广大人民的民主权利，并对破坏、侵犯广大人民民主权利的敌对分子依法制裁。社会主义民主是社会主义法制的基础，社会主义法制又是社会主义民主的保障。

三、平等原则

平等原则是指公民在法律面前人人平等。这是我国宪法的一项重要原则。它包括两方面内容：一是权利和义务平等。公民不分性别、民族、种族、职业等，一律平等地享有法律规定的权利、平等地承担法律规定的义务，坚决反对特权。社会主义法制所确认的平等是权利义务相统一的平等，即不仅享有平等权利，还要履行平等义务。在社会主义法制里，权利义务具有一致性。不存在只享有权利不履行义务，或只履行义务不享有权利的情况。二是责任平等。公民在适用法律上一律平等。它要求司法机关在适用法律时，以同一标准对待一切公民。任何公民从事违法犯罪行为都要平等地承担法律责任。因此，邓小平指出，不管什么人即使是担任高级领导职务的，只要他确实违反了法律、触犯了刑律，都应依法严肃处理。社会主义社会实行生产资料公有制，进行按劳分配，从而从根本上铲除了产生不平等的社会根源。社会主义法制建立在社会主义生产关系的基础上。社会主义法制的平等原则是广大人民在政治领域、经济领域、文化领域平等的反映，也是对广大人民在上述领域平等的确认和保障。因为社会主义法制上的平等和经济上的平等紧密相联，所以这是一种真正的平等。

四、统一原则

统一原则是指社会主义国家的有权机关统一制定法律和制度，要求在相应范围内统一实施，不允许任何未经授权的机关或组织擅自制定和推行法律和制度。该原则要求国家最高权力机关依法定程序统一行使立法权，或由依照法授权的国家机关依照法定程序统一行使，其他任何个人和组织没有立法权。

第三节　社会主义法制建设的历史进程及其成就

一、中国社会主义法制建设的历史成就

中国是一个具有五千年文明史的古国，中华法系源远流长。约在公元前 21 世纪，夏朝由奴隶制习惯法国家向奴隶制成文法国家转变，这是中国法制的开端。春秋时期，社会的不断发展变化，为成文法的颁布提供了历史条件，而成文法的颁布标志着奴隶制法制解体。李悝制定的《法经》是中国古代第一部比较系统的成文法，在中国法制史上具有重要的地位。唐朝时，中国形成了较为完备的封建法典。唐律以其严密的体系、丰富的内容、成熟的技术和鲜明的特色，成为中华法系代表性的法典，并为以后历代封建王朝所传承和发展。古老的中国为人类法制文明作出了重要贡献，中华法系在世界法制史上占有重要地位。

1840 年鸦片战争后，中国逐渐沦为半殖民地半封建社会。为了改变国家和民族的苦难命运，一些能人志士移植了大量西方近现代法律制度，从而促使传统的中国法律制度走向解体。辛亥革命后，在孙中山的领导下，南京临时政府制定实施了一系列具有资产阶级性质的宪法性文件和法律法规，在建立近代法律体系方面作出了重要贡献。中华民国国民政府成立后，在中国共产党的帮助和工农运动的推动下，中国历史上第一次提出人民民主的法制原则。南京国民政府时期，吸取了大量西方国家的立法精神，建立起六法体系，使中国近代法制在形式上趋于完备，在我国法制史上第一次形成系统的近代法律体系。但该法律体系仅是地主、买办、官僚资产阶级的意志的体现，是蒋介石独裁的统治工具。

中国共产党成立后，领导人民在革命根据地制定并颁布《中华苏维埃共和国宪法大纲》、《陕甘宁边区施政纲领》等法律文件，建立起新民主主义的法律制度，开辟中国法制史新篇章。新民主主义政权法制代表无产阶级和广大人民意志，维护人民基本权益。新民主主义法律制度中的许多基本制度、方针路线和法律原则至今仍为社会主义法律制度所继承和发扬。

1949年中华人民共和国的建立到20世纪50年代中期，是中国社会主义法制的初创时期。这一时期中国制定了具有临时宪法性质的《中国人民政治协商会议共同纲领》和其他一系列法律、法令，对巩固新生的共和国政权，维护社会秩序和恢复国民经济，起到了重要作用。1954年第一届全国人民代表大会第一次会议制定的《中华人民共和国宪法》，以及随后制定的有关法律，确立了国家法制的基本原则，规定了国家的政治制度、经济制度和公民的权利与自由，规范了国家机关的组织和职权，初步奠定了中国法制建设的基础。“1954年宪法”和党的第八次全国代表大会将社会主义的法制粗略模式或宏观轮廓予以确立，并形成了基本格局。20世纪50年代后期以后，特别是十年“文化大革命”，中国社会主义法制遭到严重破坏。

1978年，党的十一届三中全会开创了我国改革开放和社会主义现代化建设的新时代，同时也开启了我国法制建设的新纪元。中国共产党总结历史经验，作出把国家工作中心转移到社会主义现代化建设上来的重大决策，实行改革开放政策，致力于法制的恢复与重建，并明确了一定要靠依法制治理国家的原则。邓小平深刻地指出：“为了保障人民民主，必须加强社会主义法制，使民主制度化、法律化，使这种制度和法律具有稳定性、连续性和权威性，使之不因领导人的改变而改变，不因领导人的看法和注意力的改变而改变。”做到有法可依，有法必依，执法必严，违法必究，这成为改革开放新时期法治建设的基本理念。在发展社会主义民主、健全社会主义法制的基本方针指引下，立法速度大为加快，现行《宪法》以及《刑法》、《刑事诉讼法》、《民事诉讼法》、《民法通则》、《行政诉讼法》等一批保障人民权利、规范社会秩序的重要法律相继出台，人民代表大会制度逐步健全和完善，司法机构、行政执法机构和法律服务机构相继重建并恢复运转，一个以宪法为基础、具有中国特色的社会主义法律体系基本形成，中国的法制建设进入了全新发展阶段。

1992年，党的十四大明确提出建立社会主义市场经济体制的目标，中国开始全面推进社会主义市场经济建设，由此进一步奠定了法制建设的经济基础，我国法制建设进入适应社会主义市场经济要求的全面发展阶段。《公司法》、《反不正当竞争法》、《产品质量法》等直接规范与保障市场经济的重要法律制定和颁布，初步构建了我国社会主义市场经济的基本法律体系。1997年召开的中国共产党第十五次全国代表大会，将“依法治国”确立为治国基本方略，将“建设社会主义法治国家”确定为社会主义现代化的重要目标，并提出了建设中国特色社会主义法律体系的重大任务。1999年，将“中华人民共和国实行依法治国，建设社会主义法治国家”载入《宪法》，这标志着我国成功实现了从主要依政策治国向主要依法律治国理政模式的根本转变。这是中国社会主义法制建设新的里程碑，对我国法制的进一步发展和完善起到意义深远的巨大推动和指引作用。

进入21世纪，中国的法制建设继续向前推进。2002年召开的中国共产党第十六次全国代表大会，将“社会主义民主更加完善，社会主义法制更加完备，依法治国基本方略得到全面落实”作为全面建设小康社会的重要目标。党依法执政成为依法治国的核心，确立了社会主义法治理念，明确提出建设法治政府的目标。2004 年，将“国家尊重和保障人权”载入宪法。同年，国务院制定和颁布了《全面推进依法行政实施纲要》，首次明确提出了经过 10 年左右坚持不懈的努力，基本实现建设法治政府的宏伟目标，明确了今后十年全面推进依法行政的指导思想和具体目标、基本原则和要求、主要任务和措施。该纲要是我国建设法治政府的纲领性文件，在推进依法行政历史进程中具有里程碑的意义。2007 年召开的中国共产党第十七次全国代表大会明确提出全面落实依法治国基本方略，加快建设社会主义法治国家，并对加强社会主义法治建设作出了全面部署。2009 年十一届全国人大常委会第十二次会议高票表决通过了《中华人民共和国侵权责任法》。该法集中地表现了法治的价值。法治的实质是规范公权、保障私权。侵权责任法的核心就在于保障私权，体现了以人为本和保护人权的立法理念，对于现实中重塑人格权内涵与外延以及未来我国民法典的精神构筑，都将具有深远的意义。

二、中国社会主义法制建设的成就

经过新中国 60 多年来的建设、特别是改革开放 30 年间的探索和发展，在建设中国特色社会主义的伟大实践中，我国的法制建设取得了重大成就。

1. 依法治国基本方略得到确立，人权得到可靠的法制保障

实行依法治国，建设社会主义法治国家，成为国家基本方略。以依法治国为核心内容、以执法为民为本质要求、以公平正义为价值追求、以服务大局为重要使命、以中国共产党的领导为根本保证的社会主义法治理念逐步确立。全民法律意识和法制观念普遍增强，逐步形成人人学法、守法、用法的良好社会氛围。树立尊重和保障人权的观念，高度重视和维护群众最现实、最关心、最直接的利益，把工作重点转移到承认和保护社会利益多元化的政治关系、经济关系、财产关系和人身关系等权利义务关系上来，提高人权保障意识。通过宪法和法律保障公民的基本权利和自由。依法保证全体社会成员平等参与、平等发展的权利。随着法律规定和司法体制的不断完善，人权在立法、执法、司法等各个环节得到了更加充分的保障。

2. 中国共产党依法执政能力显著增强

依法执政成为中国共产党从事管理活动的基本方式，亦是各级人民政府的基本准则。党通过法律合理地配置和有效地制约公权力，从制度上、法律上保证党的路线方针政策的贯彻实施，使这种制度和法律不因领导人的改变而改变，不因领导人看法和注意力的改变而改变。中国共产党坚定不移地向着科学执政、民主执政、依法执政的目标迈进。中国共产党领导人民制定宪法和法律，全党同志不断提高自己的法律意识和法制观念，以宪法为根本的活动准则，坚持在宪法和法律的范围内活动，坚持宪法和法律至上，带头维护宪法和法律的权威，组织人民依法管理国家事务和社会事务、管理经济和文化事业。用宪法和法律规范党的领导权，对党推荐重要干部要法律化，对执政党的权力监督要法律化。党在善于运用宪法和法律赋予的权力进行执政的同时，也要善于运用法律维护好执政党的权力

资源，防止执政权力资源的流失。通过领导立法、带头守法、保证执法，不断推进国家经济、政治、文化、社会生活的法制化、规范化，使中国共产党执政地位不断巩固。

3. 中国特色社会主义法律体系基本形成

以现行宪法为核心，制定并完善了一大批法律、行政法规、地方性法规、自治条例和单行条例，法律体系日趋完备。国家政治、经济、文化等各个方面基本实现有法可依。随着立法技术不断提高，法律体系更加统一和谐。法律在促进经济社会发展、维护社会良好秩序、平衡社会利益关系、保障人民各项权利、确保国家权力正确行使等方面的作用不断增强。

4. 促进经济发展与社会和谐的法治环境不断改善

按照建立社会主义市场经济的要求，加强经济立法，依法禁止任何组织或个人扰乱社会经济秩序。制定并颁布一系列促进经济发展、维护市场秩序、实现社会公平正义的法律和制度，初步建立社会主义市场经济的法律制度。确立比较完善的社会保障制度政策体系的发展目标，建立目标责任体系和政策措施体系，采取一系列强有力的措施，积极扩大社会保险覆盖范围，实现保障方式多层次，基本制度有机衔接。以社会保险、社会救助、社会福利为基础，以基本养老、基本医疗、最低生活保障制度为重点，以慈善事业、商业保险为补充的社会保障体系不断完善。社会保障工作作为国民经济社会发展的重要内容，对构建和谐社会具有重要意义。

5. 依法行政和公正司法水平不断提高

通过建立健全行政执法和司法组织的法制和工作机制，保证了行政和司法机关按照法定权限和程序行使权力、履行职责。行政立法和制度建设进一步加强，各类公开办事制度不断完善，法治政府建设不断推进。公平正义成为各级司法机关的基本准绳。公安机关依法履行职责，维护国家安全，稳定社会秩序，保障人民生命财产安全。审判机关和检察机关依法独立行使审判权、检察权，坚持以事实为依据、以法律为准绳，维护司法公正和权威。

6. 对权力的制约和监督不断加强

建立结构合理、配置科学、程序严密、制约有效、监督有力的权力运行机制，完善决策权、执行权、监督权既相互制约又相互协调的权力结构。已构建比较健全的监督体系和监督制度，监督合力和实效不断增强。各级人民代表大会由民主选举产生，对人民负责并接受人民的监督；国家行政机关、司法机关由人民代表大会产生，对其负责并报告工作，接受其监督。人民政协充分发挥民主监督作用，监督行为逐步制度化、规范化。努力拓宽民主监督的渠道，提高权力运行的透明度，把民主监督、党组织监督、法律监督、行政监督和新闻舆论监督有机结合起来，形成中国特色的社会主义监督体系。质询、问责、经济责任审计、引咎辞职、罢免等制度的日益健全，保证了对国家公务人员的监督有力有效。

第四节 依法治国，建设社会主义法治国家

一、法治的概念

我国古代，法家就主张法治。但法家所主张的法治与我们今天所说的法治含义截然不

同。法家把法治当作君主统治国家的手段和工具，“严刑峻法”，其实质是为了维护和强化王权的专制主义。古希腊思想家亚里士多德最早使用法治一词并给它定义。他在《政治学》中指出：“法治应当优于一人之治。”“法治应当包括两重含义：已成立的法律化的普遍的服从，而大家所服从的法律又应该是良好的法律。”

二、法治与法制的区别和联系

法制和法治是既有区别又有联系的两个概念，他们都是社会经济基础的产物，同为社会上层建筑，并服务于该经济基础。

二者的主要区别在于：

第一，法制是法律制度的简称，属于制度的范畴；而法治主要是指法律运行的状态、方式程序和过程，是一种治国原则和方法。

第二，法制的产生和发展与其所在国家直接相联系，任何国家都存在法制，作为统治阶级治理国家和社会的手段；而法治的产生和发展却不一定与其所在国家直接相联系，法治与民主政治和市场经济相伴相生，是以民主政治和市场经济为基础的治国方略，只有在民主制国家，才存在法治。

第三，法制的基本要求是各项工作都法律化、制度化，维持社会秩序；而法治的基本要求是法律在各种社会调整措施中具有至上性、权威性和强制性，能对公共权力进行有效制约。

二者的联系在于：

第一，法制是法治的基础和前提条件，要实行法治，必须具有完备的法制，这样才能做到有法可依，使依法治国的主张得以实现；

第二，法治是法制的保障，法治要求有详尽的、反映社会正义的、良好的国家法律和制度，在依法治国的思想和主张指导下，才有可能建立和健全法制。

三、依法治国基本方略的提出及其意义

在我国，实行“依法治国，建设社会主义法治国家”，是一个长久的历史性过程。建国后，由于各种复杂的原因，我国的民主与法制建设，曾走过一段很曲折的道路，虽然取得了一定的成就，但也有过重大挫折，特别是经历了十年“文革”的浩劫。1978 年党的十一届三中全会召开，邓小平总结了国内与国际的历史经验，提出了发展社会主义民主与健全社会主义法制的方针。三十多年来，在这一方针的指引下，我国的民主与法制建设已经取得举世瞩目的成就。

1996 年 2 月 8 日在中央第三次法制讲座中，江泽民提出了“依法治国”方略，并对依法治国的重大意义进行了全面深刻地阐述。他指出：“加强社会主义法制建设，依法治国，是邓小平建设有中国特色社会主义理论的重要组成部分，是我们党和政府管理国家和社会事务的重要方针。”八届全国人大四次会议把“依法治国，建设社会主义法制国家”作为一条基本方针，写入《国民经济和社会发展“九五”计划和 2010 年远景目标纲要》。在党的十五大报告中，依据邓小平关于民主与法制的理论和我国近一个时期新的实践经验，正

式地将“依法治国，建设社会主义法治国家”作为党和国家的治国方略和奋斗目标确定下来。十五大报告中将“法制国家”改为“法治国家”，虽一字之差，但两者的内涵和外延却有着天壤之别。它所反映出来的是一次伟大的思想解放和观念变革，体现了党和国家战略决策的重大转变，表明了我们党治国方略和执政方式的重大转变，标志着民主法制建设和政治体制改革的目标的重大转变，它表明在社会主义中国的新的历史时期，我国不仅要加强社会主义法律制度建设，而且要从治国方式上根本抛弃几千年的“人治”的传统。1999年3月，全国人大九届二次会议通过的宪法修正案明确写上“中华人民共和国实行依法治国，建设社会主义法治国家”，正式把这一治国方略以国家根本大法的形式确定下来。

这是以江泽民为首的党中央对邓小平理论的运用、丰富和发展。对依法治国方针的科学含义、重大意义和战略地位，作了全面的深刻的阐述；第一次提出“法治国家”的概念，并将其作为建设有中国特色的社会主义政治的重要内容；对建设社会主义法治国家今后一个时期内突出需要解决的一系列重大问题，作了全面的规定；并郑重地将这一治国方略和奋斗目标记载在党的纲领性文件中。依法治国，是党领导人民治理国家的基本方略，是发展社会主义市场经济的客观需要，是社会文明进步的重要标志，是国家长治久安的重要保障。我国社会主义民主法制建设进入了一个新的发展时期

四、依法治国的概念

江泽民在党的十五大报告中对“依法治国”进行了科学的论述。他提出：“依法治国，就是广大人民群众在党的领导下，依照宪法和法律规定，通过各种途径和形式管理国家事务，管理经济文化事业，管理社会事务，保证国家各项工作都依法进行，逐步实现社会主义民主的制度化、法律化，使这种制度和法律不因领导人的改变而改变，不因领导人看法和注意力的改变而改变。”

依法治国的科学内涵包括：

第一，治国的主体，是在党的领导下的人民群众。我国宪法明确规定，中华人民共和国的一切权力属于人民。党领导人民通过法律形式把人民的意志上升为国家意志，行使当家作主的各项权力。具体行使有关职能的国家机关及其工作人员只是人民群众管理国家事务的执行者。

第二，治国的具体内容，是指依法管理国家事务、经济文化事业和社会事务，包括依法惩处各种犯罪行为，也包括维护每个人的法律权利。

第三，治国的依据，就是我国社会主义以宪法为核心的法律体系。宪法是国家的根本大法，体现了党的主张和人民的根本利益、根本意志的统一，具有最高的权威和至上的效力。任何组织和个人都必须严格依照宪法和法律办事，自觉维护宪法和法律的尊严。

五、依法治国的必要性

依法治国，是党领导人民治理国家的基本方略，是发展社会主义市场经济的客观需要，是社会文明进步的重要标志，是国家长治久安的重要保障。

首先，依法治国是发展社会主义市场经济的客观需要。市场经济是一种法治经济，离

不开法制的保障。市场经济具有自主、平等、诚信的特征，一个比较成熟的市场经济，必然需要法律的规范、引导、制约和保障。社会主义市场经济建立和完善的过程，实质上是经济法制化的过程。随着我国社会主义市场经济不断发展，进一步完善法制建设，显得更加紧迫。

其次，依法治国是进一步发展社会主义民主政治的基本要求。民主与法治相互依赖，相互促进，密不可分。只有人民掌握政权，实行社会主义民主，才能把自己的意志上升为国家法律，使民主制度化、法律化，只有建立起自己的法律制度，才能使人民依法享有广泛的权利和自由。只有在法的指引下，人民才能参与国家管理；才能依法定程序选举自己信任的代表，组成国家权力机关，行使管理国家事务、经济文化事业和社会事务的权利；才能享有广泛的权利和自由，当自身的权利和自由受到侵害时，则可以依靠法律获得救济。

再次，依法治国是建设中国特色社会主义精神文明的重要条件。通过依法治国，更好地促进思想道德建设、科学技术进步、文化教育发展。社会主义制度的法承担着引导全体公民进行精神文明建设的使命。它启发人们树立社会主义道德观念，有助于社会主义道德风尚的形成和改善，严惩破坏精神文明建设的行为，促进生产力的迅速增长，实现“科教兴国”的战略方针。

最后，依法治国是实现国家长治久安的可靠保障。法律最具稳定性、连续性、权威性和科学性，因此，它成为国家稳定、长治久安的关键所在。当前，国际国内形势正在发生深刻变化，经济和社会生活中的一些矛盾比较突出。这就要求我们要依靠法治来协调社会关系，化解社会矛盾，维护社会稳定。同时还要依法严厉打击各种犯罪活动，加强社会治安综合治理，创造良好的社会治安环境。

（蒲　川）

思　考　题

1. 社会主义法制的概念及基本方针。
2. 社会主义法制建设的经验教训。
3. 社会主义法制建设的基本原则。
4. 建设社会主义法治国家的内涵、主要任务和途径。

第二章 宪　法

提要 本章介绍宪法的基础理论和我国的宪法制度及其演变。宪法是国家的根本法、是国家权力的授权书、是人民权利的宣言书、是安邦治国的总章程，它规定了国家的根本政治制度和公民的基本权利。宪法的制定是一种主权行为，需要遵循严格的制宪程序。

重点 宪法制定及其渊源；新宪法的地位作用；宪法保障国家机构的性质和职权；公民的基本权利。

第一节 宪法基本理论

一、宪法的概念和特征

（一）宪法

宪法是调整国家和公民之间关系的法律规范的总和，是限制国家权力和保障公民权利的国家根本法。

它意味着所有国家权力的行使都被纳入宪法的轨道并受宪法的制约。

（二）宪法的特征

1. 宪法是公法

宪法调整的是国家和公民之间的关系，宪法关注政治国家而不干涉市民社会，宪法义务的承担主体是国家和公权力机关，而不是普通公民和社会团体。

2. 宪法是基本法

首先从内容上看，宪法一方面规定了国家的根本制度，另一方面保护了公民作为尊严人最重要的基本权利，是国家的根本法。

其次从效力上看，宪法具有最高的法律效力，一切法律都以宪法为制定依据，任何法律中与宪法相抵触的规定都不具效力。

最后从制定和修改程序看，宪法的制定和修改程序一般都比普通法律更加严格。

二、宪法的渊源

宪法的渊源是指宪法的效力来源及其外在表现形式，主要包括：

（一）宪法典

宪法典是制宪机关依照制宪程序制定的，具有固定立法模式和结构，集中规定宪法规范的法律文件。在总体结构上，宪法典一般包括序言、正文和附则三大部分。

在成文宪法国家，宪法典是宪法规范最基本的表现形式，宪法典在一国法律体系中居于最高地位；在不成文宪法国家，则不存在宪法典。

（二）宪法修正案

为同时保证宪法典的安定性和时代性，宪法修正机关采用不直接修改宪法文本，而是将修改内容按年代排列附在宪法典之后的方法。例如美国 1787 年宪法由于欠缺公民基本权利的条款，为弥补这一缺陷，立法机关随后制订了一系列的宪法修正案，其中前十个宪法修正案就构成了闻名于世的《人权法案》（Bill of Rights）。从 1988 年起，我国的修宪工作改变了以往“修改一次，重颁一次”的做法，开始采用宪法修正案的方法对宪法的个别内容进行修改和完善。

（三）宪法性法律

宪法性法律是指由立法机关依照通常的立法程序制定的以宪法规范为内容的规范性文件。相对于宪法典的全面系统性，宪法性法律具有具体性和灵活性。在成文宪法国家，宪法性法律是宪法典的补充；在不成文宪法国家，宪法性法律是宪法规范的重要表现形式。

（四）宪法惯例

宪法惯例是指在长期的政治实践中形成，并被反复使用，为国家机关、政党及人民所普遍遵循而具有普遍约束力的政治习惯或传统。英国是不成文宪法国家，也是宪法惯例最多、最为典型的国家。

（五）宪法解释

宪法解释是由宪法的有权解释机关依照法定程序对宪法规范的含义、精神以及适用范围所做的具有法律拘束力的说明和阐释。

（六）宪法判例

在英美法系国家宪法判例是宪法规范的补充形式，它是指法院尤其是最高法院作出的具有宪法性内容的司法判决。美国最高法院在 1803 年对“马伯里诉麦迪逊案”作出的判决是美国宪法史上最著名的宪法判例，通过它直接创设了美国最高法院对国会立法进行司法审查的权力。

（七）国际条约

国际条约是国际法主体之间，且主要是国家之间以国际法为准则缔结的协议。主权国家是宪法存在的前提，同时主权国家也要负担相应的国际法上的义务，因此国际条约中的某些内容可能成为一国宪法的渊源。

三、宪法的分类

1. 成文宪法与不成文宪法

根据宪法渊源是否具有成文法典形式，可以将宪法分为成文宪法和不成文宪法。成文宪法是指宪法规范集中于统一的宪法典，而不成文宪法是指没有统一的宪法典，宪法规范分散在宪法性法律、宪法惯例和宪法判例之中。世界上大多数国家的宪法是成文宪法，英国是典型的不成文宪法国家。

2. 刚性宪法与柔性宪法

根据宪法的效力和制定修改程序与普通的部门法是否存在不同，可以将宪法分为刚性宪法和柔性宪法。

刚性宪法的制定和修改程序比一般法律严格，具有最高法律效力。目前世界上大多数国家的宪法都是刚性宪法，美国宪法是刚性宪法的代表。柔性宪法在制定修改程序、法律效力上都与一般法律相同，英国是典型的柔性宪法国家。

四、宪法的功能

（一）分配并限制国家权力

首先，“人民主权”意味着国家权力来自人民，要保证权力的运作和行使，宪法要将本属于人民的权力授予权力的行使主体，即宪法的基本功能是组织国家政权。在此意义上，宪法是人民和政府之间的契约。

其次，为保障权力运作的民主化，宪法需要对国家权力进行规范和控制，即在授权的同时，宪法另一基本功能是限权。通常，宪法通过分权与制衡，将国家权力进行合理的分配并使各权力主体之间相互牵制和监督，从而实现对国家权力的限制。

（二）保障公民权利

宪法的另一个基本功能是保障公民权利。尊重和保障人权是“人民主权”说的应有之意，也是近代宪法的一项重要价值。宪法不只保护多数人的权利，更保护所有人（包括少数人）作为有尊严的人最基本的不可剥夺的基本权利不受国家权力的侵犯。因此，宪法被视为人民权利的宣言书。

五、宪法的产生和发展

（一）英国宪法

作为近代宪法的先驱，英国是世界上最早发生资产阶级革命的国家，也是最早实行宪政的国家——英国宪法是人类历史上最早出现的宪法。通过确定一系列法律文件来逐步限制王权，扩大资产阶级政治权力以及保障个人权利，英国宪法由各个历史时期颁布的宪法性文件和形成的宪法惯例组成。其中，在宪政史上最具历史意义的几个宪法性文件是：1215 年《大宪章》，1628 年《权利请愿书》，1679 年《人身保护法》，1689 年《权利法案》以及 1701 年《王位继承法》。

（二）美国宪法

作为世界上第一部成文宪法，制定于 1787 年的美国宪法颁布以来对美国社会的发展呈现出较强的适应性，从而在 200 余年的时间里宪法原文一直未动，采取修案的方式修改 18 次，共 27 条。

（三）中国宪法

1. 清末的立宪活动

长期处于封建专制统治之下的中国，宪政之路起步于晚清。1905 年清政府派出五大臣出洋考察宪政；1908 年颁布中国历史上第一个宪法性文件《钦定宪法大纲》，宣布预备立宪；1911 年颁布《重大信条十九条》未及实施，统治就被推翻。根本上看，这一时期的立宪活动的最大局限在于，立宪努力多是为了“救亡图存”的功利目标，而民主宪政的思想还远未深入人心。

2. 中华民国的立宪活动

1912 年到 1949 年间，即南京临时政府时期、北洋军阀时期和国民政府时期都进行过立宪活动，在这一时期，中国出现了很多宪法性文件，但几乎所有的宪法制度都未能实施，可以说有宪法而无宪政。这一时期的重要宪法性文件包括：

1912 年 3 月南京临时政府颁布的《中华民国临时约法》是民国时期的第一个宪法性文件，内容借鉴了欧美宪政制度，确立了“三权分立”的政权组织形式。

1912 年 4 月，袁世凯窃取了辛亥革命胜利的果实，中国历史进入北洋军阀的统治时期。1914 年《中华民国约法》被通过并公布，为摆脱“临时约法”对总统权力的束缚，新“约法”采用总统制，确认了大总统至高无上的权力。此后，直系军阀曹锟 1923 年颁布的《中华民国宪法》（因该法系贿赂国会议员而制定，又被称为“贿选宪法”）；1925 年皖系军阀段祺瑞政府起草《中华民国宪法草案》。

1931 年国民政府颁布的《中华民国训政时期约法》是国民党统治时期的重要法律文件，实质是一部反民主的宪法性法律，目的是实现国民党的一党独裁。1947 年国民政府公布《中华民国宪法》是在国民党政府撕毁 1946 年政治协商会议决议，没有共产党和民盟参与的背景下制定的。

3. 中华人民共和国宪法

1949 年中华人民共和国成立，由于国家性质发生了根本性转变，立宪活动在否定了以往的历史资源之后，重新开始。

1949 年 9 月中国人民政治协商会议第一届全体会议通过的《中国人民政治协商会议共同纲领》既是新中国的建国纲领，又是一部临时宪法，为正式宪法的制定奠定了基础。

此后，中华人民共和国共制定过四部宪法，前三部宪法分别是：1954 年的宪法，是一部很好的宪法；1975 年宪法是“文化大革命”中制定的，反映了那个阶段“左”的错误，存在着严重问题；1978 年宪法，是在党和国家还没有来得及对“文化大革命”的错误进行清理的历史条件下制定的，存在着严重缺陷。现行的宪法是第四部。在党的十一届三中全会、十一届六中全会通过了《关于建国以来党的若干历史问题的决议》之后，1981 年 10 月，邓小平同志专门就如何做好宪法修改工作，讲了四条意见：第一，必须坚持四项基本原则；第二，一定要从中国的实际出发；第三，只规定现在能定的下来的最根本的、最需要的东西；第四，以 1954 年宪法为基础。这是全面修改了 1978 年的宪法的纲。1982 年 12 月 4 日，几经修改的宪法修改草案提请五届全国人大五次会议全体会议采取无记名方式表决，参加投票的代表 3040 人，投票结果赞成的 3037 票，弃权的 3 票。高票通过的宪法受到了国内外的高度评价。全国人民普遍反映，它科学地总结了我国社会主义发展的历史经验，反映了全国人民的共同意志和根本利益，合乎国情，是一部有中国特色的、适应新的历史时期社会主义现代化历史需要的、能够长期稳定的宪法。经历 30 年来，根据经济社会发展的客观要求，经过了1988年、1993年、1999年和2004年四次修正。四次修宪工作适时总结中国特色社会主义建设的新成就和经验，解决部分宪法条文与国家社会生活的冲突，为改革和发展提供了宪法依据。

第二节 宪法的相关内容

一、宪法制定

（一）制宪权

作为一种主权行为，制宪主体应该是国家主权的所有者人民。通常人民无法直接行使制宪权，而是通过授权，由制宪机关制定宪法。

（二）制宪程序

宪法的制定关乎国家的根本制度，不同于普通法律。因此制宪机关在制定宪法时，需要遵守更为严格的程序，制宪程序一般包括：

1. 成立制宪机关

一个合法正当的制宪机关是制宪活动的关键。制宪机关必须具有广泛的代表性，不仅有民意基础，还需有社会政治精英的支持和参与。

2. 提出宪法草案

3. 讨论、审议和完善宪法草案

4. 通过或批准宪法

各国通过或批准宪法的方法包括：全民公决，各州立法机关投票等等。

5. 公布宪法

二、宪法实施

宪法实施是宪政实现过程中最为关键的环节，既定的宪法规范能否得到实施，直接关乎“写在纸上的美丽宣言”能否变成一部“活着的宪法”。

宪法实施具体有两种方式，立法实施和解释实施（即宪法解释）。

（一）立法实施

宪法的立法实施是指立法机关及其授权机关，根据宪法典的规定，依照法定程序制定法律法规，从而以具体的立法形式使宪法的原则和规定得以具体化，使其最终得以实现。

（二）解释实施

宪法的解释实施是指宪法解释机关依照法定程序对宪法规范的含义、精神以及适用范围做出的具有法律拘束力的说明和阐释，目的是澄清宪法实施过程中的疑问，保证宪法规范的实现。在不同的国家和地区，宪法解释机关的设置存在差异，宪法的解释权分别归属于立法机关、宪法法院或普通法院。根据中国宪法的规定，全国人民代表大会常务委员会有权解释宪法。

三、宪法保障

宪法保障是所有能否保证宪法实施的制度的总称。目前，违宪审查制度是世界上适用范围最广、最为有效的宪法保障措施，是宪政制度中不可或缺的重要环节。

（一）违宪审查概述

1. 概念

违宪审查是指享有审查权的特定机关对特定法规或行为的合宪性进行审查，并对违宪行为进行裁决和制裁的制度。

2. 违宪审查的对象是宪政实践中的立法和行政行为。

（1）立法机关制定的法律规范

作为基本法的宪法在一国法律体系中具有最高的法律效力，任何法律都以宪法为制定依据，任何法律中与宪法相抵触的内容都不具效力。因此，要保障宪法实施，确立宪法在一国法律体系中的核心地位，首先就要确保立法机关所制定的法律法规的合宪性。

（2）行政机关行政行为

作为公法的宪法是国家政治生活的总章程，一切国家机关和政党的行为关乎基本的宪政秩序，必须受到宪法和法律的规范，而普通公民的行为，对宪政秩序的影响不大，因此无须纳入违宪审查的对象，由普通法律调整。违宪审查的另一重要对象是行政行为。

（二）违宪审查的模式

根据各国违宪审查权的归属不同，存在下列违宪审查模式：

1. 司法审查制

在实行司法审查制的国家，违宪审查权归属于法院或司法机关，此模式的代表是美国。美国宪法并未明确规定法官有权审查立法行为，但在“宪法至上”和“有限政府”的宪政理念和一个受高度尊重的司法体系共同作用下，1803 年著名的“马伯里诉麦迪逊案”首次建立了违宪审查制度。马歇尔大法官在该案的判决书中宣布：违反宪法的法律不是法律，在冲突之中判断何为法律是司法权的本质——从而开创了由联邦最高法院审查国会立法是否合宪的先例。

司法审查制的特点是附带性的个案审查，司法机关不能主动进行违宪审查，而只能通过具体的判决对涉及的宪法问题进行裁决。

2. 立法机关审查制

立法机关审查制是指由国家立法机关行使违宪审查权力，保障宪法实施的制度，此模式起源于英国。根据“议会至上”原则，议会由人民代表组成，代表人民行使国家主权，宪法保障也应是立法机关职权范围。

由立法机关行使违宪审查权有利于保证宪法权威，但也存在专门性不足，立法机关“自我监督”的逻辑悖论。

3. 专门机关审查制

专门机关审查制是指由宪法法院或宪法委员会行使违宪审查权的体制，代表国家有奥地利、德国和法国。该模式更能适应大陆法系的宪政实践，同时也符合违宪审查机构的专门化需求，体现了违宪审查制度政治性与司法性的结合。

（三）违宪审查的方式

1. 事前审查和事后审查

事前审查是在法律规范颁布实施以前由违宪审查机关予以审查，确认其是否违宪；事后审查是在出现违宪事实以后，由违宪审查机关进行裁决。

2. 专门审查和附带审查

专门审查是违宪审查机关根据动议直接对立法或行政行为进行审查，裁决结果直接宣布；附带审查是指法院在处理具体案件中，在审理案件的同时对适用法律规范的合宪性进行一并审查。

（四）中国的违宪审查制度

现行《宪法》沿袭了1954年这部很好的宪法，采用立法机关审查制——由全国人民代表大会监督宪法的实施。最高代表机关一并行使宪法修改权和违宪审查权，有利于保证立法的权威性和合宪性，同时保证了最高代表机关掌握国家主权。根据《宪法》的规定，中国的违宪审查制度主要包括以下几个方面内容：

第一，《宪法》规定了宪法的最高法律地位和最高法律效力，体现了党的基本路线，是新的历史时期党领导人民治国安邦的总章程。四项基本原则和有关建设社会主义精神文明的规定，贯穿《宪法》始终，是《宪法》的灵魂。《宪法》以法律的形式确认了中国各族人民奋斗的成果，规定了国家的根本制度和根本任务，是国家的根本法，具有最高的法律效力。《宪法》第五条规定，一切法律、行政法规和地方性法规都不得同宪法相抵触。一切国家机关和武装力量、各政党和各社会团体、各企业事业组织都必须遵守宪法和法律。一切违反宪法和法律的行为，必须予以追究。

第二，《宪法》规定了违宪审查的主体。《宪法》第二十七条规定，全国人民代表大会和全国人大会常委会是监督《宪法》实施的机关，全国人大常委会行使违宪审查权，有权撤销同宪法相抵触的行政法规、地方性法规。

此外，根据《全国人民代表大会组织法》的第三十七条的规定，全国人大设立的各专门委员会负责协助最高国家权力机关行使违宪审查权，从而确保全国人大及其常委会负担的宪法保障职能。具体方法是各专门委员会负责审议全国人民代表大会常务委员会交付的被认为同宪法、法律相抵触的国务院的行政法规、决定和命令，国务院各部、各委员会的命令、指示和规章，省、自治区、直辖市的人民代表大会和它的常务委员会的地方性法规和决议，以及省、自治区、直辖市的人民政府的决定、命令和规章，提出报告。

在宪政实践中，我国的违宪审查机制仍然存在一些问题，运作状况和水平都还有待提高。对现行违宪审查机制的批评主要集中在：审查机关的专门性欠缺，对基本法律的审查陷入“自我审查”；审查的精力和效率始终受制于全国人大及其常委会的会期，审查流于形式；对公民基本权利缺乏救济等等。

第三节 国　　家

一、国家基本制度

（一）国体

国体即国家性质，是指社会各阶级在国家中的地位。国家性质是宪法的基本内容。现行《宪法》第一条规定了我国的国家性质——中华人民共和国是工人阶级领导的、以工农联盟为基础的人民民主专政的社会主义国家。

中国共产党领导的多党合作和政治协商制度是在我国长期革命和建设中形成的，是我国人民民主专政的主要特色，也是我国的一项基本政治制度。

（二）政体

政体又称政权组织形式，是指国家政权的组成方式、内部构成及其各部分之间的关系。人民代表大会制度是我国的政权组织形式。现行《宪法》第二条规定，“中华人民共和国的一切权力属于人民。人民行使国家权力的机关是全国人民代表大会和地方各级人民代表大会”。人民代表大会的组织原则是民主集中制。

（三）国家结构形式

国家结构形式是指一国内部中央和地方之间、整体和部分之间的关系。我国是单一制国家，根据宪法的规定，我国是一个统一的多民族国家，民族区域自治制度和特别行政区制度是我国的基本制度。

民族区域自治，是在国家的统一领导下，依照宪法、民族区域自治法和其他法律的有关规定，以各少数民族聚居区为基础设立民族自治地方，组织自治机关，行使自治权。现行《宪法》第四条规定，“各民族自治地方都是中华人民共和国不可分离的部分。”

特别行政区是根据宪法和法律专门设立的，具有特殊法律地位、实行不同于一般行政区域政治经济制度、直辖于中央人民政府的地方行政区域。我国《宪法》第三十一条规定：“国家在必要时得设立特别行政区。在特别行政区内实行的制度按照具体情况由全国人民代表大会以法律规定。”

（四）基本经济制度

基本经济制度是一国通过宪法确立的以生产资料所有制为核心的基本经济规则、原则的总称。根据宪法的规定，公有制为主体、多种所有制经济共同发展是我国的基本经济制度，按劳分配为主体、多种分配方式并存是我国的分配制度，社会主义市场经济是我国的经济体制。改革开放以来，国家的经济制度和政策发生很大改变，1982 年以来四个宪法修正案中较多都是针对宪法中的经济制度条款。

二、国家机构

国家机构是为实现国家职能而建立起来的一整套有机联系的国家机关的总和。根据宪法的规定，从行使权力的属性来看，我国的国家机构可以分为：国家权力机关、国家元首、国家行政机关、国家司法机关和国家军事机关。

（一）国家权力机关

由选民经由自由意志选举代表组成代议机关，讨论和决定国家的重大问题，是人民主权原则制度化的最集中表现。根据宪法的规定，全国人民代表大会是全国人民的代表机关，是最高国家权力机关，在我国的国家机构体系中处于首要地位。

1. 全国人民代表大会

（1）组成

《宪法》第五十九条的规定，全国人民代表大会由省、自治区、直辖市、特别行政区和军队选出的代表组成。各少数民族都应当有适当名额的代表。

（2）任期

《宪法》第六十条规定，全国人民代表大会每届任期五年。任期届满的两个月以前，全国人民代表大会常务委员会必须完成下届全国人民代表大会代表的选举。如果遇到不能进行选举的非常情况，由全国人民代表大会常务委员会以全体组成人员的三分之二以上的多数通过，可以推迟选举，延长本届全国人民代表大会的任期。在非常情况结束后一年内，必须完成下届全国人民代表大会代表的选举。

（3）职权

第一，修改宪法、监督宪法实施。《宪法》规定，宪法的修改，由全国人民代表大会常务委员会或者五分之一以上的全国人民代表大会代表提议，并由全国人民代表大会以全体代表的三分之二以上的多数通过。

第二，制定和修改基本法律。基本法律是直接以宪法为依据制定的，具有明确调整对象和特定调整方法，在法律体系中作为基础的重要法律，包括刑法、民法、诉讼法、行政法等等。

第三，任免权。有权选举全国人大常委会的组成人员；中华人民共和国主席、副主席；中央军事委员会主席；最高人民法院院长和最高人民检察院检察长。有权根据中华人民共和国主席的提名，决定国务院总理的人选；根据国务院总理的提名，决定国务院副总理、国务委员、各部部长、各委员会主任、审计长、秘书长的人选；根据中央军事委员会主席的提名，决定中央军事委员会其他组成人员的人选；依照法定程序，有权罢免上述人员。

第四，重大问题的决定权。包括审查和批准国民经济和社会发展计划和计划执行情况的报告；审查和批准国家的预算和预算执行情况的报告；批准省、自治区和直辖市的建置；决定特别行政区的设立及其制度；决定战争和和平的问题等等。

第五，监督权。全国人大有权监督尤其产生的中央国家机关的工作——全国人大常委会、国务院、最高人民法院和最高人民检察院必须对全国人大负责并报告工作。中央军事委员会须对全国人大负责。全国人大还有权改变或撤销全国人大常委会不适当的决定。必要时，还可以组成特定问题调查委员会。

第六，应当由最高权力机关行使的其他职权。

（4）会议制度和工作程序

全国人民代表大会会议每年举行一次，在每年第一季度举行，由全国人大常委会负责召集。如果全国人大常委会认为必要，或有1/5以上的全国人大代表提议，可以临时召集。会议形式主要有预备会议、全体会议、小组会议等。

全国人大通过议案要经过四个阶段：提出议案、审议议案、表决通过议案和公布议案。

2. 全国人大常委会

（1）性质

全国人大常委会是全国人大的常设机关，是最高国家权力机关的组成部分，对全国人大负责并报告工作。

（2）组成和任期

全国人大常委会由委员长、副委员长若干人、秘书长和委员若干人组成，组成人员必须是全国人大代表，由每届全国人大第一次会议选举产生。宪法规定，全国人大常委会的组成人员不得担任国家行政机关、审判机关和检察机关的职务。任期与全国人大相同。

（3）职权

第一，解释宪法，监督宪法实施。

第二，在宪法规定的范围内行使立法权。

第三，解释法律。

第四，审查行政法规、地方性法规的合宪性和合法性。

第五，对国民经济和社会发展计划以及国家预算部分调整方案的审批权。

第六，监督权，监督国务院、中央军事委员会、最高人民法院和最高人民检察院的工作。

第七，决定、任免国家机关领导人员。

第八，国家生活中其他重要事项的决定权。

第九，全国人民代表大会授予的其他职权。

（二）国家元首

国家元首是国家机构的组成部分，通常为国家的对内对外的象征和代表。国家主席是我国的国家元首，是一个独立的国家机关。

1. 产生和任期

中华人民共和国主席、副主席由全国人民代表大会选举。有选举权和被选举权的年满四十五周岁的中华人民共和国公民可以被选为中华人民共和国主席、副主席。每届任期同全国人民代表大会每届任期相同，连续任职不得超过两届。

2. 职权

（1）公布法律，发布命令。

（2）任免国务院的组成人员和驻外全权代表。

（3）外交权。代表中华人民共和国，进行国事活动，接受外国使节；根据全国人民代表大会常务委员会的决定，派遣和召回驻外全权代表，批准和废除同外国缔结的条约和重要协定。

（4）荣典权。根据全国人大常委会的决定，代表国家授予荣誉勋章和称号。

（三）行政机关

行政机关是执行立法机关制定的法律，管理国家行政事务和社会事务的机关。中华人民共和国国务院，即中央人民政府是最高国家行政机关。

1．组成和任期

国务院由总理、副总理若干人、国务委员若干人、各部部长、各委员会主任、审计长和秘书长组成。总理领导国务院的工作，实行总理负责制。国务院每届任期同全国人民代表大会每届任期相同。总理、副总理、国务委员连续任职不得超过两届。

2．职权

（1）行政法规的制定和发布权。

（2）提出议案权。

（3）行政管理权。

（4）人事行政权。

（5）行政监督权。

（6）最高权力机关授予的其他职权。

（四）军事机关

中华人民共和国中央军事委员会领导全国武装力量，是我国最高军事领导机关，负责国家最高军事决策和指挥，是国家机构的重要组成部分。

中央军事委员会由主席、副主席若干人、委员若干人组成。领导体制实行主席负责制。每届任期同全国人民代表大会每届任期相同。

（五）司法机关

1．人民法院

中华人民共和国人民法院是国家的审判机关。中华人民共和国设立最高人民法院、地方各级人民法院和军事法院等专门人民法院。最高人民法院是最高审判机关。最高人民法院院长每届任期同全国人民代表大会每届任期相同，连续任职不得超过两届。

2．人民检察院

中华人民共和国人民检察院是国家的法律监督机关。中华人民共和国设立最高人民检察院、地方各级人民检察院和军事检察院等专门人民检察院。最高人民检察院是最高检察机关。最高人民检察院检察长每届任期同全国人民代表大会每届任期相同，连续任职不得超过两届。

三、国家象征

作为主权国家的象征，《宪法》在第四章第一百三十六条到一百三十八条规定了国旗、国歌、国徽。

（一）国旗

中国的国旗是五星红旗。国旗左上角镶有五颗黄色五角星，其中四颗小星环绕在一颗大星右侧呈半环形。红色旗面象征革命，五颗五角星象征着中国共产党领导下的人民大团结。

国旗的设计者是曾联松，一名来自浙江瑞安的普通公民。1949 年 7 月，中国人民政治协商会议筹备会发出了征集国旗图案的通告，曾联松设计并提交了他的国旗样稿。

1949 年 9 月 27 日，中国人民政治协商会议作出《关于中华人民共和国国都、纪年、国歌、国旗的决议》，全体一致通过：中华人民共和国的国旗旗面为红色，长方形，其长与高为三与二之比，旗面左上方缀黄色五角星五颗。一星较大，其外接圆直径为旗高十分之三，居左；四星较小，其外接圆直径为旗高十分之一，环拱于大星之右。旗杆套为白色，象征中国革命人民大团结。

1949 年 10 月 1 日的开国大典上，毛泽东主席宣告了中华人民共和国中央人民政府的成立，并按动电钮在天安门广场上升起了第一面五星红旗。

1982 年《中华人民共和国宪法》第一百三十六条规定："中华人民共和国的国旗是五星红旗。"

为维护国旗和国家尊严，规范国旗的制作使用，1990 年 6 月全国人民代表大会常务委员会通过《国旗法》。

（二）国歌

国歌就是被一个国家的政府正式承认的、能代表该国家的官方乐曲，一般都带有爱国主义色彩。中华人民共和国国歌是《义勇军进行曲》。

《义勇军进行曲》诞生于民族危亡的 1935 年，由田汉作词，聂耳作曲，原是电影《风云儿女》的主题歌。这首歌在抗日战争时期已经很流行，1949 年中华人民共和国成立时，中国人民政治协商会议第一届全体会议通过《义勇军进行曲》为代国歌，1982 年 12 月全国人大通过《第五届全国人民代表大会第五次会议关于中华人民共和国国歌的决议》将其正式定为国歌，2004 年宪法修正案将《义勇军进行曲》作为国歌正式写入宪法。

（三）国徽

国徽即代表国家的徽章，为国家象征之一。中华人民共和国国徽，中间是五星照耀下的天安门，周围是谷穗和齿轮。

中华人民共和国国徽由清华大学营建系林徽音等教师所在组的设计小组集体创作，1950 年 6 月 23 日中国人民政治协商会议第一届全国委员会第二次会议提出，后由中央人民政府确定公布。

1991 年 3 月 2 日，第七届全国人民代表大会常务委员会第十八次会议通过了《中华人民共和国国徽法》，以法律的形式进一步规范了国徽的使用。

第四节　公民的基本权利和义务

一、基本权利

（一）概述

1．基本权利的概念

基本权利是宪法规范所确定的一种综合性的权利体系，是权利主体必不可少的，表明权利主体在权利体系中重要地位的权利。

2. 基本权利的特征

(1) 基本权利表明公民的宪法地位。

(2) 基本权利是一国权利体系的基础。

(3) 基本权利具有不可转让性。

3. 基本权利的界限

在现代宪政国家，基本权利不是绝对的，一方面基本权利的实现和保障水平要受制于一国特定社会历史条件下的宪政水平，另一方面基本权利自身也存在内在的限制和制约。《宪法》第五十一条规定，中华人民共和国公民在行使自由和权利的时候，不得损害国家的、社会的、集体的利益和其他公民的合法的自由和权利。

(二) 公民的基本权利

1. 平等权

平等权是指公民依法平等地享有权利，不受任何差别对待，要求国家给予同等保护的权利。平等不仅在整个宪法基本权利体系中享有一定的超越地位，也是一项重要的宪法原则。

我国《宪法》第三十三条规定，"中华人民共和国公民在法律面前一律平等"。这意味着：首先，任何公民不分民族、种族、性别、职业、家庭出身、宗教信仰、教育程度、财产状况、居住期限，都平等地享有宪法和法律规定的义务；其次，任何人的合法权益一律平等保护，违法行为一律依法追究；最后不允许任何公民享有法律以外的特权，不得强制公民承担法律以外的义务。

2. 政治权利

政治权利是公民依法参加国家政治生活的权利和自由，主要包括选举权、被选举权以及政治表现的自由。

(1) 选举权和被选举权

选举权是指公民依法选举代议机关代表和特定国家机关公职人员的权利。根据宪法的规定，年满十八周岁的中国公民都享有选举权与被选举权，但是依照法律被剥夺政治权利的人除外。

(2) 表现的自由

《宪法》第三十五条规定："中华人民共和国公民有言论、出版、集会、结社、游行、示威的自由。"这些自由在理论上被称为表现的自由。

言论自由是公民通过语言形式表达其思想和见解的自由，在政治权利体系中处于核心地位。

出版自由是指公民可以通过公开发行的出版物，自由表达对国家、经济、文化、社会事务的见解和看法。

结社自由是指有着共同意愿或利益的公民，为一定宗旨而依法定程序组成的具有持续性的社会团体的自由。

集会、游行、示威是言论自由的延伸，是公民表达其意愿的不同形式。这三项自权的行使多发生在公共道路和露天场所，社会影响较大，行使时要受到法律的严格限制。

（3）监督权

监督权是宪法赋予公民监督国家机关及其工作人员活动的权利。《宪法》第四十一条规定，中华人民共和国公民对于任何国家机关和国家工作人员，有提出批评和建议的权利；对于任何国家机关和国家工作人员的违法失职行为，有向有关国家机关提出申诉、控告或者检举的权利，但是不得捏造或者歪曲事实进行诬告陷害。

3．宗教信仰自由

宗教信仰自由是指公民依据内心信念，自愿地信仰宗教的自由。根据《宪法》第三十六条的规定，中华人民共和国公民有宗教信仰自由。任何国家机关、社会团体和个人不得强制公民信仰宗教或者不信仰宗教，不得歧视信仰宗教的公民和不信仰宗教的公民。国家保护正常的宗教活动。任何人不得利用宗教进行破坏社会秩序、损害公民身体健康、妨碍国家教育制度的活动。

4．人身自由与人格尊严

（1）人身自由

人身自由是指公民的人身不受非法侵犯。根据《宪法》的规定，任何公民，非经人民检察院批准或者决定或者人民法院决定，并由公安机关执行，不受逮捕。禁止非法拘禁和以其他方法非法剥夺或者限制公民的人身自由，禁止非法搜查公民的身体。

（2）人格尊严

人格尊严是指公民作为平等的人应该受到国家的承认和尊重，包括与公民人身存在密切联系的名誉、姓名、肖像等不容侵犯的权利。宪法禁止用任何方法对公民进行侮辱、诽谤和诬告陷害。

（3）住宅安全权

住宅是公民居住和生活的场所，我国《宪法》第三十九条规定，中华人民共和国公民的住宅不受侵犯。禁止非法搜查或者非法侵入公民的住宅。

（4）通信自由和通信秘密

根据《宪法》的规定，中华人民共和国公民的通信自由和通信秘密受法律的保护。除因国家安全或者追查刑事犯罪的需要，由公安机关或者检察机关依照法律规定的程序对通信进行检查外，任何组织或者个人不得以任何理由侵犯公民的通信自由和通信秘密。

5．社会经济权利

社会经济权利是公民依照宪法的规定享有物质利益的权利，是公民实现其他权利的物质保障。

（1）财产权

我国《宪法》规定，公民的合法的私有财产不受侵犯。国家为了公共利益的需要，可以依照法律规定对公民的私有财产实行征收或者征用并给予补偿。

（2）劳动权

劳动权是具有劳动能力的公民有从事劳动并取得相应报酬的权利。《宪法》规定，中华人民共和国公民有劳动的权利和义务。

（3）劳动者休息的权利

《宪法》规定，“中华人民共和国劳动者有休息的权利”。休息权是劳动者获得生存权的必要条件，与劳动权形成完整的统一体。

(4) 获得物质帮助的权利

又称为社会保障权，指因社会危险处于保护状态的个人，为了维持人的有尊严的生活而向国家要求给付的权利。《宪法》第四十五条规定，“中华人民共和国公民在年老、疾病或者丧失劳动能力的情况下，有从国家和社会获得物质帮助的权利。国家发展为公民享受这些权利所需要的社会保险、社会救济和医疗卫生事业。”

6. 文化教育权利

公民在文化和教育领域享有的权利，主要包括：

(1) 受教育权

受教育权包括每个人按照其能力平等地享受教育的权利，也包括要求提供教育机会的请求权。《宪法》规定，中华人民共和国公民有受教育的权利和义务。

(2) 科学研究、文艺创作和其他文化活动的自由

7. 获得权利救济的权利

获得权利救济的权利是为实现其他基本权利而存在的，具有一定的程序意义。主要包括：提起申诉、控告的权利、取得国家赔偿或补偿的权利。

二、公民的基本义务

根据现行宪法的规定，我国公民的基本义务包括：

(一) 维护国家统一和民族团结

(二) 遵守宪法和法律

(三) 维护祖国的安全、荣誉和利益

(四) 依法服兵役

(五) 依法纳税

(邓　虹)

思　考　题

1. 简述宪法与宪政的关系。
2. 宪法学习的重点和主要内容。
3. 简述全国人大常委会的性质及职权。
4. 简要回答基本权利的概念及特征。

第三章　民法、行政法与刑法

提要　从部门法视角分析，民法、行政法与刑法具有截然不同的特质。其中民法属于私法，行政法和刑法属于公法，三者在概念、调整对象、基本原则等方面具有明显的区别。本章主要从概念、调整对象、法律性质、基本原则等方面分别简要介绍民法、行政法和刑法，旨在厘清三者的清晰界限。

重点　民法、行政法、刑法在概念界定方面的区别；民法、行政法、刑法三法调整对象的不同；民法、行政法、刑法三法基本原则的不同。

第一节　民法概述

一、民法的概念

（一）民事的概念

民事是一个与“军事”、“公事”和“刑事”相对称的概念。在现代民法意义上，民事通常是指与公共事务相对的私人事务。私人事务主要指平等主体所从事的一般社会活动及因此而产生的平等主体之间的社会关系。而作为法律调整的对象，民事本质上表现为市民社会基本的经济生活条件，涉及市民社会的所有领域，主要包含商品的生产和交换，且以公共事务与私人事务截然分立为特点。一般，公共事务崇尚权力，并以命令和服从为特点，而私人事务尊重权利，并以主体平等和意思自治为特点。

（二）民法的概念

民法在语源上有外来说与固有说之分。“外来说”主张民法一词来源于日本，在明治维新期间，日本学者在介绍欧洲法律文明时将荷兰语“burgerlyk regt”译为“民法”。“固有说”主张《尚书·孔丘传》等我国古代典籍之中所原有，并非来源于日本。

民法本质上体现为对人们日常生活和商品交往之中所形成的习惯的和平确认。因各国国情、生活方式、风俗习惯千差万别，但以和平方式来规制国际国内的平等主体之间的私人事务和社会关系是历史的选择。鉴于此，民法是调整平等的民事主体之间的民事行为与民事关系的法律规范的总称。对于民法概念的把握，可以从实质和形式两方面予以考察。实质民法是指所有调整平等主体之间民事关系的法律规范的总称，凡是具有民事性质的法规、判例或习惯均属之。形式民法是指按照一定体系编纂的、以法典方式命名的民法典。

二、民法的调整对象与调整方法

每个独立的法律部门都有自己的调整对象与调整方法，既以此来维系着特定领域的社会关系和社会秩序，也以此来形成不同法律部门的不同特质与区别。

（一）民法的调整对象

民法的调整对象就是民事法律规范所调整的各种社会关系，包括平等主体之间的人身关系和财产关系。除了对民法调整对象的理论概括之外，我国《民法通则》也对其进行了立法确认，《民法通则》第 2 条规定，“中华人民共和国民法调整平等主体的公民之间、法人之间、公民和法人之间的财产关系和人身关系”。

1. 平等主体之间的财产关系

财产关系是基于一定财产而形成的社会关系。对于财产可以理解为：不仅包括有形之物，也包括无形权利；既包括资产，也包括负债。因此凡是与金钱、财物和以财产为内容的民事权利、民事义务均系财产。民法所调整的财产关系具有两个特点：一是主体平等，即参与此类财产关系的主体，在法律上具有独立人格，相互之间地位平等。二是意思自治，即参与主体具有充分的意志自由，财产关系的发生、变更或消灭均须当事人的自愿，不能违背任何一方的意志。

2. 平等主体之间的人身关系

人身关系是指人们之间基于人格和身份而形成的社会关系。人格是自然人与法人与生俱来的，受法律保护的主体性要素。其中自然人的人格由生命、健康等物质性要素和姓名、肖像、名誉等精神性要素组成。人格关系主要表现为在社会交往中，要彼此尊重各自的人格。身份是指自然人在一定社会组织体系之中所形成的相对固定的地位，具有相对稳定性和依存性。人身关系具有两方面的特点：首先是人格尊重，即对于人格既要相互承认、相互尊重，又不得转让、不得抛弃、不得非法剥夺。其次是身份平等，即参与特定身份关系的主体法律地位平等。

（二）民法的调整方法

民事调整是国家根据自己的价值取向，以法的形式对人的民事行为进行规范，对现实市民的社会生活关系施加影响，以期建立理想的社会生活秩序的活动。民法的调整方法是指民法对平等主体之间的财产关系、人身关系予以作用的方式、手段、办法的总称，是事前调整与事后调整的结合。其中事前调整是通过立法、司法活动，制定和使用民法规范，确认民事主体的权利能力和行为能力以及在民事活动中的具体民事权利，并通过为民事主体提供行为模式而引导、指引民事主体合法实施民事行为。民法事前调整的特点在于：通过任意性规范和强制性规范来共同行使，且随着社会进步，强制性规范越来越少。事后调整发生在民事权利义务关系被破坏之后，通过民事责任制度来予以修复。民事事后调整的特点是：以同质救济为主，只有在不能实行同质救济之时，才实行经济赔偿，且赔偿一般遵循填补性原则。

三、民法的性质

（一）民法是市民法

马克思指出："法的关系正像国家的形式一样，既不能从它们本身来理解，也不能从所谓人类精神的一般发展来理解，相反，它们根源于物质的生活关系。这种物质的生活关系的总和，黑格尔按照18世纪的英国人和法国人的先例，称之为'市民社会'。"在马克思看来，随着社会利益体系分立为私人利益和公共利益，整个社会就分为市民社会与政治社会。市民社会是直接从商品生产和交换中发展起来的社会组织的总和，由市场经济、自愿组织和安全保障制度组成。在市民社会，自我调节是第一位的，国家的适度干预是第二位的，而市民社会的自我调节主要体现为民法调整。民法对市民社会的调整涉及其全部领域，其中商品生产和商品交换是主要方面。商品生产和商品交换必须具备两个条件：作为权利主体的人是自由的和人还是所有者。此二条件在民法上就体现为主体平等原则和意思自治原则。民法通过主体制度赋予市民社会成员平等地位和相应的权利能力、行为能力，通过权利制度充分肯定民事主体与生俱来的人身权与财产权，并通过民事责任制度建立起民事权利救济途径。所以，民法是市民社会的法律表现。

（二）民法是私法

因市民社会和政治国家的分离，法律在传统上按功能分为市民社会的法和政治国家的法。其中前者称为私法，后者称为公法。对于公私法的划分，有利益说、意思说、主体说之别，将民法界分为私法，是继受罗马法的大陆法系国家对民法性质的基本认同。对于民法的特点，基本认为：第一，主体为私人，即产生于平等者之间的商品交换中形成的规则，所规制的社会领域相对独立且具有较大自由。第二，本质是权利，即确立了市场主体的权利能力，并建立了财产权利体系。此乃市场经济的基础，也为市民社会法律表现的民法之核心内容。第三，形式上多为授权性规范，即使有义务设定，也为民事主体自我利益实现的主动行为。在现代市场经济中，随着国家干预的加强，"私法公法化"的趋势越发明显，但并没有改变民法作为私法的基本特点。

四、民法的基本原则

民法的基本原则是贯穿民法规范和民法制度的灵魂，对民事立法、司法、守法均具有指导作用。与"身份到契约"相适应，传统民法具有私法三原则，即权利能力平等原则、私有财产神圣原则、契约自由原则。到了19世纪，私法三原则的合理性和功能受到质疑，从社会本位出发，对传统的私法三原则进行了修正和发展，出现法人权利能力的国家限制、所有权的社会化、对契约自由的明文限制等，并确立了诚实信用原则和公序良俗原则。我国民法所确立的基本原则主要有：

（一）权利神圣原则

《民法通则》第5条规定："公民、法人的合法的民事权益受法律保护，任何组织和个人不得侵犯。"该条所体现的就是民事权利神圣原则，也是我国民法首要的基本原则。所谓民事权利神圣，是指民事主体的民事权利受到法律的特别尊重和充分保护，任何主体不得侵犯，非经法定程序，不得限制或剥夺。权利神圣原则包括人格权神圣和财产权神圣。其中人格权神圣既包括自然人的生命、健康、名誉、姓名、荣誉、隐私等权利受特别尊重和保护，也包括法人的名称权等相应人格权也要特别尊重和保护。但是要对法人可能产生异化力量必须加以限制。在财产权中，至关重要的是所有权神圣。对所有权神圣的确认，可促进市民社会成员对财富的追求，促进个人的全面发展，进而推动整个社会的进步。

（二）平等原则

《民法通则》第3条规定："当事人在民事活动中地位平等。"平等有注重结果平等的实质平等，也有只要求机会上平等的形式平等。民法平等原则所弘扬的只能是形式平等，而非实质平等。平等原则是民法的核心原则，集中体现了民法调整的社会关系的本质特征。平等原则包括两方面的含义：一是当事人法律地位平等，即任何民事主体的民事权利能力一律平等，均受法律平等保护。二是当事人权利义务对等，即民事主体在民事领域内享有的权利和依法承担的义务应对等，同时民事主体从其他民事主体处所得利益，除法律规定可以无偿外，均须支付一定对价。

（三）意思自治原则

《民法通则》第4条规定："民事活动应当遵循自愿原则。""自愿"即意思自治，是契约自由在整个私法领域的体现。所谓意思自治，就是民事主体完全按照自己的理性判断，自己决定自己的事情，自己管理自己的事务，不受国家权力和其他民事主体的非法干预。意思自治也是市民社会自由价值的集中体现。意思自治包括自主参与和自己责任两个方面。其中自主参与是指：自己去判断，去选择，有权决定是否参与民事活动，有权选择对方当事人和合作伙伴，有权选择活动内容。自己责任是指：自主参与者要对于参与所导致的结果负担责任。这是自主参与的必然逻辑。

（四）诚实信用原则

《民法通则》第4条规定："民事活动应当遵循公平、诚实信用的原则。""诚实"即在进行民事活动时实事求是，对他人以诚相待，不进行欺诈行为。"信用"即在进行民事活动时要讲究信誉，恪守诺言，严格履行承担的义务，不得擅自毁约。诚实信用是市民生活的基本道德规范，此处将其上升为法律规范，上升为民法的基本原则，赋予其普遍的法律效力。

（五）公序良俗原则

公共秩序和善良风俗合称公序良俗，是现代民法至高无上的基本原则。《民法通则》第7条规定："民事活动应当尊重社会公德，不得损害社会公共利益。"第58条规定："违反法律或者社会公共利益的民事行为无效。"一般认为，"社会公共利益"与"社会公德"在性质上与作用上与公序良俗原则相当。任何民事行为，只要违反公序良俗，其法律效力均存质疑。

第二节　行政法概述

一、行政法学的基本概念

（一）行政的概念

马克思说："行政是国家的组织活动。"这里的"组织活动"实际上就是执行与管理活动。对于执行与管理活动，不止是国家有，包括企事业单位、社会团体和私人组织。显然，行政既包括国家行政，也包括非国家行政。前者属于公行政，后者属于私行政。尽管一般所称的“行政”，即为国家行政机关的执行、管理活动，但公行政并不仅指国家行政，非国家的公共组织的行政也称为公行政，比如工会、妇联、共青团等社会团体，律师协会、医师协会、注册会计师协会等行业组织，村民委员会、居民委员会等基层群众性自治组织。

（二）行政法的概念

不同学者对于行政法的定义是千差万别的，主要在于选择了不同角度来解读。综观国内外学者对于行政法的定义，分别从行政法的目的、性质、内容、形式和行政法在整个法学体系中的地位等不同角度进行。根据行政法的内容和本质，可以将行政法界定为：行政法是规范行政权的正确行使和调整行政关系的法律规范的总称。显然，行政法的内容是调整行政关系之法，本质是规范行政权，以保证其正确行使。所谓“行政权”，是指法律赋予行政主体执行国家法律和政策、管理国家事务的国家权力。

从以上定义看出，行政法的内容决定于行政法的调整对象。行政法的调整对象是行政关系，主要包括行政管理关系、行政监督关系、行政救济关系和内部行政关系。其中行政管理关系是行政主体在行使行政权力过程中，与行政相对人之间所形成的社会关系；行政监督关系是指行政监督主体在对行政主体及其工作人员进行监督过程中所形成的社会关系；行政救济关系是指当行政相对人认为自身合法权益受到行政主体的行政行为侵犯之时，在通过合法途径维护自身权益过程中所形成的社会关系；内部行政关系是指行政主体内部所发生的各种社会关系。

（三）行政法学的概念

行政法是部门法，而行政法学是部门法学。显然，行政法学是法学的一门分支学科，是研究行政法和行政法现象的法学学科。行政法学与政治学关系密切，因为行政权与公民的关系以及与其他国家公权力、社会公权力的关系具有一定的政治内涵。同样，行政法学与宪法学关系密切。尽管民法、刑法等部门法都可认为是执行宪法的部门法，都与宪法有密切联系，但由于行政法与宪法均属于狭义的公法范畴，行政法学与宪法学具有更为紧密的关系。行政法主要包括行政组织法、行政行为法、行政监督法三大部分的规范和制度。

二、行政法的基本原则

（一）依法行政原则

依法行政是法治国家、法治政府的基本要求。依法行政的基本内涵是指行政主体要严格按照法律规定来行使行政权。对于依法行政的理解，不同国家的行政法学学者有不同理解。在我国，依法行政原则包括以下要求：首先是，所依据的法律规范包括宪法、法律、法规、规章，并且要按照法律法规的效力层级来选择作为行政权行使的法律依据。其次是，行政权行使的依据既包括法律规范的明文规定，也包括法的原理、原则等原则性法律规定。再其次，鉴于行政主体的多元性，要按照行政组织法等行政管理法的所规定的权限范围行使行政权。最后，要按照法定的程序来行使行政权。即使在法的职权范围内行使行政权，假使没有按照法定程序进行，也不是依法行政。

（二）越权无效原则

英国学者韦德（H. W. Wade）对越权无效原则评价很高，认为该原则是行政法的核心原则。越权无效原则的基本含义是行政机关必须在法定权限范围内行为，一切超越法定权限的行为无效，不具有公定力、确定力、拘束力和执行力。各国行政法都有越权无效原则，只不过具体适用范围不同而已。对于越权一般包括四种情形：无职权，即行政主体做了应有行政相对人自行解决的，或者应由市场调节解决的事项。级别越权，即下级行政主体行使了应由上级行政主体行使的职权，或者行政主体内部机构行使了应由该行政主体本身行使的职权，或者行政主体工作人员行使了应由行政主体负责人行使的职权。事务越权，即主管甲事务的行政主体行使了主管乙事务的行政主体的职权。地域越权，即甲地域的行政主体行使了乙地域的行政主体的职权。

（三）正当程序原则

基于程序公正的基本要求，正当程序原则是西方国家行政法的重要基本原则。正当程序原则的基本涵义是，行政主体做出影响行政相对人权益的行政行为，必须遵循正当法律程序，即事先告知相对人，向相对人说明行为的根据、理由，听取相对人的陈述、申辩，事后为相对人提供相应的救济等。正当程序原则一般包括三个方面：其一，自己不做自己的法官，即行政主体及其工作人员处理涉及与自己有利害关系的事务或争议之时，应主动回避或应当事人的申请回避。其二，说明理由，即行政主体做出任何行政行为，特别是做出对行政相对人不利的行政行为，除非有法定保密的要求，但都必须说明理由。其三，听取陈述和申辩，即行政主体做出任何行政行为，特别是做出对行政相对人不利的行政行为，必须听取相对人的陈述和申辩。

（四）行政公开原则

行政公开原则的基本涵义：行政主体的行政行为，除了依法应当保密的外，应一律公开；凡影响行政相对人权益的一切法律法规、政策文件均应依法公布，且允许相对人依法查阅、复制；行政主体的相关活动应允许新闻媒体依法采访、报道和评论。一般而言，行政公开原则包括四项：行政立法和行政政策公开；行政执法行为公开；行政裁决和行政复议行为公开；行政信息与情报公开。

（五）行政公平公正原则

行政公平与行政公正具有联系。行政公正一般体现在公正的行政程序方面，而行政公平相对于歧视而言，一般指公平对待每个行政相对人。行政公平公正原则主要包括以下方面：依法办事，不循私情；合理考虑相关因素，不专断；自己不做自己的法官；公平对待行政相对人，不歧视任何行政相对人。

第三节　刑法概述

一、刑法的概念

刑法是规定什么是犯罪和应负什么刑事责任、如何处罚犯罪的法律规范。刑法有广义与狭义之分。广义的刑法是指所有规定犯罪、刑事责任和刑罚的法律规范的总称。广义刑法不仅包括刑法典，还包括单行刑法以及非刑事法律中的刑事责任条款。狭义刑法即指系统规定犯罪、刑事责任和刑罚的刑法典。同时，刑法还可以分为普通刑法与特别刑法。普通刑法具有普遍适用效力，也即是刑法典。特别刑法仅适用于特定的人、时、地、事的刑法，也即是单行刑法和附属刑法。

二、刑法的性质

（一）刑法的阶级性质

刑法是历史的范畴，是随着私有制、阶级和国家产生而产生的。刑法所规定的基本内容是犯罪、刑事责任和刑法，是通过对犯罪人追究刑事责任和适用刑罚来为统治阶级服务的。显然，与民法等部门法比较而言，刑法的阶级性越发明显。鉴于不同国家的统治阶级的不同，刑法所代表的具体阶级具有差异性。我国刑法是建立在以生产资料公有制为主体、多种经济成分共同发展的经济基础之上，反应工人阶级和广大人民群众的意志，保护社会主义的根本制度和广大人民的利益。因此，我国刑法是服务人民大众的。

（二）刑法的法律性质

与民法、行政法比较而言，刑法具有以下特点：一是，刑法所保护的社会关系的范围更为广泛。刑法所保护的是所有受到侵犯的社会关系，这些社会关系涉及社会生活的各个方面。而民法、行政法所涉及的只是某种或某些特定的社会关系。二是，刑法的强制性更为严厉。民法、行政法都具有强制性，任何侵犯其所保护的社会关系的行为主体，都必须承担相应的法律后果，都必须受到国家强制力的干预。因为刑罚不仅可以剥夺犯罪分子的财产，还可以剥夺犯罪分子的人身自由、政治权利，甚至在严重的情况下，还可以剥夺犯罪分子的生命。可见刑法的强制性最大。

三、刑法的基本原则

（一）罪刑法定原则

意大利学者贝卡利亚指出：“只有法律才能为犯罪规定刑罚。……超越法律限度的刑罚就不再是一种正义的刑罚。”这表明，什么是犯罪，有哪些犯罪，各种犯罪的构成要件如何，有何种刑罚及其如何适用，各种犯罪的具体量刑幅度如何等，均由法律加以规定。此即为罪刑法定原则，杜绝了非法责罚，既有利于维护社会秩序，也有利于保障人权。我国修订的《刑法》第 3 条对该原则也进行了明确规定：“法律明文规定为犯罪行为的，依照法律定罪处刑；法律没有明文规定为犯罪行为的，不得定罪处刑。”

（二）刑法适用人人平等原则

我国修订的《刑法》第 4 条规定：“对任何人犯罪，在适用法律上一律平等。不允许任何人有超越法律的特权。”这就表明，宪法所确立的法律面前人人平等原则也成为了刑法的一项基本原则。其具体含义为：对任何人犯罪，不论其家庭出生、社会地位、职业性质、财产状况、政治面貌、才能业绩如何，都应一律平等地适用刑法，依法定罪、量刑和行刑，不允许任何人有特权。

（三）罪责刑相适应原则

法国思想家孟德斯鸠指出：“惩罚应有程度之分，按罪大小，定罪量刑。”同样，我国修订的《刑法》第5条规定：“刑罚的轻重，应当与犯罪分子所犯罪行和承担的刑事责任相适应。”此规定即为罪责刑相适应原则，其基本涵义是：犯多大的罪，就应承担多大的刑事责任；根据不同犯罪行为，要综合犯罪人的社会危害程度和行为人的主官恶性、人身危害性来定罪量刑。

（杜仕林）

思考题

1. 简述民法、行政法、刑法的概念，并总结出三法在概念的区别。
2. 简述民法、行政法、刑法的调整对象，并总结出三法在调整对象的不同。
3. 简述民法、行政法、刑法的基本原则，并总结出三法在基本原则方面的各自特点与不同。

第四章 诉 讼 法

摘要 卫生诉讼是解决卫生领域纠纷的主要途径之一。卫生领域的纠纷形式复杂，其中包含了卫生行政诉讼、卫生民事诉讼以及卫生刑事诉讼。学习、掌握卫生诉讼与其他诉讼相比，涉及领域的特点及特殊性，及其诉讼程序方面的不同之处，为使能够更好地运用卫生诉讼手段，解决发生在卫生领域中的纠纷。

重点 关于卫生诉讼的管辖、诉讼当事人的确定以及诉讼程序内容，更好地运用卫生诉讼手段，解决卫生领域中的纠纷

第一节 诉 讼 法

一、概述

卫生诉讼是解决卫生领域纠纷的主要途径之一。与其他诉讼相比，由于卫生诉讼涉及的领域具有特殊性，因此也具有不同于其他诉讼的特点。

诉讼，从词义上说，"诉，告也"，"讼，争也"，诉讼就是原告对被告提出告诉，由裁判机关解决双方的争议。现代的诉讼，可分为民事诉讼、刑事诉讼和行政诉讼三种。民事诉讼指为了保护私法上的权利，请求国家司法机关确定其权利存在与否的法定程序。民事诉讼以保护私权为目的，是解决平等主体之间的财产和人身关系纠纷的一种独特的方式。刑事诉讼是指国家专门机关在当事人及其他诉讼参与人的参加下，依照法律规定的程序，追诉犯罪，解决被追诉人刑事责任的活动。刑事诉讼以实行国家刑罚权为目的，虽然刑事诉讼在实行国家刑罚权的过程中也有保护私人权利之意，但这并不是刑事诉讼的主要目的。行政诉讼是指公民、法人或者其他组织认为行政机关的具体行政行为侵犯其合法权益而以该机关为被告依法起诉，由人民法院依法审理并作出裁判的司法活动。行政诉讼适用行政法律法规，处理公法上的权利或法律关系，虽然行政诉讼也为了保护个人权利，但同时也以判断行政行为合法与否为目的。

本文所指的卫生诉讼是指发生在卫生领域内的与医事纠纷有关的各种诉讼活动与法律关系的总和。

二、卫生诉讼法的渊源

（一）宪法

宪法是国家的根本大法，具有最高的法律效力。它不仅是国家一切立法的基础，也是制定各种法律、法规的依据。我国宪法中规定的关于诉讼法律制度的基本内容以及保护公民生命身体健康的医药卫生方面的条款，都是我国卫生诉讼法的重要渊源。同时，具有最高的法律效力。

（二）部门程序法律

部门程序法律是指由全国人大及其常务委员会制定的程序法规范性文件。主要包括两类：第一类是直接以程序规范为内容的法律，如《公证法》、《仲裁法》、《民事诉讼法》、《刑事诉讼法》、《行政诉讼法》等。这类程序性法律规范是部门程序法律的主要表现形式；第二类是包含程序性条款的法律，如《律师法》、《法律组织法》、《民法通则》等，这类程序性法律规范分布较为零散，但也是部门程序法律的重要表现形式。部门程序法律是卫生程序法最主要的渊源。

（三）行政法规、部门规章

行政法规是指由最高国家行政机关即国务院根据并且为实施宪法和法律制定的法律规范性文件，如《医疗事故处理条例》、《诉讼费用收费办法》等都属于此类。部门规章是指国务院各部委等部门根据宪法、法律和行政法规在其权限范围内制定的法律规范性文件，如《医疗事故技术鉴定暂行方法》、《人民调解工作若干规定》、《卫生信访工作办法》等属于此类。需要注意的是，有一类以“批复”方式对个案请示进行抽象解释的部门回复不属于部门规章的范畴，但其内容也是卫生程序法的渊源，如 2009 年 3 月 16 日《卫生部关于法医参加医疗事故技术鉴定有关个问题的批复》。

（四）地方性法规、地方政府规章

地方性法规是指省、自治区、直辖市，省、自治区人民政府所在地的市和经国务院批准的较大市的人民代表大会及其常务委员会根据地方具体情况和需要，在不同宪法、法律和行政法规相抵触的情形下所制定的法律规范性文件，如《四川省司法鉴定管理条例》等都属于此类。地方政府规章是指省、自治区、直辖市，及省级所在地的市和经国务院批准的较大市的人民政府可以根据地方具体情况和需要，在不同宪法、法律和行政法规相抵触的情形下所指定的法律规范性文件，如《天津市医疗纠纷处置办法》、《江苏省医疗机构医疗纠纷处置和治安管理暂行规定》等就暂属此类。

（五）司法解释

司法解释是指最高司法机关就审判和检察过程中应用法律问题所做具有法律效力的说明。有时司法解释并非仅由最高司法机关单独作出，可能会由司法机关会同其他机关一同作出。司法解释的表现形式有规定、解释、通知、批复等，如《最高人民法院关于参照 < 医疗事故处理条例 > 审理医疗纠纷民事案件的通知》、《最高人民法院关于民事诉讼证据的若干规定》、《最高人民法院关于人民法院民事调解工作若干问题的规定》等，均属此类。

（六）国际条约

国际条约是指由我国政府与外国政府或国际组织签订的、或批准、承认的有关卫生法律法规的国际性条约。它可由全国人大及其常委会决定同外国缔结卫生条约和卫生协定，或由国务院按职权范围同外国地界卫生条约和协定。国际卫生条约除我国声明保留的条款外，均对我国产生约束力。例如《关于向国外送达民事或商事司法文书和司法文书公约》、《关于从国外调取民事或商事证据的公约》等，就属于此类。

第二节 卫生行政诉讼

一、概述

（一）概念

卫生行政诉讼是指行政相对人与行政主体在卫生行政法律关系领域发生纠纷后，依法向人民法院提起诉讼，人民法院依法定程序审查行政主体行政行为的合法性，并判断相对人的主张以作出裁判的活动。

（二）特征

卫生行政诉讼作为一种司法程序，在卫生领域内发挥着重要的作用，具有以下几个特征：

1. 卫生行政诉讼的主体是特殊主体

卫生行政诉讼原告只能是行政相对人，即认为卫生行政机关具体行政行为侵犯了自己的合法权益的公民、法人和其他组织。卫生行政诉讼的被告只能是作出具体行政行为的卫生行政机关或法律、法规授权组织。

2. 卫生行政诉讼的客体必须是卫生行政机关作出的可诉行政行为

我国行政诉讼法中的行政行为，是指拥有国家行政职权的机关、组织及其工作人员实施的与行使国家权力有关的，对公民、法人或其他组织的权益产生实际影响的行为以及不作为。可诉性卫生行政行为应当具有以下特征：①具有国家行政职权的机关和组织及其工作人员所实施的行为；②与行使国家行政职权有关的行为；③对相对人的权利义务发生实际影响的行为；④在现实情况下有司法审查可能性和必要性的行为。凡具有上述特征由卫生行政机关作出的卫生行政行为，都具有可诉性。

二、卫生行政诉讼的受案范围

卫生行政诉讼受案范围是指法律授予人民法院对哪些卫生行政案件拥有审判权。根据《行政诉讼法》的规定，结合卫生实际情况，卫生行政诉讼的受案范围主要有以下几类：

1. 不服卫生行政机关采取的行政处罚决定。
2. 不服卫生行政机关采取的行政强制措施。
3. 不服卫生行政机关对医疗事故或事件的行政处理决定。
4. 认为卫生行政机关不履行法定职责。如卫生行政机关拒绝向申请人颁发有关卫生许可证或者不予答复；卫生行政机关拒绝对医疗事故、事件做出行政处理。
5. 认为卫生行政机关利用职权，非法侵害其法定的经营权或违法要求履行义务等。

三、卫生行政诉讼的管辖

（一）级别管辖

除法律特别规定应由中级人民法院、高级人民法院和最高人民法院管辖的案件外，其余所有第一审行政案件都由基层人民法院。对国务院卫生部门或者省、自治区、直辖市人民政府具体卫生行政行为提起诉讼案件，以及本辖区内重大、复杂的卫生行政案件应当由中级人民法院管辖。高级人民法院管辖在一个省、自治区、直辖市范围内，案情重大，涉及面广并具有重大影响的第一审卫生行政案件。最高人民法院管辖全国范围内重大、复杂的第一审卫生行政案件。

（二）地域管辖

《行政诉讼法》第17条规定："行政案件由最初作出具体行政行为的行政机关所在地人民法院管辖。经复议的案件，复议机关改变原具体行政行为的，也可以由行政机关所在地人民法院管辖。"根据这一规定，凡是未经复议机关复议而直接向人民法院起诉的行政案件，以及经过复议维持原具体行政行为的行政案件，行政相对人应当向最初作出具体行为的行政机关所在地人民法院起诉。如果经过复议且复议机关改变原具体行政行为的，则行政相对人既可以向最初作出具体行为的行政机关所在地人民法院起诉，也可以由复议机关所在地人民法院管辖。

四、卫生行政诉讼中的诉讼参加人

卫生行政诉讼的当事人是指因具体行政行为发生争议，以自己的名义到人民法院起诉、应诉或因人民法院审判需要追加到案件中来参加诉讼，并受人民法院裁定、判决约束的公民、法人和其他组织以及卫生行政机关。当事人在诉讼的不同阶段有不同的称谓。一审中称原告、被告、第三人；二审中称上诉人、被上诉人；再审案件中称申请人和被申请人；执行阶段称申请执行人、被申请执行人。

（一）原告

原告是指认为卫生行政机关的具体行政行为侵犯其合法权益，依法以自己的名义向人民法院起诉的公民、法人及其他组织。

（二）被告，

被告是指原告起诉指控的作出具体行政行为侵犯其合法权益的卫生行政机关。

在卫生行政诉讼中，被告主要有以下几种情况：

1. 作出具体行政行为的卫生行政机关；

2. 具体行政行为经复议机关复议被维持的，作出原具体行政行为的卫生行政机关是被告；

3. 具体行政行为经复议机关复议，被复议机关改变的，复议机关是被告；

4. 由法律、法规授权组织作出的具体行政行为，该组织是被告；

5. 由卫生行政机关委托的组织作出的具体行政行为，作出委托的卫生行政机关是被告；

6. 两个以上卫生行政机关共同作出的具体行政行为，共同作出具体行政行为的机关是共同被告。

五、卫生行政诉讼的举证责任

行政诉讼的举证责任是指由法律预先规定，在行政案件的真实情况难以确定的情况下，由一方当事人提供证据予以证明，如提供不出证明相应的事实情况的证据则承担败诉风险及不利后果的制度。

与民事诉讼不同，行政诉讼中的举证责任主要是由被诉的行政主体一方承担。但是，被告对被诉的具体行政行为负有举证责任，并不意味着在行政诉讼中被告对一切事实都负举证责任，而只是在确定具体行政行为的合法性，必须由被告承担举证责任。在行政诉讼的其他方面，如解决行政赔偿问题，则不都由被告承担举证责任。如在卫生行政诉讼中，被告举证责任的范围包括作出具体行政行为证据的和所依据的规范性文件。也就是说，举证范围不仅限于事实根据，而且还包括行政主体作出具体卫生行政行为的法律依据及行政规范依据。原告对其所主张的被诉具体卫生行政行为违法不负举证责任，而应对下列事项负有举证责任：①其合法权益受到被告实施的具体行政行为侵犯以及其财产权、人身权受到损害的事实；②被告滥用职权的事实；③被告“作为”或“不作为”的行为致原告权利受到损害和损害大小的事实。

第三节　卫生民事诉讼

一、卫生民事诉讼概述

（一）卫生民事诉讼的概念

卫生民事诉讼，是指平等卫生法律关系主体之间，发生与卫生活动有关及卫生法调整相关的民事纠纷，向有管辖权的人民法院提起诉讼，由人民法院按民事诉讼程序进行审理、解决纠纷的活动。

（二）卫生民事诉讼的特征

1．卫生民事诉讼的主体是特殊主体

卫生民事诉讼主体不同于一般民事诉讼的主体，卫生民事诉讼是因卫生法律规定受卫生法律调整的社会关系主体之间发生的卫生民事纠纷而产生的诉讼活动。其法律关系同一般民事法律关系相比具有特殊性。因此，不能完全用解决一般民事纠纷的方式，来解决卫生民事纠纷问题。

2．卫生民事诉讼调整横向法律关系

同卫生行政诉讼相比，卫生民事诉讼的主体之间是横向的、平等的卫生法律关系，即公民与法人之间、公民之间、法人之间、其他组织之间或者他们相互之间发生纠纷产生的诉讼。发生纠纷产生诉讼的主体具有平等的法律地位，享受平等民事权利和承担相应民事义务。

3．卫生民事诉讼具有审理程序的一致性

卫生民事诉讼是卫生纠纷案件当事人向有管辖权的人民法院提起诉讼，由人民法院受理，并按照民事诉讼法定程序进行审理。在人民法院主持下，当事人参加诉讼活动，并充分行使自己的权利，履行自己的义务。因此，卫生民事诉讼具有同其他民事诉讼在审理程序上具有一致性。

4．卫生民事诉讼审理案件范围具有特定性

卫生民事诉讼同其他民事诉讼相比，其不是因一般民事权益纠纷而产生的诉讼。而是卫生法律关系主体间发生的与卫生活动，如医疗活动、预防、保健、公共卫生监督、监测等有关的民事纠纷，以及卫生法调整范围内，如公民生命健康权、药品、食品安全、化妆品卫生、职业病防治、学校卫生、计划生育等有关的卫生民事诉讼

二、卫生民事诉讼的管辖

（一）卫生民事诉讼管辖概念

卫生民事诉讼管辖是指确定同级人民法院或者上下级人民法院之间受理第一审卫生民事案件的分工和权限，使当事人在民事权益受到侵害或者发生争议后，到哪一级、哪一个人民法院起诉应诉，请求给予司法保护。人民法院确定管辖主要为了便于公民、法人和其他组织进行诉讼；便于人民法院行使审判权；便于人民法院裁判的执行；有利于法院公正审判，保护当事人的合法权益；原则性和灵活性相结合。主要包括级别管辖、地域管辖、移送管辖和指定管辖。

（二）卫生民事诉讼的级别管辖

级别管辖是指按照人民法院组织系统划分上下级人民法院之间受理第一审卫生民事案件的分工和权限。根据《人民法院组织法》规定，人民法院的设置分为四级，即基层人民法院、中级人民法院、高级人民法院、最高人民法院。卫生民事诉讼的级别管辖一般依据案件的性质、案件影响的大小。

1．基层人民法院管辖第一审卫生民事案件。除了法律规定由最高人民法院、高级人民法院和中级人民法院审理的案件之外，一律由基层人民法院审理。这是因为我国基层人民法院数量众多，分布广泛。

2．中级人民法院审理的卫生民事案件。①重大涉外案件。即诉讼当事人一方或双方是外国人、无国籍人，外国企业或组织。②在本辖区有重大影响的案件。即是在中级法院有影响的案件。这里的“影响”是指案情复杂、涉及范围广、诉讼标的价额巨大或较大，以及案件的处理结果对社会可能产生较大影响。

3．高级人民法院审理的第一审卫生民事案件。高级人民法院审理的是在本辖区有影响的案件。本辖区有影响的案件包括：案情复杂、涉及面广、影响面大的案件。

4．最高人民法院管辖的第一审案件。最高人民法院审理在全国有重大影响，认为由自己审理的案件。

（三）地域管辖

地域管辖分为一般地域管辖、特殊地域管辖和专属管辖。

1．一般地域管辖

又称普通管辖，是指以被告住所地为标准来确定受诉法院。采用原告就被告原则，主

要考虑到：便于人民法院收集和核实证据，迅速查明案情，及时正确处理案件；便于及时通知被告和促使被告参加诉讼；便于采取财产保全措施和判决裁定书的执行。一般地域管辖一般采取原告就被告的原则，有时也采用被告就原告。如被告不在我国境内。

2. 特殊地域管辖

特殊地域管辖是根据诉讼标的所在地或者引起法律关系发生、发展、变更或消灭的法律事实所在地。如合同纠纷案件由被告所在地和合同签订地。因侵权行为引发的诉讼，由侵权行为地及被告所在地人民法院管辖。

3. 专属管辖

某类民事案件，法律规定必须由一定地区的人民法院管辖，其他法院无权管辖，不允许当事人协议变更管辖的称为专属管辖。如因不动产纠纷引发的诉讼，由不动产所在地人民法院管辖。

三、卫生民事诉讼的参加人

（一）卫生民事诉讼的当事人

卫生民事诉讼当事人是指因卫生民事权利义务关系发生争执或受侵害，以自己的名义进行诉讼，接受人民法院的裁判或者调解书约束的人。当事人的主要特征包括：一是以自己的名义进行诉讼，不以自己的名义进行诉讼不是当事人；二是与案件有法律上利害关系；三是人民法院的裁判、调解书一旦生效，就具有了法律效力，当事人必须履行。

当事人包括：在第一审程序中，向人民法院起诉的一方当事人的原告；同时也包括应诉的一方当事人被告，以及具有独立请求权的第三人和无独立请求权的第三人。作为当事人，在卫生民事诉讼中必须具备民事权利能力和民事诉讼行为能力，并能够独立地承担民事义务，享受民事权利。

卫生民事纠纷中的原告、被告较之其他纠纷中的原告、被告有很大的不同。在其他纠纷中，纠纷各方均可以是原告，又可以是被告，因为谁都可以首先起诉，而谁先起诉谁就是原告，对方则可以成为被告。而在医疗事故中，由于双方在医疗关系中的职责和作用不同这一特定的现实情况决定，原告只能是患方，被告只能是医方。当然在实践中可能由于患方拖欠医疗费，医方向法院起诉进行追索而成为原告，但此时，医患双方的纠纷已经不再是医疗事故而成为普通的债权债务纠纷了。

卫生民事纠纷中的原告可能有两种情况：一是患者本人为原告。在医疗事故中造成组织器官损伤导致功能障碍，但又不影响起诉能力时即如此；二是患者家属为原告。医疗事故导致患者死亡时即如此。当受害人是未成年人、精神病人或无行为能力人时，其法定代理人或监护人可以向法院提起诉讼，而他们的身份只能是代理人，不能是原告。

在被告的问题上，是医疗机构为被告还是直接责任者医生为被告，或两者列为共同被告，或一个被告，一个第三人。在医疗关系中，医生只能是医疗单位内部行政法律关系的一方主体。医疗事故的民事纠纷，只能是医疗机构为被告，不以医生为被告，也不能一个列为被告，一个列为第三人。

当事人具有最广泛的民事诉讼权利：在诉讼中，原告有起诉权利、有放弃、变更诉讼请求和诉讼理由的权利；被告对原告的诉讼请求和理由，有全部承认、部分承认、进行反驳和反诉的权利；双方有委托代理人进行诉讼的权利；双方都有口头或书面形式要求审判员、书记员、翻译人员回避的权利；经人民法院许可，双方当事人有要求人民法院重新鉴定、调查或者勘验的权利；双方当事人讲道理、开展辩论、阐明有利于自己的事实和理由等民事诉讼权利。同时，当事人具有以下义务：双方当事人必须客观真实地陈述案情，说明真相，不允许歪曲事实，伪造证据；双方当事人必须自觉履行生效的裁决和调解书等。

（二）共同诉讼人

共同诉讼人是指在卫生民事诉讼中，人民法院处理涉及多数当事人民事争执的一种诉讼制度。共同诉讼人的特点：一是共同诉讼人，是指共同原告或者共同被告的复数一方的当事人。只有一方当事人为复数，则只能将复数一方的当事人称为共同诉讼人。二是共同诉讼人不同于诉讼代理人。共同诉讼人是以自己的名义参加诉讼，并受人民法院裁判约束的人；诉讼代理人不论人数多少，不具备这种特点。三是共同诉讼人也不同于有独立请求权的第三人。

依据民事诉讼法规定，共同诉讼分两种类型：

1. 必要的共同诉讼

是指多数一方当事人对诉讼标的有共同的利害关系。这种利害关系有两种情况：①诉讼标的是共同的；②诉讼标的属于同一事实和同一法律原因产生的。

2. 普通的共同诉讼

普通的共同诉讼，是指共同诉讼人的诉讼标的是同一种类的，宜于合并进行审理和裁判的诉讼。普通共同诉讼成立要件有三个：①诉讼标的的同类性；②法院认可可以合并审理；③当事人同意合并审理。

（三）诉讼代表人

诉讼代表人，是指众多当事人的一方，推选出代表，为维护本方的利益而进行诉讼活动的人。诉讼代表人的特征：

1. 诉讼主体的众多性；

2. 诉讼主体的代表性；

3. 承担法律后果的伸展性。

根据民事诉讼法规定：我国诉讼代表人制度分为两种：①当事人人数确定的诉讼代表人。指共同诉讼的当事人一方人数众多，由本群体的全体成员推选出其中的一人或数人，代表众多当事人起诉或应诉的人。②当事人人数不确定的诉讼代表人，指诉讼标的属同一种类，当事人一方人数众多且起诉时，人数尚未确定，由权利人推选或人民法院与权利人商定代表人选，由其代表和代表人起诉或应诉。

四、卫生民事诉讼的审判程序

卫生民事诉讼的审判程序与其他民事程序是一致的。按照《民事诉讼法》规定人民法院审理民事案件的程序为：审判程序、执行程序和涉外民事诉讼程序。在审判程序中又分为第一审程序、第二审程序、审判监督程序等。第一审程序中又分普通程序和简易程序。

（一）一审程序

1. 第一审普通程序

第一审普通程序是指人民法院审理第一审民事案件通常适用的程序。它是民事诉讼的基础程序，是审判中最完整、最系统的程序，具有广泛的适用性。

第一审民事诉讼程序包括起诉、受理和开庭审理等。开庭审理是人民法院审理案件的中心环节。它的主要任务是全面审查证据，查明案情，分清是非，适用法律，解决争议，保护当事人的合法权益。人民法院开庭审理的方式主要包括：有公开审理和不公开审理。根据民事诉讼法的规定，除涉及国家机密、个人隐私或者法律另有规定的以外，应当公开进行。开庭主要做以下工作：

（1）开庭审理的准备。①传唤、通知当事人和其他诉讼参与人，发布公告；②查明诉讼当事人和其他诉讼参与人是否到庭；③审判长核对当事人，告知诉讼当事人的诉讼权利和义务。

（2）法庭调查。①当事人陈述；②告知证人的权利、义务，证人作证，宣布未到庭的证人证言；③出示物证、书证和视听资料；④宣读鉴定结论；⑤宣读勘验笔录；

（3）法庭辩论。①原告及诉讼代理人发言；②被告及诉讼代理人发言；③第三人及诉讼代理人发言；④互相辩论；⑤评议宣判；⑥合议庭评议；⑦宣判；⑧告知上诉权利、法院和期限。

2. 简易程序

（1）简易程序是指基层人民法院和它派出的法庭审理简单的民事案件所适用的程序。它是普通程序的简化，是第一审程序中的一种独立、简便、易行的诉讼程序。在卫生民事纠纷案件中，有不少是属于事实清楚、权利义务关系明确、争议不大的简单卫生民事案件。为适应解决简单民事案件需要，在保证案件能够正确处理前提下设立的一种与普通程序并立的诉讼程序。

（2）简易程序主要包以下特点：一是起诉方式简便。在适用简易程序时，无论当事人书写起诉状是否有困难，都可以以口头起诉，由人民法院将起诉内容记录在案，不强调递交起诉状。二是受理案件程序简便。适用简易程序审理的案件，当事人双方可以同时到基层人民法院或者它派出的法庭，请求解决纠纷。基层人民法院或者派出法庭，可以当即审理，也可以另定日期审理。三是传唤当事人、证人方式简便。以简易方式审理案件，用简便方式随时传唤当事人、证人。一般是通过口头通知、电话传唤、广播通知、捎口信、写便条等传唤当事人。四是审理组织的简便。实行独任制，由审判员一人独任审理，书记员担任记录。五是审理的程序简便。按照简易程序审理案件可以根据案件的不同情况，灵活掌握，不必按照审理前的准备、开庭审理等阶段的先后顺序进行。六是审结案件的期限较短。《民事诉讼法》规定：人民法院适用简易程序审理案件，应当在立案之日起 3 个月审结。

我国民事诉讼实行两审终审制，即当事人不服一审判决，可向一审法院的上一级法院提起上诉，经该上一级法院审理并做出裁判后，诉讼便告终结。

（二）上诉案件的裁判

二审裁判中对于不同的情况，需要做出相应的不同处理。

1. 维持原判。二审法院审查后，如认为原判事实清楚、法律适用恰当，上诉请求不能成立，则做出判决，驳回上诉，维持原判。

2. 依法改判。依法改判有两种情况。一是原审法院的判决，认定事实清楚，但适用法律有错误，应当做出判决，依法改判。二是原审判决认定事实有错误，或者认定事实不清，证据不足，二审法院在查清事实后也可依法改判。

3. 发回重审。原判决认定事实错误或者认定事实不清，证据不足的，除少数情况下可以由二审法院在查清事实后依法改判外，一般发回重审。另外，由于原审法院违反法定程序，并可能影响案件正常判决的，也由二审法院裁定撤销原判，发回原审人民法院重审。

4. 当事人不服一审裁定的上诉，上诉法院可以不开庭审理，径行依法做出裁定。

不管是一审或二审程序同卫生行政诉讼相比，其多了一个诉讼调解程序，即在诉讼中，双方当事人在双方自愿的基础上，由人民法院主持进行调解，这种调解是诉讼中的调解。

在这一期限内起诉，受到侵害的卫生民事权利就能依法受到保护；超过了这一期限，就丧失了依诉讼程序请求人民法院强制义务人履行义务的权利。

（三）卫生民事诉讼时效的分类

我国民法通则规定了三种时效：一是普通时效，其期间为 2 年；二是短期时效其为 1 年。仅适用 4 种情况：①身体受到伤害要求赔偿的；②出售质量不合格商品未声明的；③延付或者拒付租金的；④寄存财物被丢失或毁损的。三是最长时效，即从权利被侵害之日起超过 20 年的，人民法院不予保护。医疗事故索赔的时效应当是 1 年。

根据《民法通则》第 137 条规定：诉讼时效期间从权利人“知道或者应当知道”权利被侵害之日起计算。所谓知道，即实际上了解了自己权利被侵害的情况，并不是指侵害发生的时间。就是说，侵害发生时，当事人并不知道，是事后才知道的。此时，诉讼时效要从“知道”那个时间起算，而不是从侵害发生的那个时间起算。比如：病人李某，男，40 岁。于 1994 年 3 月 12 日在甲医院做胃大部切除术，因失血过多而输入 3400 毫升血。4 月 15 日因食欲不振、厌油腻，浑身无力去医院检查，结果被确诊为乙型肝炎。后经权威部门鉴定，李某的肝炎是由甲医院输血引起的，此结论 1994 年 7 月 18 日送达李某。此案李某的诉讼时效起算日既不是 3 月 12 日（侵害发生日），也不是 4 月 15 日，而是 1994 年 7 月 18 日（知道权利被侵害之日起），从这一天诉讼时效开始起算。

（四）卫生民事诉讼时效的中止

《民法通则》第 139 条规定：“在诉讼时效期间的最后六个月内，因不可抗力或其他障碍，不能行使请求权的，诉讼时效中止。”如：5 岁病儿左腿股骨骨折，在某医院手术复位。由于手术医生技术水平差，经验不足，在手术中或手术后均处理不当，造成畸形成角愈合。严重影响右腿功能，被鉴定为二级甲等医疗事故。此后不久该女孩的惟一亲人—母亲便因病住院，8 个月后病逝。该女孩在民政部门和邻里的照顾下，过了一年艰苦生活被送到了儿童福利院。福利院听到这种情况，马上以法定代理人的身份向法院提起诉讼，要求医院进行赔偿。此案从鉴定起到诉讼经历了二年四个月时间，法院不仅受理了该案，而且最后判定该女孩胜诉。这是因为，自该女孩的母亲生病住院，福利院了解事故情况，这段时间属于诉讼中止时间，这段时间应当在整个诉讼时间里扣除，待中止的原因消除后，时效再接着以前经过的时间继续计算。

（五）卫生民事诉讼时效的中断

依据《民法通则》第140条规定："诉讼时效因提起诉讼，当事人一方要求或者同意履行义务而中断。从中断时起，诉讼时效期间重新计算。"诉讼中断的理由有三个：一是提起诉讼。它不仅指原告的起诉，也包括法院的受理。如果法院不受理，或受理后起诉书尚未送达被告，即被裁定驳回或原告自行撤诉，均不能引起诉讼时效中断。二是权利人提出请求。如：某病员因一氧化碳中毒到医院静脉点滴，进针部位为右手被尺侧静脉，穿刺一次成功。但注药时病人感到局部疼痛。当时无红肿。一个月后，即1995年5月4日，因注射部位肿痛入院治疗。诊断为静脉炎。经过两个多月的治疗，于7月2日，肿痛消失出院。出院以后，仍感到时好时坏。为此，病员每月都到当事医院的医务科要求赔偿。医院经过反复调查研究，于1996年4月18日做出不予赔偿的决定。病人遂向该院所属的卫生局提出处理要求，卫生局进行了认真研究，经医疗事故鉴定，确定为不是医疗事故，据此，卫生局于1996年11月21日做出了不予处理的决定。但病人的静脉炎一直不好，遂于1997年9月9日向法院提起诉讼。本案病人从知道其权利被侵害（1995年5月4日确诊为静脉炎）。到1997年9月9日向法院起诉，这期间已经过了两年多，按照法律规定似乎已过了诉讼时效，但由于权利人一直在向医院、卫生局等提出要求，因此，符合诉讼中断的要求，即每提一次要求，诉讼时效便中断一次，从中断时起，时效重新计算。所以本案病人并没有超过诉讼时效，事实上，法院也受理了该案，判决医院赔偿各种损失6250.37元。三是当事人一方同意履行义务。例如：医院在给一个病员行人工流产时，造成了子宫穿孔，当时即告知了病员和病员家属，并立即进行了修补手术，病人住院两个月后，痊愈出院，此后，一直再没有到该院就诊。一年零两个月后，病人突然来到医院医务科，要求对子宫穿孔事件予以赔偿。医务科同意赔偿一万元，同时告知病员"此事要经院长批准"。院长请律师一起研究，认为时效已过，决定不再给予赔偿。后来病员以医院同意给付赔偿，引起诉讼中断为由，向法院起诉。但法院没有受理，理由是：医务科的调查是职能部门的初步意见，并不具有法律意义的同意。只有享有最后决定权的机关（院长）的同意才具有法律意义。可恰恰相反，本案的院长并没有同意，因此，不具有法律效力。

第四节　卫生刑事诉讼

一、卫生刑事诉讼概述

卫生刑事诉讼是与卫生犯罪的相关概念。卫生犯罪是将刑事犯罪按照特殊构成要件进行划分的一种特殊类别，是指一切破坏国家医药卫生管理制度和正常秩序，侵犯公民生命健康权，情节严重的，依照法律应当受到刑法处罚的行为。卫生刑事诉讼，是指公安机关、人民检察院、人民法院，在当事人和其他诉讼参与人的参加下，依照法定程序，查明案件事实，应用刑法裁量被告人是否有卫生犯罪行为和是否应受刑事处罚所进行的侦查、起诉和审判活动。

二、卫生刑事诉讼管辖

民事诉讼、行政诉讼中的管辖，狭义上说，只解决人民法院系统内受理第一审民事、行政案件的权限分工，不包括立案管辖。而刑事诉讼管辖除要解决各人民法院之间审判管辖之外，还要解决公、检、法三机关之间立案受理刑事案件的职权分工，即刑事诉讼中的立案管辖或者职能管辖。因此，刑事诉讼管辖除涉及审判管辖外，还包括职能管辖。职能管辖将部分刑事案件的立案、受理、侦查权交给公安机关和检察院。但刑事案件的审判权还在人民法院。公安机关和人民检察院在侦查完毕后，认为应当追究刑事责任的，应将刑事案件移交有管辖权的人民法院进行审判。

（一）卫生刑事诉讼的立案管辖

当发生与卫生纠纷相关的刑事案件之后，受理案件的分工是卫生刑事案件发生后面临的第一项任务。刑事诉讼中的立案管辖，是指公安机关、人民检察院和人民法院之间立案受理刑事案件的分工制度。

刑事案件存在着公诉案件与自诉案件之分，自诉案件由自诉人直接向人民法院提起，直接进入审判程序，公诉案件则要经历立案、侦查、移送审查起诉等阶段之后进入审判程序。因此，对于自诉案件，人民法院的立案管辖与审判管辖合而为一，都是审判权的具体落实，而公诉案件立案管辖则与审判管辖有明显的区别。

管辖与立案、侦查、审判等既互相区别又互相联系。区别在于管辖是在开始诉讼程序之前，对司法机关受理或最初审判刑事案件的权限范围进行的确定。立案、侦查、起诉和审判则是司法机关开始刑事诉讼、调查证据、查核案件事实和对案件进行处理的方式、程序的活动。而他们的联系是：一方面，管辖制度的内容和要求必须融合于立案等程序和活动中，才能发挥出积极作用；另一方面，管辖制度又是合法启动立案、侦查或第一审程序的重要基础，在很大程度上直接制约着相应诉讼活动的运行效率。

卫生刑事诉讼立案管辖的具体规则如下：

1. 公安机关直接立案侦查案件

《刑事诉讼法》第 18 条规定：“刑事案件的侦查由公安机关进行，法律另有规定的除外。”所谓“法律另有规定”是指：由人民检察院直接立案侦查的案件；由国家安全机关负责侦查危害国家安全的案件；由军队保卫部门负责侦查军队内部发生的案件；由监狱立案侦查罪犯在监狱内犯罪的案件；走私犯罪侦查机关负责走私案件的侦查。除此之外，其他绝大多数的刑事案件都由公安机关侦查。

在卫生刑事诉讼中，公安机关立案侦查的卫生刑事案件，除人民法院和人民检察院负责立案的卫生刑事案件外的其他卫生刑事案件，包括妨害传染病防治、非法组织买血、医疗事故、非法行医等案件。

2. 人民检察院直接受理的案件

根据刑事诉讼法规定，下列案件可以直接由人民检察院负责侦查受理：贪污贿赂犯罪；国家机关工作人员的渎职犯罪；国家机关工作人员利用职权实施侵犯公民人身权利和民主权利的犯罪；对于国家机关工作人员利用职权实施其他重大犯罪案件，需要由人民检察院立案侦查的时候，经省级以上人民检察院决定，可以由人民检察院立案侦查。从上述犯罪的特征可见，人民检察院受理的案件，大多数都是与国家工作人员利用职权实施犯罪相关，这是与这几类案件的特殊性质和人民检察院法律监督机关性质相一致的。

刑事诉讼法关于人民检察院立案管辖的规定在卫生刑事诉讼中直接立案侦查体现：传染病防治失职案；放纵制售假劣药和放纵制售有毒有害或不符合卫生标准的食品、化妆品、医用器材犯罪行为案。

3. 人民法院直接立案受理的案件

刑事诉讼法规定，对于自诉案件，可以直接由人民法院进行立案受理，自诉案件的范围包括：①告诉才处理的案件。是指只有被害人或其法定代理人或者近亲属提出控告和起诉，人民法院才予以受理和解决的案件。对于这类案件，一般情况下，人民法院只接受被害人的控告，不接受公诉机关的控告。告诉才处理的案件是纯粹自诉案件，具体是指：侮辱、诽谤案；暴力干涉婚姻自由案；虐待案；侵占案。这四类案件中绝大多数案情都比较简单，不需要侦查即可查清案情，因而可以由人民法院直接受理。②人民检察院没有提起公诉，被害人有证据证明的轻微刑事案件。包括：故意伤害案件（轻伤案件三年以下），非法侵入住宅案，侵犯通信自由案，重婚案，遗弃案（遗弃案属于被害人有证据证明的轻微刑事案件，不属于告诉才处理的案件），生产、销售伪劣商品案，侵犯知识产权案，属于刑法分则第四章、第五章规定的，对被告人可能判处3年以下有期徒刑的案件。这些案件有两个特点：一是罪行比较轻微，并没有对社会秩序和国家利益造成太大侵害；二是事实通常比较清楚，被告人通常比较明确，不需要进行专门调查工作或者采取强制性措施，仅仅凭借被害人的力量也能查清事实。③公诉转自诉的案件。这类案件本身应当是公诉案件，只是由于某些原因，公安司法机关没有做公诉处理，为了救济被害人的权利，法律规定这类案件可以转化为自诉案件。具体而言，所谓公诉转自诉的案件，也就是被害人有证据证明对被告人侵犯自己人身权利、财产权利的行为应当依法追究刑事责任，而公安机关或者人民检察院不予追究被告人刑事责任的案件。这类案件本身是公诉案件，若要转化为自诉案件，应当具备四个条件：对被告人的行为应当追究刑事责任；被害人有足够的证据证明被告人的行为构成犯罪；被告人侵犯了被害人的人身权利、财产权利；公安机关或者人民检察院不予追究，并且已经作出了不予处理的书面决定的。

人民法院直接受理的卫生刑事案件，主要有除严重危害社会秩序和国家利益以外的生产、销售假药或劣药案；生产销售不符合卫生标准的食品或有毒、有害食品案；生产、销售不符合标准的医用器材案；生产、销售不符合卫生标准的化妆品案。对此类案件，受害人如有证据证明，可以直接向人民法院提起刑事诉讼。

立案管辖只对国家专门机关约束，公民报案不受立案管辖的约束。《刑事诉讼法》第84条第3款规定："公安机关、人民检察院或者人民法院对于报案、控告、举报，都应当接受。对于不属于自己管辖的，应当移送主管机关处理，并且通知报案人、控告人、举报人；对于不属于自己管辖而又必须采取紧急措施的，应当先采取紧急措施，然后移送主管机关。"即对于公民的报案、控告、举报，无论是公安机关、检察机关还是法院，都必须先接受。对于不属于自己管辖的案件，在接受以后，应当移送主管机关处理；对于不属于自己管辖又必须采取强制措施的案件，应当先采取强制措施，然后再移送主管机关。

（二）卫生刑事诉讼的审判管辖

卫生刑事诉讼的审判管辖，是指人民法院审判第一审涉及卫生犯罪的刑事案件的职权范围，包括各级人民法院之间，普通人民法院与专门人民法院之间，以及专门人民法院之间，在审判第一审刑事案件上的权限划分。

与人民法院的组织系统设置和级别相对应的，刑事案件的审判管辖，分为级别管辖、地区管辖、专门管辖和指定管辖。

1．级别管辖

卫生刑事诉讼级别管辖是指各级人民法院在审判第一审涉及卫生犯罪的刑事案件职权范围。它解决各级人民法院在审判第一审刑事案件上权限分工问题，也就是确定哪些案件应该由哪一级人民法院进行审理和裁判。卫生刑事诉讼级别管辖要注意：级别管辖解决的是不同级别法院（而不是不同地区和不同类别的法院）在受理第一审案件时的分工和权限；级别管辖只针对第一审案件，不针对其他审级（如二审和再审）案件。

根据《刑事诉讼法》第19条到22条规定，对四个级别法院刑事诉讼管辖权限进行了明确的划分。

（1）基层人民法院管辖的第一审案件

《刑事诉讼法》第19条规定："基层人民法院管辖第一审普通刑事案件，但是依照本法由上级人民法院管辖的除外。"

除由上级法院管辖案件外，其他案件都由基层人民法院管辖。这样的管辖规则主要是基于基层法院分布地区广、数量也最多，最接近犯罪地，也最接近人民群众的考虑而确立的。让法院就地审理案件，便于诉讼参与人就近参加诉讼活动；有利于审判工作的顺利进行和及时、正确处理案件；便于群众参加旁听案件的审；有利于充分发挥审判活动的教育作用。除了最高人民法院、省级人民法院、中级人民法院受理案件之外的一切涉及卫生犯罪的刑事案件，都由基层人民法院进行审判。

（2）中级人民法院管辖的第一审案件

《刑事诉讼法》第20条规定，由中级人民法院审理的案件主要包括三类：危害国家安全的案件；可能判处无期徒刑、死刑的普通刑事案件；外国人犯罪的案件。

当涉及卫生犯罪的刑事案件进入诉讼程序之后，按照上诉规则进行确定中级人民法院的管辖。如可能判无期徒刑、死刑的卫生刑事案件，已致人死亡或造成严重人身伤害的制售假劣药品或有毒、有害食品罪行等，就应该由中级人民法院管辖。这三类案件之所以提高由中级人民法院进行管辖，在于或者案件性质比较敏感，或者案情本身比较大，同时对被告人判处的刑罚也较重，所以需要提高审级。外国人犯罪的案件之所以要提高审级，由中级人民法院作为一审法院，主要是因为外国人犯罪案件如果处理不好很容易引起外交纠纷，程序上出现一点瑕疵，就很可能引起外国的抗议。中级人民法院是确定级别管辖的关键，除了基层人民法院管辖的第一审案件外，其他案件主要由中级人民法院管辖。同时，中级人民法院还要审理基层人民法院审结后的上诉案件，并对基层人民法院的工作进行监督和指导。

中级人民法院应当尽可能审理无期徒刑、死刑的案件，但必要的情况下，也可以审理无期徒刑以下的案件。同时，人民检察院认为可能判处无期徒刑、死刑而向中级人民法院提起公诉，中级人民法院受理后，认为不需要判处无期徒刑以上刑罚的，可以依法审理，不再交由基层人民法院审理。刑事诉讼法规定“可以”依法审理，而不是必须依法审理。也就是说，中级人民法院认为不需要判处无期徒刑以上刑罚的，也可以交由基层人民法院审理。

（3）高级人民法院管辖的第一审案件

《刑事诉讼法》第21条规定，高级人民法院管辖在本辖区有重大影响的第一审案件。这是因为高级人民法院的主要职能，是作为中级人民法院上诉审理第二审案件。同时，对本辖区内的下级人民法院的工作进行业务指导与审判监督。因此，高级人民法院第一审案件审判任务不宜过重，只有发生全省（自治区、直辖市）性的重大卫生刑事案件，才由高级人民法院作为第一审法院进行管辖。

（4）最高人民法院管辖的第一审案件

最高人民法院是我国最高审判机关，其主要任务是指导和监督地方各级人民法院和各专门人民法院的审判工作，审理不服高级人民法院裁判的上诉案件，并对审判过程中如何适用法律、法规进行司法解释工作。同时，拥有对死刑复核案件的死刑复核权。为了保证最高人民法有效行使上述各项职能，《刑事诉讼法》规定，最高人民法院管辖的一审案件为“全国性的重大刑事案件”，当某一卫生犯罪造成了全国范围内的重大影响时，由最高人民法院作为第一审管辖法院，以从全局出发，正确处理案件，维护法律尊严。

另外，级别管辖在某些时候会出现变通情形，级别管辖的变通，也就是案件在上下级法院之间的移动。由于法院和检察机关性质和特点不同，案件在法院上下级之间的移动远不如在检察机关上下级之间移动那么灵活。

2．地区管辖

卫生刑事诉讼地区管辖是指同级人民法院之间，在审判一审涉及卫生犯罪刑事案件的权限划分。《刑事诉讼法》第24条规定，“刑事案件由犯罪地的人民法院管辖。如果被告人居住地的人民法院审判更为适宜，可以由被告人居住地的人民法院管辖。”刑事诉讼任务是为了便于准确、及时收集证据，使被害人、证人便于出庭参加诉讼，便于当地群众对本案进行监督，教育当地的人民群众，同时也为了节约诉讼成本、所以原则上由犯罪地的人民法院进行审理。作为犯罪地，不仅仅是犯罪行为的实施地，也包括犯罪预备地，犯罪结果发生地和销赃地。但是，按照最高人民法院司法解释，犯罪地是指犯罪行为发生地。以非法占有为目的的财产犯罪，犯罪地包括犯罪行为发生地和犯罪分子实际取得财产的犯罪结果发生地。

根据《刑事诉讼法》规定，如果由被告人居住地的人民法院审判更为适宜的，可以由被告人居住地的人民法院管辖。这里所说的被告人的户籍所在地、居所地。所指“更为适宜的”是根据案件和被告人的具体情况决定。被告人流窜作案，导致犯罪地界限不明，可能有多个犯罪地的情况，其居住地群众更加了解案情，对被告人的押送比较安全和方便的案件；在被告人居住地的民愤极大，当地群众强烈要求在其居住地审判的案件；被告人可能判处有期徒刑、拘役、缓刑或管制而应在被告人居住地进行监督考察和改造。

3．移送管辖和指定管辖

根据《刑事诉讼法》有关规定，几个人民法院都有管辖权的卫生刑事案件一般应该由最先受理的人民法院审判，必要时可以移送主要犯罪地人民法院审判，即移送管辖。上级人民法院可以指定下级人民法院审判管辖不明的卫生刑事案件，也可以指定下级人民法院将卫生刑事案件移送其他人民法院进行审判，即指定管辖。这是对法定级别管辖和地区管辖的补充规定。

三、卫生刑事诉讼中的当事人

卫生刑事诉讼当事人指自诉人、被告人、附带民事诉讼的原告人和被告人。公诉案件中的检察人员是代表国家起诉的，不是当事人。

（一）自诉人

刑事诉讼法规定，自诉的案件不需要进行侦查的轻微刑事案件、法律规定告诉才处理的案件。自诉人就是指依照法律规定直接向人民法院提起诉讼的自诉案件中的被害人或者他的法定代理人。享有自诉权的，只能是遭受犯罪行为直接侵害的被害人。这是诉案件本身社会危害性比较小决定的。如果被害人受到犯罪分子控制或者其他原因不能行使自诉权的，被害人的近亲属则有权提起诉讼。

（二）被告人

是指被指控犯罪并由司法机关追究刑事责任的人；或经自诉人告发，由人民法院直接受理的自诉案件中被控告的人。被告人在诉讼中法律地位比较复杂。首先，他是处于辩护一方的当事人；其次，他的供述和辩解是刑事证据的一种，是证据的来源之一；第三，他可能被定罪和科刑的对象，所以也是采用强制措施的对象。依照法律规定，被告人在诉讼中享有充分的诉讼权利，主要有辩护权，申请回避权，参加法庭调查、辩论和进行最后陈述权以及上诉权等。自诉案件中的被告人还有权提起反诉。

（三）附带民事诉讼的原告人

是指由于被告人的犯罪行为而遭受经济损失并在刑事诉讼中提出赔偿请求的人。附带民事诉讼的原告人通常是被害人，可以是公民，也可以是机关、企业或团体。如果被害人是未成年人或者其他缺乏行为能力的人，他的法定代理人也可以提起附带民事诉讼。如果被害人已经死亡，其近亲属可以作为附带民事诉讼的原告人。按照我国刑事诉讼法的规定，如果是国家财产、集体财产遭受损失的，人民检察院在提起公诉时，可以提起附带民事诉讼。这时，它是公诉机关附带民事诉讼的公诉人。

（四）附带民事诉讼的被告人

就是对犯罪行为所造成的物质损失负赔偿责任，并被要求进行赔偿的人，通常就是刑事被告人。但是，有时也可能是对被告人的行为负有物质赔偿责任的个人或单位。

四、卫生刑事诉讼程序

普通卫生刑事案件一般需要经过侦查、公诉、审判三个阶段的程序过程。

（一）侦查阶段

主要是收集证据、侦查机关可以行使的职权有：询问犯罪嫌疑人；询问证人；勘验、检验、搜查；扣押物证、书证；进行鉴定等。一般案件应当在2个月侦查完毕。

（二）公诉阶段

在提起公诉阶段，由人民检察院对侦查终结的案件进行审查。认为事实查清、证据充分，依法应当追究刑事责任的，作出起诉决定，向人民法院提起公诉。依法可以不起诉、不追究刑事责任的，决定不起诉。

（三）审判阶段

由人民法院组成合议庭进行审判。经过起诉、询问被告、质证、辩论等过程，经合议作出判决。对判决不服，人民检察院可以在10日内提出抗诉，当事人可以提起上诉。

五、卫生刑事事实案件的种类

（一）与健康相关产品有关的刑事诉讼

此类卫生刑事诉诉，主要指产品、销售不符合卫生标准或有毒有害的与健康相关产品数量较大或者已致人伤害的刑事案件。如制售假劣药品、制售有毒有害或不符合卫生标准食品、制售不符合标准医用器材、制售不符合卫生标准化妆品、非法提供麻醉药品、精神药品等犯罪案件的刑事诉讼。

（二）与公共卫生监督有关的刑事诉讼

此类卫生刑事诉讼，主要是指危害公共卫生犯罪行为引起的刑事诉讼。如妨害传染病防治、妨害国境卫生检疫致使传染病菌种、毒种扩散，传播性病等犯罪案件的刑事诉讼。

（三）与医疗机构和医务人员管理有关的刑事诉讼

此类卫生刑事诉讼，主要是指违反医师法律规范，擅自行医的犯罪行为引起的刑事诉讼。如非法行医、非法进行节育手术等犯罪案件的刑事诉讼。

（四）与公民生命健康权益有关的刑事诉讼

此类卫生刑事诉讼，主要是侵犯与卫生法相关的公民生命健康权益的犯罪行为引起的刑事诉讼。如非法组织卖血，强迫卖血，非法采集、供应血液制品，医疗事故等犯罪案件的刑事诉讼。

（五）与卫生行政执法和卫生管理有关的刑事诉讼

此类卫生刑事诉讼，主要是指卫生管理及执法人员的失职犯罪行为引起的刑事诉讼。如刑法规定的传染病防治失职，放纵制售假劣药品，放纵制售有毒、有害和不符合卫生标准的食品以及化妆品等犯罪案件的刑事诉讼等。

（古津贤　李　博）

思 考 题

1. 卫生诉讼的法律渊源有哪些？
2. 卫生行政诉讼中的举证责任应当如何分配？
3. 卫生民事诉讼的特征有哪些？
4. 卫生刑事诉讼的立案管辖应当如何确定？
5. 引起卫生民事诉讼时效中断的原因有哪些？

第二编　卫　生　法

第五章　卫生法概述

提要　卫生法是旨在调整保护人体生命健康并规范与人体生命健康相关活动中形成的各种社会关系的法律规范的总和。卫生法的首要宗旨和根本目的是保护人体生命健康。卫生法保护人体生命健康的宗旨和目的，是通过规范与人体生命健康相关的各种活动和行为来实现的。

重点　卫生法的概念和调整对象；卫生法的特征和基本原则；卫生法的渊源和效力等级；卫生法律体系；卫生法律关系。

第一节　卫生法的概念和调整对象

一、卫生法的概念

在我国当代卫生法学理论上，卫生法的概念存在广义和狭义两种含义。

广义的卫生法，是指由国家有权的立法机关制定、认可、解释或者变动的，以国家强制力保证实施的，旨在调整保护人体生命健康并规范与人体生命健康相关活动中形成的各种社会关系的法律规范的总和。

狭义的卫生法，是指拥有国家立法权的立法机关制定、认可、解释或者变动的，以国家强制力保证实施的，旨在调整保护人体生命健康并规范与人体生命健康相关活动中形成的各种社会关系的法律规范的总和。

作为卫生法学教材的卫生法的概念，一般取广义的含义。

广义的卫生法，具有以下特点：

1. 卫生法是以国家强制力保证实施的

以国家强制力保证实施，是任何法律规范都具有的特点，也是法律规范区别于其他社会规范的重要特点。作为法律规范中的一种类型，卫生法律规范必然以国家强制力保证实施，这同时也是卫生法律规范区别于其他社会规范如道德伦理规范的重要特点。

2. 卫生法是由国家有权的立法机关制定、认可、解释或者变动的

根据我国《立法法》的规定，我国拥有立法权的机关主要包括全国人民代表大会及其常务委员会、国务院、国务院各部委、地方人民代表大会及其常务委员会、地方人民政府、较大的市的人民代表大会及其常务委员会等。由这些立法机关制定的卫生规范性法律文件，构成了卫生法的体系。

3. 立法机关对卫生法的制定、认可、解释或者变动，是卫生立法的各项活动的概括

制定或者认可，是制定卫生法的两种主要形式。对已经颁布的卫生法律进行的必要的解释，也是卫生法的组成部分，与卫生法具有同等的法律效力。卫生法的变动，就是立法机关根据法的实施情况的变化，对卫生法所作的修改、补充或者废止的活动。

4. 卫生法的首要宗旨和根本目的是保护人体生命健康，这是我国《宪法》的基本要求，也是我国卫生工作的基本方针。一切卫生立法和执法活动都应当以保护人体的生命健康作为根本的出发点。

5. 卫生法保护人体生命健康的宗旨和目的，是通过规范与人体生命健康相关的各种活动和行为来实现的。如卫生法对食品和药品的生产经营活动、对医师和药师的执业活动等实行了比较严格的行政许可制度；对公共卫生、学校卫生的防治规定，对职业病危害与防治规定，对疾病的预防与控制活动以及应对突发公共卫生事件的应急管理活动等都作了十分详细的规定，则设定了比较严格的法律责任。

6. 卫生法既表现为专门的卫生法律规范，也包括其他类型法律规范中有关卫生事务的规定。

在我国的卫生法律制度中，卫生法也有广义和狭义之分。广义的卫生法，是指根据我国《立法法》的规定，拥有立法权的机关制定的卫生法律规范的总和，主要包括全国人大及其常委会制定的卫生法律、国务院制定的卫生行政法规、地方人大及其常委会制定的地方性卫生法规和民族自治卫生条例或单行条例、国务院有关部委制定的卫生部门规章以及地方人民政府制定的地方政府卫生规章等。

狭义的卫生法，则是专指拥有国家立法权的全国人大及其常委会制定的卫生法律。目前，由全国人大常委会制定的卫生专门法律已经有10部之多。

二、卫生法的调整对象

卫生法的调整对象，是指卫生法在规范与人体生命健康相关活动中所形成的各种社会关系。这些社会关系主要是人与人之间的行为关系，即自然人与自然人、自然人与法人、法人与法人之间的关系。

卫生法的调整对象，具有很强的广泛性。

(一) 卫生法调整社会关系的对象

1. 调整行政管理关系

主要指行政法律关系，包括在卫生行政部门对医药卫生机构及其人员的设置、执业资格的审批和监督，对与人体生命健康相关的产品的生产、销售设置的市场准入制度和市场监督制度，对从事与人体生命健康相关的活动的行政相对人依法行为的规范和制裁、政府有关部门在应对突发公共卫生事件中对行政相对人实施应急管理等活动中形成的管理者与行政相对人之间的社会关系。在广泛的日常生活中，与人们密不可分的食品生产流通消费中的质量安全关系也属于其中。

2. 调整民事法律关系

在医药卫生活动中，有很大一部分内容是医药卫生保健服务者与公民或者法人之间形成的社会关系，如医药卫生产品责任关系等。这种社会关系，从性质上是民事法律关系即平等民事主体之间的关系，但医患关系不是单纯的民事法律关系，而是特殊的民事法律关系，这些都是卫生法调整的重要对象。

3. 调整刑事法律关系

由于卫生法的根本目的是保护人体生命健康，因此，对于那些严重损害人体生命健康生产消费食品、药品行为，卫生法规定了责任人除承担民事损害赔偿责任，还应承担的相应的刑事责任。对此，我国《刑法》中有专门一章“危害公共卫生罪”，我国一些专门的卫生法律如《传染病防治法》、《药品管理法》、《食品安全法》、《执业医师法》等也作了专门规定。所以，卫生刑事法律关系也是卫生法不可缺少的调整对象。

4. 调整国际卫生关系

我国已经参加了众多的国际卫生方面的公约（条约）。在参与国际卫生活动中，形成的社会关系，就是国际卫生关系，这是国际卫生法的调整对象。

(二) 卫生法调整社会关系的主要内容

1. 调整生命健康权益保障关系

卫生法的首要宗旨和根本目的是保护人体生命健康。凡是与人体生命健康相关的各种活动中所形成的社会关系，都应成为卫生法的调整对象。例如：在公民生命健康权益的法律保护、特殊人群的生命健康权益法律保护、环境与人体生命健康、大气与水资源与人体的生命健康、公民的生育权、公民处置个人身体器官的权利、公民无偿献血及捐献自己身体和器官的权利、公民选择安乐死的权利等一系列活动中形成的人际关系，都是卫生法调整的对象。

2. 调整国家对医药卫生事业进行宏观管理中形成的社会关系

主要包括国家在医政管理、药政管理、食品卫生管理、公共卫生管理、疾病防控管理中形成的管理者与被管理者之间的行政管理法律关系。但并不仅限于行政法律关系，还包括相当数量的民事法律关系和刑事法律关系，例如医患之间形成的平等的民事法律关系、食品和药品生产经营者与消费者之间形成的平等的民事法律关系。再如，无论在医政管理、药政管理活动中，还是在食品安全、公共卫生以及疾病防控管理、职业病防治活动中，亦或是在应对突发公共卫生事件的应急管理活动中，都有可能发生因有关人员的故意或者过失行为给国家、社会和公民个人造成损害；对于构成犯罪的，要承担相应的刑事责任。由此形成的刑事法律关系当然也属于卫生法的调整范围。

3．调整生命科学技术应用对法律带来挑战中形成的新型社会关系

现代社会经济、文化和医学科学技术的高度发展，使得人们不断寻求高质量的生活。因此，为了促进人们实现高质量的生活，新的生命科学技术就被不断应用。但由此带来许多新的法律问题。例如人工生殖技术中的若干法律问题、基因工程中的法律问题、无性生殖的法律问题、器官移植中的法律问题、安乐死中的法律问题、脑死亡的法律地位等都是其他一般法律所无法解决的，而只能由卫生法来调整。

4．调整医药卫生资源配置关系

主要包括国家对各种医药卫生机构的设置与管理，如国家对医疗机构设置实行的区域卫生规划；医药卫生人力资源的配置与管理，如医师、药师、护士等各级各类卫生技术人员的配置、执业与管理；对各种医药市场的合理布局与设置，如国家对血液与血液制品的管理、对药材市场的管理、对大型医用设备配置、对医药产业的发展、卫生信息与远程会诊以及实验动物等方面的规划、配置与监督管理；政府在应对突发公共卫生事件应急管理中所需的卫生人力、物力、财力等资源的合理配置与储备管理。这些方面形成的各种社会关系，均是卫生法的调整对象。

第二节　卫生法的特征和基本原则

一、卫生法的特征

卫生法作为我国社会主义法律体系中一个新兴的法律部门，它必然具有一般法律规范所具有的基本特征，例如法律规范是调整行为关系的规范，由国家专门立法机关制定、认可、解释和变动，以权利义务为其主要内容，并以国家强制力保证实施等。但卫生法同时又具有自身的特征，这也是卫生法区别于其他法律部门，并从传统法律部门中脱颖而出的基础。

（一）与自然科学紧密相连

卫生法的许多内容是依据现代医学、药学、生物学、公共卫生学等学科的基本原理及研究成果制定的，更有许多具体内容是这些学科研究成果的具体体现，可以说现代医学科学的发展推动着卫生法的发展，使卫生法不断臻于完善和进步，符合现代社会的需要，更有利于现代社会人体生命健康权益的保护。

（二）吸收大量的道德规范和技术规范

卫生法的主要内容是关于人体生命健康权益保护和对与人体生命健康相关活动、行为的规范和对相关产品的控制。在保护人体生命健康的医药卫生保健活动中，不可避免地会触及到公民的传统法律权益如隐私权、名誉权、身体权等。医药卫生人员在执业中，对于公民的这些权益的尊重和保护，是他们职业道德规范的主要内容。这些职业道德规范的内

容已经越来越多地为许多卫生法规范所吸收，如执业医师法等的规定。

而技术规范则是人们长期在同自然作斗争，保护人体生命健康活动中所总结出的经验和必须遵守的规则。例如人们在长期的医药卫生实践中已经形成的一整套较为完整的防病治病的方法、技术操作规程和技术标准，在日常的医药卫生保健活动中，被人们广泛和自觉地遵守。这些内容已经大量地被吸收进卫生法，成为卫生法的重要内容。

从另一方面讲，现代医学科学技术的应用，为保护人体的生命健康带来福音，但同时也带来许多负面影响，如基因克隆技术、人工生殖技术、器官移植、安乐死等均带来了它的无序和引发犯罪等负面现象。因此，卫生法吸收道德规范和技术规范的另一个目的，就是对这些活动予以必要的限制和规范，以免过度地活动对人体生命健康造成损害。卫生法这一基本特征是其他任何法律规范所不可比拟的。

（三）内容具有广泛性

生命和健康是现代社会人们参与社会活动，改造自然界，愉快生存和生活的前提。而人们日常生活、工作、学习、娱乐以及衣食住行等各个方面的环境和条件，无不对人的生命健康造成影响。例如人们居住地的内外环境卫生状况、大气洁净与水源卫生、人们的饮食质量和饮食习惯、人们娱乐的公共场所的内外环境卫生状况、人们的就医环境和条件以及国家整体的防病治病和医药发展水平等等，都对人们的生命健康构成影响。因此，只要是对人体生命健康产生影响的，无论是产品和环境，还是活动和行为，都应受到法律的调整和规范，从而保护人们的生命健康。而卫生法所担负的就是这一艰巨的任务。因此，卫生法在内容上具有巨大的广泛性。

（四）反映全社会的共同需要

疾病的发生和流行没有国界、地域和种族人群的限制，也不会因为国家间的富与穷、强与弱以及社会制度的不同而使疾病防治的根本目的有所不同。所不同的只可能是在措施、手段和方法上的区别，而这正有利于各国加强相互间学习和取长补短，促进相互间的了解与合作，促进世界和平与发展，最终促进全人类的共同健康生存。所以，如何保障国民得到最高水平的医药健康保健服务，如何最大限度地维护国民的生命健康权益，一直是世界各国所共同关注的主题，也是各国卫生法的首要宗旨和根本目的。因此，与其他法律规范有所不同，卫生法表现出很强的社会共同性和科学性，反映全社会的共同需要，这是卫生法的一个重要特征。

二、卫生法的基本原则

卫生法的原则是作为卫生法律规范基础的原则和准则，是卫生法的指导思想。

作为我国社会主义法律体系中的一个重要组成部分，卫生法像其他法律部门一样，都具有其最高原则、基本原则和一般原则。卫生法的最高原则就是我国社会主义法的最高原则即社会主义原则和人民民主原则。卫生法的基本原则，是指对卫生法部门的所有法律规范都有普遍指导意义的原则。卫生法的一般原则，是指对卫生法部门中的某一方面的法律规范有一般指导意义的原则，如传染病防治法、食品安全法、药品管理法、执业医师法等法律规范中规定的分别适用于传染病防治监督管理、食品安全监督管理领域、药品监督管理领域、医师执业监督管理领域的具体原则。

卫生法的最高原则对卫生法的基本原则具有指导意义，卫生法的基本原则对卫生法的一般原则具有指导意义。下位原则不能与上位原则相抵触。卫生法的最高原则、基本原则和一般原则共同构成了我国卫生法的原则体系。

卫生法的基本原则，就是指贯穿于各种卫生法律规范中的，对调整保护人体生命健康而发生的各种社会关系具有普遍指导意义的准则。这些准则是国家长期卫生工作的根本方针和政策在法律上的具体体现。

我国卫生法有以下几个基本原则：

（一）保护公民生命健康权益原则

这是我国卫生法的首要宗旨和根本目的，也是卫生法首要的基本原则。一切与人体生命健康相关的活动都应遵循这一基本原则。

这一原则的基本要求是，在卫生法的制定和实施中，无论是立法者、还是行政执法者、还是企业、事业单位、社会团体以及自然人，都必须时时刻刻将保护人的生命健康权益放在首位，一切与人体生命健康相关的社会活动都应围绕这一原则进行。任何侵犯人的生命健康权益并给人造成损害的行为都应依法承担相应的法律责任。

1. 在卫生立法活动中，立法机关应当高度重视对人生命健康权益的保护，将其完整地体现在卫生法律规范中，并将其作为卫生立法的首要宗旨和根本目的。

2. 在卫生行政执法活动中，各级政府、医药卫生行政部门的各项管理工作都要围绕维护人的生命健康这一中心进行，合理配置医药卫生资源，依法行政，严厉制裁危害人体生命健康的不法活动和行为，保护国家的公共卫生管理秩序。

3. 各级医药卫生机构、企业事业单位和有关从业人员，在其业务活动中，必须严格遵守卫生法的规定，确保提供的食品、医药产品、医药保健技术服务的质量，并且不断研究改进产品质量，提高管理和服务水平。禁止生产、销售损害人体生命健康的假冒伪劣产品和提供低质不合格的服务。对给人的生命健康造成的损害，必须依法承担相应的法律责任。

（二）国家卫生监督原则

卫生法的内容涉及人的生命健康权益保护，国家必须对与人体生命健康相关的活动、行为和产品进行规范和管理，以使人的生命健康不受侵犯。

这一原则的基本要求是，国家对与人体生命健康相关或者对人体生命健康有影响的活动、行为和产品以及环境、建筑、场所、机构、人员等进行规范、监督和管理，并加大对违法行为的惩罚力度。

1. 对与健康相关的产品如食品、药品、保健用品、化妆品、血液制品、生活饮用水、医疗器械、医用材料、生物制品等的生产、销售、使用等实行严格的市场准入制度或者市场监督制度。在有关与人体生命健康相关的产品的卫生法律规范中，关于食品和药品的法律规范是最多的，也是最重要的，因此，也是卫生行政执法的最重要内容，充分体现了国家和政府对于人的生命健康权益的保护。

2. 对医药卫生机构的规划设置、执业以及医药卫生技术人员的执业行为，在立法上给予严格的规定，并将众多的职业道德规范和技术规范纳入卫生法律规范中，体现了国家和政府对公民生命健康权益的尊重和保护。例如执业医师法中主要规定了执业医师的医师资格取得、执业注册制度、执业规则和法律责任。

3. 为了保护人体生命健康安全，人们生活、工作、学习和进行文化娱乐等活动的公共场所的建筑、室内外环境等必须符合卫生标准。为此，卫生法规定了比较严格的国家卫生标准和管理规范。相关公共场所的经营者或者管理者必须遵守卫生法的规定，否则要依法承担相应的法律责任。

4. 加强环境与人体生命健康关系的研究，制定切实可行的环境卫生标准并建立环境监测制度，为国家环境保护立法提供科学依据。现代社会工业经济的发展，对自然环境的负面影响越来越大，环境污染现象普遍存在，环境公害事件频频发生，由此对人体生命健康形成的危害和造成的损害也越来越大，因此，加强环境保护已经成为我国的一项基本国策，而卫生法中的卫生标准和环境对人体健康影响的研究成果等等，则是环境立法不可缺少的基础。

5. 为了有效应对现代社会频繁发生的突发公共卫生事件对人的生命健康权益的侵害，强化政府及有关部门依法采取应急管理措施，适时加强对突发公共卫生事件应急管理立法是十分必要的。为此，卫生法规定了比较严格的突发事件监测与报告制度、信息发布和信息举报制度、各级政府和机构及其人员以及有关单位和公民个人的法定义务与职责、承担的法律责任等内容。

（三）全社会参与原则

人的生命健康，来自于对疾病的有效治疗，也来自于对疾病的预防与控制。而良好的生活习惯和卫生习惯、强健的体魄、对疾病的相关知识的了解与早期发现和预防等等，都来自于每个人的参与和重视。因此，卫生法许多内容的实施，有赖于全社会的广泛参与，有赖于每个人的自觉参与和遵守。卫生法的许多一般原则是倡议性的，就是对卫生法这一原则的具体体现。

1. 每个人都应主动参加爱国卫生运动，接受健康教育、培养良好的生活习惯和卫生习惯，并尽可能多地了解有关卫生保健常识。

2. 政府和卫生行政机关应高度重视群众的爱国卫生运动，加强有关卫生法的宣传和咨询工作，指导公民树立良好的生活和卫生习惯，帮助公民了解有关的卫生和疾病知识，鼓励倡导群众加强身心锻炼，从而使群众能够健康愉快地生活。

3. 每个人应主动参与政府应对突发公共卫生事件的应急管理活动，配合并服从政府和有关部门采取的应急管理措施。这是卫生法对每个人提出的法律上的要求，每个人都应自觉遵守相关法律法规的规定。

4. 坚持开展鼓励表彰敢于披露、曝光、揭发、检举生产制造妨碍生命健康的各类产品个人与单位不法行为的活动。

（四）预防为主原则

这是我国医药卫生工作长期的基本方针和政策的概括。医药卫生活动涉及每个人的生命健康，因此，一切医药卫生活动和行为都应着眼于疾病的预防。这是卫生法特有的一个原则。

1. 在卫生立法上要贯彻预防为主的原则。加强对与人体生命健康相关的产品、行为和执业人员的监督管理，为其设置较为严格的市场准入制度和市场监督管理制度以及法律责任，从而把住入口，控制过程，最大限度地保障人的生命健康。

2. 对有可能对人体生命健康产生影响的行为和活动或者可能引起疾病广泛传播的重要传染病疫情以及影响较大的食物中毒和职业中毒事件，卫生法规定了相应的监测、预警、报告、强制性检疫、强制隔离与治疗、封锁疫区等多项制度和措施，并强化了有关人员的职责和法律责任。

第三节 卫生法的渊源和效力等级

一、卫生法的渊源

卫生法的渊源，也称卫生法的法源，是指卫生法的各种外在表现形式。

我国卫生法的渊源采用的是以各种制定法为主的正式的法的渊源。这些组成卫生法渊源的制定法，有着各自不同的效力层次和适用范围。

卫生法的渊源主要有以下几种：宪法、基本法（含卫生法律）、卫生行政法规、卫生部门规章、地方性卫生法规、卫生自治条例和单行条例、地方政府卫生规章、特别行政区有关卫生事务的法律规定、国际卫生条约等。

（一）《宪法》

《宪法》是我国的根本大法，是当代中国最重要的法的渊源。它是由国家最高权力机关——全国人民代表大会依照法定的严格的程序制定、通过和修改的。《宪法》规定了我国国家最根本的政治、经济、社会制度，规定了国家的根本任务和国家机关组织结构与活动原则，规定了公民的基本权利和义务等国家和社会生活中最根本和最重要的问题。这其中也包括国家实行的医药卫生保障的基本制度和法律赋予公民的基本的生命健康权利等内容。

《宪法》是其他各种法律、法规的“母法”，是它们的立法依据，而其他法律法规则是《宪法》各项规定的具体化。

因此，《宪法》是我国卫生法的最首要的渊源，也是卫生法的立法依据。

我国《宪法》关于卫生法事项的主要内容有：

“国家发展医疗卫生事业，发展现代医药和我国传统医药，鼓励和支持农村集体经济组织、国家企业事业组织和街道组织举办各种医疗卫生设施，开展群众性的卫生活动，保护人民健康”；“国家推行计划生育，使人口的增长同经济和社会发展计划相适应”；“国家保护和改善生活环境和生态环境，防治污染和其他公害”；“国家尊重和保障人权”；“任何公民享有宪法和法律规定的权利，同时必须履行宪法和法律规定的义务”；“国家通过各种途径，创造劳动就业条件，加强劳动保护，改善劳动条件，并在发展生产的基础上，提高劳动报酬和福利待遇”。“中华人民共和国公民在年老、疾病或者丧失劳动能力的情况下，有从国家和社会获得物质帮助的权利。国家发展为公民享受这些权利所需要的社会保险、社会救济和医疗卫生事业”。“婚姻、家庭、母亲和儿童受国家的保护”，“夫妻双方有实行计划生育的义务”。

（二）基本法（含卫生法律）

基本法（含卫生法律）是仅次于宪法的卫生法的主要渊源。它是由全国人民代表大会及其常务委员会制定和修改的。基本法分为基本法律和基本法律以外的单行法律。

民法、刑法、诉讼法、国家赔偿法等为国家的基本法。卫生基本法律是由全国人民代表大会制定和修改，应当规定我国医药卫生事业发展中的一些最基本问题，如公民的生命健康权利，国家医药卫生工作的基本方针、政策和基本原则，国家对医药卫生事业相关领域实行的基本制度，各级各类医药卫生机构的组织结构、活动原则和主要职责、国家医药卫生资源及人才资源的合理配置、公民的基本医疗保障等等。目前，我国正在酝酿、思考、研究卫生基本法律的制定。

基本法律以外的卫生法律，由全国人民代表大会常务委员会制定和修改，涉及卫生基本法律规定的以外的其他卫生法内容。我国颁布的卫生基本法律以外的卫生法律已经有传染病防治法、食品安全法、药品管理法、职业病防治法、执业医师法、献血法等10部。

此外，在卫生法的法律这一层级的渊源中，还包括其他法律部门中有关卫生事项的法律规定，如婚姻法、环境保护法、劳动法等的有关规定。

（三）卫生行政法规

卫生行政法规，是由最高国家行政机关——国务院根据宪法和卫生法律制定、修改和发布的卫生规范性法律文件，也是卫生法的最主要的渊源。

在我国目前已经颁布的卫生行政法规中，有的是以国务院名义直接发布的；也有的是经国务院授权批准，以国家医药卫生行政部门名义发布的。例如《突发公共卫生事件应急条例》、《医疗机构管理条例》和《血液制品管理条例》等。

（四）卫生部门规章

卫生部门规章，是指国务院卫生行政部门制定、修改和发布的卫生规范性法律文件，也是卫生法的渊源之一。由于国务院各部门职能的不断调整，作为卫生法渊源之一的卫生部门规章，已经不仅限于卫生行政部门——国家卫生部制定、修改和发布的规范性法律文件，还应包括国务院有关承担医药卫生管理职能的其他部门如国家计划生育委员会、国家食品药品监督管理局、国家中医药管理局、国家进出口商品检验检疫局等制定、修改和发布的规范性法律文件。

（五）地方性卫生法规

根据我国宪法和立法法的规定，地方性卫生法规有以下几种情况：

1. 各省、自治区、直辖市人民代表大会及其常务委员会，根据本行政区域的具体情况和实际需要，在其职权范围内，可以制定、修改和发布地方性卫生法规；

2. 各省、自治区的人民政府所在地的人民代表大会及其常务委员会，根据本市的具体情况和实际需要，在职权范围内，可以制定、修改和发布地方性卫生法规；

3. 经国务院批准的较大的市的人民代表大会及其常务委员会，根据本市的具体情况和实际需要，在其职权范围内，也可以制定、修改和发布地方性卫生法规。

地方性卫生法规，是卫生法的数量比较大的渊源。

（六）卫生自治条例与单行条例

卫生自治条例与单行条例，是由民族自治地方的人民代表大会根据宪法、组织法和民族区域自治法的规定，依照当地民族的政治、经济和文化的特点，在其职权范围内制定、修改和发布的卫生规范性法律文件。

卫生自治条例与单行条例，也是卫生法的重要渊源。

（七）地方政府卫生规章

地方政府卫生规章，是由各省、自治区、直辖市以及省、自治区的人民政府所在地的市和经国务院批准的较大的市的人民政府，根据卫生法律、卫生行政法规和地方性卫生法规的规定，依法在其职权范围内制定、修改和发布的卫生规范性法律文件。

（八）特别行政区有关卫生事务的规范性法律文件

特别行政区是根据我国宪法规定设立的，这是我国“一国两制”政治构想在法律上的体现。目前，在我国设立的香港和澳门特别行政区，实行了与我国大陆不同的特殊的法律制度，其中也包括有关的卫生法律制度。但不管实行什么性质的法律制度，特别行政区有关卫生事务的规范性法律文件，仍然是我国卫生法不可缺少的渊源之一。

（九）国际卫生条约

国际卫生条约，是指我国同外国缔结的双边或者多边卫生条约、协定和其他具有条约、协定性质的国际卫生规范性法律文件以及我国加入的有关国际组织制定的卫生公约。

对于我国已经加入或者签署的国际卫生条约，除我国声明保留的条款以外，都对我国有约束力，我国应自觉遵守条约规定的义务。因此，国际卫生条约也是我国卫生法的渊源之一。

二、卫生法的效力等级

卫生法的效力等级，是指在卫生法的各个层次的法律渊源中，由于其制定主体、程序、时间、适用范围等因素的不同，各种卫生法律规范的效力也不同，由此形成的一个卫生法的效力等级体系。

根据宪法和立法法的规定，卫生法的效力等级划分有其应当遵循的一般规则和特殊规则。

（一）卫生法效力等级的一般规则

根据宪法和立法法的规定，宪法具有最高的法律效力，一切卫生法律、卫生行政法规、地方性卫生法规、卫生自治条例与单行条例、卫生部门规章和地方政府卫生规章都不得同宪法相抵触。所以，宪法位于卫生法效力等级的最高层，以下依次是卫生法律、卫生行政法规、地方性卫生法规、政府卫生规章等，它们具有不同的效力等级，共同构成了我国卫生法的效力等级体系。

除了宪法的最高效力外，卫生法律的效力高于卫生行政法规、地方性卫生法规和政府卫生规章；卫生行政法规的效力高于地方性卫生法规、政府卫生规章。地方性卫生法规的效力高于本级和下级地方政府卫生规章。省、自治区、直辖市人民政府制定的卫生规章的效力高于本行政区域内的较大的市的人民政府制定的卫生规章。卫生自治条例与单行条例只在本民族自治地方范围内适用。

卫生部门规章与地方政府卫生规章之间具有同等效力，在各自的权限范围内施行。卫生部门规章与地方政府卫生规章之间对同一事项的规定不一致时，由国务院裁决。

地方性卫生法规与卫生部门规章之间对同一事项的规定不一致，不能确定如何适用时，由国务院提出意见，国务院认为应当适用地方性卫生法规的，应当决定在该地方适用地方性卫生法规的规定；认为应当适用卫生部门规章的，应当提请全国人民代表大会常务委员会裁决。

（二）卫生法效力等级的特殊规则

1. 特别法优于一般法

根据立法法规定，在同一机关制定的卫生法律、卫生行政法规、地方性卫生法规、卫生自治条例与单行条例、卫生部门规章和地方政府卫生规章中，特别规定与一般规定不一致的，适用特别规定。

2. 新法优于旧法

根据立法法规定，在同一机关制定的卫生法律、卫生行政法规、地方性卫生法规、卫生自治条例与单行条例、卫生部门规章和地方政府卫生规章中，新的规定与旧的规定不一致的，适用新的规定。

3. 法律文本优于法律解释

一般来说，卫生法律解释与卫生法律文本具有同等法律效力。但当卫生法律解释与卫生法律文本规定不一致时，应当适用法律文本的规定。

第四节　卫生法律体系

一、法律体系与法律部门的概念

法律体系，是指由一国现行的全部法律规范按照不同的法律部门分类组合而形成的一个呈体系化的有机联系的统一整体。

法律体系的基本组成要素是法律部门，各种不同的法律部门有机结合在一起，就形成了一个国家的法律体系。例如我国目前已经形成了以宪法为核心、由多个法律部门组合而形成的社会主义法律体系。

法律部门，又称部门法，是指根据一定的标准和原则，按照法律规范调整的不同领域的社会关系和采用的不同调整方法所划分的同类法律规范的总和。在某一法律部门中，又可以根据不同的法律制度和法律规范划分为若干个子部门，这些子部门又共同组合而形成某一部门法的法律体系。我国目前一些权威法学著作，一般认为，我国社会主义法律体系由以下法律部门组成：宪法法律部门、行政法法律部门、民商法法律部门、经济法法律部门、劳动法法律部门、自然资源与环境保护法法律部门、刑法法律部门、诉讼法法律部门、军事法法律部门、国际法法律部门等。但无论有多少法律部门，如何划分法律部门，都不外乎围绕调整财产权和生命健康权这一基本内容展开，以调整其各自内部权利义务和法律责任等这一领域社会关系的法律规范为归宿。

二、卫生法是一个新兴的法律部门

现代法理学认为，法律部门的划分标准有两个，一是法律规范所调整的社会关系，二是法律规范的调整方法。此外，还应考虑以法规的数量为依据，方便归类的标准。

卫生法律部门，是调整旨在涉及保护人体生命健康权益活动中所发生的各种社会关系的法律规范的总和。

从20世纪80年代以来，随着我国改革开放和法制建设的不断发展与完善，卫生法制建设也取得了令人瞩目的成就。30多年间，我国已经颁布了12部卫生专门法律，几十个卫生行政法规和数百件卫生部门规章，还有难以计数的地方性卫生法规和地方政府卫生规章，而且作为世界卫生组织的成员国，我国已经加入了《国际卫生条例》等多个国际卫生方面的条约。与此同时，对卫生法律体系和卫生法的概念、调整对象、特征、基本原则等方面的理论研究，也随之开展起来，并形成了一支卫生法学研究队伍。前些年，当有的学者提出卫生法作为一个独立的法律部门时，学术界尚有许多不同意见。但经过这些年我国法律部门划分理论的成熟，卫生法律体系的不断发展，卫生法作为我国社会主义法律体系中一个新兴的独立的法律部门的条件正在成熟。卫生法应该成为我国社会主义法律体系中的一个独立的法律部门，理由是：

1. 卫生法有其专门的调整对象，即在保护人体生命健康的各种活动中形成的社会关系。卫生法的调整对象即社会关系具有广泛性、复杂性和多样性，这是卫生法成为一个独立的法律部门的主要因素。

2. 对人体生命健康权益的保护，目前已经成为国际人权保护的一个重要方面，许多国家都颁布了公民健康保健法或者病人权利法案。在我国，对公民生命健康权益的保护，也越来越为国家和社会以及公民个人所高度重视。对人体生命健康的保护已经成为我国政治、经济、文化活动的主要目的。我国宪法明确规定："国家尊重和保护人权。"

3. 近年来，我国医药卫生方面的立法数量大幅度增加，而且还存在许多急需立法的空白。仅单属于卫生领域的法律就有10部，还不包括环境保护、劳动保护等方面的可以归入卫生法律部门的法律规范。加上大量的卫生行政法规、地方性卫生法规和卫生规章，可以说，卫生立法的数量是相当大的，这是卫生法的一大特点。因此，将立法数量如此大的卫生法律规范游离于部门法律体系之外，而分解归入其他法律部门乃至归入行政法律部门已经不大合适。所以，卫生法的立法数量大、内涵宽、包容面广，使其不能不成为一个独立的法律部门，这已是必然。对此，在学界已经有了基本共识。

4. 虽然现代法理学认为，法律部门的划分标准主要是法律的调整对象和调整方法，如将以刑罚制裁为其调整方法的法律规范划分为刑法法律部门，将以民事责任为其调整方法的法律规范划分为民法法律部门。但这种划分标准也不是绝对的，而是具有相对性。例如自然资源与环境保护法法律部门，其所立法律法规多数是行政管理性的，却已经被公认成为一个独立的法律部门。而经济法法律部门更多的是体现国家行政对经济的宏观调控作用，同时又与民商法法律部门有着很深的渊源，也依然是一个独立的法律部门。因此，虽然卫生法律规范中有大量法律法规体现出行政管理的性质，还有一部分与民法和刑法存在交叉，但这并不能妨碍卫生法成为一个独立的法律部门，却恰恰体现了法律部门之间具有的交叉性和法律规范具有的双重性，即不同法律规范可以体现在同一个法律部门中，同一法律规范也可以体现在不同的法律部门中。

三、卫生法律体系的组成要素

由于卫生法所调整的社会关系的广泛性、复杂性和多样性，所以，在我国卫生法律体系中，目前尚未有一部轴心法律——卫生基本法，而是由许多单行的卫生专门法律、卫生行政法规、地方性卫生法规以及卫生规章等组成。从对公民生命健康权保护的法律领域出发，我国已经颁布的《残疾人权益保障法》、《青少年保护法》、《妇女权益保障法》、《老年人权益保护法》、《环境保护法》、《大气污染防治法》、《水污染防治法》、《环境噪声污染防治法》、《固体废物污染环境防治法》、《海洋环境保护法》、《放射性污染防治法》等等，也都应归入以保护公民生命健康权为首要宗旨和根本目的的卫生法律部门。

我国已经颁布的单行的卫生专门法律包括：《传染病防治法》、《职业病防治法》、《药品管理法》、《执业医师法》、《献血法》、《食品安全法》、《母婴保健法》、《国境卫生检疫法》、《人口与计划生育法》和《红十字会法》等。

我国已经颁布的卫生行政法规主要包括：《乡村医生从业管理条例》、《医疗废物管理条例》、《突发公共卫生事件应急条例》、《中医药条例》、《药品管理法实施条例》、《医疗事故处理条例》、《母婴保健法实施办法》、《血液制品管理条例》、《红十字标志使用办法》、《食盐加碘消除碘缺乏危害管理条例》、《医疗机构管理条例》、《传染病防治法实施办法》、《学校卫生工作条例》、《放射性同位素与射线装置放射防护条例》、《化妆品卫生监督条例》、《国境卫生检疫法实施细则》、《女职工劳动保护规定》、《艾滋病监测管理的若干规定》、《尘肺病防治条例》、《公共场所卫生管理条例》、《医疗器械监督管理条例》、《计划生育技术管理条例》等。

地方性卫生法规和卫生部门规章等主要涉及以下内容：

1. 人口与计划生育方面，包括国家对人口与计划生育实行的主要政策和制度，对计划生育技术的监督管理等。

2. 疾病防治方面，包括国家对传染病、职业病和地方病以及其他多种疾病的防治实行的基本原则和制度以及有关检测标准和采取的主要措施等。如《国家职业卫生标准管理办法》、《传染性非典型肺炎防治管理办法》、《结核病防治管理办法》的规定。

3. 妇幼卫生保健方面，包括妇幼卫生、母婴保健、妇女儿童权益保障等。如《产前诊断技术管理办法》、《人类辅助生殖技术管理办法》等规定。

4. 医政监督管理方面，包括国家对医师执业、护士执业、医疗机构执业和有关医疗活动等的监督管理和对有关医事纠纷的处理原则；国家实行的献血制度和对采、供、血及临床用血等行为的规范管理等；医学科技新技术在临床应用的监督管理。如《处方管理办法》、《护士管理办法》、《医疗机构病历管理规定》、《药品临床试验管理规范》和《医疗美容服务管理办法》等规定。

5. 与人体生命健康相关产品的监督管理方面，包括国家对药品、食品、生物制品、血液制品、保健用品、化妆品、生活饮用水等产品及其包装等实行的卫生标准和对生产和经营活动的监督管理；国家对专用于医疗的产品如医疗器械、一次性卫生用品、消毒用品、医用生物材料等实行的卫生标准和对生产和经营活动的监督管理；对医疗等活动所产生的废物进行处理行为的监督管理；对与人体生命健康相关产品的广告宣传的规范管理等。如《药品注册管理办法》、《药品生产监督管理办法》、《消毒管理办法》、《保健食品管理办法》等的规定。

6. 公共卫生监督管理方面，包括国家对公共场所、学校、劳动环境等公共活动设施的选址及室内环境实行的卫生标准和监督管理以及国家实行的相关的环境监测和保护制度等。如《职业健康监护管理办法》、《建设项目环境保护管理条例》、《环境标准管理办法》等的规定。

7. 卫生资源配置与管理方面，包括国家实行的区域卫生规划、医用设备配置、对中医药等民族传统医药的特殊保护政策、对医药产业和信息技术发展的鼓励和促进。如《卫生知识产权保护管理规定》、《新药保护和技术转让的规定》、《大型医用设备配置与应用管理暂行办法》等。

8. 应对突发公共卫生事件应急管理方面，包括在应对突发重大传染病疫情、群体性不明原因疾病、重大食物和职业中毒事件以及造成或者可能造成社会公众严重损害或者严重影响公众健康的事件时，国家建立的应急报告、监测预警、信息发布等制度，政府和有关部门依法享有的采取应急管理措施的权限、职责和法律责任，有关机构、单位和公民个人依法应当履行的法定义务和法律责任等。如《突发公共卫生事件与传染病疫情监测信息报告管理规定》、《核事故医学应急管理规定》等的规定。

第五节 卫生法律关系

一、卫生法律关系的概念和分类

卫生法律关系，是指卫生法在调整人们行为过程中形成的法律上的权利和义务关系。这种权利和义务关系，是以卫生法律规范的存在为前提，并以法律上的权利义务为纽带而形成的社会关系。卫生法律规范是法律规范的一种，因此具有一般法律规范的所有特征。

根据卫生法律关系各主体间的法律地位是否平等，卫生法律关系分为平向卫生法律关系和纵向卫生法律关系。

平向卫生法律关系，也称平权型卫生法律关系，是存在于法律地位平等的当事人之间的卫生法律关系。与人体生命健康相关产品的制造者或者经营者同相关产品的消费者之间形成的法律关系、从事医药保健服务活动的服务者与被服务者之间的法律关系是平向卫生法律关系。在平向卫生法律关系中，各当事人之间的法律地位应当是平等的，他们相互之间的权利和义务也总是对等的。然而，医务人员与患者之间就权利和人格而言应当是平等主体之间的平向卫生法律关系，但进入对疾病的诊治从这个法律关系说，他们之间又处于一种特殊无法平向，无法实现权利义务对等、等价有偿、平等自愿的卫生法律关系，患者的疾病支配了医务人员的义务，而医务人员行使诊疗权其实质依然是义务，绝不能把人的无价的生命健康权推进平等有偿的价格体系中，因此，医患之间只是一种特殊的，不平等的法律关系。

纵向卫生法律关系，也称隶属型卫生法律关系，是一方当事人依据职权而直接要求对方当事人作出或者不作出一定行为的法律关系。纵向卫生法律关系又分为两种，一种是存在于医药卫生行政机关或者医药企事业单位内部的具有职务关系的上下级之间的隶属关系；另一种则是依法享有国家卫生行政管理职权的机关与其职权管辖范围内的各种行政相对人之间形成的卫生行政法律关系。在纵向卫生法律关系中，占绝大多数的是卫生行政法律关系，即卫生行政部门及履行政府卫生行政监督管理职能的机构或者组织与行政相对人之间形成的法律关系，例如药品生产者或者经营者与药品监督管理部门之间形成的管理与被管理的法律关系、食品生产者或者经营者与食品卫生监督管理部门之间形成的管理与被管理的法律关系、医疗机构及其执业人员与卫生行政部门之间形成的管理与被管理的法律关系、等等。这些都是典型的卫生行政法律关系。在纵向卫生法律关系中，各当事人之间的法律地位是不平等的，他们相互之间的权利和义务也总是不对等的。

二、卫生法律关系的构成要素

卫生法律关系由主体、客体和内容三个要素构成。

1．主体

卫生法律关系的主体，是指卫生法律关系的参加者，即在卫生法律关系中享有权利或者承担义务的人。其中享有权利的人是权利主体，承担义务的人是义务主体。这里的人包括自然人和法人。

具体而言，我国卫生法律关系的主体有：

（1）国家机关　国家机关主体主要是作为纵向卫生法律关系的一方当事人，即行政管理人。根据卫生法涉及的主要内容，国家机关主体主要有各级卫生行政部门、各级药政监督管理部门、卫生检疫部门、劳动与社会保障管理部门等，其中各级卫生行政部门在卫生法的国家机关主体中占大多数。

（2）法人　主要包括企业、事业法人和社会团体法人。

法人主体既可以成为纵向卫生法律关系的一方当事人，即行政相对人，也可以成为平向卫生法律关系的主体。例如各类食品生产企业和经营企业、各级各类医疗机构等既是纵向卫生法律关系的主体，也是其与食品消费者、患者之间的平向卫生法律关系的权利主体或者义务主体。

（3）公民　公民是自然人主体，包括中国公民、外国公民和无国籍人。

公民主体既可以是纵向卫生法律关系中主体，也可以是平向卫生法律关系的主体，如个体食品经营者和个体开业医生，一方面是行政相对人，另一方面是经营者和服务者。

2．客体

卫生法律关系的客体，是指卫生法律关系主体的权利和义务所共同指向的对象，它是联系卫生法律关系主体间权利和义务的纽带，是卫生法律关系不可缺少的构成要素。

由于卫生法的内容极其广泛，因此卫生法律关系的客体也是多种多样。

(1) 以物的形式出现的客体有食品、药品、化妆品、保健用品、医疗器械、生物制品、生活饮用水、中药材等；

(2) 以行为的形式出现的客体有医药保健服务、疾病防治、公共卫生监督管理、健康相关产品的生产和经营、突发事件应急管理等；

(3) 以智力成果的形式出现的客体有医药知识产权等；

(4) 以人身利益形式出现的客体有公民的生命健康权益、特殊人群生命健康权益包括病人、母亲、婴儿和尸体以及人体器官等。

以人身利益的形式出现的客体即公民的生命健康权益是卫生法律关系的最重要、最基本的客体。

三、卫生法律关系的产生、变更和消灭

卫生法律关系的产生，是指卫生法律关系主体间的权利义务关系的确立和形成；卫生法律关系的变更，是指构成某一卫生法律关系的要素发生了变化，如主体、客体或者权利义务的内容发生了变化；卫生法律关系的消灭，是指卫生法律关系主体间的权利义务关系的终止。

卫生法律关系的产生、变更和消灭，不是随意的，而是依据一定的卫生法律规范的规定、随着一定的卫生法律事实的出现而产生、变更和消灭的。因此，引起卫生法律关系产生、变更和消灭的条件有两个：一是卫生法律规范的规定；二是卫生法律事实的出现。

(一) 卫生法律规范和卫生法律事实的关系

在卫生法律关系的产生、变更和消灭中，有卫生法律规范的事先规定是前提条件，而有一定卫生法律事实的出现则是必要条件，二者缺一不可。卫生法律事实必须是卫生法律规范规定的法定情形，如食品的销售、患者到医院就医等。不是卫生法律规范规定的事实，即使出现，也不能对卫生法律关系的产生、变更和消灭产生影响。反之，仅有卫生法律规范的规定，没有一定的卫生法律事实的出现，也不能产生、变更和消灭卫生法律关系。

(二) 卫生法律事实的种类

卫生法律事实，是指由卫生法律规范规定的、能够引起卫生法律关系产生、变更和消灭的客观事实。

根据卫生法律事实是否与当事人的意志有关，卫生法律事实可以分为：卫生法律事件和卫生法律行为。

卫生法律事件，是指与当事人的意志无关，不是由当事人的行为引起的，能够引起卫生法律关系产生、变更和消灭的客观事实。卫生法律事件分为两种：一种是自然事件，例如地震、水灾等天灾人祸；另一种是社会事件，例如战争、突发公共卫生事件、人的出生、人的死亡以及国家有关医药卫生政策的调整等。随着前者的结束或者后者的完成，卫生法律关系也随之变更或者消灭。

卫生法律行为，是指与当事人的意志有关，由当事人的行为引起的，能够引起卫生法律关系产生、变更和消灭的客观事实。例如患者到医院的挂号就诊行为，导致医生与患者

之间的医疗合作法律关系的形成。再如因医疗事故的发生导致医患之间形成医疗损害赔偿法律关系。治疗任务完成，卫生法律关系自行消灭；医疗事故定论并妥善解决，卫生法律关系或者变更，或者消灭。

（吴崇其）

思　考　题

1. 什么是卫生法？卫生法的主要特征有那些？
2. 卫生法的调整对象有那些？
3. 卫生法的基本原则是什么？
4. 卫生法有那些渊源？其主要内容有那些？
5. 试述我国当代卫生法律体系。
6. 构成卫生法律关系的要素是什么？

第六章 卫生立法

提要 本章介绍了卫生法的概念、特殊性和卫生立法的基本原则、立法依据，指出了卫生立法与一般立法的明显不同；对卫生立法中的授权立法进行了重点介绍，彰显了授权立法的特殊性和重要作用；对我国改革开放后的卫生立法进行了梳理；总结了我国卫生立法的成就和不足，并对我国卫生立法美好未来进行了展望。

重点 卫生立法的特点与依据、原则；卫生授权立法的概念与作用。

第一节 卫生立法概述

一、卫生立法的概念

立法是对权利资源、权力资源以及其他社会利益，进行法定制度性配置和调整的专门活动。立法的实质是指将在国家生活或社会生活中居于主导地位的社会主体的意志上升为国家意志的专门活动。与一般立法相比较而言，卫生立法的立法对象较为特殊，即维护公民健康权得以实现的法律规范。那么卫生立法即为，特定主体依据一定的职权和程序，运用一定的技术，制定、认可或变动维护公民健康权得以实现的卫生法律规范的专门性活动。

卫生立法有广义与狭义之分。从狭义上讲，卫生立法专指具有立法权的特定机关制定卫生法律规范的专门性活动。在我国是指由《中华人民共和国立法法》所规定的具有立法权的全国人民代表大会及其常委会制定法律层次的特定性卫生法律规范性文件的专门性活动。其中，全国人大制定的卫生法律规范为卫生基本法；全国人大常委会制定的卫生法律规范为一般性卫生法律。从广义上讲，卫生立法是指有权立法的特定机关制定卫生法律规范的专门性活动。在我国，此处有权立法的特定机关，除了全国人民代表大会及其常委会之外，还包括根据《中华人民共和国立法法》规定，由全国人民代表大会及其常委会授权立法的国务院或省、自治区、直辖市、计划单列市、国务院规定的较大市的人民代表大会或人民政府。授权立法的立法对象包括的卫生法律规范主要有卫生法律、卫生行政法规、卫生部门规章、地方卫生法规、地方政府规章等。

二、卫生立法的特点

与其他部门法比较而言，卫生法律法规具有明显的特质性，主要表现为：具有较突出的科学性和专业性；由法律规范与技术规范的紧密结合；旨在保护人类的生命权和健康权；

具有更突出的社会性与民主性等。缘于卫生立法所指向的立法对象即卫生法律法规的特殊性，卫生立法除了具有其他部门法立法所具有的特点外，还具有以下明显特点：①在卫生立法活动中，认可性立法活动较为多见。要将卫生技术规范上升为卫生法律规范，大多通过认可性立法活动来完成。认可性立法活动多见于卫生部门规章的制定过程中，比如《医疗事故分级标准（试行）》等。②部分卫生法律法规的稳定性差，修改、补充、废止等立法活动较为频繁。现代社会医疗科学技术日新月异，生命科学技术的发展直接会导致卫生技术规范要不定期更新，也就导致了由相应技术规范上升而成的法律规范会适时变动。③授权性立法较为多见。医疗卫生领域较为宽泛，法律关系较为复杂，且立法技术要求严格。在许多医药卫生领域中，一开始就制定法律层次的法律规范性文件基本不可能，大多只能先通过授权立法来制定法规层次的法律规范性文件，待条件成熟后才能将法规层次的规范性文件通过立法活动上升为法律层次的规范性文件。④立法技术具有特殊性。缘于我国卫生立法的薄弱性，加之卫生法律法规中的技术性规范较为多见，这就要求卫生立法的立法技术具有不同于其他法律部门立法的特点。

三、卫生立法的依据

（一）以宪法为法律依据

宪法为国家的根本大法，也是任何部门法的立法合宪性基础，即任何部门法必须遵循宪法的相关原则性和抽象性规定。宪法中有关公民健康权保障、卫生事业发展、卫生工作的任何规定都是高度概括和原则性的，对我国的卫生立法具有指导作用。卫生立法是对宪法中的相应规定的进一步具体化，且这种具体化不是随心所欲的，是要以宪法中的相应规定为法律依据的。

（二）以社会物质生活条件为现实依据

国情对立法的作用在于立法对于国情的依赖性，既表现为立法制度对于国情的依赖，也表现为立法技术对于国情的依赖。我国卫生立法的国情就是现阶段的社会物质生活条件，具体地讲包括人口年龄结构、性别结构等人口要素、地理环境要素、物质生活的繁荣程度、生命科学技术的发展程度等方面。卫生立法不能离开这些现实的社会物质生活条件，既不能超越，也不能过度滞后。惟此，才能使卫生法律法规客观地反映自然规律要求，使卫生法律法规所调整的卫生法律关系更趋科学化。

（三）以卫生方针、卫生政策为政策依据

在我国，党和国家的卫生方针、卫生政策是党和国家代表全党、全国人民提出的现阶段的卫生事业、卫生工作的任务与行为准则。凝聚全党和全国人民高度智慧的党和国家的卫生方针、卫生政策，经过立法程序上升为国家意志，取得国家意志属性，成为卫生法律法规后，则成为所有社会主体均要遵守的行为准则。可见，卫生立法离不开党和国家的卫生方针、卫生政策。我国现阶段的卫生立法就要以《中共中央、国务院关于进一步深化医药卫生体制改革的意见》等卫生方针、卫生政策为政策依据。

四、卫生立法的基本原则

《中华人民共和国立法法》在总则中确立了我国立法的法定基本原则，即宪法原则、法

治原则、民主原则和科学原则。卫生立法同样要遵循这些法定的立法基本原则。缘于卫生立法具有自身的特殊性，卫生立法也应当有自身的基本原则。

（一）合宪性原则

宪法是万法之法，具有最高法律效力等级，其他所有法律法规都是直接或者间接以宪法为立法依据或精神，或是不得同宪法或宪法的基本原则相抵触。卫生立法应当遵循作为法治原则组成部分的宪法原则，主要体现为两个方面。首先要坚持宪法的政治原则，坚持执政党在社会主义初级阶段的基本路线，即以坚持经济建设为中心，以坚持"四项基本原则"和改革开放为两个基本点。其次，卫生立法不得与宪法中有关医药卫生事业、公民健康权益保障、卫生工作的原则性和抽象性规定相抵触，而是这些原则性规定的进一步具体化。

（二）遵循医学科学发展规律的原则

卫生法与其他部门相区别的最大特点在于其科技性非常明显，其科技性又主要表征为其受医学科学技术的影响较为明显。医学科学发展具有自身特有的规律，我们在卫生立法中不得违背，只能遵循，否则会阻碍医学科学技术的发展，进而影响卫生事业的发展、影响公民健康权益的维护。不过，卫生立法并不是被动地适应医学科学发展的。鉴于医学科学的发展具有双面性，比如辅助生殖技术等医学科学技术对人类的负面影响始终存在，我们应当通过卫生立法来限制其负面影响，进而增强其正面效应。

（三）借鉴国外卫生立法经验与我国实情相结合原则

缘于卫生立法的立法技术的特殊性，加之我国现代社会的卫生立法较为滞后，没有多少卫生立法经验可以利用。而国外、乃至国际社会的卫生立法历史悠久，立法技术较为成熟，立法成果较为丰富。因此西方国家、国际社会的立法成果、立法技术能够成为我国卫生立法的很好借鉴。但卫生立法又受制于本国社会经济发展状况、国民健康状况等诸多国内因素，卫生立法必须充分考量本国国情，对国外卫生立法经验要批判性借鉴，否则就会水土不服。显然，我国卫生立法既要充分借鉴国外、国际社会的成熟立法经验，更要关注我国实情，协调处理好卫生法的移植与本土化之间的矛盾。

（四）走群众路线，坚持民主原则

卫生法作为以保护公民健康权益为宗旨的法律规范，以人的健康为永恒主题。健康问题涉及到社会中的每一个成员，可以说，卫生立法直接关涉到每个社会成员的自身权益。卫生立法必须充分坚持民主原则，让利益主体充分参与立法过程，在立法中充分行驶话语权。同时由于卫生立法涉及面广，单独依赖立法专家、立法官员是很难保证所制定出来的卫生法律法规的科学性与可操作性的，只有坚持走群众路线，充分坚持民主，才能尽量避免立法中的失误与缺陷。

第二节 卫生授权立法

一、卫生授权立法的概念

所谓卫生授权立法是指卫生立法机关授权有关国家机关依据授予的卫生立法权进行的

卫生立法活动。授权卫生立法权是相对卫生立法权而言的，是指由卫生立法机关的授权或委托而使有关国家机关获得的一定的卫生立法权。此处的卫生立法机关是根据宪法和宪法性法律所确定的，在国家机构体系中居于最高地位，以立法为主要职能甚至惟一职能，制定、认可和变动卫生法律的国家机关。在我国，卫生立法机关是全国人民代表会及其常委会。此处的有关国家机关，首先是行政机关，主要由立法机关授予其一定卫生立法权；其次是下位阶或下级立法机关，主要由上位阶立法机关对下位阶立法机关授予一定卫生立法权。所谓依据授予的卫生立法权，主要意味着三点：①是指授权主体将自己所拥有的卫生立法权授予没有此种立法权的主体，或将不属于自己的某种卫生立法权授予没有此种立法权的主体。一般前一种情况较为主要。②授权立法具有明确的立法权限范围，授权主体应当在授权时予以明确，受权主体行使时也不能超越。③授权立法通常采取授权法和授权法条的形式，将授权主体和受权主体明确下来，将所授予的卫生立法权限范围和其他有关制度规定下来。

同一般卫生立法比较，卫生授权立法具有以下明显特征：①卫生授权立法具有从属性。卫生授权立法是一种派生性的立法，其受权主体从授权主体的授权中获得卫生立法权，表明此种卫生立法权不是受权主体依据宪法或者宪法性法律的规定而享有的，而是授权主体所授予的。受权主体应当对授权主体负责，但在授权主体没有收回所授予的卫生立法权之前，受权主体也具有相对独立性，可以用自己的名义相对独立地制定有关规范性卫生法律文件。②卫生授权立法具有明显受制性。授权主体是立法机关，受权主体是行政机关或者位阶低于授权机关的下级立法机关。受权主体只能在授权主体的授权范围内立法，且应当接受授权主体的监督。同时，卫生授权立法通常都有明确的时间限制、事项限制和特殊的程序限制。

二、卫生授权立法的种类

（一）国家授权与地方授权、立法机关受权与非立法机关受权

此分类是根据不同的授权主体和受权主体予以区分的。在授权主体中，有的是国家立法机关，他的授权是国家授权；有的是地方立法机关，他的授权是地方授权。在受权主体中，有的不是立法机关，本来不能行使卫生立法权，只能基于立法机关的授权才有一定的立法权；有的也是立法机关，但位阶较低，只有基于授权才能制定更高级别的规范性卫生法律文件。

（二）主动授权与被动授权

立法机关根据需要，主动、自动地将某些卫生立法权授予有关机关行使，是主动卫生授权立法。有关机关根据需要，要求立法机关授予一定的卫生立法权，称为被动卫生授权立法。

（三）综合授权与单项授权

授权主体授予受权主体以较为广泛的卫生立法权，此为综合性授权。授权主体授予受权主体就具体的、专门性的医药卫生事项制定具体的规范性卫生法律文件的权力，此为单项卫生授权立法。

（四）自主性授权、试验性授权、补充性授权与执行性授权

自主性授权立法是指受权主体可以在一定的医药卫生事项范围和时间范围内，较为自主地立法。综合性卫生授权立法即为自主性授权立法。试验性授权立法，是指受权主体根据授权所进行的立法，是为后来更高规格的卫生立法进行探索和准备经验的卫生授权立法。补充性授权立法，是指为了弥补授权主体所立卫生法律之不足而开展的卫生授权立法。执行性授权立法是旨在贯彻实施上位阶卫生法律、法规所进行的卫生授权立法，一般表现为受权主体根据法条授权中的规定制定卫生法律、法规的实施细则、实施办法的活动。

三、卫生授权立法的作用

（一）有助于缓解立法机关繁重的卫生立法任务

随着社会的进步和医药卫生事业的发展，卫生法律关系愈益复杂，医药卫生领域的法律问题和法律现象不断增多，要求制定、认可、修改更多的卫生法律法规。在卫生立法任务十分繁重的情况下，单靠立法机关难以实现对卫生立法的需求。这就有必要由立法机关授权其他国家机关代为进行卫生立法活动。同时卫生授权立法比较灵活和简便，立法过程相对缩短，也便于缓解立法机关繁重的卫生立法任务。

（二）有助于完成技术性和专业性较强的卫生立法任务

卫生法是医学与法学交叉而成的部门法，其法律关系的技术性和专业性较强，对于立法技术有着特殊性的要求。完成卫生立法任务，往往是专门的立法机关所不能完全胜任的。而卫生行政部门和卫生服务结构，往往担负着这些技术性和专业化较强领域的管理或者服务职能，具有卫生法学领域的专业人才，能够有效弥补立法机关的缺陷。

（三）有助于应对医药卫生领域的突发性事件

在现代社会中，医药卫生领域的突发性事件经常不定期地突然发生，且会对人类的健康造成重大影响。我们必须通过立法来应对这些医药卫生领域的突发性事件。立法机关的会期制度和繁琐的立法程序，往往使其难以应对医药卫生领域的突发性事件。而由立法机关授权行政机关或者其他有关立法主体立法，便可使突发性事件的立法活动更便捷、更灵活。这正如德国法学家詹宁斯所言："在一个现代国家中，有许多场合有采取立法行动的突然需要，对于许多这样的需要，委托立法是惟一方便的甚至是惟一可能的应付方法。"

（四）有助于贯彻实施立法机关制定的卫生法律

立法机关所制定的卫生法律通常是医药卫生领域的重大事项，所规定的法律制度往往更具框架性、方向性、纲领性和原则性，更强调稳定和包容，它的贯彻实施通常需要下位阶的规范性卫生法律文件使其具体化和更具操作性。这就需要授权行政机关或其他有关立法主体通过卫生授权性立法来完成。

（五）有助于弥补现行卫生立法体制的不足

我国卫生立法的经验较为薄弱，授权立法可以有利于积累卫生立法经验，进而为制定更成熟、更稳定的卫生法律准备条件。在我国现有立法体制较为分散的情形下，授权立法可以在不对现行立法体制进行重大或根本性改变的情况下，进行局部调整，既能弥补现行立法体制的缺陷，还能解决我国幅员辽阔、国情复杂所致的地区性立法条件差异较大的矛盾。

第三节 我国改革开放后的卫生立法的解读

一、我国改革开放后的卫生立法的现状分析

我国新时期的卫生立法自1978年开始起步，经历了30多年的风雨历程，如今已经形成了基本成形的卫生法律法规体系，有专门性卫生法律10部、专门性卫生行政法规40余部、专门性卫生部门规章400余部。这些卫生法律法规对于规范卫生事业的发展、保障公民的生命健康权益、调整医药卫生领域的社会关系、推进医学科学技术进步等方面均发挥了主要作用。我国改革开放后的卫生立法大致经历了三个发展阶段：

第一个阶段从1978年到1990年的12年间，以恢复重建卫生法律框架为主，重点加强了公共卫生和药品领域的卫生立法工作。鉴于卫生法律法规在“文革”期间遭受严重破坏，这一阶段的初期主要通过制定行政法规形式来恢复和重建卫生法律秩序；自上世纪80年代初期开始，就转向了制定法律层次和行政法规层次的卫生法律法规。本阶段制定的法律层次的专门性卫生法律主要有：1982年11月颁布了《食品卫生法（试行）》、1984年9月颁布了《药品管理法》、1986年12月颁布了《国境卫生检疫法》、1989年2月颁布了《传染病防治法》。

第二阶段为上世纪90年代的10年间，以充实医疗法律法规为主，重点加强了医疗领域的卫生立法工作。本阶段制定的法律层次的卫生法律法规主要有：1993年颁布的《红十字会法》、1994年颁布的《母婴保健法》、1995年颁布的《食品卫生法》、1997年颁布的《献血法》和1998年颁布的《执业医师法》。另外还颁布了9个行政法规。本阶段卫生立法的特点在于维护了医疗秩序、约束了医疗行为、保护了患者权利、调动了医护人员的积极性。

第三阶段为进入21世纪后的10年，更加注重卫生法律法规体系的综合平衡发展，立法涉及医药卫生领域的各个方面。本阶段制定或修订的专门性卫生法律主要有：2001年的《药品管理法（修订）》、《职业病防治法》与《人口与计划生育法》、2004年的《传染病防治法》、2009年的《食品安全法》，另外新出台的行政法规有20余个。本阶段的卫生立法具有以下特点：①注重预防为主，注重保障医疗安全，建立完善了医疗卫生机构的设置、职权规划和管理制度；②注重从制度层面保障患者健康权利的实现，初步明确了政府的健康责任；③强化对医药卫生服务市场的监管，推动了卫生监督体制的创新；④推进卫生行政管理体制改革，加强对卫生行政管理权的监督。

从以上分析，可以看出自我国改革开放30多年来，卫生立法成绩是有目共睹的，但作为新兴的法律部门，与其他法律部门相比较而言，卫生立法仍然存在以下方面的问题：

①卫生立法层次不高，缺乏《卫生基本法》。综观现有的卫生法律法规体系，仍然以部门规章、地方性法规和地方政府规章为主，专门性卫生行政法规仅有40余个，专门性卫生卫生法律仅有10部，且呼声极高的《卫生基本法》的立法工作至今仍无大的进展。②立法质量不高，所制定的卫生法律法规大多可操作性不强，直接影响了卫生法律法规的实施效

果。③医疗卫生领域诸多问题仍无法律制度予以规范，存在立法空白较多。目前关于严格的、较为细化的政府健康责任、医学科技发展中的辅助生殖技术、脑死亡等诸多问题的立法仍无大的进展。④卫生立法主体多元化，卫生法律法规之间的协调性不强，主要表现为地方性卫生立法之间出现冲突的情形较为多见，且部分卫生法律法规演变成为了维护行业利益的“保护伞”。

二、我国卫生立法的未来展望

目前我国正值深化医药卫生体制改革的关键时期，卫生立法工作面临着许多新情况和新问题，主要有：①我国迅速进入了人口老龄化阶段，在“银发潮”下我国政府的医疗卫生保健压力会越来越大，同时医疗费用上涨，作为发展中国家的政府的财力仍然有限；②一些慢性病、传染病死灰复燃，公共卫生事件时有发生，公共卫生领域的压力愈来愈大；③生物基因技术等医学科学技术的发展带来了新的医学伦理问题和其他不可预料的负面影响；④医药卫生领域涉及诸多社会主体的利益，不同社会主体之间利益较难平衡，在有限的医疗卫生资源供给的条件下，如何在医疗卫生资源的配置方面协调好公平与效率之间的关系难度极大；⑤医疗卫生领域的国际竞争越发激烈，如何在国内与国际的协调平衡中来保证国内医药卫生事业良性发展和保障公民健康权得以实现。

针对以上问题，我国卫生立法应把握好以下几点：

（1）尽快制定《卫生基本法》。《卫生基本法》是卫生法律法规体系的龙头，主要是对医药卫生领域的主要根本性问题，即医药卫生工作的法律地位、发展方向、政府责任、经费投入和保障、医护人员和医疗机构的职责和义务等方面进行制度性规定，既能够起到统领和协调卫生法律体系的作用，又能够为医改新政保驾护航，以法律的执行力推动新医改各项政策的贯彻落实。

（2）注重移植性与本土性的有机结合。尽管卫生法律法规属于国内法，但保障国民健康权的公平、有效实现乃任何国家的政府、乃至国际社会的共同任务。缘于此，卫生法具有由国内法走向国际化的明显趋势。同时，卫生法律法规中的技术规范较多，不同国家的卫生立法技术具有共通性。因此，我国卫生立法要大力借鉴国外、国际社会的卫生立法经验。不过，由于不同国家的法律意识、社会物质社会条件、政治制度等方面具有差异性，卫生立法也要适合本国国情，对国外和国际社会的立法经验要批判性借鉴，不能照搬。

（3）协调好不同社会利益主体之间的利益平衡。医疗福利或医疗卫生资源是有限的，而医疗卫生需求是无限的。在卫生立法中，我们必须注意不同利益的社会主体之间的利益协调，特别是在医患关系法律制度的构建中要把握好患方、医方以及医学科技发展的平衡。

（4）理清卫生法律体系，注重法律体系内部的和谐统一。针对目前我国卫生法律体系较为混乱的现状，我们必须按照不同卫生法律分支所调整的调整对象来梳理卫生法律体系，形成合理、科学的卫生立法框架，拟定切实可行的卫生立法进程。在卫生立法中，还要把握好不同卫生法律分支之间的协调性与关联性，既能够有助于避免在立法中留下不必要的立法空白，又能够尽量避免在不同卫生法律分支之间产生不必要的冲突。

（5）加强卫生法学研究，为卫生立法提供智力支持。综观任何部门法，不难看出，凡该部门法研究成果愈丰富的，其立法经验和立法技术就越发成熟。目前我国的卫生法学研究只是刚刚起步，对诸多对卫生事业发展和公民健康权保护影响重大的卫生法律问题还没有认识清楚。可以说，这也是导致我国卫生立法滞后的重要原因。无疑，我们必须大力发展卫生法学教育，壮大卫生法学研究队伍，提高卫生法学研究人员的整体素质和研究能力，整合卫生法学科研资源，就重大卫生法学问题开展协作性研究，尽量避免卫生法学研究的低水平重复。只有如此，我国的卫生法学研究才会迎来历史性突破，卫生法学研究也才能为卫生立法提高强有力的智力支持。

（杜仕林）

思考题

1. 与一般立法比较，卫生立法的特点有哪些？
2. 卫生授权立法为何是卫生立法的重要特点？卫生授权立法在卫生立法中的重要作用有哪些？
3. 我国大陆卫生立法的现状与未来如何？

第七章　卫生法的实施

提要　卫生法的实施直接关系到卫生立法目的的实现，可见卫生法的实施在卫生法制建设中的重要作用。本章主要介绍卫生法实施的一般理论及其表现形式，并重点阐述了卫生法的适用、卫生执法行为和卫生法律责任。

重点　卫生法的适用；依职权卫生行政行为、依申请行政行为；卫生行政强制；卫生行政处罚；卫生行政许可。

第一节　卫生法实施的一般理论

卫生法实施是卫生法运行过程中十分重要的环节，对于卫生法有着重要的意义。制定卫生法目的在于卫生法律的实施，将卫生法律设定的权利和义务转化为现实生活中的权利和义务，使卫生法所代表的国家意志得以实现。否则，制定了再好的卫生法律也毫无意义。美国著名社会法学家庞德的名言便是："法律的生命在于它的实行。"

一、卫生法实施的概念、特点

（一）卫生法实施的定义

卫生法实施（enforcement of health law）是指卫生法律规范在实际生活中的具体运用，是卫生法律规范作用于卫生社会关系的特殊形式。包括卫生执法（卫生法的适用）、卫生守法（卫生法的遵守）、卫生司法、卫生法律监督四个方面。

（二）卫生法实施的特点

1. 卫生法实施是卫生法运行的主要环节

卫生法的运行过程包括卫生立法、卫生法的实施、卫生法的实现三个过程。卫生法的实施过程，是把卫生法的条文规定转化为主体行为的过程，是卫生法作用于社会关系的特殊形式，是卫生法运行最主要的核心环节。

2. 卫生法的实施体现卫生法从应然到实然的转化过程

卫生法的"应然"是指卫生法的存在，卫生法的"实然"是指卫生法律、法规的应用过程，包括卫生法的适用、卫生法的遵守、卫生司法、卫生法制监督。

二、卫生法的实现的概念和特点

（一）卫生法的实现概念

指通过卫生执法、卫生守法、卫生司法、卫生法制监督的过程达到卫生法设定的权利、义务的结果。

（二）卫生法的实现特点

1. 卫生法实现是卫生法的目标在社会生活中转化为现实、表现为一种状态。

2. 卫生法律法规设定的义务是否实现以及实现的程度直接关系到卫生的运行状况和效果。

三、卫生法的实施和卫生法实现的关系

（一）卫生法的实施与卫生法的实现的联系

卫生法的实施和卫生法的实现是卫生立法过程的延续，卫生法律规范经过法定的程序制定出来即需要应用于具体的人或事情当中，从而实现卫生立法的目的。因此，卫生法的实施和卫生法的实现都表现为由不同的主体将卫生法律规范作用于具体的卫生社会关系中。

（二）卫生法实施与卫生法实现的区别

1. 二者内涵不同

卫生法实施是卫生执法、卫生守法、卫生司法、卫生法制监督的状态。卫生法的实现不仅包括过程、状态，还包括这种过程成功的结果。

2. 二者的侧重点不同

卫生法实施侧重于具体化、个别化，作用于某一具体卫生法律关系的活动；卫生法实现侧重于成功的结果上，体现卫生立法的目的。

3. 二者的效应不同

卫生法实施可能是正值的效应，也可能是负值的效应，例如，对卫生行政管理相对人依据卫生法律、法规执法，有可能达到制裁违法、教育相对人及其他相对人的作用，也可能达不到规范、教育的作用，但只要进行了执法，将卫生法律、法规运用到具体的相对人，即为卫生法的实施。卫生法的实现只能是正值效应，指必须达到立法目的，即达到制裁违法、规范相对人行为，健全公共卫生秩序，保障人体生命健康的目的。

4. 二者的作用不同

卫生法实施是达到卫生立法目的的途径和手段，卫生法的实现是通过卫生法的实施过程达到最终目的。

四、卫生法的效力范围

卫生法律法规具体适用或生效的范围，包括时间上的效力、空间上的效力和对人的效力。

（一）卫生法的时间效力

1. 卫生法时间效力的定义

卫生法时间效力是指卫生法律法规何时开始生效、何时开始失效及对颁布实施前的事件和行为有无溯及力。

2. 卫生法的生效

卫生法的生效是指卫生法律法规的生效时间。通常有下列情况：

（1）卫生法律文件中明确规定从法律文件颁布之日起施行。如国务院1987年4月1日颁布的《公共场所卫生管理条例》规定："本条例自发布之日起施行。"

（2）在卫生法律文件中明确规定由其颁布后的某一具体时间生效。如全国人大常委会1998年通过的《执业医师法》规定："本法自1999年5月1日起施行。"

（3）卫生法律公布后先予以试行或者暂行，而后由立法机关加以补充修改，再通过为正式法律，公布施行，在试行期间也具有法律效力。如全国人大常委会1982年通过的《中华人民共和国食品卫生法（试行）》规定："本法自1983年7月1 日起试行。"

（4）在卫生法规、规章中没有规定其生效时间，但实践中均以该法公布的时间为其生效的时间。如卫生部1997年7月31日颁布的《婚前保健工作规范》本身并没有规定其生效时间，该规章就是以其颁布日期为生效时间。

3．卫生法的失效

卫生法的失效是指卫生法律法规的失效时间。通常有下列情况：

（1）从新法颁布施行之日起，相应的旧法即自行废止。如《中华人民共和国传染病防治法》自1989年9月1日生效后，1987年发布的《中华人民共和国急性传染病防治条例》自行失效。

（2）新法代替了内容基本相同的旧法，在新法中明文宣布旧法废止。如2009年2月28日第十一届全国人民代表大会常务委员会第七次会议通过的《中华人民共和国食品安全法》规定：本法自2009年6月1日起施行。《中华人民共和国食品卫生法》同时废止。

（3）由于形势发展变化，原来的某项法律已因调整的社会关系不复存在或完成了历史任务而已失去了存在的条件自行失效。有的法律规定了生效期限，期满该法即终止效力。

（4）有关国家机关发布专门的决议、命令，宣布废止其制定的某些法，而导致该法失效。

4．卫生法的溯及力

（1）卫生法的溯及力的定义

卫生法的溯及力亦称卫生法溯及既往的效力，是指新法颁布施行后，对它生效以前所发生的事件和行为是否适用的问题。如果适用，该卫生法就有溯及力，如果不适用，该卫生法就不具有溯及力。

（2）卫生法的溯及力的基本原则

我国卫生法一般不溯及既往，但为了更好地保护公民、法人和其他组织的权利和利益而作的特别规定除外。即原则上没有溯及力，但可以采用从旧兼从轻原则。另外，特殊法律法规（一般出现在程序法）规定有溯及力，如《医疗事故处理条例》第63条规定：未定性或未处理或未结案的有溯及力。

（二）卫生法的空间效力

1．卫生法的空间效力定义

卫生法律法规适用的地域范围，一般由立法机关所管辖的区域范围确定。

2．卫生法的空间效力内容

卫生法的空间效力总的概括为：立法机关管辖范围内生效。具体情形包括：

（1）全国范围内生效　全国人大及其常委会制定的卫生法律，国务院及其各部门发布的卫生行政法规、规章等规范性文件，在全国范围内有效。这里的全国范围包括：中华人民共和国领土、领空、领水及驻外使馆、在领域外的我国船舶与航空器等交通通信设备等。

（2）地方性卫生法律法规在其行政管辖区域范围内生效　地方人大及其常委会、民族自治机关颁布的地方性卫生法规、自治条例、单行条例，以及地方人民政府制定的政府卫生规章，只在其行政管辖区域范围内有效。

（3）中央国家机关制定的卫生法律、法规，明确规定了特定适用范围的，即在其规定的范围内有效。例如《国境卫生检疫法》第二十五条规定中华人民共和国边防机关与邻国边防机关之间在边境地区的往来，居住在两国边境接壤地区的居民在边境指定地区的临时往来，双方的交通工具和人员的入境、出境检疫，依照双方协议办理，没有协议的，依照中国政府的有关规定办理。

（4）某些卫生法律、法规还有域外效力。

（三）卫生法的对人效力

1. 卫生法的对人效力的定义

是指卫生法对哪些人具有拘束力。这里的“人”包括自然人与法人、非法人组织。

2. 卫生法的对人效力内容

（1）对空间效力范围内的所有人

我国公民在我国领域内，一律适用我国卫生法律法规；外国人、无国籍人在我国领域内，也都适用我国卫生法律法规，一律不享有卫生检疫特权或豁免权。

（2）对空间效力范围内的特定职能的主体

某些卫生法律法规不对全体公民生效，只及于担负某些特定职业的人。具体卫生法律法规明文规定对空间效力范围内的某些人适用或不适用。例如：《执业医师法》《医疗事故处理条例》规定主体是“医务人员”直接从事诊断、治疗、护理事宜的人员，包括国家、集体医疗机构的医生、护士、药剂人员以及经主管部门批准开业的个体行医人员。

（3）卫生法对人效力的其他规定

我国公民在我国领域以外，原则上适用我国卫生法律法规。法律有特别规定的按法律规定；外国人、无国籍人在我国领域外，如果侵害了我国国家或公民、法人的权益、或者与我国公民、法人发生卫生法律关系，也可以适用我国卫生法律法规。

第二节　卫生法实施的基本形式

一、卫生法的适用

（一）卫生法适用的定义、特点

卫生法的适用（application of health law）有广义和狭义之分。广义的卫生法适用，是指国家机关和法律、法规授权的社会组织依照法定职权和程序，行使国家权力，将卫生法律规范创造性地运用到具体人或组织，用来解决具体问题的一种专门活动。它包括医药卫生行政部门以及法律、法规授权的组织依法进行的卫生执法活动和司法机关依法处理有关卫生违法和犯罪案件的司法活动。狭义的卫生法的适用仅指司法活动。这里指的是广义的卫生法的适用。

卫生法的适用是一种国家活动，不同于一般公民、法人和其他组织实现卫生法律规范的活动。它具有以下特点：

1. 权威性

卫生法的适用享有法定职权的国家机关以及法律、法规授权的组织，在其法定的或授予的权限范围内依法实施卫生法律规范的专门活动，其他任何国家机关、社会团体、企事业组织以及公民个人都不得从事此项活动。

2. 目的的特定性

卫生法适用根本目的是保护人的生命健康权。这是卫生法保护人体生命健康宗旨所决定的。

3. 合法性

有关机关及被授权组织对卫生事务的管理或案件的处理，应当有相应的法律依据，否则该行为无效，甚至还须承担相应的法律责任。

4. 程序性

卫生法的适用是有关机关及被授权组织依照法定程序所进行的活动。

5. 国家强制性

卫生法的适用是以国家强制力为后盾实施的活动，对有关机关及被授权组织依法作出的决定，任何当事人都必须执行，不得违抗。

6. 要式性

卫生法的适用必须是书面形式，即有表明适用结果的法律文书，如卫生许可证、行政处罚决定书、判决书等。

（二）卫生法的适用规则

卫生法的适用规则是指卫生法律规范之间发生冲突时如何选择适用卫生法律规范的问题。卫生法的适用规则主要有：

1. 上位法优于下位法。

法的位阶是指法的效力等级。效力等级高的是上位法，效力等级低的就是下位法。不同位阶的卫生法律规范发生冲突时，应当选择适用位阶高的卫生法律规范。

2. 同位阶的卫生法律规范具有同等法律效力，在各自权限范围内适用。卫生部门规章之间、卫生部门规章与地方政府卫生规章之间具有同等效力，在各自的权限范围内施行。

3. 特别规定优于一般规定。即“特别法优于一般法”。同一机关制定的卫生法 律、卫生行政法规、地方性卫生法规、卫生自治条例和单行条例、卫生规章，特别规定与一般规定不一致的适用特别规定。

4. 新的规定优于旧的规定。即“新法优于旧法”。同一机关制定的卫生法律、卫生行政法规、地方性卫生法规、卫生自治条例和单行条例、卫生规章，新的规定与旧的规定不一致的，适用新的规定。适用这条规则的前提是新旧规定都是现行有效的，该适用哪个规定，采取从新原则。这与法的溯及力的从旧原则是有区别的。法的溯及力解决的是新法对其生效以前发生的事件和行为是否适用的问题。

5. 不溯及既往原则。任何卫生法律规范都没有溯及既往的效力，但为了更好地保护公民、法人和其他组织的权利和利益而作的特别规定除外。

（三）卫生法效力冲突的裁决制度

1. 卫生法律之间对同一事项的新的一般规定与旧的特别规定不一致，不能确定如何适用时，由全国人大常委会裁决。

2. 卫生行政法规之间对同一事项的新的一般规定与旧的特别规定不一致，不能确定如何适用时由国务院裁决。

3. 地方性卫生法规、卫生规章之间不一致时，由有权机关依照下列规定的权限实行裁决。

（1）同一机关制定的新的一般规定与旧的特别规定不一致时，由制定机关裁决。

（2）地方性卫生法规与卫生部门规章之间对同一事项的规定不一致，能确定如何适用时由国务院提出意见，国务院认为应当适用地方性卫生法规的，应当决定在该地方适用地方性卫生法规的规定；认为应当适用卫生部门规章的，应当提请全国人大常委会裁决。

（3）卫生部门规章之间、卫生部门规章与地方政府卫生规章之间对同一事项的规定不一致时由国务院裁决。

（4）根据授权制定的卫生法规与卫生法律规定不一致，不能确定如何适用时由全国人大常委会裁决。

（四）卫生法适用的原则

1. 合法性原则

依法行政原则是指卫生行政执法机关应严格依照法律规定执法，它是依法治国原则在卫生行政执法活动中的具体体现，是卫生行政执法活动的最基本原则，这一原则表现为主体依法设立、职能法定、执法依据法定、程序合法等方 面。这一原则对于保障卫生行政机关正确行使职权、限制卫生行政权力的滥用、维护卫生行政机关的清正廉洁、防止腐败、切实维护国家和人民的利益具有十分重要的意义。

2. 合理性原则

卫生行政执法要贯彻公平合理原则，这是现代法治社会对卫生行政执法提出的一个要求，也是市场经济对卫生执法的必然要求。市场经济要求主要用法律手段进行卫生行政管理，在行政执法过程中做到适宜、恰当、合情、公正，充分体现在适用法律上一律平等；对不适当、不合理的执法行为应通过法定程序予以及时纠正；禁止滥用自由裁量权，坚持法律原则和法律精神，维护卫生行政执法的权威和尊严。卫生法适用的合理性还应体现社会常理、符合社会公共利益与公序良俗、符合医学科学的规律。

3. 效率原则

效率原则是指在依法行政的前提下，最大限度地发挥卫生执法机关的功能，取得最大的行政执法效益。卫生行政管理的范围十分广泛，我国现行的卫生执法体制是在计划经济体制下逐渐形成的，存在卫生执法与有偿技术服务行为不分，卫生执法队伍分散等情况，难以形成合力，使得行政执法效率低下，难以适应社会主义市场经济体制和卫生法制建设的要求。为此，卫生部正在全国范围内着手进行卫生监督体制改革，组建统一的卫生监督机构，行使卫生监督职能进行综合管理，建立统一、高效的卫生执法监督体制。在实践中效率原则具体体现为严格按照法定时限、平衡国家执法成本与行政相对人个体成本。

（五）卫生法适用的主体

卫生法适用的主体包括卫生行政执法机关和卫生管理相对人。卫生行政执法的主体是指能够以自己的名义实施卫生行政行为，并对行为后果独立承担法律责任的组织。卫生行政执法的主体只能是国家医药卫生行政部门，或法律、法规授权的组织。卫生管理相对人是指具体卫生法律法规所规范特定的、具体的公民、法人或其他组织。在卫生法的适用中，卫生行政执法主体占主导地位，主要的卫生执法机关包括以下机关：

1. 卫生行政机关。卫生行政机关是指各级政府中负责医疗卫生行政工作的部门，是政府管理卫生事务的职能机关。如我们常提到的卫生部和各省、自治区卫生厅、各市县卫生局。卫生行政部门作为执法机构的特点：一是接受双重领导，及同时接受同级政府和上级卫生行政主管部门的双重领导；二是无论任何级别的卫生行政部门，其重要的职能都是卫生执法。

2. 国境卫生检疫机关。国境卫生检疫机关是隶属于海关总署的国务院直属机构，也是我国卫生行政执法主体之一，主要职能是实施传染病的检测、卫生状况的监督管理。国境卫生检疫机关主要负责执行《中华人民共和国国境卫生检疫法》，对出入国境人员、货物和工具等进行卫生检疫查验、传染病监测和卫生监督；对违反国境卫生检疫法的行为实施处罚。

3. 卫生监督机关。卫生监督机关是由国务院确定的同级卫生部门在其辖区内，依照国家法律法规行使监督职责的执法机构，属于授权或委托执法机构。

4. 卫生司法机关。包括人民检察院和人民法院。人民检察院在卫生刑事案件的诉讼阶段对其管辖的案件进行审查起诉，对公安机关主管的侦查案件进行审查起诉。在审判阶段是公诉案件的公诉人，同时行使审判监督权。

人民法院是国家审判机关，在卫生民事案件、行政案件、刑事案件诉讼中行使审判权，确定诉讼当事人法律责任。

5. 药品监督管理机关。是我国国务院监督食品、保健品、化妆品安全管理和主管药品监管的独立的综合行政执法机构。1998 年 6 月，国务院组建了国家药品监督管理局，是直接负责药品包括医疗器械、卫生材料、医药包装材料的研究、生产、流通、使用等进行行政监督和技术监督管理的卫生行政执法主体。

6. 计划生育管理机关。是国务院和地方各级人民政府所设的计划生育委员会，计划生育管理机关其主要职责是负责对计划生育工作进行领导、指导、监督、依法执行国家计划生育政策、法规，对违反计划生育政策、法规的行为进行处理和制裁。

7. 国家中医药管理局。是代表国家管理监督中医、中医中药结合、中西医结合以及民族医疗医药的监督机关。

二、卫生法的遵守

卫生法的遵守（observance on health law），又称卫生守法，是指一切国家机关和武装力量、各政党和各社会团体、各企事业组织和全体公民都必须恪守卫生法的规定，严格依法办事。卫生法的遵守是卫生法实施的一种重要形式，也是法治的基本内容和要求。

（一）卫生法遵守的主体

卫生守法的主体，既包括一切国家机关、社会组织和全体中国公民，也包括在中国领域内活动的国际组织、外国组织、外国公民和无国籍人。

卫生法遵守的特殊主体的守法问题：

（1）企业事业单位生产销售部门和社会服务性行业人员。

(2 食品、医药卫生工作人员（诊疗护理人员）。

（3）卫生行政人员、卫生监督人员。

（二）卫生法遵守的范围

卫生守法的范围及其广泛。主要包括宪法、卫生法律、卫生行政法规、地方性卫生法规、卫生自治条例和单行条例、卫生规章、特别行政区的卫生法、我国参加的世界卫生组织的章程、我国参与缔结或加入的国际卫生条约、协定等。对于卫生法适用过程中，有关国家机关依法做出的、具有法律效力的决定书，如人民法院的判决书、调解书，卫生行政部门的卫生许可证、卫生行政处罚决定书等非规范性文件也是卫生法的遵守范围。此外，公共卫生秩序、居民卫生公约、卫生公德等也属于卫生守法的范围。

卫生法规的遵守是卫生法规实施的重要形式，是社会主义法制的重要环节和必然要求。我国的卫生法规体现了工人阶级领导的广大人民群众在卫生方面的共同意志和利益。如果已制定的卫生法规不能为广大人民和一切组织遵守，我国的卫生法规也就成了一纸空文，这必将损害广大人民的利益。

（三）卫生法遵守的内容

卫生法的遵守不是消极、被动的，它既要求国家机关、社会组织和公民依法承担和履行卫生义务（职责），更包含国家机关、社会组织和公民依法享有权利、行使义务，其内容包括依法行使权利和履行义务两个方面。

三、卫生司法

卫生司法是指国家司法机关依照法定职权与程序，具体运用卫生法律来处理案件的专门活动，它是我国卫生法实施的又一重要形式。卫生司法具有以下特点：

（一）卫生司法是国家司法机关的专门活动

卫生司法是一项适用卫生法律规范处理案件的专门活动，这项权力只能由国家司法机关及其工作人员行使。按照我国司法体制，人民法院和人民检察院是我国的司法机关。除了人民法院、人民检察院及其工作人员有权行使司法权外，其他任何国家机关、社会组织和个人都不能行使此项权力，包括国家行政机关及其工作人员。这是卫生司法与卫生行政执法的根本区别。

（二）卫生司法的合法性

为了维护当事人的合法权益和法律适用的严肃性、权威性，司法机关及其工作人员适用卫生法律的活动必须合法。它不仅要求司法机关及其工作人员对案件的处理结果必须有法律依据，严格依法做出，而且还要求严格依照法定职权和程序做出。也就是说，司法机关及其工作人员适用卫生法律时不仅要内容合法，而且要程序合法。

（三）卫生法的适用必须有表明适用结果的法律文书

这种生效的法律文书（如判决书、调解书或裁定书）是具有法律效力的非规范性法律文件，没有经过法定机关和程序，任何机关、组织和个人不得修改或抗拒执行，具有国家的强制性。

国家司法机关及其工作人员在适用法律时，必须遵循法律面前人人平等原则，以事实为依据，以法律为准绳，准确地适用法律，依法及时地处理案件，即符合我国社会主义法律适用的正确、合法、及时的基本要求。

四、卫生法律监督

（一）卫生行政执法监督的概念

卫生行政执法监督是指权力机关、司法机关、卫生行政机关、社会团体及公民个人等依法对卫生行政机关及其执法人员的执法活动是否合法、合理进行监督。

（二）卫生行政执法监督的主体

1．权力机关

国家权力机关对卫生行政机关的监督，属全面性监督，不仅监督卫生行政行为是否合法，而且监督其工作是否有成效。

监督方式有：①听取审议工作报告；②审查和批准财政预决算；③质询和 询问；④视察和检查；⑤调查受理申诉；⑥罢免和撤职等。

2．司法机关

司法机关的监督是指人民检察院和人民法院依法对卫生行政行为实施的监督。检察机关的监督主要是对卫生行政机关和工作人员职务违法犯罪进行监督。人民法院的监督主要是通过对行政诉讼案件的审判，对卫生行政机关的执法活动进行监督。

3．卫生行政机关

卫生行政机关的监督是卫生行政机关内部，上级卫生行政机关对下级卫生行政机关的监督。卫生行政机关内部的监督是经常、直接的监督。

监督方式有：①工作报告；②调查和检查；③审查 和审批；④考核；⑤批评和处理等。

4．其他监督主体

其他监督主体是指执政党、、社会团体、新闻媒体和公民个人等的监督。

（三）卫生行政执法监督的内容

1．对实施宪法、法律和行政法规等情况进行监督。监督主体对各级卫生行政执法活动是否合法进行监督；

2. 对执法人员的执法活动等情况进行监督。监督主体对卫生执法人员在执法过程中，是否有行政失职、行政越权和滥用职权等进行监督。

第三节 依职权卫生行政行为

以行政机关是否可以主动作出行政行为为标准，行政行为可分为依职权的行政行为和依申请的行政行为。依职权和依申请的行政行为均可能发生不作为的违法。

依职权卫生行政行为（health administrative actions in accordance with authority），即根据公共卫生法律、法规赋予的职权，不待相对人的申请而由卫生监督机关主动做出的卫生监督行为。因其是不待请求而主动为之的行为，故又称为主动监督行为。卫生检验机关对我国口岸实施的卫生检疫行为、卫生监督机关对经销伪劣化妆品的违法行为人所实施的行政处罚行为等，都属于此类行为。

采取依职权行为应注意的是：首先，卫生法规规定无须相对人的申请行为，卫生监督机关须主动做出，否则即为失职；其次，必须依职权作出，即卫生监督机关必须有作出监督行为的职权，这种职权又必须在其权限范围内正确实施，超越职权及其权限实施卫生监督行为，都是法律所禁止的，同样要依法追究责任。

依职权行政行为主要包括卫生行政强制、卫生行政处罚。

一、卫生行政强制

（一）卫生行政强制的概念

卫生行政主体为了实现一定的行政目的，保障行政管理的顺利进行，通过依法采取强制手段使拒不履行行政义务的相对人履行义务或达到履行义务相同的状态；或者处于维护社会公共管理秩序或保护公民人身健康、安全的需要，对相对人的人身及财产自由等采取强制性的具体行政行为的总称。卫生强制行为同其他行为相比，具有以下特征：

1. 适用条件多样性

相对人不履行义务、存在紧急危险情形，一般为健康危险、卫生行政调查所需，且有法定依据时均可采取行政强制行为。

2. 行政性

行政强制主体是卫生行政部门或法律法规授权的组织，及时在行政主体没有权限直接实施强制行为而向人民法院申请，由人民法院强制执行时，行政强制也没有改变其行政性质。

3. 具体性

行政强制措施是一种具体行政行为，它是针对特定主体及行为、特定物品、特定场所而作出的行为。

4. 强制性

非经特定主体依法解除，始终有效。

5. 时效即时性

行政强制行为对相对人人身、财产、行为造成一定限制，因此应当具有时限性，以免侵犯相对人的合法权益。

6. 非处分性

行政强制会限制相对人的权利行使，但不直接发生相对人权利的被处分，即行政强制不具有直接的“处分性”。

（二）卫生行政强制的范围

1. 卫生行政强制措施

行政部门为维护社会公共管理秩序，预防或制止危害社会事件或违法行为的发生，所实施的查封、扣押、冻结等行为。

2. 卫生行政强制执行

行政部门为履行已经生效的行政决定，所采取的强制手段。

（三）适用卫生行政强制措施的具体条件

1. 实施卫生行政强制措施的主体必须是具有法定强制权的食品、医药卫生行政部门或授权组织。

2. 必须办理各种必要的手续，符合规定的期限。

3. 被强制的对象必须符合法定条件，采取的强制措施必须适度。

4. 必须按照法定的种类适用强制措施，不得随意滥用。

（四）卫生行政强制措施

1. 卫生行政强制措施定义及特征

卫生行政部门为实现卫生监督的目的、预防和控制对生命健康的危害、防止危害因素的扩散，依据有关法律、法规的规定，对相对人的财产、人身，对特定的区域或场所等所实施的临时性强制性行政行为。行政强制措施具有以下特征：

（1）卫生行政强制措施的起因是存在产生或可能产生危害的情形或情况紧急。

（2）卫生行政强制措施的目的是及时纠正危险违法行为、预防健康危害事件的发生、控制健康危害的持续和扩散。

（3）卫生行政强制具有直接强制性。

（4）卫生行政强制只是对一定范围、一定时限的限制，而不是最终的惩罚。

（5）卫生行政强制措施具有即时控制性。

2. 卫生行政强制措施的原则

（1）法定原则　卫生行政强制措施的设定必须有法律、法规或者规章依据；实施卫生行政强制措施必须在法定的职权范围内进行；实施卫生行政强制措施必须严格按照法定程序进行。

（2）适当原则　卫生强制措施适当原则是指设定卫生行政强制措施要合理、适当、在合法的前提下适用最大限度保护公民生命健康权益不受损害，同时对相对人损失最小化的取向。

（3）应急原则　卫生强制措施应急原则是指卫生行政部门对非常紧急的卫生事件可以依法采取非常措施，控制违法行为的扩散和危害的扩大，以保护公民的生命健康权益，在紧急情况下，卫生行政部门、卫生执法人员还可以在获得卫生行政部门首长的明确授权或批准情况下，先行实施卫生行政强制措施，而后再向卫生行政部门首长汇报，取得追认，如果不经追认则属于违法执法行为。

（4）实现目的原则　实现目的原则体现在只要违法相对人主动纠正违法行为，即不采取行政强制措施；违法行为得到制止，卫生义务得以履行，卫生危害得意控制和消除，即可停止卫生行政强制措施；卫生执法目的得以实现即可终止卫生行政强制措施。

（5）救济原则　救济原则是指卫生行政部门在实施卫生监督强制措施时，应当依照法定程序向相对人说明情况，告知理由、听取申辩、有权诉讼等权利；相对人对行政强制措施不服的，可以申请行政复议或行政诉讼，但是不能停止执行强制措施；相对人认为卫生行政部门的行政强制措施侵犯其合法权益，可以提出国家赔偿的请求。

3．卫生行政强制的实施方式

（1）对人身自由的卫生行政强制　是指卫生行政部门对拒不履行法定卫生义务而对社会公共秩序具有危害性的相对人，采取限制其人身自由或者强迫其履行义务的强制手段，主要有隔离、隔离治疗、医学观察和医学留验、检疫与查验、限制活动范围、限制入境与出境等形式。

（2）对财产的卫生强制措施　对具有危害性的与健康相关产品或其他财产，生产经营者或者财产所有人拒不履行卫生法律规范确定的义务，或者拒不依法防止财产危害性扩散时，卫生行政部门所采取的迫使该相对人履行义务或者达到履行义务状态，实现控制、消除危害的目的而采取的强制措施。主要有封存、查封和扣押、强制销毁，卫生处理，查验、检验，征用，责令追回，责令停止生产、销售、使用等强制补救措施。

（3）对场所的卫生限制强制措施　是指卫生监督主体发现具有或可能具有健康危害性的场所，或者因卫生防病的需要，依法对特定的场所采取的强制手段。主要有对某些场所的强制消毒、强制封存、限制出入等。例如，《传染病防治法》第四十二条规定，传染病暴发、流行时，当地政府应当立即组织力量，按照预防、控制预案进行防治，切断传染病的传播途径；必要时，报请上一级地方政府决定，可以采取限制或者停止集市、集会、影剧院演出或者其他人群聚集活动的紧急措施。主要措施有场所的卫生处理、限制或停止集体活动、封闭公共饮用水源、控制或封闭现场、责令暂停作业等。

（4）对区域的卫生限制强制措施　是指在发生甲类和乙类传染病暴发、流行时，采取其他卫生行政控制措施不足以控制传染病的蔓延时，经人民政府决定对一定的区域进行控制的强制手段。对区域的卫生行政强制措施，是一种比较特殊的强制措施，也是在保护公民健康权益时所采取的重大卫生行政措施。根据我国现行卫生法律、法规的规定，对区域的卫生行政强制措施，主要有宣布疫区、疫区封锁、封锁国境等。例如《传染病防治法》第四十三条规定，甲类、乙类传染病暴发、流行时，县级以上地方人民政府报经上一级人民政府决定，可以宣布本行政区域部分或者全部为疫区。

（5）纠正和制止性卫生行政强制　是指卫生监督主体在实施卫生监督的过程中，以纠正或制止相对人卫生违法行为为目的而采取的卫生行政行为。纠正和制止性卫生行政强制措施采用最多的是取缔。

取缔是指生行政部门在卫生监督中发现有关的卫生违法活动，明令对该项活动予以取消和禁止的一种强制措施。取缔是行政机关在对不具备经营资格的组织和行为予以取消和禁止的一种强制措施，其体现法律对该行为的否定性评价。而取缔并不具备权利处分性，它只是制止和取消无证经营等非法行为。至于对该违法行为的制裁则是由取缔行为的后续行为——行政处罚来予以实现。取缔具有以下特点：①取缔并不具备权利处分性，它只是制止和取消无证经营等非法行为，而没有实质上剥夺相对人的某种权利；②取缔是中间行为而非最终行为；③取缔并不具有制裁性；④取缔是一种综合性的强制措施。

（五）卫生行政强制执行

1．卫生行政强制执行的定义

在行政法律关系中，作为义务主体的相对人不履行其应履行的义务时，或逾期不申请复议、诉讼，卫生行政机关申请人民法院依法采取行政强制措施，迫使其履行义务的行为。

2．卫生行政强制执行的特征

（1）卫生行政强制执行的申请人是卫生行政机关。

（2）卫生行政强制执行的被申请人是为卫生行政相对人。

（3）人民法院是卫生强制执行机关。

（4）卫生行政强制执行以相对人不履行义务为前提。

（5）卫生行政强制执行不允许执行调解。

3．卫生强制执行的形式

由卫生行政部门申请，由人民法院实施的卫生行政强制执行的方式包括：滞纳金 、强制扣缴、强制划拨 、强制销毁 、强制履行等。

二、卫生行政处罚

卫生行政处罚是一种依职权卫生执法行为，在卫生执法过程中，行政处罚是一种行为，也是一种手段. 它作为国家矫正违法行为的强制制裁措施，是一种国家单方意志表示，不能协商和调解，是对违法行为人的惩戒的机制，在心理学上是一种“负强化”作用，通过处罚鞭策其改正错误，以使其今后不再重犯。

为了维护社会秩序，保护公民、法人或其他组织的合法权益，1996 年 3 月 17 日八届全国人大第 4 次会议通过了《中华人民共和国行政处罚法》，1997 年 6 月 19 日卫生部发布了《卫生行政处罚程序》。

（一）卫生行政处罚的概念和特征

卫生行政处罚是卫生行政机关为维护公民健康，保护公民、法人或其他组织的合法权益，依法对相对人违反卫生法律规范尚未构成犯罪的行为给予的惩戒和制裁的行政执法行为。卫生行政处罚具有以下特征：

1．卫生行政处罚主体只能是卫生行政部门或由法律授权的卫生监督机构。

2．卫生行政处罚的对象是违反卫生行政法规，尚未构成犯罪的人。

3．卫生行政处罚目的是行政惩戒制裁。

4．适用卫生行政处罚必须遵守程序规定。如“时效”的规定。

（二）卫生行政处罚的原则

1．先调查取证后裁决的原则

卫生行政机关在行政执法中，要先调查取证，在证据确凿的前提下，才能作出处罚裁决。如果未取证就裁决违反行政处罚程序，属程序违法，可能产生错误决定，行政行为无效。

2．处罚合法、适当原则

合法是指处罚依据条款法定、主体的处罚权是法律明文规定的、违法情节是法律明文规定、处罚程序法定即意思表示必须合法。适当是指行使自由裁量权时要根据违法事实，作出比较合适的处罚决定，不可畸轻畸重，显失公平。

3．处罚公正、公开原则

公开、公正是指除涉及国家机密、商业秘密或者个人隐私之外，行政处罚一律公开进行。包括处罚依据的法律条文、法律事实公开、处罚者身份公开、处罚程序公开、适用自由裁量权公开、卫生行政执法中回避制度。

4．处罚与教育相结合原则

处罚是手段，而不是目的。处罚的目的是为了教育违法者改正不法行为，只处罚不教育是达不到改造人的最终目的，但只教育不处罚，会姑息养奸，危害社会。对于违反卫生行政管理秩序的行为，应先教育公民、法人或其他组织自觉守法，不能动辄处罚。能通过教育而达到警戒其不再重犯的，应坚持教育而不是处罚。对于屡教不改的，则应从重处罚。构成犯罪的，要依法追究其刑事责任。

5．处罚决定与执行相分离原则

除法律特殊规定的情形外，作出处罚决定的机关应当与收缴罚款的机构分离，这样更有利于控制行政机关为谋取自身的利益而“滥罚”，也有利于维持行政相对人的合法权益。法律特殊规定的情形指简易程序下，即有下列情形之一的，卫生执法人员可以当场收缴罚款：①依法给予 20 元以下罚款的；②不当场收缴事后难以执行的。

6．一事不再罚原则

一事不再罚原则指对违法行为人的同一个违法行为，不得以同一事实和同一依据，给予两次以上的处罚。《行政处罚法》第 24 条：“对当事人的同一个违法行为，不得给予两次以上罚款的行政处罚。”在行政处罚制度中规定这样一个原则，目的在于防止重复处罚，体现处罚相当的法律原则，以保护当事人的合法权益。具体情形包括：不能对已经受处罚的行为再依同一法律再罚（区分屡犯）；同一行为不能由几个卫生行政机关分别处罚。

7．权利救济原则

行政处罚过程中，相对人具有陈述权、申诉权，作出卫生行政处罚决定后，当事人应当在规定期限内予以履行。当事人对决定不服的，可以申请行政复议或提起诉讼和要求国家赔偿，但是除法律另有规定（被告认为可以停止执行）外，复行政复议、行政诉讼期间，行政处罚不停止执行。这样既保证了对相对人合法权益的保障，有体现了行政处罚决定的权威性和国家意志性。

（三）卫生行政处罚的管辖

卫生行政处罚的管辖是指卫生行政机关对于违法行为负责行政查处工作的区域分工。

1. 确定卫生行政处罚管辖的原则

卫生监督机关具有行政处罚的管辖权，其他机关不得干涉；被处罚案件的违法行为发生地行政机关管辖；“管辖空白”或“一家多管辖”状况时，协商解决，协商不成，由上级机关指定管辖。

2. 卫生行政处罚的管辖

(1) 地域管辖　根据实施行政处罚的权限分工，由违法行为发生地的县级以上卫生行政部门管辖。这是地域管辖的一般原则，既包括实施违法行为地，也包括危害结果发生地。

(2) 级别管辖　依《卫生行政处罚程序》权限分工规定：县级以上卫生行政机关负责查处所辖区域内的违反卫生法律、法规、规章的案件。省级卫生行政机关可依据卫生法律、法规、规章和本地区的实际情况，规定所辖区内管辖的具体分工。卫生部查处重大复杂的案件。

(3) 指定管辖　两个以上卫生行政机关在管辖发生争议时，报请其共同的上级卫生行政机关指定管辖。

(4) 移送管辖　卫生行政机关发现查处的案件不属于自己管辖，应当及时书面移交给有管辖权的卫生行政机关。受移送的卫生行政机关如果认为移送不当，应当报请共同的上级卫生行政机关指定管辖，不得再自行移送。

(5) 管辖权的转移　上级卫生行政机关可将自己管辖的案件移交下级卫生行政机关处理；也可根据下级卫生行政机关的请求，处理下级卫生行政机关管辖的案件。

(四) 卫生行政处罚种类

1. 申诫罚

对相对人名誉、声誉上的惩罚，例如警告。

2. 行为罚

限制、剥夺了违法行为人特定的行为权利，例如责令停产停业、吊销许可证等。

3. 财产罚

是一种适用最广的经济手段，例如没收财物、销毁财物等。

吊销许可证、责令停产、停业和较大数额的罚款必须报经上级机关批准。

(五) 卫生行政处罚的适用

1. 卫生行政处罚的适用定义及条件

卫生行政处罚的适用是指将卫生法律规范运用到各种具体卫生行政违法案件中的活动。应符合以下条件：

(1) 客观违法　卫生行政相对人实施了违反卫生法律、法规的行为。

(2) 违法主体有责任能力　违法的卫生行政相对人具有承担法律责任的行为能力和责任能力。

(3) 法律明文规定处罚　违法行为、法律责任是卫生法律法规明确规定的。

(4) 违法行为在法定追诉期内。

2. 卫生行政处罚的适用规则

（1）责令改正　是指行政主体责令违法行为人停止和纠正违法行为，以恢复原状，维持法定的秩序或者状态，具有事后救济性。《行政处罚法》第二十三条规定：“行政机关实施行政处罚时，应当责令当事人改正或者限期改正违法行为。”这一规定实际上是为行政处罚机关设置了一种作为义务，即针对违法行为，不能仅实施行政处罚了事，而应当责令改正违法行为。责令改正或者限期改正违法行为，既可以单独适用，亦可以和行政处罚合并适用。

（2）“应当”处罚与“可以”处罚　“应当”处罚：一是应当对违法者适用行政处罚；二是应当从轻、减轻或免予处罚；三是应当从重处罚。“可以”处罚：一是在处罚与不处罚间予以选择；二是处罚幅度内予以选择，即在是否从轻或从重上予以选择；三是在几种处罚方式上进行选择。

（3）不予处罚　不予处罚是指因有法律、法规所规定的法定事由存在，行政机关对某些形式虽然违法，但实质上不应当承担违法责任的人不给予行政处罚。从广义上讲，行政处罚中的不予处罚还包含了免于处罚的涵义，即指行政机关依照法律、法规的规定，考虑到有法定的特殊情况存在对本应给予处罚的违法行为人免除对其适用行政处罚。《行政处罚法》规定三种不予处罚的情况：第一是不满14周岁的人有违法行为的；第二是精神病人在不能辨认或者不能控制自己行为时违法行为的；第三是违法行为轻微并及时纠正，没有造成危害后果的。行政处罚法的这些规定，都是从坚持教育与处罚相结合，纠正违法行为，教育公民、法人和其他组织自觉守法出发作出的规定。

（4）从重处罚　从重处罚是与从轻处罚相对应的一种行政处罚方法，它指行政机关在法定的处罚方式和幅度内，对行政违法行为人在数种处罚方式中适用较严厉的处罚方式，或者在某一处罚方式允许的幅度范围内适用接近于上限的处罚。

（5）从轻或减轻处罚　从轻处罚，是指处罚方式和处罚幅度内，对行政违法行为人在几种可能的处罚方式内选择较低的处罚方式，或者在一种处罚方式下，在法律允许的幅度内选择幅度的较低限进行的处罚；减轻处罚，是指行政机关在法定的处罚方式和处罚幅度最低限以下，对违法行为人适用的行政处罚。在处罚的程度上，它界乎于从轻处罚和免除处罚之间。适用减轻处罚有两种情况：一是行政机关在法定的处罚方式以下对违法者实施处罚；另一种是行政机关在法定的处罚幅度最低限以下实施处罚。

（6）行政处罚与刑事处罚并用原则　相对人实施的违法行为既违反行政法律法规，又触犯刑事法律构成犯罪时，由于违法行为的竞合而产生的处罚竞合，一般采用“司法程序优先原则”原则，即通常是指在因同一案件事实引起刑事程序和民事程序交叉并存的情况下，应当优先进行刑事程序，待刑事程序终结后再进行民事程序。违法行为构成犯罪的，行政机关必须将案件移送司法机关，依法追究刑事责任。适用处罚时，采取以下三种形式：①择一处罚：对行为人已经依法追究刑事责任，足以达到惩处和预防违法目的的，就不再另行予以行政处罚；或对已经构成犯罪的相对人，应当依法追究刑事责任的，行政机关必须将案件移送司法机关不得以行政处罚代替刑事处罚。只有在犯罪行为情节轻微，依法免于刑事处罚的情况下，行政机关才可以根据案件的具体情况给予行政处罚。②对违法行为既要追究刑事责任，又要给予行政处罚。③折抵处罚：适用于行政处罚在同一案件涉及限制人身自由又涉及剥夺金钱等内容的处罚。《行政处罚法》第二十八条规定，违法行为构成犯罪，人民法院判处拘役或者有期徒刑时，行政机关已经给予当事人行政拘留的，应当依法折抵相应刑期；违法行为构成犯罪，人民法院判处罚金时，行政机关已经给予当事人罚款的，应当折抵相应罚金。

（7）对违法行为的追溯时效　是指对违法卫生法律法规的相对人依法追究行政责任，予以行政处罚的有效期限。《行政处罚法》违法行为在 2 年内未被发现的，不再给予行政处罚，具体含义如下：①两年内没发现违法行为，不是没发现违法行为人。两年内没发现违法行为，两年后就不能处理了。②法律另有规定的除外，如《治安管理处罚法》规定是六个月，《海关法》规定是三年。③从违法行为实施之日起计算。但某些情况下违法行为具有持续或继续状态的，从违法行为终了之日起算。比如违法占用土地，从占用土地之日起是一个持续状态。如果从他把土地退回之日起计算，两年之内没有发现，就不处理了。

三、卫生行政检查

卫生行政检查是卫生行政机关以及法律授权的卫生监督机关对公民、法人和其他组织遵守卫生法律规范和具体行政决定所进行的了解、监督、检查和处理。卫生行政检查也是一种依职权卫生行政行为。

卫生行政检查是卫生行政执法主体对管理相对人是否遵守有关卫生法律、法规、规章规定进行观察、了解和调查的执法活动。其主要目的是监督相对人自觉遵守卫生法律规范，保证卫生法的施行。这种卫生监督检查具有国家的强制性，被检查者必须接受和配合。卫生监督检查是卫生执法中的具体行政执法活动，也是一项专业性相当强的具体工作。

卫生行政检查内容上划分为食品卫生检查、公共场所检查、传染病检查；操作上划分为查阅、查看、问讯。卫生行政检查分类主要分为预防性卫生监督和经常性卫生监督两大类，卫生行政检查的方法包括定期检查、定期卫生监督检查与不定期卫生监督检查相结合、全面卫生监督检查与重点卫生监督检查。

第四节　依申请卫生行政行为

一、依申请卫生行政行为概述

（一）依申请卫生行政行为定义和特征

依申请卫生行政行为（health administrative actions in accordance with application），是指卫生监督机关只有在相对人申请的条件下，才能依法采取的卫生监督行为。如审批、发放卫生许可证的行为；对生产特殊化妆品进行审核，并发给批准文号的行为。申请是相对人根据卫生法律、法规的规定，为获得某种权力的单方意志体现，它是卫生监督机关被动的监督行为的先决条件。针对该类行为卫生监督机关则负有作为的义务。对相对人的申请，卫生监督机关必须给予一定的答复，无论拒绝或是批准，不得无故拖延或拒批不复。依申请行政行为具有以下特征：

1. 依申请卫生行政行为是以行政相对人的申请为前提的。

2. 依申请卫生行政行为是授益性行政行为。

3. 依申请卫生行政行为的目的在于抑制公益上的危险，抑制影响维持公共利益的因素，确保国家财政收入。

4. 依申请卫生行政行为必须依法作出。

5. 依申请卫生行政行为是要式行政行为。行政管理相对人必须按照法定程序提出书面申请。

（二）依申请卫生行政行为程序

1. 行政管理相对人提出申请。

2. 卫生行政机关对申请的要件审查与受理。

3. 卫生行政机关对申请的实质要件和形式要件的审核。

4. 卫生行政机关对申请作出批准或拒绝的决定。

5. 对不予批准的救济程序，行政管理相对人对不予批准的行政行为可以申请行政复议或行政诉讼。

依申请卫生行政行为主要包括卫生行政许可、卫生行政奖励等。

二、卫生行政许可

2003 年 8 月 27 日上午八时三十分，十届全国人大常委会第四次会议以一百五十一票赞成、零票反对、一票弃权表决通过《中华人民共和国行政许可法（草案）》。卫生行政许可是一种预防性卫生监督措施，卫生行政许可有利于国家涉及卫生方面的经济领域进行宏观调控。

（一）卫生行政许可的概念

卫生行政部门或由法律授权的卫生监督机构根据相对人的申请，依法对其经营的项目和卫生设施等进行审查后，认为符合卫生标准和要求而赋予相对人从事卫生法律规范所一般禁止的事项的权利和资格的行为。

卫生行政许可分为一般性许可和特殊性许可，一般性许可是指没有数量限制，只要条件符合，即可颁发，不受国家宏观调控限制，而受市场调节的许可；特殊许可是指由国家对许可数量、许可质量要求进行宏观调控的许可，如食品添加剂生产、麻醉药品生产等。卫生行政许可的具体范围包括：①食品生产、流通、餐饮服务许可；②公共场所卫生许可；③饮用水卫生许可；④放射卫生许可；⑤医疗机构许可；⑥职业卫生许可；⑦化妆品卫生许可；⑧消毒用品、一次性卫生用品的许可；⑨ 执业医师许可；⑩其他法定许可（如建设项目认可证）等方面。

（二）卫生行政许可特征

1. 卫生行政许可以卫生法规一般禁止为前提，许可是禁止的解除。

2. 卫生行政许可是依申请的行为。

3. 卫生行政许可是赋予行政相对人某种权利和资格的行政行为。

（三）卫生行政许可的形式与分类

1．行为许可和资格许可

行为许可是指卫生行政部门发放的许可是从事某种活动的证明，许可仅限于活动证明，而不是资格证明，许可的发放不必经过严格的资格考试。资格许可是许可证是个人具有某种资格证明，获得资格要经过专门的训练和考核才取得，和行为许可相比，有效期较稳定，时限较长，取得资格还需注册才能有从事活动的自由。

2．权利许可和附义务许可

权利性许可是指相对人可以任意放弃许可的权利，如捕鱼许可、资源开采许可、排污许可等。附义务许可是指获得许可证同时也承担了一定的法律义务，放弃许可要承担法律责任。如《医疗机构管理条例》中“歇业”条件。

3．独立许可和附文件许可

独立许可是指许可证本身包含了大量内容，如化妆品许可证。附文件许可是指许可证申请、使用、审批时，要附相关文件证明，如医疗机构许可证需要附医疗机构批准书方可审批。

4．共同许可、条件许可和委托许可

共同许可是指许可证的签发由几个行政机关共同批准的许可，如《野生药材资源保护管理条例》规定，采药证须有县级以上医药管理部门会同同级野生动物、植物管理部门核发。条件许可是指许可证的批准要由其他机关同意或批准，如保健品许可证。委托许可是指行政机关在特定情况下把许可审批权限委托其他机关行使。

（四）卫生行政许可设立的原则

1．合法原则

指卫生行政机关履行行政许可职责应当遵循合法原则，必须严格按照宪法和法律、法规、规章规定的职责权限、范围、条件和程序设定行政许可，规范行政许可设定权，并以法律、法规、规章所确定的内容和程序，实施行政许可，履行行政管理职能。具体含义：①行政许可制度的设置必须有法律依据。②行政许可申请人的资格和能力必须符合法定条件，其申请程序必须符合法定要求，其申请内容必须符合法律规定及社会公共利益。③被申请的机关必须是法律规定有权颁发许可证的主管机关。履行限制许可职责的主体及其职权应当合法。④行政许可机关对行政许可过程中发生的各种纠纷应当依法予以解决，依法加强对许可证持有人的监督，追究其违法责任。

2．公开、公平、公正原则

公开原则。行政许可机关在进行重要的，与公民权利义务直接相关的行政许可行为时，要通过一定制度让相对一方当事人或其他关系人了解有关情况。即行政许可的条件、依据和过程是公开的。通常采用表明身份制度、告知制度、说明理由制度、咨询制度、听证制度、公告制度等来规范行政许可活动；公平原则，是指在行政许可的设定和实施过程中，公民、法人以及其他组织作为行政许可申请人的法律地位平等，平等地接受行政机关的审查，公平的展开竞争，其合法权益受到公平保护。行政许可法中的公平原则主要是指程序上的公平，包括许可的申请、行政机关的监督、权利受到侵犯时的法律救济等方面的公平；公正原则是合法原则的必要补充。体现为行政许可必须符合法定目的，行政许可必须出于正当的动机和相关的考虑，行政许可应当客观、公正、适度。

3. 效率、便民原则

效率原是指行政许可机关实施许可行为应当按照法定程序在规定时间内积极审查办理，不能久拖不决，注意保证行政效率。便民原则就是要使公民、法人和其他组织在行使申请行政许可权时便利，使它们节省费用、时间、精力，主要体现在"相对集中管辖"、"一站式服务"、"一个窗口对外"、"政府超市"等。

4. 救济原则

《行政许可法》第7条规定："公民、法人或者其他组织对行政机关实施行政许可，享有陈述权、申辩权；有权依法申请行政复议或者提起行政诉讼；其合法权益因行政机关违法实施行政许可受到损害的，有权依法要求赔偿。"分为事中救济（即行政相对人在行政许可过程中行使陈述权和申辩权）和事后救济（即行政相对人在行政许可实施程序后行使复议权、诉权和申请国家赔偿权）。

5. 信赖保护原则

是指行政相对人对行政机关行政许可行为的正当信赖应当予以保护，行政机关不得擅自改变或撤销已经生效的行政许可，依法确需改变或撤销，由此给相对人造成财产损失或致使被许可人的合法权益受到损害的，应当依法给予行政补偿或行政赔偿。

6. 监督原则

卫生行政许可的设立、管理、实施过程受到其他机关、团体和公民的监督。

（五）卫生许可证的效力

1. 卫生许可证是一种法律文书，一经颁发就有三种效力：证明力（power of certification）、确定力（power of identification）、拘束力（power of constraint），以上三种效力不是独立存在的，而是相互交叉存在的.

2. 卫生许可证的无效、失效、否决

（1）卫生许可证的无效　又称为卫生许可证的撤销，是指卫生执法过程中发现卫生许可证无效的原因，导致卫生许可证自始无效。卫生许可证的无效具有溯及力，导致卫生许可证无效原因包括：①无权机关颁发许可证；②滥用职权颁发卫生许可证；③申请人以诈骗手段取得许可证。卫生许可证的无效后果是吊销卫生许可证，没收非法所得。

（2）卫生许可证的失效　由于某种原因，卫生许可证失去了效力，而不是自始无效。导致许可证失效的原因包括：①许可证期限届满；②因许可的活动执行完毕；③公民死亡或丧失行为能力；④卫生行政许可被依法撤销、撤回、吊销；⑤因不可抗力导致卫生行政许可事项无法实施；⑥法律法规规定的应当注销的其他情形。

（3）卫生许可证的中止　有违反卫生法行为出现导致卫生许可证暂时失去效力，无效期过后继续有效。

（4）卫生许可证的吊销　许可证持有人不履行义务或者违反卫生法律法规时的法律后果。"吊销卫生许可证"与"注销卫生许可证"的区别在于：注销卫生许可证是合法行为所致的失效后的结果，吊销卫生许可证是违法行为导致的行政处罚，是行政处罚种类中最严重的行为罚。

（5）卫生许可证的否决　卫生行政相对人提出申请后，卫生行政机关对卫生许可证申请书、其他材料、申请人行为能力等申请事项进行审查，认为不符合条件，不颁发许可证的行政行为。

（六）卫生行政许可的期限

1. 卫生行政许可的期限一般在20个工作日内。20日内不能做出行政许可决定的，可经本行政机关负责人批准，延长10日，并告知理由。

2. 法律、法规另有规定依其规定执行。如：依法需要听证、招标、拍卖、检验、检测、检疫、鉴定、专家评审的，所需时间应从作出行政许可决定的期限中扣除，不计算行政许可期限的时间。行政机关应当将所需时间书面告知申请人。

3. 统一办理或联合办理卫生许可的期限为45日，最多经本级人民政府负责人批准，可延长10日，并告知理由。

（七）行政许可法律责任制度

《行政许可法》第71条至第81条规定了行政许可法律责任制度。行政许可法律责任分为六类：

1. 许可设定机关（包括有权设定机关和无权设定机关）违法设定许可的责任。

2. 许可实施机关违法实施许可的责任。

3. 行政机关工作人员违法办理行政许可的责任。

4. 行政许可申请人申请许可时隐瞒情况或提供虚假材料的责任。

5. 被许可人违法取得许可或违法实施被许可行为的责任。

6. 其他公民、法人或者其他组织未经许可，违法从事应经许可方能从事的活动的责任。

行政许可法律责任的形式包括责令改正、撤销许可、行政处罚（对于行政相对人）、行政处分（对于行政机关工作人员）、行政赔偿（对于行政机关）和刑事责任（对于行政相对人和行政机关工作人员）。《行政许可法》确立许可法律责任制度对于行政许可法治原则的实现和整个《行政许可法》的实施，无疑均具有重要意义。

三、卫生行政奖励

（一）卫生行政奖励的定义

卫生行政部门或由法律授权的卫生监督机构依法自觉地遵守卫生法律规范，工作成绩显著，为国家做出贡献的卫生行政法律关系中的相对人给予精神或物质鼓励。

（二）卫生行政奖励的特点

1. 实施卫生行政奖励的主体是卫生行政机关或法律法规授权的组织。

2. 卫生行政奖励的目的在于表彰先进，激励和推动后进，调动和激发卫生管理相对人的积极性和创造性。

3. 卫生行政奖励的对象是对国家、人民和社会做出突出贡献或模范的遵纪守法的卫生管理相对人。

4. 卫生行政奖励的内容包括物质奖励和精神奖励。

5. 卫生行政奖励是具体行政行为。

6. 卫生行政奖励行为是单方行政行为，但不具有强制执行力。

7. 卫生行政奖励是一种法定的行为，该行为应符合法定的奖励条件和标准、符合法定的奖励形式、符合法定的奖励权限、符合法定的奖励程序。

（三）行政奖励的形式和内容

卫生行政奖励的形式和内容体现为如下三个方面：

1. 赋予精神方面的权益，即给予受奖人某种荣誉，如授予“劳动模范”等荣誉称号，通报表扬，通令嘉奖，记功，发给奖状、荣誉证书、奖章等。

2. 赋予物质方面的权益，即发给奖金或各种奖品。

3. 赋予职权方面的权益，即对受奖人予以晋级或晋职。

（四）卫生行政奖励的原则

1. 精神与物质奖励相结合原则。

2. 民主公正原则。

3. 功奖适应原则。

第五节　卫生行政相关行为

卫生行政机关在公共卫生、医疗行政管理中除了依据相关的法律法规实施卫生行政检查、卫生行政处罚、卫生行政强制、行政强制执行、卫生行政许可等卫生行政行为外，为全面推进依法行政、加快政府职能转变，重视履行社会管理和公共服务职能，减少行政命令干预，转变消极行政为积极行政，还应实施卫生行政指导、卫生行政合同等卫生相关行政行为。

一、卫生行政指导

卫生行政部门全面推行依法行政、加快职能转变、减少行政干预，改消极行政为积极行政，适时灵活地实施卫生行政指导。卫生行政指导可以采取形式多样的方式，提出指示告诫和建议，卫生行政指导在缓解和平衡各种利益主体间的矛盾和冲突，能起到协调和疏导作用。对处于萌芽状态的损害社会利益行为，起到抑制作用。

（一）卫生行政指导概念

卫生行政指导是卫生行政主体在实施行政行为过程中，采取非强制性手段，充分发挥行政相对人的自觉性和主动性，使其主动或配合完成行政目的的行为。通常采用指导、劝告、建议、告诫的方式，并由相对人自由抉择。

（二）卫生行政指导的特点

1. 非强制性

行政相对人不服从时，不能采用行政强制措施。

2. 单方性

无需征得相对人同意，是行政主体单方作出的行政行为。

3．对象特定性

是针对特定的卫生管理相对人提出的。

4．选择性

相对人对卫生行政指导可以自由选择。

（三）卫生行政指导的表现形式

1．卫生指导、引导、帮助。

2．卫生建议、意见、主张。

3．卫生政策与刚要。

4．发布卫生信息和卫生通报。

二、卫生行政合同行为

卫生行政合同属于一种双方的行政行为，此行政行为的特殊性表现为卫生行政机关在执行公务时需要与相对方协商，相互意思表示一致后，才能实施相应行为。

（一）卫生行政合同行为的概念和特点

卫生行政合同是卫生行政主体在实施行政行为过程中，与卫生行政相对人就有关具体卫生事项经双方协商一致达成协议的行为。

（二）卫生行政合同行为的特点

1．行政性与合意性结合

行政合同的当事人必有一方是行政主体，享有行政权力。行政合同是行政主体为了实现行政管理目标而签订的，因此，当事人中必有一方主体是行政主体。没有行政主体的参加，不能称为行政合同。只有当行政机关以行政主体身份签订合同时，该合同才是行政合同，即体现行政性；同时，行政主体签订行政合同时要与相对人协商一致，体现合意性。

2．公益性

行政合同的目的是实施行政管理。行政主体签订行政合同的目的是实现行政管理职能，维护公共利益，而不是为了自身的经济利益。

3．优益性

行政主体对行政合同的履行享有民事合同主体不享有的行政优益权。具体体现为对合同履行的监督权、指挥权、单方变更权和解除权。

4．法定性

合同的订立、履行、变更和解除须有法律事先规定。

（三）卫生行政合同行为的原则

1．公开竞争原则

是指行政合同一般应当在公开招标、投标，公开竞争的基础上订立。该原则不仅是民事合同订立的原则，也是行政合同订立时应遵循的原则。

2．全面履行原则

是指行政合同依法成立之后，行政主体和行政相对人一方必须根据行政合同规定的权利和义务全面履行行政合同的条款。行政合同的全面履行是行政合同依法成立的必然结果，并构成行政合同法律效力的核心内容和行政合同消灭的主要原因。

3．公益优先原则

行政主体因其签订行政合同的目的是实现行政管理职能，维护公共利益，具有单方变更权与解除权。

4．权益保障原则

行政合同双方当事人因为履行行政合同发生争议，受行政法调整，根据行政法的相关原则，通过行政救济方式解决。

第六节　卫生法律责任

一、卫生法律责任的概念、特征

卫生法律责任是指违反卫生法律法规的行为人（自然人、法人）对其违法行为、违约行为或者由于法律规定所应承担的一定的带有强制性的法律义务。

卫生法律责任具有以下特点：

1．必须是违反卫生法律规范的行为

只有在构成卫生违法的前提下，才有可能追究行为主体的法律责任。

2．具有国家强制性

卫生法律责任的履行具有国家强制性，对于拒绝承担法律责任的违法主体，由国家强制力来保证执行。

3．承担法律责任的依据是卫生法律、法规和规章

只有在卫生法律、法规和规章中作了明确规定的违法行为，行为主体才能被追究法律责任。

4．由国家授权的专门机关在法定的职权范围内依法予以追究。

二、卫生法律责任的种类

（一）行政责任

卫生行政责任是指卫生行政法律关系主体违反卫生行政法律规范，尚未构成犯罪所应承担的法律后果，其形式有行政处罚和行政处分两种。

1．行政处罚

行政处罚是指卫生行政机关或授权组织依法对违反卫生行政管理秩序而尚未构成犯罪的公民、法人和其他组织所实施的一种行政制裁。其种类主要有：警告、通报、罚款、没收违法所得、没收非法财物、责令停产停业、暂扣或吊销有关许可证等。卫生行政处罚一般由医药卫生行政部门决定，有的还须报请同级人民政府批准。

2．行政处分

行政处分是指有管辖权的国家机关或企事业单位的行政领导对所属单位的一般违法失

职人员所实施的一种行政制裁。其种类有警告、记过、记大过、降级、降职、撤职、留用察看和开除 8 种。

（二）民事责任

卫生民事责任是指医疗机构和卫生工作人员或从事与卫生事业有关的机构违反了卫生法规规定，侵害了公民的健康权时，应向受害人承担的以财产为主的损害赔偿的法律责任。

1. 构成卫生民事责任必须具备以下要件：①必须具有损害事实；②行为人有过错；③行为人的过错行为与损害事实之间有因果关系。

2. 承担民事责任的方式

我国《民法通则》规定：承担民事责任的方式主要有停止侵害，排除妨碍，消除危险，返还财产，恢复原状，修理、重作、更换，赔偿损失，支付违约金，消除影响、恢复名誉，赔礼道歉等 10 种。卫生法所涉及的民事责任主要是财产赔偿责任，可由当事人协商解决。卫生民事赔偿责任主要是金钱的给付，不包括户口的迁移、工作安置等。

（三）刑事责任

卫生刑事责任是指行为人因实施了违反卫生法规的行为，严重侵犯了卫生管理秩序及公民的生命健康权而依刑法所应承担的法律后果。构成违反卫生法的刑事责任，必须以卫生刑事犯罪为前提。

1. 卫生刑事责任构成要件

依据刑法理论，犯罪构成应包括四个要件：①犯罪主体：是指实施犯罪行为并应承担刑事责任的人；②犯罪客体：是我国刑法所保护的为犯罪行为所侵犯的社会关系；③犯罪主观方面：是指犯罪主体对自己所实施的犯罪行为及其危害结果的心理态度，包括罪过、犯罪的动机和目的等因素；④犯罪的客观方面：是指犯罪行为的各种外在表现或客观事实，包括危害行为和危害结果以及行为与结果之间的因果关系等因素。

2. 卫生刑事责任承担方式

根据我国刑法规定，承担刑事责任的方式是刑罚。刑罚包括主刑和附加刑。主刑有：管制、拘役、有期徒刑、无期徒刑、死刑；附加刑有：罚金、剥夺政治权利、没收财产。对于犯罪的外国人，可以独立适用或附加适用驱逐出境。

我国刑法对违反卫生法规的行为所应承担的刑事责任作了明确规定。具体罪名有：生产、销售假药罪，生产、销售劣药罪，生产、销售不符合卫生标准的食品罪，生产、销售有毒有害食品罪，生产、销售不符合标准的医用器材罪，生产、销售不符合卫生标准的化妆品罪，妨害传染病防治罪，传染病菌种、毒种扩散罪，妨害国境卫生检疫罪，非法组织卖血罪，强迫卖血罪，非法采集、供应血液、制作、供应血液制品罪，采集、供应血液、制作、供应血液制品事故罪，医疗事故罪，非法行医罪，非法进行节育手术罪，非法提供麻醉药品、精神药品罪，传播性病罪等。

（杨淑娟）

思考题

1. 卫生法的实施和卫生法的实现的联系与区别是什么？

2. 卫生法的适用规则是什么？
3. 卫生行政执法的主体有哪些？
4. 卫生行政强制的原则有哪些？
5. 卫生行政处罚的原则有哪些？
6. 卫生行政许可的定义及特征有哪些？
7. 卫生行政合同的特征是什么？

第八章　卫生行政复议与赔偿

提要　本章对卫生行政复议概念与特征、卫生行政复议与卫生行政诉讼关系、卫生行政复议原则、程序、法律责任和国家卫生赔偿的概念与特征、国家承担赔偿的归责原则和构成要件、赔偿方式等内容进行了介绍，以进一步理解卫生行政复议与赔偿的法律制度。

重点　卫生行政复议原则和程序；国家承担赔偿构成要件；赔偿方式。

第一节　卫生行政复议

卫生行政复议是一种事后救济措施。对卫生行政管理相对人来说，如果其合法权益已经受到了卫生行政机关的违法或者不当具体行政行为的侵害，可以通过行政复议予以补救；对卫生行政机关来说，这种补救过程也是纠正错误、挽回自身影响的过程。因此，卫生行政复议活动具有行政性、监督性和补救性。

一、卫生行政复议概念与特征

卫生行政复议是卫生行政机关自我纠正错误的一种重要监督制度。它是指公民、法人或者其他组织认为某一具体卫生行政行为侵犯其合法权益，依法向特定行政机关提出申请，由受理该申请的行政机关对原具体卫生行政行为依法进行审查并作出行政复议决定的活动。根据《中华人民共和国行政复议法》（以下简称《行政复议法》）和我国有关的卫生法律、法规的规定，卫生行政复议具有以下特征：

（一）卫生行政复议以当事人申请为前提

卫生行政复议是一种依申请而产生的具体行政行为，行政管理相对人提出申请，是行政复议发生的前提条件。没有当事人的申请，复议机关不能依职权主动对某一个具体行政行为进行行政复议。卫生行政复议程序的启动基于具体卫生行政行为的相对人（包括公民、法人或者其他组织）的申请，没有申请就没有复议，“民不告，官不咎”，并且该申请人应当是被认为其合法权益受到具体卫生行政行为侵害的相对人。

（二）卫生行政管理相对人提出卫生行政复议申请，必须以卫生行政机关的具体行政行为发生为前提

卫生行政复议是卫生行政管理相对人，认为原作出具体行政行为的卫生行政机关的具体行政行为侵害了其合法权益，依法请求其同级人民政府或者其上级卫生行政机关进行复

查并作出裁决予以救济的制度。如果没有具体卫生行政行为，则不能产生卫生行政复议。

（三）卫生行政复议是上级行政机关对下级行政机关行政行为进行监督的一种规范性的行政活动

卫生行政复议是国家行政机关的行政行为，是人民政府对其职能部门、上级行政机关对下级行政机关的监督活动。首先，行政复议是行政机关内部对具体行政行为进行审查的活动，具有职权性；其次，行政复议机关依法享有行政复议职权的行政性；第三，行政复议必须符合行政法治的原则，实施对具体行政行为的审查和监督，具有监督性；第四，行政复议必须符合法定的程序，符合法定的时限要求，具有程序性，否则，可能导致行政复议的停止或无效。第五，通过卫生行政复议对原具体卫生行政行为做出维持、撤销或变更或纠正的决定，保护管理相对人的合法权益不受侵害，弥补行政管理相对人的损失，解决因卫生行政行为不当而发生的争议。因此，卫生行政复议是对卫生行政管理活动的一种补救，具有卫生行政复议的救济性。

二、卫生行政复议与卫生行政诉讼关系

（一）行政复议与行政诉讼

行政复议是指公民、法人或其他组织认为行政机关的具体行政行为侵犯其合法权益而依法向上一级行政机关或法律、法规规定的其他机关提出申诉，由受理机关对具体行政行为进行复查、认定、评价并作出决定的一种行政法律活动。

行政诉讼是指公民、法人或其他组织认为具有公共行政职权的机关和组织的具体行政行为侵犯其合法权益而以该机关为被告依法起诉，人民法院依据行政诉讼程序对具体行政行为合法性进行审查并作出裁决，解决行政争议的司法活动。

行政复议和行政诉讼，是行政法上两个基本的救济制度和纠纷解决机制，是公民、法人或者其他组织维护其合法权益的重要途径。两者都是为了解决行政争议，为行政相对人和利害关系人提供救济，同时也是为了监督行政机关依法行使职权的法律制度。

（二）卫生行政复议与卫生行政诉讼关系

卫生行政复议和卫生行政诉讼是为了解决卫生行政争议，对行政机关的卫生行政管理活动进行监督，对遭到违法行为和不当卫生行政行为侵害的行政相对人给予救济的制度。两者具有共同特点：①两者都是对行政主体的具体行政行为提出争议，以对具体行政行为的合法性审查为核心；②都以独立行使职权为保障；③解决纠纷所适用的某些原则也是相同的，如“不告不理原则”、以事实为根据，以法律为准绳原则、不适用调节原则等；④两者程序虽然不尽相同，但都体现了司法性，即都要通过特定的程序和机构来解决行政争议，强调程序的公正性。

卫生行政复议和卫生行政诉讼虽然两者目的相同或相近，但也有区别：

1．性质不同

卫生行政复议是实行卫生行政监督的准司法行政行为，这种由行政机关审理特定的行政争议，也常被视为一种行政司法行为。因此，卫生行政复议既不同于司法活动，也不等同于一般的行政行为．而是一种对卫生行政执法行为实行监督的特殊行政行为——准司法

行政行为。卫生行政诉讼是司法行为，是以解决卫生行政争议为主题，对卫生行政执法行为实行司法监督的诉讼活动，这种诉讼活动，是以解决卫生行政争议为主题，以具体行政行为的合法性审查为中心，从而实现对卫生行政执法行为实行监督。

2．处理争议的程序和工作方式不同

卫生行政复议适用行政程序，卫生行政诉讼适用司法程序；对同一行政争议，不能同时适用这两种不同的制度。《行政复议法》第16条规定，对行政复议机关已经受理的行政复议案件，或者法律法规规定应当先申请行政复议的案件，在法定行政复议期限内不得再向人民法院提起行政诉讼。与此相反，若已向人民法院提起行政诉讼，且人民法院已经依法受理的，则不得申请行政复议。

3．法律后果不一样

卫生行政复议一般实行一次审结制度，卫生行政诉讼实行二审终审制度。

4．审查力度不同

卫生行政复议的审查包括对具体行政行为的合法性和适当性都要审查，而卫生行政诉讼则主要审查其合法性。

5．审理的依据也有差别

卫生行政复议的依据包括法律、法规、规章和其他规定，卫生行政诉讼的审理依据主要为法律、法规，而卫生行政部门规章及其他规定仅作审理行政案件的参照。

三、卫生行政复议原则

卫生行政复议的基本原则，是指贯穿于卫生行政复议的全过程的各个方面的，指导卫生行政复议行为的基本准则。《中华人民共和国行政复议法》第四条的规定："行政复议的基本原则有：合法、公正、公开、及时、便民的原则，坚持有错必纠，保障法律、法规的正确实施。"我国的卫生行政复议应当依据我国的《行政复议法》，因此，我国《行政复议法》规定的基本原则，当然也是卫生行政复议的基本原则。

（一）卫生行政复议的合法原则

卫生行政复议的合法原则，是指履行卫生行政复议职责的机关，必须严格按照宪法和法律规定的职责和职权范围，以事实为根据，以法律为准绳，对卫生行政相对方申请复议的具体行政行为，按法定程序进行审查、作出处理。这里讲的合法，包括：①履行卫生行政复议的机关要合法；②审理卫生行政复议案件应当合法；③审理卫生行政复议的程序（步骤、形式、顺序、时限）合法。

（二）卫生行政复议的公正原则

卫生行政复议的公正原则，是指卫生行政复议应当具有公正性，不偏不倚、不枉不纵，应当依法办事、合乎情理。

（三）卫生行政复议的公开原则

卫生行政复议的公开原则，是指卫生行政复议在卫生行政复议的各个阶段以至全过程，都应当将卫生行政复议的活动处于公众特别是卫生行政管理相对方完全知晓的境界，使卫生行政管理相对方很好地行使自己享有的复议权利。

（四）卫生行政复议的及时原则

卫生行政复议的及时原则，是由于卫生行政复议案件一般属于“非一裁终局”，可能还要经过司法审查。因此，卫生行政复议机关对案件进行复议，应在各个方面做到即时处理与决定，不得随意推托、推诿。以使案件能够及时解决，不致给当事人带来不应有的损失。这里讲的及时包括以下内容：①受理复议申请及时；②审理案件的各项工作应抓紧；③作出复议决定应当及时；④对当事人不履行复议决定应及时处理。

（五）卫生行政复议的便民原则

卫生行政复议的便民原则，是要求卫生复议机关在尽量节省费用、时间、精力的情况下，保证公民、法人、其他组织充分行使卫生行政复议申请权，避免让复议当事人不必要地耗费时间、财力、精力。

（六）依法独立行使复议权原则

依法独立行使复议权原则，是指卫生行政复议只能由法律、法规规定的国家机关（复议机关）专门享有，卫生行政复议在法律、法规规定的职权范围内行使，不受其他行政机关、组织和个人的干涉。

（七）一级复议原则

一级复议原则是指我国的卫生行政复议实行一级复议制。即卫生具体行政行为的复议，以作出原具体行政行为的卫生行政机关的同级国家机关，或者作出原具体行政行为的卫生行政机关的上级主管部门的复议决定为决定，卫生行政相对方不得再向上一级国家行政机关申请复议。

（八）对具体行政行为的合法性和适当性进行审查原则

根据我国《行政复议法》的规定，在行政复议过程中，行政复议机关既要对具体行政行为的合法性进行审查，也要对具体行政行为的适当性进行审查。

卫生行政复议机关对原具体行政行为的合法性进行审查，旨在监督作出原具体行政行为的卫生行政机关是否依法行政，在依法行政过程中是否超越职权、滥用职权、程序是否违法；对原具体行政行为的适当性进行审查，是审查作出原具体行政行为的卫生行政机关是否在法定的自由裁量的幅度内，是否合理、适度、公正。

（九）不调解原则

不调解原则是指卫生行政复议机关审理卫生行政复议案件时，不适用调解。卫生行政复议解决的是行政争议，作为行政复议的当事人一方的国家卫生行政机关，其依法履行职责、行使职权是其权力也是其义务。因此卫生行政机关在作出具体行政行为时，必须保证依法作出的行政行为合法、适当。否则，就是没有很好地履行职责，应当由复议机关依法纠正。所以，卫生行政复议案件，不适用调解。

（十）书面复议原则

书面复议原则是指卫生行政复议原则上采用书面审理（复议）的制度。卫生行政复议机关不必传唤申请人和被申请人、证人、其他复议参加人等；申请人申请复议，也可以不提交书面材料。复议机关是根据作出原具体行政行为的机关提供的原始材料和证据进行审理处理卫生行政复议案件的。但是，申请人提出要求或者行政复议机关（机构）认为有必要时，可以向有关组织和人员调查情况，听取申请人、被申请人和第三人的意见。

四、卫生行政复议受案范围

卫生行政复议的范围，是指行政复议机关依照法律规定，可以受理的卫生行政争议的范围。卫生行政复议的范围包括：

（一）对卫生行政机关作出的警告、罚款、没收违法所得、没收非法财物、责令停产停业、暂扣或者吊销许可证、暂扣或者吊销执照、查封、扣押财产等行政处罚决定不服的；

（二）对卫生行政机关作出的有关卫生许可证件、执业证书、资格证书等变更、中止、撤销决定不服的；

（三）认为卫生行政机关侵犯合法的经营自主权的；

（四）认为符合法定条件，申请卫生行政机关颁发许可证、资格证书、执业证书，或者申请卫生行政机关审批、登记有关事项，行政机关没有依法办理或不予答复的；

（五）认为卫生行政机关违法要求履行义务的；

（六）要求卫生行政机关履行其法定职责拒不答复的；

（七）认为卫生行政机关的其他具体行政行为侵犯其合法权益的；

（八）公民、法人、其他组织认为卫生行政机关的具体行政行为所依据的下列规定不合法，在对具体行政行为申请行政复议时，可以一并向卫生行政复议机关提出对该规定的审查申请：①国务院的部门规定；②县级以上地方各级人民政府及其工作部门的规定；③乡、镇人民政府的规定。

根据《行政复议法》的规定，卫生行政机关的下列两种情况不能申请行政复议：①行政机关工作人员对卫生行政机关作出的行政处分或者其他人事处理决定表示不服的。只能依照有关法律、行政法规的规定提出申诉；②不服卫生行政机关对民事纠纷作出的调解或者其他处理的，应该依法申请仲裁或者向人民法院提起诉讼。

《行政复议法》规定："公民、法人或者其他组织申请行政复议，行政复议机关已经依法受理的，或者法律、法规、规定应当先向行政复议机关申请行政复议、对行政复议不服再向人民法院提起行政诉讼的，在法定期限内不得向人民法院提起行政诉讼。""公民、法人或者其他组织向人民法院提起行政诉讼，人民法院已经受理的，不得申请行政复议。"

关于受理监督问题，《行政复议法》规定："公民、法人或者其他组织依法提出行政复议申请，行政机关无正当理由不予受理的，上级行政机关应当责令其受理；必要时，上级行政机关也可以直接受理。"

复议期间原具体行政行为的执行问题，《行政复议法》规定：行政复议期间具体行政行为不停止执行；但是，有下列情形之一的，可以停止执行：①被申请人认为需要停止执行的；②行政复议机关认为需要停止执行的；③申请人申请停止执行，行政复议机关认为其要求合理，决定停止执行的；④法律规定停止执行的。

五、卫生行政复议管辖

卫生行政复议的管辖是指对行政机关复议的主管范围内的具体行政争议由哪一个行政

机关来受理。确定卫生行政复议的管辖是实现行政机关对卫生行政复议范围内的卫生行政争议具体地行使复议权的先决条件，同时，确定卫生行政复议的管辖也是复议申请人能够实现其复议申请权的先决条件。

卫生行政复议管辖的确定，既要考虑行政复议机关有效地审理复议案件解决行政争议，又要考虑方便复议申请人，我国行政复议立法在确定管辖时，兼顾了以下因素：①既要有利于上级行政机关对下级行政机关的监督，又要处理好双重行政领导体制形成的“条条”与“块块”的关系。突出专业化管理。②既要便于行政机关进行复议，又要充分保障管理相对人行使申诉权，便于相对人申请复议。③既要考虑各行政机关承担复议案件的合理性和可能性，又要兼顾各级行政机关分担复议工作量的适当与均衡。

卫生行政复议案件的管辖有以下几种：

1. 对县级以上地方各级政府卫生行政部门的具体行政行为不服的，由申请人选择，可以向该部门的本级人民政府申请行政复议，也可以向上一级卫生行政主管部门申请行政复议。

2. 对国务院卫生行政部门的具体卫生行政行为不服的，向作出该具体卫生行政行为的国务院卫生行政部门申请复议，对行政复议决定不服的，可以向人民法院提起行政诉讼；也可以向国务院申请裁决，国务院依照《行政复议法》的规定作出最终裁决。

3. 对卫生行政部门依法设立的派出机构依照法律、法规或者规章规定，并以自己的名义作出的具体卫生行政行为不服的，向设立该派出机构的卫生行政部门或者该卫生行政部门的本级地方人民政府申请行政复议。

4. 对法律、法规授权的组织的具体卫生行政行为不服的，分别向直接管理该组织的地方人民政府、地方人民政府卫生行政部门或者国务院卫生行政部门申请行政复议。

5. 对两个或者两个以上行政机关以共同的名义作出的具体行政行为不服的，向其共同上一级行政机关申请行政复议。

6. 对被撤销的行政机关在撤销前所作出的具体卫生行政行为不服的，向继续行使其职权的卫生行政机关的上一级行政机关申请行政复议。

六、卫生行政复议机关与卫生行政复议机构

（一）卫生行政复议机关

卫生行政复议机关是指依照法律规定，有权受理卫生行政复议申请，依法对被申请的具体行政行为进行合法性、适当性审查并作出决定的行政机关。卫生行政复议机关在卫生行政复议中起主导作用，是卫生行政复议活动的核心。根据法律、法规的规定，卫生行政复议机关的种类主要有以下几种：

1. 作出被申请具体行政行为的卫生行政机关不能对自己作出的卫生行政行为进行复议。但如果是国务院、省、自治区、直辖市人民政府所属的卫生行政部门作出的具体行政行为引起的行政复议，国务院、省、自治区、直辖市人民政府所属卫生行政部门的上一级是行政复议机关。

2. 作出被申请具体行政行为卫生行政机关的上一级行政机关。如对某县卫生行政部门

的具体行政行为申请复议，该行政部门（局）的上级即市卫生行政部门（局）就可作复议机关。

3. 作出被申请的具体行政行为的卫生行政机关的同级人民政府。如对某市卫生局作出的处罚决定不服，可向这个市的市政府提出复议申请。

（二）卫生行政复议机构

卫生行政复议机构是指有卫生行政复议权的行政机关内部设立的专门负责行政复议案件受理、审查和裁决工作的办事机构。复议机构受复议机关委托办理复议事项，只能用复议机关的名义而不能用复议机构的名义进行复议活动。按照行政复议法的规定，行政复议机关中负责法制工作的机构一般是行政复议机构，例如，国务院法制办公室就是国务院的行政复议机构。

卫生行政复议机构的职能：

1. 受理卫生行政复议申请依法进行审查，符合法定条件应当予以受理。行政复议机构对复议申请人递交的行政复议申请书，除不符合法定条件外，均有义务受理，不能以任何借口进行推脱。

2. 向有关组织和人员调查取证、查阅文件和资料。

3. 审查申请行政复议的具体行政行为是否合法和适当，并拟定行政复议决定。

4. 处理和转送对《行政复议法》第7条所列的有关规定的审查申请，以及依照《行政复议法》的规定，转送复议申请。

5. 对卫生行政机关违反《行政复议法》规定的行为，依照法定权限和程序提出处理建议。

6. 办理因不服卫生行政复议决定提起行政诉讼的应诉事项。

7. 法律、法规规定的其他职责。

七、卫生行政复议参加人

卫生行政复议参加人是指作为行政复议主体，参加复议活动的当事人以及他们的代理人。当事人包括申请人、被申请人、第三人。代理人包括法定代理人、委托代理人和指定代理人。他们参加行政复议的原因不同，在行政复议中的地位亦不同。

（一）卫生行政复议的主体

根据《中华人民共和国行政复议法》和卫生部《行政复议与行政应诉管理办法》的规定，卫生行政复议的主体是：

1. 卫生行政复议机关

卫生行政复议机关，是指依据我国《行政复议法》和卫生部《行政复议与行政应诉管理办法》的规定，负有卫生行政复议职责、享有卫生复议职权的国家机关。包括：

（1）国家卫生部是我国最高卫生行政复议的复议机关；

（2）县级以上卫生复议机关。我国《行政复议法》第十二条第一款规定："对县级以上地方各级人民政府工作部门的具体行政行为不服的，由申请人选择，可以向该部门的本级人民政府申请行政复议，也可以向上一级主管部门申请行政复议。"

2．卫生行政复议申请人

卫生行政复议申请人，是不服县级以上卫生行政机关的具体行政行为，向有管辖权的国家机关提出卫生行政复议申请的人。卫生行政复议申请人是复议案件当事人。

卫生行政复议当事人是指，认为卫生行政机关的具体行政行为侵犯了其合法权益，依法向有管辖权、复议权的国家机关提出复议申请，并受卫生行政复议决定约束的利害关系人。根据《行政复议法》的规定，可作为卫生行政复议案件当事人的有：

（1）公民　是指具有我国国籍的自然人。根据《行政复议法》的规定，有权申请行政复议的公民死亡的，其近亲属可以申请行政复议；有权申请行政复议的公民为无民事行为能力或者限制民事行为能力的，其法定代理人可以代为申请行政复议。

（2）法人　是指依法成立具有民事权利能力和民事行为能力，能以自己的名义独立行使权利和承担义务的社会组织。

（3）其他组织　依法成立、但不具有法人资格的社会组织。根据《行政复议法》的规定，有权申请行政复议的法人或者其他组织终止的，承受其权利的法人或者其他组织可以申请行政复议。

（4）卫生行政复议中的第三人，是指虽然其不是申请人和被申请人，但是申请复议的具体行政行为和其有利害关系，要求参加到卫生行政复议中的人。公民、法人、其他组织、第三人有权委托代理人参加卫生行政复议。

3．卫生行政复议被申请人

卫生行政复议被申请人，是指作出原具体卫生行政行为，被卫生行政管理行为相对方申请复核其具体行政行为的机关。

根据《行政复议法》的规定，可作为卫生行政复议被申请人的，是县级以上卫生行政机关。

八、卫生行政复议审理程序

卫生行政复议必须按照法定程序进行，任何一项卫生行政复议决定的做出，都有一定的程序约束，不受程序约束的卫生行政复议是不存在的，也是违法的。只有程序的正义，才能保证卫生行政复议公正、合法。

卫生行政复议决定的程序，是指卫生行政复议机关作出行政复议决定的过程中对各个环节的制度性规定。卫生行政复议程序主要是：

1．卫生行政复议的审查方式

在行政复议机关受理申请人依法提出的行政复议申请之后，对被申请人的具体卫生行政行为进行审查。《行政复议法》规定，行政复议原则上以书面审查的方式为主，但是申请人提出要求或者行政复议机关认为必要时，可以向有关组织和人员调查情况，听取申请人、被申请人和第三人的意见。

2．审查的期限

《行政复议法》规定，行政复议机关自受理行政复议申请之日到作出复议决定为止的期限为60日。

3. 证据制度

（1）复议中，证明具体行政行为合法性、适当性的举证责任由被申请人承担。

（2）被申请人在行政复议过程中不得自行向申请人、证人和其他组织或个人收集证据。

（3）申请人、第三人在复议过程中享有查证权。

4. 审理的内容

《行政复议法》规定，卫生行政复议机关在审理卫生行政争议案件时，不仅可以对具体行政行为是否合法和适当进行审查，而且必须全面审查具体行政行为所依据的事实和规范性文件，不受行政复议申请范围的限制，这是卫生行政复议制度区别于行政诉讼制度的显著特点。

5. 卫生行政复议申请撤回的规定

卫生行政复议申请撤回，是指申请人申请卫生行政复议后，在行政复议机关作出行政复议决定前，按照法律规定的程序，向行政复议机关要求撤回自己的复议申请的一种方式有：

（1）申请人撤回复议申请，必须向行政复议机关提出申请并说明理由，经复议机关审查，作出是否可以撤回申请的决定。

（2）撤回卫生行政复议申请是申请人自愿放弃复议权的行为，因此一旦获准，卫生行政复议将终止，同时也不能就这一决定向人民法院提起行政诉讼。若申请人事后反悔，也不能就同一具体行政行为再申请复议，卫生行政复议机关也不予受理。

（3）对于某些特殊情况，如申请人因为受到被申请人的威胁而提出撤回申请的，或被申请人以改变具体行政行为为条件要求申请人撤回申请，而撤回后被申请人又不按照许诺改变具体行政行为的，经过行政复议机关查证属实的则应予受理。

6. 关于对抽象行政行为进行行政复议的规定

卫生行政复议一般只是对具体行政行为进行审查，但申请人在申请行政复议时，一并对有关行政规定也申请审查的，行政复议机关对该行政规定有权处理、并认为具体行政行为依据不合法，应当在30日内依法处理；无权处理的，应当在7日内按照法定程序转送有权处理机关处理，该有权处理的行政机关应当在60日内依法处理。处理期间，中止对具体行政行为的审查。

《行政复议法》规定："公民、法人或者其他组织申请行政复议，行政复议机关已经依法受理的，或者法律、法规规定应当先向行政复议机关申请行政复议、对卫生行政复议不服再向人民法院提起行政诉讼的，在法定期限内不得向人民法院提起行政诉讼；""公民、法人或者其他组织向人民法院提起行政诉讼，人民法院已经受理的，不得申请行政复议。"

九、卫生行政复议中止与终止

（一）卫生行政复议中止

卫生行政复议中止，是指在复议进行过程中，复议程序因特殊情况的发生而暂时停止。卫生行政复议期间有下列情形之一，影响卫生行政复议事件审理的，卫生行政复议中止：

1. 作为申请人自然人死亡，其近亲属尚未确定是否参加行政复议的；

2．作为申请人自然人丧失参加卫生行政复议能力，尚未确定法定代理人参加卫生行政复议的；

3．作为申请人的法人或者其他组织终止，尚未确定权利义务承受人的；

4．作为申请人的自然人下落不明或者被宣告失踪的；

5．申请人、被申请人因不可抗力，不能参加卫生行政复议的；

6．案件涉及法律适用问题，需要有权机关作出解释或者确认的；

7．案件审理需要以其他案件的审理结果为依据，而其他案件尚未审结的；

8．其他需要中止卫生行政复议的情形。

卫生行政复议中止的原因消除后，应当及时恢复卫生行政复议案件的审理。卫生行政复议机构中止、恢复卫生行政复议案件的审理，应当告知有关当事人。

（二）卫生行政复议终止

卫生行政复议终止，是指在复议程序因特殊情况的发生不能继续或者继续进行毫无意义情况下，结束正在进行的复议程序。卫生行政复议期间有下列情形之一的，行政复议终止：

1．申请人要求撤回卫生行政复议申请，卫生行政复议机关准予撤回的；

2．作为申请人的自然人死亡，没有近亲属或者其近亲属放弃卫生行政复议权利的；

3．作为申请人的法人或者其他组织终止，其权利义务的承受人放弃卫生行政复议权利的；

4．申请人与被申请人经行政复议机关准许达成和解的；

5．申请人对行政拘留或者限制人身自由的卫生行政强制措施不服申请卫生行政复议后，因申请人同一违法行为涉嫌犯罪，该行政拘留或者限制人身自由的行政强制措施变更为刑事拘留的。

6．依照《行政复议法实施条例》第四十一条第一款第（1）项，第（2）项、第（3）项规定中止行政复议，满60日行政复议中止的原因仍未消除的，行政复议终止。

十、卫生行政复议决定

卫生行政复议决定，是指卫生行政复议机关在受理复议申请以后，该复议审查对有争议的具体行政行为的合法性和适当性所作出的审查结论。卫生行政复议决定的形成标志着卫生行政复议机关对卫生行政复议案件的处理终结。卫生行政复议决定有以下几种：

（一）维持决定

维持决定是指行政复议机关经过审查，认定被申请人的具体行政行为合法合理，予以维持的决定。必须完全符合以下所有条件，才可以作出维持决定：

1．具体行政行为认定事实清楚；

2．证据充分确凿；

3．适用依据正确；

4．程序合法；

5．内容适当。

（二）履行决定

履行决定是指卫生行政复议机关经审查，认定被申请人未履行法定职责，而要求其在一定期限内履行其法定职责的决定。其适用条件是：

1. 被申请人负有某种法定职责。如卫生行政部门负有负责医疗机构的监督管理工作，不履行其法定职责，就是一种行政不作为违法，申请人提起行政复议的，卫生行政复议机关应当要求被申请人履行法定职责。

2. 被申请人未在法定期限内作出与履行职责有关的具体行政行为，并无正当理由。如申请人依法申请执业证书，被申请人未在法定期限内作出批准或不予以批准的决定，申请人提起行政复议的，卫生行政复议机关应当做出履行决定。

3. 作出履行决定有实际意义。即对相对人而言，能起到救济作用，使其应有的权利得到落实。如申请许可证，履行决定可以使相对人取得其应得的许可证。

履行决定主要适用于以下几类行政不作为违法的复议案件：

1. 认为符合法定条件申请行政机关颁发许可证、资格证书、执业证书，行政机关拒绝颁发或者不予答复的复议案件；

2. 申请行政机关履行保护人身权或财产权的法定职责，行政机关拒绝履行或者不予答复的复议案件。

（三）撤销决定

撤销决定，是指卫生行政复议机关经审查认为被申请人的具体行政行为违法、不当，因而否定其效力的决定。撤销决定适用于下列情形：

1. 主要事实不清、证据不足

主要事实是对于具体行政行为是否合法起决定作用的案件事实。证据不足是指作出具体行政行为缺乏足够的事实根据。被申请人不按规定提出书面答复、提交当初作出具体行政行为的证据、依据和有关材料的，或所交证据、依据和有关材料不足，视为该具体行政行为没有证据、依据或证据不足，决定撤销该具体行政行为。

2. 适用依据错误

即被申请人在作出具体行政行为时错误地依据与具体行政行为不相适应的根据，表现为：①适用法律、法规性质错误，如应适用此依据却适用了彼依据；应适用高层次的依据，却适用了低层次的依据；应适用调整特别事项的依据，却适用了调整一般事项的依据；适用了已失效的依据；适用了尚未生效的依据等；②适用依据条款错误，如应适用某依据的此条却适用了彼条；应适用某依据中的多条却只适用了一条；应适用某依据的一个法条的甲项却适用了乙项；③适用法律、法规对象错误，即行政机关实施具体行政行为时，对不具备法定条件的人却赋予权利或利益，对不应承担义务的人却要求其承担义务，对不应承担法律责任的人却要求其承担法律责任；④没有适用依据。

3. 违反法定程序

即被申请人实施具体行政行为的过程及适用过程中的步骤、方式、顺序与法定要求不相符。

4. 超越或者滥用职权

超越职权是指行政机关实施具体行政行为时超越了法定的行政权限或授权、委托范围，实施了其无权作出的行为，包括无权限、横向越权、纵向越权、内容上越权、地域上越权、程序上越权等。滥用职权是指行政机关行使行政权形式上合法且在权限范围内，但违反了法律、法规赋予其行使该权力的目的、精神和原则，表现为：第一，动机、目的违法，如用合法形式追求不当利益；第二，工作态度武断专横、考虑了不应考虑的因素，未考虑应当考虑的因素，如“态度罚”、“人情罚”、以权谋私；第三，反复无常、朝令夕改，实施行政行为时没有统一、稳定的标准，如同样的问题今天这样处理，明天那样处理。

5. 具体行政行为明显不当

即卫生行政机关作出的具体行政行为形式合法且在权限范围内，但是不适当，且是非常不当，到了具有通常道德水平的人无可发现和确认为不当的程度。表现为：①责罚不适应，如对重违法行为轻罚，对轻违法行为重罚；②畸轻畸重；③同等情况下不同等对待或不同等情况下同等对待；④处罚缺少必要的限度，如处罚使被处罚人失去基本生活资料；⑤违反择其最善规则。

（四）变更决定

变更决定，指卫生行政复议机关经审查，认定被申请人作出的具体行政行为严重不合理，而变更其内容的决定。变更决定适用于下列情形：

1. 事实不清、证据不足的；
2. 适用依据错误的；
3. 违反法定程序的；
4. 超越职权、滥用职权的；
5. 具体行政行为明显不当的。

（五）确认违法决定

确认违法决定，是指卫生行政复议机关经审查，认定原具体行政行为违法的行政复议决定。

对于卫生行政机关的不作为行为或事实违法行为，无法适用撤销决定，只能适用确认违法决定认定其违法；有些卫生行政违法行为的实际危害后果已经产生，决定撤销对相对人的合法权益起不到现实的救济效果，也只能适用确认违法决定。

（六）作出卫生行政复议决定的期限、形式和送达

1. 卫生行政复议决定的期限

卫生行政复议机关应自受理之日起60日作出决定，法律规定行政复议期限少于60日的除外；情况复杂，不能在60日内作出决定的，经行政复议机关负责人批准，可以适当延长，但延长期限最多不能超过30日，并告知申请人。

2. 卫生行政复议决定的形式

卫生行政复议机关作出卫生行政复议决定后，应当制作书面文件。书面文件的形式是卫生行政复议决定书，该决定书应当加盖卫生行政复议机关的印章。

3. 卫生行政复议实行一局终局制

卫生行政复议决定书一经送达，立即发生法律效力。送达时间，可以是卫生行政复议

决定开始发生法律效力的起始时间，从那时起当事人就产生了履行义务。卫生行政复议决定书的送达，依照民事诉讼法关于送达的规定执行。

（七）卫生行政复议决定的执行

1. 被申请人执行卫生行政复议决定书的义务

卫生行政复议决定一旦作出，即对被申请人具有行政拘束力，被申请人必须按照卫生行政复议机关的要求及时履行卫生行政复议决定规定的义务。

2. 申请人执行卫生行政复议决定的规定

属于行政诉讼受案范围内的卫生行政复议决定，申请人如果持有异议，可以向法院提起行政诉讼，但诉讼期间不停止卫生行政复议决定的执行。对于不属于诉讼受案范围的卫生行政复议决定，申请人必须无条件执行。如果申请人超过了向法院起诉的法定期限，又不履行卫生行政复议决定，或者不履行最终裁决的卫生行政复议决定的，则可：

（1）维持具体行政行为的卫生行政复议决定，由作出具体行政行为的卫生行政机关依法强制执行，或者申请人民法院强制执行。

（2）变更具体行政行为的卫生行政复议决定，由作出卫生行政复议决定的行政机关依法强制执行，或者申请人民法院强制执行。

十一、卫生行政复议中的法律责任

卫生行政复议机关违反我国行政复议法的规定，不按规定转送或者非法转送申请材料，在卫生行政复议过程中徇私舞弊、渎职、失职的；被申请人违反规定不提出书面答复或者作出具体行政行为的证据、依据，和无正当理由拖延履行行政复议决定的；行政复议机关负责法制工作的机构不按规定作出复议决定、徇私舞弊、打击报复申请人的等，依法应当承担不利于自己的法律后果。

违反行政复议的法律责任主要有：降职、撤职、记过、记大过、开除等行政处分；构成犯罪的，依法追究刑事责任：

（一）卫生复议机关不按规定转送或者非法转送申请材料，或者在法定期限内不作出行政复议决定的，对直接负责的主管人员和其他直接责任人员，依法给予警告、记过、记大过的行政处分；经责令受理仍不受理或者不按规定转送行政复议申请，造成严重后果的，依法给予降职、撤职、开除的行政处分。

（二）行政复议机关工作人员在复议活动中，徇私舞弊或者有其他渎职、失职行为的，依法给予警告、记过、记大过的行政处分；情节严重的，依法给予降职、撤职、开除行政处分；构成犯罪的，依法追究刑事责任。

（三）被申请人违反我国《行政复议法》的规定，不提出书面答复或者作出具体行政行为的证据、依据，和无正当理由拖延履行行政复议决定，或者变相阻挠公民、法人或者其他组织依法申请行政复议的，对直接负责的主管人员和其他直接责任人员，依法给予警告、记过、记大过的行政处分；进行报复陷害的，依法给予降职、撤职、开除行政处分；构成犯罪的，依法追究刑事责任。

（四）被申请人不履行或者无正当理由拖延履行行政复议决定的，对直接负责的主管人员和其他直接责任人员，依法给予警告、记过、记大过的行政处分；经责令履行仍拒不履行的，依法给予降职、撤职、开除的行政处分。

（五）卫生行政机关负责法制工作的机构发现有无正当理由不予受理行政复议申请、不按照规定期限作出行政复议决定、徇私舞弊、对申请人打击报复或者不履行行政复议决定等情形的，应当向有关行政机关提出建议，有关行政机关应当依照《行政复议法》和有关法律、法规的规定作出处理。

第二节　赔　　偿

一、国家卫生赔偿的概念与特征

（一）国家卫生赔偿的概念

国家赔偿又称国家赔偿责任，是指国家机关及其工作人员违法行使职权，侵犯公民、法人和其他组织的合法权益造成损害，国家依照法律承担的赔偿责任。

国家卫生赔偿是指卫生行政机关及其工作人员违法行使职权，侵犯公民、法人和其他组织的合法权益造成损害，依照法律承担的赔偿责任。

（二）国家卫生赔偿的特征

国家卫生赔偿有以下特点：

1. 赔偿主体特定

国家卫生赔偿的主体是卫生行政机关及其工作人员。

2. 赔偿范围特定

是一种有限赔偿责任。国家赔偿法规定了国家赔偿的范围，也明确了国家不承担赔偿责任的各种情形，因此，国家卫生赔偿的赔偿范围是法定的。

3. 赔偿方式和标准制定

国家卫生赔偿的主要方式是支付赔偿金，但受侵害人也可以同时或单独请求赔偿义务机关采取恢复原状、返还财产、承认错误、赔礼道歉、恢复名誉、消除影响等其他赔偿形式。赔偿标准因侵犯的对象和程度的不同而变化，且赔偿数额有最高限制。

4. 赔偿程序多元

国家卫生赔偿的另一显著特点是赔偿程序多元，不仅行政赔偿和刑事赔偿适用不同的程序，而且同样是卫生行政赔偿，受害人可直接向赔偿义务机关提出，也可在卫生行政复议、卫生行政诉讼中一并提出，还可以单独提出。

5. 赔偿经费从国家财政中列支。

二、国家承担赔偿的归责原则和构成要件

（一）国家承担赔偿的归责原则

国家赔偿归责原则是指国家承担赔偿责任的依据和标准，即以何种标准判断国家应承担赔偿责任。归责原则的确定具有重要意义，它直接影响国家赔偿的构成要件、赔偿范围

的划定、赔偿程序的设计、举证责任的承担等。

《国家赔偿法》第二条明确规定："国家机关和国家机关工作人员行使职权，有本法规定的侵犯公民、法人和其他组织合法权益的情形，造成损害的，受害人有依照本法取得国家赔偿的权利。"此条规定明确了我国国家赔偿的归责原则是违法归责原则，即只要国家机关的职权行为违法侵害公民、法人或者其他组织合法权益，造成损害后果的就应当赔偿。因此，国家机关的职权行为只有违反国家赔偿法规定的侵犯公民、法人和其他组织合法权益，才承担赔偿责任；如果国家机关的职权行为不违法，即使给他人权益造成损害，也不由国家负责赔偿责任。

我国国家赔偿的归责原则采用违法归责原则的意义：

第一，违法归责原则是客观归责原则。根据违法归责原则，只要国家机关或国家机关工作人员执行职务的行为是法律所禁止的、受害人的权益是受法律保护的，一旦发生损害，则受害人无须证明行为人的主观状态，即可以要求国家承担赔偿责任，从而避免了确立主观过错和客观违法的双重责任标准，有利于明确责任主体。

第二，违法归责原则将国家赔偿与国家补偿严格区分开来，违法归责原则以行为主体执行职务的违法作为承担赔偿责任的前提，排除了对其合法行为造成的损害给予补偿的可能性，则有效地区分了国家赔偿责任与国家补偿责任。

第三，违法归责原则以国家机关及其工作人员执行职务的合法与否作为是否承担国家赔偿责任的标准，与依法治国、依法行政原则强调的职权法定、依程序行政等要求相一致，与行政诉讼法确定的行政行为合法性审查原则相统一。

由此可见，规定统一的违法归责原则是我国国家赔偿制度的主要特色之一。它符合我国国情，有利于有效的维护公民、法人和其他组织的合法权益，有利于国家赔偿制度及司法实践的发展。

（二）国家赔偿责任的构成要件

国家赔偿责任的构成要件是指国家承担赔偿责任所应具备的条件。一般情况下，构成国家赔偿责任必须具备损害事实、违法行为、因果关系、法律规定这四个构成要件。它们缺一不可，否则就不能承担国家赔偿责任。

1．损害事实的客观存在

损害事实的客观存在，是国家赔偿法律关系赖以发生的根据，无损害即无赔偿。这种损害必须是已经发生的和在现实中存在的，并且是对受法律保护的权益的损害。即一方面，国家赔偿要以相对人受到实际损害为前提，假象的或非现实的损害不能请求赔偿；另一方面，受到损害的权益必须是合法的，违法的权益受到损害不发生国家赔偿。如人民法院根据城建部门强制执行申请拆除违章建筑，违章建筑者就不得要求赔偿损失。

2．行为的违法性构成

国家赔偿责任的行为，必须是违反法律的行为，这里包括作为和不作为两种形式的违法行为。作为的违法行为是指法律禁止而国家机关工作人员在执行职务时实施了的行为；不作为的违法行为是指国家机关工作人员应当履行而没有履行法律规定的职责。如果造成相对人的财产或人身损害的行为是违法的，不论是作为还是不作为的违法行为，行为人

（国家机关或国家机关工作人员）都具备了对这项损害承担赔偿责任的要件之一：反之，如果行为人的行为是合法的，那么，即使这种行为造成了损害，行为人也不承担国家赔偿责任。当然，合法行为给相对人权益造成损害的，国家也要给予救济，但这种救济是补偿，而不是赔偿。如国家征用土地而给土地使用者一定的补偿等。

3. 违法行为与损害事实之间的因果关系

国家赔偿责任构成要件中的因果关系是指违法行为与损害事实之间的因果关系。在国家赔偿法律关系中，违法行为引起损害事实，这种引起与被引起的客观联系，就是违法行为与损害事实之间的因果关系。违法行为与损害事实之间存在着因果关系，行为人就具备了承担赔偿责任的要件之一；如果违法行为与损害事实之间无因果关系，就不承担赔偿责任。

4. 国家赔偿责任必须有法律规定

法律规定是国家赔偿的依据。国家赔偿法规定，公民、法人或者其他组织的合法权益受到国家机关或者国家机关工作人员违法行使职权侵犯造成损害的，有权请求赔偿。法律只规定行为人因违法行为行使职权行为给相对人的合法权益造成损害的，才承担国家赔偿责任。国家机关制定法律、法规、规章以及其他规范性文件的行为、民事行为、国家机关工作人员的非职务行为等给相对人合法权益造成损害的，只能构成其他损害赔偿责任，而不能构成国家赔偿责任。

三、卫生行政赔偿

（一）卫生行政赔偿概念与特征

1. 卫生行政赔偿概念

行政赔偿是指行政主体违法实施行政行为，侵犯相对人合法权益造成损害时由国家承担的一种赔偿责任。

卫生行政赔偿指卫生行政机关及其工作人员违法行使职权，侵犯相对人合法权益造成损害，依照法律承担的赔偿责任。

2. 卫生行政赔偿的特征

（1）卫生行政赔偿因卫生行政主体而引起　只有卫生行政主体才享有卫生行政权，才能实施卫生行政行为，才能构成卫生行政赔偿。而卫生行政主体是由卫生行政人员组成，卫生行政行为经卫生行政人员作出。因此，卫生行政主体应具体化为有关的卫生行政人员。没有卫生行政主体，就不能构成卫生行政赔偿。司法机关作为司法权主体，卫生行政人员作为公民等而引起的赔偿，都不是卫生行政赔偿。

（2）卫生行政赔偿因卫生行政行为而引起　只有卫生行政主体行使行政权、执行公务的行为，才能构成卫生行政赔偿。非卫生行政行为，如立法机关的立法行为、司法机关的司法行为，卫生行政机关的民事行为及卫生行政人员的个人行为等，均不能构成卫生行政赔偿。

（3）卫生行政赔偿因行政行为违法而引起　只有违法卫生行政行为才能构成卫生行政赔偿，合法卫生行政行为不构成卫生行政赔偿。卫生行政赔偿仅以客观上卫生行政行为违法为要件，而不以卫生行政主体主观上是否有过错为要件。

（4）卫生行政赔偿因合法权益造成损害而引起　卫生行政赔偿因卫生行政主体违法行政侵犯相对人合法权益并造成损害而引起。首先，卫生行政行为侵犯了相对人的合法权益。行政行为只有在违法侵犯了相对人合法权益即属于行政侵权行为时，才能构成卫生行政赔偿。如果侵犯的不是相对人的合法权益，则不能构成卫生行政赔偿；如果剥夺的是相对人的非法利益，也不能构成卫生行政赔偿；其次，行政侵权造成了实际损害，如果卫生行政行为未造成实际损害，如不举行听证，但未影响相对人实体权利义务的行政行为，或者该行政损害不是由该行政行为造成，如由于相对人本人过错造成，则不能构成卫生行政赔偿；最后，卫生行政赔偿责任由国家承担，行政主体由国家设立，其职能属国家职能，行政权也属国家权力，卫生行政主体及其卫生行政工作人员行使职权所实施的职务活动，是代表国家进行的，本质上是一种国家活动，因此，卫生行政主体违法实施行政行为，侵犯相对人合法权益并造成损害的，应由国家承担赔偿责任，并不是由卫生行政主体及其工作人员承担赔偿责任。但行政主体代表国家行政职权一样，卫生行政主体也是国家向受害人承担赔偿责任的代表即赔偿义务人。

（二）卫生行政赔偿的范围

《国家赔偿法》规定，卫生行政赔偿的范围，承担卫生行政赔偿责任的领域包括卫生行政机关侵犯人身权的行政赔偿和侵犯财产权的行政赔偿两大类。

1．卫生行政机关侵犯人身权的行政赔偿。卫生行政机关及其工作人员在行使职权时，根据《国家赔偿法》第3条规定，造成公民身体伤害或者死亡的其他违法行为，受害人有取得赔偿的权利。

2．卫生行政机关侵犯财产权的行政赔偿。依据《国家赔偿法》规定，卫生行政机关及其工作人员在行使职权时，有下列侵犯财产权情形之一的，受害人有取得赔偿的权利：①违法实施罚款、吊销许可证和执照、责令停产停业、没收财产等行政处罚的；②违法对财产采取查封、扣押、冻结等行政强制措施的；③违法征收、征用财产的；④造成财产损害的其他违法行为。

3．卫生行政机关不承担赔偿责任。《国家赔偿法》在明确规定行政机关承担侵犯人身权、财产权的行政赔偿责任的同时，规定了排除赔偿责任：①行政机关工作人员与行使职权无关的个人行为；②因公民、法人和其他组织自己的行为致使损害发生的；③法律规定的其他情形，如因民法通则第107条规定的“不可抗力”造成的损害。

（三）卫生行政赔偿请求人和赔偿义务机关

1．卫生行政赔偿请求人

卫生行政赔偿请求人，是指因卫生行政机关及其工作人员违法行使职权而遭受损害，有权请求国家予以赔偿的人。《国家赔偿法》规定，行政赔偿中，有权提出赔偿请求的人有以下几种：①受害的公民、法人和其他组织。②受害的公民死亡，其继承人和其他有抚养关系的亲属有权要求赔偿。③受害的法人或者其他组织终止的，其权利承受人有权要求赔偿。

2．卫生行政赔偿义务机关

为了保证受害人及时获得国家赔偿，确定不同行政机关应负的赔偿义务，《国家赔偿法》规定了赔偿的义务机关有：

1. 行政机关及其工作人员行使行政职权侵犯公民、法人和其他组织的合法权益造成损害的，该行政机关为赔偿义务机关。

2. 两个以上行政机关共同行使行政职权时侵犯公民、法人和其他组织的合法权益造成损害的，共同行使行政职权的行政机关为共同赔偿义务机关。

3. 法律、法规授权的组织在行使授予的行政权力时侵犯公民、法人和其他组织的合法权益造成损害的，被授权的组织为赔偿义务机关。

4. 受行政机关委托的组织或者个人在行使受委托的行政权力时侵犯公民、法人和其他组织的合法权益造成损害的，委托的行政机关为赔偿义务机关。

5. 赔偿义务机关被撤销的，继续行使其职权的行政机关为赔偿义务机关；没有继续行使其职权的行政机关的，撤销该赔偿义务机关的行政机关为赔偿义务机关。

6. 经复议机关复议的，最初造成侵权行为的行政机关为赔偿义务机关，但复议机关的复议决定加重损害的，复议机关对加重的部分履行赔偿义务。

卫生行政赔偿义务机关，是指依法履行赔偿义务、接受赔偿请求、支付赔偿费用、参加赔偿诉讼程序的卫生行政机关。

（四）卫生行政赔偿程序

卫生行政赔偿程序是指受害人提起赔偿请求以及赔偿义务机关履行赔偿的步骤、方法、顺序、形式、期限等要求。

1. 赔偿请求人提出赔偿请求

卫生行政赔偿程序首先应当由赔偿请求人先向赔偿义务机关提出，也可以在申请行政复议或者提起行政诉讼时一并提出。

根据行政诉讼法和国家赔偿法的规定，我国行政赔偿分为两种途径：一种是单独就赔偿问题向行政机关或人民法院提出；另一种是在行政复议、行政诉讼中一并提出。

（1）卫生行政赔偿请求的单独提出　其特点是，赔偿请求人首先向行政赔偿义务机关提出赔偿请求，在赔偿义务机关不予赔偿或赔偿请求人对赔偿数额有异议时，赔偿请求人才可以向上级机关申请复议或直接向法院提起诉讼。

（2）一并提出卫生行政赔偿请求　其特点是，赔偿请求人将确认卫生行政行为违法与要求赔偿两项要求合并提出，并要求并案审理。卫生复议机关或人民法院通常先确认卫生行政行为是否违法，然后再决定是否赔偿。

（3）允许提出数项赔偿请求　赔偿请求人根据受到的不同损害，可以同时提出数项赔偿请求。例如，行政机关违法行使职权，造成公民身体伤害的，可以请求赔偿医疗费和赔偿误工减少的收入：造成公民身体残疾并全部丧失劳动能力的，受害人还可以申请残疾赔偿金及由其抚养的人的生活费等等。

2. 卫生行政赔偿申请书。

赔偿请求人提出赔偿要求，首先应当递交赔偿申请书。申请书是赔偿请求人向赔偿义务机关提出赔偿请求的书面文书，也是赔偿义务机关审查赔偿请求、裁决赔偿内容、结果的根据。赔偿申请书包括以下内容：①受害人的姓名、性别、年龄、工作单位和住所，法人或其他组织的名称、住所，法定代表人或主要负责人的姓名、职务；②具体的请求、事实根据和理由；③申请的年、月、日。

赔偿申请书应当内容完整，符合法定形式，语言简明，字迹工整，便于赔偿义务机关审查处理。请求人书面申请确有困难的，可以委托他人代书；也可以口头申请，由赔偿义务机关记录。赔偿请求人不是受害人本人的，应当说明与受害人的关系，并提供相应证明。赔偿请求人当面递交申请书的，赔偿义务机关应当当场出具加盖本行政机关专用印章并注明收讫日期的书面凭证。

3. 卫生行政赔偿义务机关的受理

卫生行政赔偿义务机关收到申请书后，经审查认为符合赔偿条件的，应当在2个月内做出赔偿决定。逾期不予赔偿或者赔偿请求人对赔偿数额有异议的，赔偿请求人可以自期间届满之日起3个月内向人民法院提起诉讼。

4. 卫生行政赔偿诉讼

卫生行政赔偿诉讼是特殊的诉讼形式。它是人民法院根据赔偿请求人的诉讼请求，依照行政诉讼程序和国家赔偿的基本原则裁判赔偿争议的活动。①起诉条件：在单独提起赔偿诉讼时，要以行政赔偿义务机关先行处理为前提条件，在一并提起赔偿请求时，通常以行政复议或行政诉讼确认行政行为违法为赔偿先决条件。②诉讼当事人：赔偿诉讼以行政机关为诉讼被告，致害的公务员不是诉讼被告。③审理形式：赔偿诉讼不同于行政诉讼，赔偿可以适用调解。④证据规则：赔偿诉讼不完全采取“被告负举证责任”的原则，而参照民事诉讼的规定，要求赔偿请求人对其诉讼请求和主张负一定举证责任。

5. 卫生行政追偿程序

追偿又称为求偿，指卫生行政机关向赔偿请求人支付赔偿费用或履行赔偿义务后，依法责令有故意或重大过失的工作人员或受委托的组织或个人承担部分或者全部赔偿费用的制度。追偿制度既可以保证受害人及时得到赔偿，避免因公务员财力不足难以向受害人支付足额赔偿；又可以监督公务员依法行使职权，增加其责任心，并有利于减轻国家财政负担。追偿需满足两个条件：一是行政赔偿义务机关已经向受害人支付了赔偿金；二是公务员有故意或重大过失。

四、赔偿方式

（一）国家赔偿的方式

国家赔偿方式，是指国家对自己的侵权行为承担赔偿责任的各种方法。国家赔偿制度在于保障公民、法人和其他组织在权利受到侵害后得到救济，它既是受害人合法权益得到救济的具体补救方法，也是有权机关保护受害人权益的具体措施。

国家赔偿主要以支付赔偿金为方式；以返还财产、恢复原状以及恢复名誉、赔礼道歉、消除影响等方式为补充。

1. 金钱赔偿

金钱赔偿的适用，应当以不能返还财产或恢复原状为前提。即将受害人的各项损失折算成一定的金额，以金钱折抵受损害人的损失。如果采用其他方式更便捷易行，则适用其他赔偿方式。

2．返还财产

即国家机关将违法取得的财产（一般是指原物及其孳息物）返还给受害人。此种方式只能适用于物质损害，尤其是在物品失去控制的情况下，而且只有在比金钱赔偿更便捷时才适用。

3．恢复原状

即将被国家机关违法行为侵害的相对人的财产或权利恢复到受损害前的形状、性能或状态。此种方式只有在比金钱赔偿更便捷的情况下才能适用。

4．其他国家赔偿方式

国家机关违法行使职权限制或剥夺公民人身自由、侵犯公民人身权利，并在一定范围内造成对公民名誉权和荣誉权的损害的情况下，国家机关在纠正违法行为时，即恢复名誉、赔礼道歉、为受害人消除影响等赔偿方式。通常适用于。

（二）国家赔偿的计算标准

1．侵犯公民人身自由的赔偿计算标准

（1）侵犯公民人身自由的，每日的赔偿金按照国家上年度职工日平均工资计算。根据最高人民法院《关于贯彻执行〈中华人民共和国国家赔偿法〉几个问题的解释》第6条规定，这里所规定的“上年度”，应当指赔偿义务机关、复议机关、或者人民法院赔偿委员会做出赔偿决定时的上年度，复议机关、或者人民法院赔偿委员会维持原赔偿决定的，按做出原赔偿决定时的上年度执行。国家上年度职工的日平均工资数额，应当以职工年平均工资除以全年法定工作日数的方法计算。年平均工资以国家统计局公布的数字为准。

（2）侵犯公民生命健康权的赔偿计算标准　①国家机关造成公民身体伤害的，应当支付医疗费、护理费，以及赔偿因误工减少的收入。减少的收入每日的赔偿金按照国家上年度职工日平均工资计算，最高额为国家上年度职工年平均工资的五倍；②造成部分或者全部丧失劳动能力的，应当支付医疗费、护理费、残疾生活辅助具费、康复费等因残疾而增加的必要支出和继续治疗所必需的费用，以及残疾赔偿金。残疾赔偿金根据丧失劳动能力的程度，按照国家规定的伤残等级确定，最高不超过国家上年度职工年平均工资的二十倍。造成全部丧失劳动能力的，对其扶养的无劳动能力的人，还应当支付生活费；③造成死亡的，应当支付死亡赔偿金、丧葬费，总额为国家上年度职工年平均工资的二十倍。对死者生前扶养的无劳动能力的人，还应当支付生活费。被扶养的人是未成年人的，生活费给付至十八周岁止；其他无劳动能力的人，生活费给付至死亡时止。

致人精神损害的，应当在侵权行为影响的范围内，为受害人消除影响，恢复名誉，赔礼道歉；造成严重后果的，应当支付相应的精神损害抚慰金。

（3）侵犯财产权造成损害的赔偿计算标准　对侵犯公民、法人和其他组织的财产权造成损害的赔偿，是以赔偿直接损失为原则。所谓直接损失，是指侵权行为直接造成的已经发生的实际损失。侵犯财产权的具体赔偿标准是：

①处罚款、罚金、追缴、没收财产或者违法征收、征用财产的，返还财产；

②查封、扣押、冻结财产的，解除对财产的查封、扣押、冻结，造成财产损坏或者灭失的，依照规定赔偿；

③应当返还的财产损坏的，能够恢复原状的恢复原状，不能恢复原状的，按照损害程度给付相应的赔偿金；

④应当返还的财产灭失的，给付相应的赔偿金；

⑤财产已经拍卖或者变卖的，给付拍卖或者变卖所得的价款；变卖的价款明显低于财产价值的，应当支付相应的赔偿金；

⑥吊销许可证和执照、责令停产停业的，赔偿停产停业期间必要的经常性费用开支；

⑦返还执行的罚款或者罚金、追缴或者没收的金钱，解除冻结的存款或者汇款的，应当支付银行同期存款利息；

⑧对财产权造成其他损害的，按照直接损失给予赔偿。

（三）国家赔偿费用和赔偿请求时效

1. 国家赔偿费用

国家赔偿费用列入各级财政预算，各级财产分级预算是指各级政府在每年编制预算时，国家赔偿费用作为一项固定支出列入预算计划。国务院及所属部门的赔偿费用，由中央财政支出；省级政府及其所属部门的赔偿费用，由省级财政支出；县级政府的赔偿费用，由县级政府支出。

2. 国家赔偿请求时效

国家赔偿请求时效，请求国家赔偿的时效为2年，如果请求权人在该法定期间内不请求赔偿，即丧失依照法定程序取得赔偿的权利。自其知道或者应当知道国家机关及其工作人员行使职权时的行为侵犯其人身权、财产权之日起计算，但被羁押等限制人身自由期间不计算在内。在申请行政复议或者提起行政诉讼时一并提出赔偿请求的，适用行政复议法、行政诉讼法有关时效的规定。赔偿请求人在赔偿请求时效的最后六个月内，因不可抗力或者其他障碍不能行使请求权的，时效中止。从中止时效的原因消除之日起，赔偿请求时效期间继续计算。

（四）申请国家赔偿免缴费用和税金

赔偿请求人要求国家赔偿的，赔偿义务机关、复议机关和人民法院不得向赔偿请求人收取案件受理费、勘验费、鉴定费等一切费用，该费用均由赔偿义务机关、复议机关和人民法院自行负担。同时，国家对赔偿请求人取得的赔偿金不予征税，即赔偿请求人获得的赔偿金不用缴纳任何税款。

（李冀宁）

思 考 题

1. 什么是卫生行政复议？卫生行政复议有何特征？
2. 卫生行政复议原则是什么？
3. 卫生行政复议有哪些程序？
4. 国家赔偿承担的构成要件是什么？
5. 什么是卫生行政赔偿？

第三编　公共卫生服务体系

第九章　疾病预防与控制法律制度

提要　随着传染病、职业病、地方病、性病、艾滋病、慢性非传染性疾病和国境卫生检验检疫等疾病预防控制法律法规的完善，我国疾病预防与控制法律体系已初步建立，我国疾病预防与控制工作基本实现有法可依，走上了法制化管理的轨道。

重点　我国疾病预防控制法律体系建设；传染病分类管理、通报、报告和控制制度；职业病；职业病危害前期预防；出入境检疫方法；检疫传染病人及染疫嫌疑人管理措施；地方病的防治；艾滋病的检测管理。

第一节　疾病预防与控制法律制度概述

一、疾病预防控制概述

（一）从卫生防疫到疾病预防控制

建国初期，威胁我国人民健康的疾病主要是急、慢性传染病、寄生虫病和地方病。经过几十年的努力奋斗，我国卫生防疫工作取得了举世公认的成就，传染病防治工作成绩尤为突出。天花已经消灭，霍乱、鼠疫未再流行，黑热病、回归热基本消灭，脊髓灰质炎正在消灭；由于计划免疫的实施，许多传染病如麻疹、白喉、百日咳、流行性脑脊髓膜炎、流行性乙型脑炎等发病率明显下降。从全国部分城市和县的人口疾病构成和死亡构成看，急性传染病已由建国初期的第一、二位下降到七、八位。

长期以来，我国将以防治传染病为主要内容的工作称之为“卫生防疫”。“卫生防疫”中的“卫生”，系指公共卫生，俗称“五大卫生”，即环境卫生、劳动卫生、食品卫生、学校卫生和放射卫生。“防疫”的“疫”，则指流行性传染病，“防疫”就是防治传染病。随着社会经济发展、科学技术进步和人民生活水平的提高，特别是改革开放30多年卫生工作的巨大进步，我国大部分城市人口的疾病构成和死亡构成表明，心脑血管疾病、肿瘤、糖尿病、牙病以及意外伤害和自然灾害致病，已逐渐成为危害人民健康的主要疾病和死因。职业病以及由于环境污染所致的公害病正日益受到重视。医学模式已由单纯的生物医学模式转变为生物—心理—社会医学模式，单纯防治生物性因素所致传染病的卫生防疫工作，正在被注入许多新的内容，并不断扩大其综合性、社会性预防保健范围，以适应广大人民群众日益增长的卫生保健需求。以防治传染病为主要内容的卫生防疫工作，被“疾病预防控制”工作所取代。这不仅表明我国卫生工作的巨大变革和进步，而且也与国际和发达国家接轨。随着当前卫生事业改革的不断深化，我国的卫生防疫体制也适时地改变为卫生监督和疾病预防控制体制，各级卫生监督机构和疾病预防控制中心正在组建与逐步完善。

（二）疾病预防控制的对象和特点

疾病预防控制工作的对象，包括急、慢性传染病，职业病，地方病以及各种在人群中发生较多的慢性非传染性疾病，如糖尿病、脑血管病、心血管病、肿瘤、呼吸系统疾病、等；也包括因环境污染所致公害病、自然灾害所致疾病；还包括现代社会常见的心理疾病、意外损伤和中毒等。目前，我国每年约860万死亡人口中，80%死于 慢性病。与1998年相比，2008年糖尿病、高血压分别增加了2.3倍和1.6倍，脑卒中和癌症增加了43%。2005年我国居民疾病经济负担中慢性病所占的比例为65%，相当于当年GTP的8.4%。

当前疾病预防与控制的基本特点是：

（1）以生物因素为主的急慢性传染病、寄生虫病、地方病等，虽然其发病率和死亡率已大幅度下降，但由于我国幅员辽阔，各地区经济发展不平衡，人口流动增大等因素，仍有局部暴发流行的可能，“防疫”工作仍然任重而道远。

（2）人群死亡率下降，平均期望寿命延长，社会人口老龄化，慢性疾病因积累效应增强。慢性非传染性疾病易感人群大幅度上升，都会导致慢性非传染性疾病发病率、死亡率相对上升。

（3）随着社会经济发展，工业化和城市化进程加快，一些导致非传染性疾病的危害因素增加，如环境污染，快节奏的紧张工作和激烈竞争带来的心理负荷增加，不良生活方式与行为如吸烟、酗酒、药物依赖、性乱等，再加上人们的体力活动和运动减少，膳食结构不合理（如高盐、高糖、高脂肪）等，也使慢性疾病增多。

（4）对慢性非传染性疾病重治轻防的传统观念，市场经济中广告效应的误导以及缺乏正确有效的健康教育，都会延误慢性疾病的防治时机和效果，在客观上给疾病预防与控制提出了新的课题。慢性非传染性疾病的病因多元化，即多因多果的关系，也为其防治增加了难度。

防治慢性非传染性疾病，不同于防治传染病。其病因复杂，致病潜伏期长，一旦发病，通常病程长，预后差，易复发，并伴有严重的并发症。不仅医疗费用昂贵，严重影响病人的生命和生活质量，给国家、社会和家庭带来沉重的负担。因此预防控制慢性非传染性疾病已成为我国一个新的疾病预防与控制问题。

二、疾病预防控制法律制度

疾病预防控制法律是调整在预防、控制和消除传染病、地方病、职业病、公害病以及慢性非传染性疾病，保障人体生命健康活动中产生的各种社会关系的法律规范的总和。

建国以后，党和政府及时提出了“预防为主”的卫生工作方针，组建了全国卫生防疫体系，开展了全国性爱国卫生运动，颁布了有关卫生防疫规范性文件。党的十一届三中全会以后，疾病预防控制的法制建设大大加快，制定了一系列的法律、法规和规章。

（一）传染病防治法律制度

为了防治传染病以及防止传染病的传入与传出，1986 年 12 月 3 日第六届全国人大常委会第 18 次会议通过了《中华人民共和国国境卫生检疫法》，1989 年 3 月 16 日由卫生部发布了《国境卫生检疫实施细则》。第七届全国人大常委会第 6 次会议通过了《传染病防治法》。

为加强对鼠疫自然疫源地的卫生管理，预防控制艾滋病、性病的传播，卫生部与有关部门先后发布了《鼠疫地区猎捕和处理旱獭卫生管理办法》（1993 年 3 月）、《艾滋病监测管理的若干规定》（1988 年 1 月）、《性病管理办法》（1991 年 8 月）。

为加强结核病防治管理工作，卫生部于 1991 年 9 月制定了《结核病防治管理办法》，还发布有关防治传染病的部门规章，如《消毒管理办法》（1992 年 3 月）、《预防用生物制剂供应管理办法》（1994 年 9 月）等。

（二）职业病防治法律制度

为加强职业病防治工作，第九届全国人大常委会第 24 次会议于 2001 年 10 月 27 日通过了《职业病防治法》，自 2002 年 5 月 1 日起施行。为了防治尘肺病，国务院于 1987 年 12 月 3 日发布《尘肺病防治条例》。卫生部会同劳动人事部于 1987 年发布《乡镇企业劳动卫生管理办法》。卫生部还先后发布了《职业病诊断管理办法》（1984 年 3 月）、职业病范围和职业病患者处理办法的规定（1987 年 11 月）等部门规章。

（三）地方病防治法律制度

国务院于 1994 年 8 月 23 日发布《食盐加碘消除碘缺乏危害管理条例》。卫生部先后发布《关于进一步加强地方病防治工作的几点意见》（1988 年 9 月）、《全国血吸虫防治规划（1987—1990）》（1987 年 10 月）、《全国麻风病防治管理条例》（1988 年 9 月）、《防治布氏杆菌病暂行办法》（1980 年 1 月）、《改水防治地方性氟中毒暂行办法》（1983 年 5 月）等。

（四）预防控制慢性非传染性疾病和指导政策

预防和减少非传染性疾病的主要政策是，掌握发病情况和发病规律，制定相应的防治规划，适时制订有利于预防疾病和降低危害因素的法规和指导政策，如烟草控制、公共场所禁烟、保护生态环境、合理营养与膳食结构、全民健身运动、健康教育与健康促进、公众传媒的健康传播等等。

预防控制慢病的基本对策是，随着社区医疗卫生服务的建立和健全，积极开展三级预防，推进社区综合干预活动和综合防治，如改变不良生活习惯和行为方式、合理平衡膳食、适当运动、提倡全民健身体操、减少心理紧张、进行全面健康教育和健康促进活动，逐步建立全国慢性病防治体系，完善以个人为中心，家庭为单位，社区为范畴的预防、保健、治疗、康复一体化的社区卫生服务网络，动员全社会居民积极参与，形成有效的全社区综合预防运行机制。

第二节 传染病防治法

一、传染病防治法律制度概述

（一）传染病防治法的概念

传染病防治法是调整预防、控制和消除传染病的发生和流行，保障人体健康活动中产生的各种社会关系的法律法规的总和。传染病具有传染性、流行性和反复性等特点，因而发病率高，对人体健康和生命威胁巨大。历史上，传染病是影响我国人民健康的主要因素之一。建国后，党和政府采取一系列综合性措施，大力开展传染病防治工作，取得了举世瞩目的成绩。但，由于我国幅员辽阔，人口众多，各地的经济、文化、卫生水平发展不平衡，因而传染病对人民群众的危害依然存在，一些已趋消灭的传染病有所复发，某些已被控制的传染病又在活化，一些新的传染病开始传入我国。我国传染病防治工作任务依然非常艰巨。为更好地预防、控制和消灭各类传染病的发生和流行，保障人民身体健康，促进社会经济发展，在总结建国以来传染病防治工作经验的基础上，全国七届人大常委会 6 次会议于 1989 年 2 月 21 日通过了《中华人民共和国传染病防治法》，同年 9 月 1 日开始施行。1991 年 12 月 6 日，经国务院批准，卫生部发布了《中华人民共和国传染病防治法实施办法》。《传染病防治法》及其《实施办法》使我国的传染病防治工作走上了法制化轨道。2004 年 8 月 28 日十届全国人大常委会 11 次会议又修订了《中华人民共和国传染病防治法》，自 2004 年 12 月 1 日起施行。

（二）传染病防治法的适用范围

中华人民共和国领域内的一切单位和个人，必须接受疾病预防控制机构、医疗机构有关传染病的调查、检验、采集样本、隔离治疗等预防控制措施，如实提供有关情况。“一切单位和个人”，既包括我国的一切机关、团体、企事业单位，和我国领域内的驻华机构、外资企业、中外合资、中外合作企业等单位；既包括中国人，也包括在我国境内的外国国籍和无国籍等一切自然人。根据我国法律法规规定和国际惯例，所有驻中国的外国使、领馆人员必须遵守我国传染病防治法的规定，没有传染病防治方面的豁免权。

（三）法定传染病分类管理的法律规定

根据传染病的危害程度和应采取的监督、监测、管理措施，参照国际上统一分类标准，结合我国的实际情况，将全国发病率较高、流行面较大、危害严重的 37 种急性和慢性传染病列为法定管理传染病，并根据其传播方式、速度及其对人类危害程度分为甲、乙、丙三类：

1. 甲类传染病：鼠疫、霍乱。

2. 乙类传染病：传染性非典型肺炎、艾滋病、病毒性肝炎、脊髓灰质炎、人感染高致病性禽流感、麻疹、流行性出血热、狂犬病、流行性乙型脑炎、登革热、炭疽、细菌性和阿米巴性痢疾、肺结核、伤寒和副伤寒、流行性脑脊髓膜炎、百日咳、白喉、新生儿破伤风、猩红热、布鲁氏菌病、淋病、梅毒、钩端螺旋体病、血吸虫病、疟疾。

3. 丙类传染病：流行性感冒、流行性腮腺炎、风疹、急性出血性结膜炎、麻风病、流行性和地方性斑疹伤寒、黑热病、包虫病、丝虫病，除霍乱、细菌性和阿米巴性痢疾、伤寒和副伤寒以外的感染性腹泻病。

上述规定以外的其他传染病，根据其暴发、流行情况和危害程度，需要列入乙类、丙类传染病的，由国务院卫生行政部门决定并予以公布。

对乙类传染病中传染性非典型肺炎、炭疽中的肺炭疽和人感染高致病性禽流感，采取本法所称甲类传染病的预防、控制措施。其他乙类传染病和突发原因不明的传染病需要采取本法所称甲类传染病的预防、控制措施的，由国务院卫生行政部门及时报经国务院批准后予以公布、实施。省、自治区、直辖市人民政府对本行政区域内常见、多发的其他地方性传染病，可以根据情况，决定按照乙类或者丙类传染病管理并予以公布，报国务院卫生行政部门备案。

（四）各级各部门及个人在传染病防治方面的职责、权利与义务的法律制度

各级人民政府领导传染病防治工作，县级以上人民政府制定传染病防治规划并组织实施，建立健全传染病防治的疾病预防控制、医疗救治和监督管理体系。国务院卫生行政部门主管全国传染病防治及其监督管理工作，县级以上地方人民政府卫生行政部门负责本行政区域内的传染病防治及其 监督管理工作。各级疾病预防控制机构承担传染病监测、预测、流行病学调查、疫情报告以及其他预防、控制工作。医疗机构承担与医疗救治有关的传染病防治工作和责任区域内的传染病预防工作。

国家支持和鼓励单位和个人参与传染病防治工作。对在传染病防治工作中做出显著成绩和贡献的单位和个人，给予表彰和奖励。对因参与传染病防治工作致病、致残、死亡的人员，按照有关规定给予补助、抚恤。在中华人民共和国领域内的一切单位和个人，必须接受疾病预防控制机构、医疗机构有关传染病的调查、检验、采集样本、隔离治疗等预防、控制措施，如实提供有关情况。疾病预防控制机构、医疗机构不得泄露涉及个人隐私的有关信息、资料。

卫生行政部门以及其他有关部门、疾病预防控制机构和医疗机构因违法实施行政管理或者预防、控制措施，侵犯单位和个人合法权益的，有关单位和个人可以依法申请行政复议或者提起诉讼。

二、传染病预防控制法律规定

（一）传染病的社会综合卫生预防法律制度

1. 开展卫生宣传教育

各级人民政府组织开展群众性卫生活动，进行预防传染病的健康教育，倡导文明健康的生活方式，提高公众对传染病的防治意识和应对能力，加强环境卫生建设，消除鼠害和蚊、蝇等病媒生物的危害。

2. 做好计划免疫工作

计划免疫是根据疫情监测和人群免疫状况分析，按照规定的免疫程序实施免疫接种。国家实行有计划的预防接种制度，有计划地进行人群预防接种。国务院卫生行政部门和省、自治区、直辖市人民政府卫生行政部门，根据传染病预防、控制的需要，制定传染病预防接种规划并组织实施。

3. 各级各部门各司其责，预防传染病

各级人民政府农业、水利、林业行政部门按照职责分工负责指导和组织消除农田、湖区、河流、牧场、林区的鼠害与血吸虫危害，以及其他传播传染病的动物和病媒生物的危害；铁路、交通、民用航空行政部门负责组织消除交通工具以及相关场所的鼠害和蚊、蝇等病媒生物的危害；地方各级人民政府应当有计划地建设和改造公共卫生设施，改善饮用水卫生条件，对污水、污物、粪便进行无害化处置；县级以上地方人民政府应当制定传染病预防、控制预案，报上一级人民政府备案。

医疗机构必须严格执行国务院卫生行政部门规定的管理制度、操作规范，防止传染病的医源性感染和医院感染；疾病预防控制机构、医疗机构的实验室和从事病原微生物实验的单位，应当符合国家规定的条件和技术标准，建立严格的监督管理制度，对传染病病原体样本按照规定的措施实行严格监督管理，严防传染病病原体的实验室感染和病原微生物的扩散；采供血机构、生物制品生产单位必须严格执行国家有关规定，保证血液、血液制品的质量。禁止非法采集血液或者组织他人出卖血液。

各级人民政府应当加强艾滋病的防治工作，采取预防、控制措施，防止艾滋病的传播。

县级以上人民政府农业、林业行政部门以及其他有关部门，依据各自的职责负责与人畜共患传染病有关的动物传染病的防治管理工作。

4. 国家建立传染病监测制度和预警制度

国务院卫生行政部门制定国家传染病监测规划和方案，省、自治区、直辖市人民政府卫生行政部门根据国家传染病监测规划和方案，制定本行政区域的传染病监测计划和工作方案；各级疾病预防控制机构对传染病的发生、流行以及影响其发生、流行的因素，进行监测；对国外发生、国内尚未发生的传染病或者国内新发生的传染病，进行监测。

国务院卫生行政部门和省、自治区、直辖市人民政府根据传染病发生、流行趋势的预测，及时发出传染病预警，根据情况予以公布。

5. 严格遵守各项卫生制度

（1）健康检查制度　传染病病人、病原携带者和疑似传染病病人，在治愈或者排除嫌疑前，不得从事法律、行政法规和国务院卫生行政部门规定禁止从事的易使该传染病扩散的工作。但国家和社会应当关心、帮助传染病病人、病原携带者和疑似传染病病人，使其得到及时救治。任何单位和个人不得歧视传染病病人、病原携带者和疑似传染病病人。

（2）消毒管理制度　消毒是采用物理或化学方法以消除或杀灭环境中的病原体，是切断传染病传播途径的重要工作。对被传染病病原体污染的污水、污物、场所和物品，有关单位和个人必须在疾病预防控制机构的指导下或者按照其提出的卫生要求，进行严格消毒处理；拒绝消毒处理的，由当地卫生行政部门或者疾病预防控制机构进行强制消毒处理。疾病预防控制机构、医疗机构的实验室和从事病原微生物实验的单位，必须严格执行卫生行政部门规定的消毒隔离制度和技术规范，严防传染病病原体的实验室感染和病原微生物的扩散。

用于传染病防治的消毒产品、饮用水供水单位供应的饮用水和涉及饮用水卫生安全的产品，应当符合国家卫生标准和卫生规范。饮用水供水单位从事生产或者供应活动，应当依法取得卫生许可证。生产用于传染病防治的消毒产品的单位和生产用于传染病防治的消毒产品，应当经省级以上人民政府卫生行政部门审批。

（3）菌种、毒种管理制度　国家建立传染病菌种、毒种库，对传染病菌种、毒种和传染病检测样本的采集、保藏、携带、运输和使用实行分类管理，建立健全严格的管理制度。对可能导致甲类传染病传播的以及国务院卫生行政部门规定的菌种、毒种和传染病检测样本，确需采集、保藏、携带、运输和使用的，须经省级以上人民政府卫生行政部门批准。

（4）自然疫源地建设项目的卫生调查制度　在国家确认的自然疫源地计划兴建水利、交通、旅游、能源等大型建设项目的，应当事先由省级以上疾病预防控制机构对施工环境进行卫生调查。建设单位应当根据疾病预防控制机构的意见，采取必要的传染病预防、控制措施。施工期间，建设单位应当设专人负责工地上的卫生防疫工作。工程竣工后，疾病预防控制机构应当对可能发生的传染病进行监测。

（二）传染病通报、报告和公布的法律制度

1. 疫情报告

（1）任何单位和个人在发现传染病病人或者疑似传染病病人时，应当及时向附近的疾病预防控制机构或者医疗机构报告。疾病预防控制机构、医疗机构和采供血机构及其执行职务的人员及其人员发现本法规定的传染病疫情或者发现其他传染病暴发、流行以及突发原因不明的传染病时，应当遵循疫情报告属地管理原则，按照国务院规定的或者国务院卫生行政部门规定的内容、程序、方式和时限报告。

军队医疗机构向社会公众提供医疗服务，发现传染病疫情时，应当按照国务院卫生行政部门的规定报告。港口、机场、铁路疾病预防控制机构以及国境卫生检疫机关发现甲类传染病病人、病原携带者、疑似传染病病人时，应当按照国家有关规定立即向国境口岸所在地的疾病预防控制机构或者所在地县级以上地方人民政府卫生行政部门报告并互相通报。

（2）疾病预防控制机构应当设立或者指定专门的部门、人员负责传染病疫情信息管理工作，主动收集、分析、调查、核实传染病疫情信息。接到甲类、乙类传染病疫情报告或者发现传染病暴发、流行时，应当立即报告当地卫生行政部门，由当地卫生行政部门立即报告当地人民政府，同时报告上级卫生行政部门和国务院卫生行政部门。

（3）责任报告单位对甲类传染病、传染性非典型肺炎和乙类传染病中艾滋病、肺炭疽、脊髓灰质炎的病人、病原携带者或疑似病人，城镇应于 2 小时内、农村应于 6 小时内通过传染病疫情监测信息系统进行报告。

对其他乙类传染病病人、疑似病人和伤寒副伤寒、痢疾、梅毒、淋病、乙型肝炎、白喉、疟疾的病原携带者，城镇应于6小时内、农村应于12小时内通过传染病疫情监测信息系统进行报告。

对丙类传染病和其他传染病，应当在24小时内通过传染病疫情监测信息系统进行报告。

2. 疫情的通报和公布

（1）县级以上地方人民政府卫生行政部门应当及时向本行政区域内的疾病预防控制机构和医疗机构通报传染病疫情以及监测、预警的相关信息。接到通报的疾病预防控制机构和医疗机构应当及时告知本单位的有关人员。国务院卫生行政部门应当及时向国务院其他有关部门和各省、自治区、直辖市人民政府卫生行政部门通报全国传染病疫情以及监测、预警的相关信息。毗邻的以及相关的地方人民政府卫生行政部门，应当及时互相通报本行政区域的传染病疫情以及监测、预警的相关信息。县级以上人民政府有关部门发现传染病疫情时，应当及时向同级人民政府卫生行政部门通报。中国人民解放军卫生主管部门发现传染病疫情时，应当向国务院卫生行政部门通报。动物防疫机构和疾病预防控制机构，应当及时互相通报动物间和人间发生的人畜共患传染病疫情以及相关信息。

（2）国家建立传染病疫情信息公布制度，国务院卫生行政部门定期公布全国传染病疫情信息。省、自治区、直辖市人民政府卫生行政部门定期公布本行政区域的传染病疫情信息。传染病暴发、流行时，国务院卫生行政部门负责向社会公布传染病疫情信息，并可以授权省、自治区、直辖市人民政府卫生行政部门向社会公布本行政区域的传染病疫情信息。

传染病疫情的通报和公布，是传染病防治管理工作中的重要组成部分。公布和通报传染病疫情，能够加强部门之间的信息沟通，促进国际间的交流与合作，对预防与控制传染病的发生与流行起着极为重要的作用，同时，能够教育和发动广大群众提高对传染病的警惕性，增强个人和群体的防护意识，对外及时公布疫情也是我国作为WHO成员国必须承担的国际义务。

（三）传染病控制的法律制度

传染病控制是指传染病发生和暴发流行时，为了阻止传染病的扩散和蔓延而采取的措施。

1. 一般性控制措施

（1）医疗机构发现甲类传染病时，应当及时采取的措施　对病人、病原携带者，予以隔离治疗，隔离期限根据医学检查结果确定；对疑似病人，确诊前在指定场所单独隔离治疗；对医疗机构内的病人、病原携带者、疑似病人的密切接触者，在指定场所进行医学观察和采取其他必要的预防措施。拒绝隔离治疗或者隔离期未满擅自脱离隔离治疗的，可以由公安机关协助医疗机构采取强制隔离治疗措施。发现乙类或者丙类传染病病人，应当根据病情采取必要的治疗和控制传播措施。医疗机构对本单位内被传染病病原体污染的场所、物品以及医疗废物，必须依照法律、法规的规定实施消毒和无害化处置。

（2）疾病预防控制机构发现传染病疫情或者接到传染病疫情报告时，应当及时采取的措施　对传染病疫情进行流行病学调查，根据调查情况提出划定疫点、疫区的建议，对被污染的场所进行卫生处理，对密切接触者，在指定场所进行医学观察和采取其他必要的预防措施，并向卫生行政部门提出疫情控制方案；传染病暴发、流行时，对疫点、疫区进行卫生处理，向卫生行政部门提出疫情控制方案，并按照卫生行政部门的要求采取措施；指导下级疾病预防控制机构实施传染病预防、控制措施，组织、指导有关单位对传染病疫情的处理。

（3）对已经发生甲类传染病病例的场所或者该场所内的特定区域的人员，所在地的县级以上地方人民政府可以实施隔离措施，并同时向上一级人民政府报告，接到报告的上级人民政府应当即时作出是否批准的决定。上级人民政府作出不予批准决定的，实施隔离措施的人民政府应当立即解除隔离措施。

在隔离期间，实施隔离措施的人民政府应当对被隔离人员提供生活保障，被隔离人员有工作单位的，所在单位不得停止支付其隔离期间的工作报酬。隔离措施的解除，由原决定机关决定并宣布。

2．紧急措施

传染病暴发、流行时，县级以上地方人民政府应当立即组织力量，按照预防、控制预案进行防治，切断传染病的传播途径，必要时，报经上一级人民政府决定，可以采取下列紧急措施并予以公告：

（1）限制或者停止集市、影剧院演出或者其他人群聚集的活动；

（2）停工、停业、停课；

（3）封闭或者封存被传染病病原体污染的公共饮用水源、食品以及相关物品；

（4）控制或者扑杀染疫野生动物、家畜家禽；

（5）封闭可能造成传染病扩散的场所。

上级人民政府接到下级人民政府关于采取前款所列紧急措施的报告时，应当及时作出决定。

紧急措施的解除，由原决定机关决定并宣布。

3．疫区封锁

疫区是指传染病在人群中暴发、流行，其病原体向周围播散时所能波及的地区。疫区封锁就是限制疫区与非疫区之间的各种形式的交往。甲类、乙类传染病暴发、流行时，县级以上地方人民政府报经上一级人民政府决定，可以宣布本行政区域部分或者全部为疫区；国务院可以决定并宣布跨省、自治区、直辖市的疫区。县级以上地方人民政府可以在疫区内采取本法第四十二条规定的紧急措施，并可以对出入疫区的人员、物资和交通工具实施卫生检疫。

省、自治区、直辖市人民政府可以决定对本行政区域内的甲类传染病疫区实施封锁；但是，封锁大、中城市的疫区或者封锁跨省、自治区、直辖市的疫区，以及封锁疫区导致中断干线交通或者封锁国境的，由国务院决定。疫区封锁的解除，由原决定机关决定并宣布。

4．其他措施

发生甲类传染病时，为了防止该传染病通过交通工具及其乘运的人员、物资传播，可以实施交通卫生检疫。

传染病暴发、流行时，根据传染病疫情控制的需要，国务院有权在全国范围或者跨省、自治区、直辖市范围内，县级以上地方人民政府有权在本行政区域内紧急调集人员或者调用储备物资，临时征用房屋、交通工具以及相关设施、设备。紧急调集人员的，应当按照规定给予合理报酬。临时征用房屋、交通工具以及相关设施、设备的，应当依法给予补偿，能返还的，应当及时返还。药品和医疗器械生产、供应单位应当及时生产、供应防治传染病的药品和医疗器械。铁路、交通、民用航空经营单位必须优先运送处理传染病疫情的人员以及防治传染病的药品和医疗器械。县级以上人民政府有关部门应当做好组织协调工作。

患甲类传染病、炭疽死亡的，应当将尸体立即进行卫生处理，就近火化。患其他传染病死亡的，必要时，应当将尸体进行卫生处理后火化或者按照规定深埋。为了查找传染病病因，医疗机构在必要时可以按照国务院卫生行政部门的规定，对传染病病人尸体或者疑似传染病病人尸体进行解剖查验，并应当告知死者家属。发生传染病疫情时，疾病预防控制机构和省级以上人民政府卫生行政部门指派的其他与传染病有关的专业技术机构，可以进入传染病疫点、疫区进行调查、采集样本、技术分析和检验。

疫区中被传染病病原体污染或者可能被传染病病原体污染的物品，经消毒可以使用的，应当在当地疾病预防控制机构的指导下，进行消毒处理后，方可使用、出售和运输。

三、传染病医疗救治的法律规定

（一）传染病医疗救治体系的建设

县级以上人民政府应当加强和完善传染病医疗救治服务网络的建设，指定具备传染病救治条件和能力的医疗机构承担传染病救治任务，或者根据传染病救治需要设置传染病医院；医疗机构的基本标准、建筑设计和服务流程，应当符合预防传染病医院感染的要求；医疗机构应当按照国务院卫生行政部门规定的传染病诊断标准和治疗要求，采取相应措施，提高传染病医疗救治能力。

（二）医疗机构的职责

医疗机构应当对传染病病人或者疑似传染病病人提供医疗救护、现场救援和接诊治疗，书写病历记录以及其他有关资料，并妥善保管；医疗机构应当实行传染病预检、分诊制度；对传染病病人、疑似传染病病人，应当引导至相对隔离的分诊点进行初诊。医疗机构不具备相应救治能力的，应当将患者及其病历记录复印件一并转至具备相应救治能力的医疗机构。

四、传染病监督的法律规定

（一）传染病防治监督管理的执法主体及其职责

县级以上人民政府卫生行政部门履行对传染病防治工作监督检查职责：

1．对下级人民政府卫生行政部门履行本法规定的传染病防治职责进行监督检查；

2．对疾病预防控制机构、医疗机构的传染病防治工作进行监督检查；

3．对采供血机构的采供血活动进行监督检查；

4. 对用于传染病防治的消毒产品及其生产单位进行监督检查，并对饮用水供水单位从事生产或者供应活动以及涉及饮用水卫生安全的产品进行监督检查；

5. 对传染病菌种、毒种和传染病检测样本的采集、保藏、携带、运输、使用进行监督检查；

6. 对公共场所和有关单位的卫生条件和传染病预防、控制措施进行监督检查。

省级以上人民政府卫生行政部门负责组织对传染病防治重大事项的处理。县级以上人民政府卫生行政部门在履行监督检查职责时，有权进入被检查单位和传染病疫情发生现场调查取证，查阅或者复制有关的资料和采集样本。被检查单位应当予以配合，不得拒绝、阻挠。

县级以上地方人民政府卫生行政部门在履行监督检查职责时，发现被传染病病原体污染的公共饮用水源、食品以及相关物品，如不及时采取控制措施可能导致传染病传播、流行的，可以采取封闭公共饮用水源、封存食品以及相关物品或者暂停销售的临时控制措施，并予以检验或者进行消毒。经检验，属于被污染的食品，应当予以销毁；对未被污染的食品或者经消毒后可以使用的物品，应当解除控制措施。

（二）卫生行政部门及其工作人员的职责

卫生行政部门在传染病防治执法过程中要求做到：

1. 卫生行政部门工作人员依法执行职务时，应当不少于两人，并出示执法证件，填写卫生执法文书。卫生执法文书经核对无误后，应当由卫生执法人员和当事人签名。当事人拒绝签名的，卫生执法人员应当注明情况；

2. 卫生行政部门应当依法建立健全内部监督制度，对其工作人员依据法定职权和程序履行职责的情况进行监督；

3. 上级卫生行政部门发现下级卫生行政部门不及时处理职责范围内的事项或者不履行职责的，应当责令纠正或者直接予以处理；

4. 卫生行政部门及其工作人员履行职责，应当自觉接受社会和公民的监督。单位和个人有权向上级人民政府及其卫生行政部门举报违反本法的行为。接到举报的有关人民政府或者其卫生行政部门，应当及时调查处理。

五、传染病防治保障措施的法律规定

国家将传染病防治工作纳入国民经济和社会发展计划，县级以上地方人民政府将传染病防治工作纳入本行政区域的国民经济和社会发展计划。

（一）经费保障

县级以上地方人民政府按照本级政府职责负责本行政区域内传染病预防、控制、监督工作的日常经费；国务院卫生行政部门会同国务院有关部门，根据传染病流行趋势，确定全国传染病预防、控制、救治、监测、预测、预警、监督检查等项目。中央财政对困难地区实施重大传染病防治项目给予补助。省、自治区、直辖市人民政府根据本行政区域内传染病流行趋势，在国务院卫生行政部门确定的项目范围内，确定传染病预防、控制、监督等项目，并保障项目的实施经费；国家加强基层传染病防治体系建设，扶持贫困地区和少数民族地区的传染病防治工作；地方各级人民政府应当保障城市社区、农村基层传染病预防工作的经费；国家对患有特定传染病的困难人群实行医疗救助，减免医疗费用。

（二）物资储备

县级以上人民政府负责储备防治传染病的药品、医疗器械和其他物资，以备调用。

（三）人员的防护及补贴

对从事传染病预防、医疗、科研、教学、现场处理疫情的人员，以及在生产、工作中接触传染病病原体的其他人员，有关单位应当按照国家规定，采取有效的卫生防护措施和医疗保健措施，并给予适当的津贴。

六、违反传染病防治法的法律责任

（一）地方各级人民政府违反传染病防治法的法律责任

地方各级人民政府未依照本法的规定履行报告职责，或者隐瞒、谎报、缓报传染病疫情，或者在传染病暴发、流行时，未及时组织救治、采取控制措施的，由上级人民政府责令改正，通报批评；造成传染病传播、流行或者其他严重后果的，对负有责任的主管人员，依法给予行政处分；构成犯罪的，依法追究刑事责任。

（二）县级以上人民政府卫生行政部门违反传染病防治法的法律责任

1. 县级以上人民政府卫生行政部门违反本法规定，有下列情形之一的，由本级人民政府、上级人民政府卫生行政部门责令改正，通报批评；造成传染病传播、流行或者其他严重后果的，对负有责任的主管人员和其他直接责任人员，依法给予行政处分；构成犯罪的，依法追究刑事责任：①未依法履行传染病疫情通报、报告或者公布职责，或者隐瞒、谎报、缓报传染病疫情；②发生或者可能发生传染病传播时未及时采取预防、控制措施的；③未依法履行监督检查职责，或者发现违法行为不及时查处的；④未及时调查、处理单位和个人对下级卫生行政部门不履行传染病防治职责的举报的；⑤违反本法的其他失职、渎职行为。

2. 县级以上人民政府有关部门未依照本法的规定履行传染病防治和保障职责的，由本级人民政府或者上级人民政府有关部门责令改正，通报批评；造成传染病传播、流行或者其他严重后果的，对负有责任的主管人员和其他直接责任人员，依法给予行政处分；构成犯罪的，依法追究刑事责任。

（三）疾病预防控制机构违反传染病防治法的法律责任

疾病预防控制机构违反本法规定，有下列情形之一的，由县级以上人民政府卫生行政部门责令限期改正，通报批评，给予警告；对负有责任的主管人员和其他直接责任人员，依法给予降级、撤职、开除的处分，并可以依法吊销有关责任人员的执业证书；构成犯罪的，依法追究刑事责任：①未依法履行传染病监测职责的；②未依法履行传染病疫情报告、通报职责，或者隐瞒、谎报、缓报传染病疫情的；③未主动收集传染病疫情信息，或者对传染病疫情信息和疫情报告未及时进行分析、调查、核实的；④发现传染病疫情时，未依据职责及时采取本法规定的措施的；⑤故意泄露传染病病人、病原携带者、疑似传染病病人、密切接触者涉及个人隐私的有关信息、资料的。

（四）医疗机构违反传染病防治法的法律责任

医疗机构违反本法规定，有下列情形之一的，由县级以上人民政府卫生行政部门责令改正，通报批评，给予警告；造成传染病传播、流行或者其他严重后果的，对负有责任的主管人员和其他直接责任人员，依法给予降级、撤职、开除的处分，并可以依法吊销有关责任人员的执业证书；构成犯罪的，依法追究刑事责任：①未按照规定承担本单位的传染病预防、控制工作、医院感染（病人在医院内获得的感染，包括在住院期间发生的感染和在医院内获得、出院后发生的感染，但不包括入院前已开始或者入院时已处于潜伏期的感染。医院工作人员在医院内获得的感染也属于医院感染。）控制任务和责任区域内的传染病预防工作的；②未按照规定报告传染病疫情，或者隐瞒、谎报、缓报传染病疫情的，如 5 例以上疑似医院感染暴发；3 例医院感染暴发，应当于 12 小时内向所在地县级卫生行政部门报告，并同时向所在地疾病预防控制机构报告。5 例以上医院感染暴发；由于医院感染暴发直接导致患者死亡；由于医院感染爆导致 3 人以上人身损害后果应当于 24 小时内上报至卫生部。10 例以上的医院感染暴发；发生特殊病原体或者新发病原体的医院感染；可能造成重大公共影响或者严重后果的医院感染。应当在 2 小时内向所在地县级卫生行政部门报告，并同时向所在地疾病预防控制机构报告，所在地县级卫生行政部门确认后，应当在 2 小时内逐级上报至省级卫生行政部门。省级卫生行政部门进行调查，确认后，应当在 2 小时内上报至卫生部。③发现传染病疫情时，未按照规定对传染病病人、疑似传染病病人提供医疗救护、现场救援、接诊、转诊的，或者拒绝接受转诊的；④未按照规定对本单位内被传染病病原体污染的场所、物品以及医疗废物实施消毒或者无害化处置的；⑤未按照规定对医疗器械进行消毒，或者对按照规定一次使用的医疗器具未予销毁，再次使用的；⑥在医疗救治过程中未按照规定保管医学记录资料的；⑦故意泄露传染病病人、病原携带者、疑似传染病病人、密切接触者涉及个人隐私的有关信息、资料的。

（五）采供血机构违反传染病防治法的法律责任

采供血机构未按照规定报告传染病疫情，或者隐瞒、谎报、缓报传染病疫情，或者未执行国家有关规定，导致因输入血液引起经血液传播疾病发生的，由县级以上人民政府卫生行政部门责令改正，通报批评，给予警告；造成传染病传播、流行或者其他严重后果的，对负有责任的主管人员和其他直接责任人员，依法给予降级、撤职、开除的处分，并可以依法吊销采供血机构的执业许可证；构成犯罪的，依法追究刑事责任。

非法采集血液或者组织他人出卖血液的，由县级以上人民政府卫生行政部门予以取缔，没收违法所得，可以并处十万元以下的罚款；构成犯罪的，依法追究刑事责任。

（六）国境卫生检疫机关、动物防疫机构违反传染病防治法的法律责任

国境卫生检疫机关、动物防疫机构未依法履行传染病疫情通报职责的，由有关部门在各自职责范围内责令改正，通报批评；造成传染病传播、流行或者其他严重后果的，对负有责任的主管人员和其他直接责任人员，依法给予降级、撤职、开除的处分；构成犯罪的，依法追究刑事责任。

（七）铁路、交通、民用航空经营单位违反传染病防治法的法律责任

铁路、交通、民用航空经营单位未依照本法的规定优先运送处理传染病疫情的人员以

及防治传染病的药品和医疗器械的，由有关部门责令限期改正，给予警告；造成严重后果的，对负有责任的主管人员和其他直接责任人员，依法给予降级、撤职、开除的处分。

（八）其他

1. 违反本法规定，有下列情形之一，导致或者可能导致传染病传播、流行的，由县级以上人民政府卫生行政部门责令限期改正，没收违法所得，可以并处五万元以下的罚款；已取得许可证的，原发证部门可以依法暂扣或者吊销许可证；构成犯罪的，依法追究刑事责任：①饮用水供水单位供应的饮用水不符合国家卫生标准和卫生规范的；②涉及饮用水卫生安全的产品不符合国家卫生标准和卫生规范的；③用于传染病防治的消毒产品不符合国家卫生标准和卫生规范的；④出售、运输疫区中被传染病病原体污染或者可能被传染病病原体污染的物品，未进行消毒处理的；⑤生物制品生产单位生产的血液制品不符合国家质量标准的。

2. 违反本法规定，有下列情形之一的，由县级以上地方人民政府卫生行政部门责令改正，通报批评，给予警告，已取得许可证的，可以依法暂扣或者吊销许可证；造成传染病传播、流行以及其他严重后果的，对负有责任的主管人员和其他直接责任人员，依法给予降级、撤职、开除的处分，并可以依法吊销有关责任人员的执业证书；构成犯罪的，依法追究刑事责任：①疾病预防控制机构、医疗机构和从事病原微生物实验的单位，不符合国家规定的条件和技术标准，对传染病病原体样本未按照规定进行严格管理，造成实验室感染和病原微生物扩散的；②违反国家有关规定，采集、保藏、携带、运输和使用传染病菌种、毒种和传染病检测样本的；③疾病预防控制机构、医疗机构未执行国家有关规定，导致因输入血液、使用血液制品引起经血液传播疾病发生的。

3. 未经检疫出售、运输与人畜共患传染病有关的野生动物、家畜家禽的，由县级以上地方人民政府畜牧兽医行政部门责令停止违法行为，并依法给予行政处罚。

4. 在国家确认的自然疫源地兴建水利、交通、旅游、能源等大型建设项目，未经卫生调查进行施工的，或者未按照疾病预防控制机构的意见采取必要的传染病预防、控制措施的，由县级以上人民政府卫生行政部门责令限期改正，给予警告，处五千元以上三万元以下的罚款；逾期不改正的，处三万元以上十万元以下的罚款，并可以提请有关人民政府依据职责权限，责令停建、关闭。

5. 单位和个人违反本法规定，导致传染病传播、流行，给他人人身、财产造成损害的，应当依法承担民事责任。

第三节 职业病防治法

一、职业病防治法律制度概述

（一）职业病防治法的概念

职业病防治法是调整预防、控制和消除职业病的发生，保护劳动者健康及其相关权益活动中产生的各种社会关系的法律规范的总和。职业病是指企业、事业单位和个体经济组织（以下统称用人单位）的劳动者在执业活动中，因接触粉尘、放射性物质和其他有毒、有害物质等因素而引起的疾病。为了预防、控制和消除职业病危害，防治职业病，保护劳动者健康及其相关权益，促进经济发展，2001 年 10 月 27 日九届全国人大常委会第 24 次会议通过了《中华人民共和国职业病防治法》，于 2002 年 5 月 1 日施行。职业病防治法的颁布与施行，使职业病防治工作走上了法制化轨道，不仅能够推动我国经济发展，而且适应了我国加入世界贸易组织后对外开放和全面发展的新形势要求。

（二）职业病防治法的适用范围

职业病防治法适用于中华人民共和国领域内的职业病防治活动。职业病是企业、事业单位和个体经济的劳动者在执业活动时，因接触有毒、有害物质等因素而引起的疾病。用人单位既包括我国的用人单位，也包括我国领域内外国人用人单位；劳动者既包括中国人，也包括在中国具有外国国籍的人和无国籍人。

职业病的分类和目录由国务院卫生行政部门会同社会劳动保障行政部门制定、调整并公布。

二、职业病前期预防和劳动过程中防护与管理的法律规定

（一）职业病前期预防的法律制度

1．用人单位设立的职业病卫生要求

产生职业病危害用人单位的设立除应当符合法律、行政法规规定的设立条件外，其工作场所还应当符合下列职业卫生要求：

（1）职业病危害因素的强度或者浓度符合国家职业卫生标准；

（2）有与职业病危害防护相适应的设施；

（3）生产布局合理，符合有害与无害作业分开的原则；

（4）有配套的更衣间、洗浴间、孕妇休息间等卫生设施；

（5）设备、工具用具等设施符合劳动者生理、心理健康的要求；

（6）法律、行政法规和国务院卫生行政部门关于保护劳动者健康的其他要求。

2．建立职业病危害项目的申报制度

职业病危害是指对从事执业活动的劳动者可能导致职业病的各种危害。职业病危害因素包括：职业活动中存在的各种有害的化学、物理、生物因素以及在作业过程中产生的其他职业有害因素。用人单位设有依法公布的职业病危害目录所列职业病危害项目的，应当及时、如实向卫生行政部门申报，接受监督。

3．建设项目职业病危害预先评价报告

新建、扩建、改建建设项目和技术改造、技术引进项目（以下统称建设项目）可能产生职业病危害的，建设单位在可行性论证阶段应当向卫生行政部门提交职业病预评价报告。卫生行政部门应当自收到预评价报告之日起 30 日内，作出审核决定并书面通知建设单位。未提交预评价报告或者预评价报告未经卫生行政部门审核同意的，有关部门不得批准该建设项目。职业病危害预评价报告应当对建设项目可能产生的职业病危害因素及其对工作场所和劳动者健康的影响作出评价，确定危害类别和职业病防护措施。

建设项目职业病危害分类目录和分类管理办法由国务院卫生行政部门制定。

4．建设项目的职业病防护设施的设计、施工和验收建设项目的职业病防护设施所需经费应当纳入建设项目工程预算，并与主体工程同时设计、同时施工、同时投入生产和使用。职业病危害严重的建设项目的防护设施设计，应当经卫生行政部门进行卫生审查，符合国家职业卫生标准和卫生要求的，方可施工。建设项目在竣工验收前，建设单位应当进行职业病危害控制效果评价。建设项目验收时，其职业病防护设施经卫生行政部门验收合格后，方可投入正式生产和使用。

5．职业病危害评价机构

职业病危害预评价、职业病危害控制效果评价由依法设立的取得省级以上人民政府卫生行政部门资质认证的职业卫生技术服务机构进行。职业卫生技术服务机构所做评价应当客观、真实。

（二）劳动过程中的防护与管理的法律制度

1．职业病防治管理措施

用人单位应当采取下列职业病防治管理措施：

（1）设置和指定职业卫生管理机构或者组织，配备专业或者兼职的职业卫生专业人员，负责本单位的职业病防治工作；

（2）制定职业病防治计划和实施方案；

（3）建立健全职业卫生管理制度和操作规程；

（4）建立健全职业卫生档案和劳动者健康监护档案；

（5）建立、健全职业病危害事故应急救援措施。

2．职业病防护管理制度

（1）用人单位必须采用有效的职业病防护设施，并为劳动者提供个人使用的职业病防护用品。防护用品必须符合防治职业病的要求；不符合要求的，不得使用。

（2）用人单位应当优先采用有利于防治职业病和保护劳动者健康的新技术、新工艺、新材料，逐步替代职业严重危害的技术、工艺、材料。

（3）产生职业病危害的用人单位，应当在醒目位设置公告栏，公布有关职业病防治的规章制度等内容。对产生严重职业病危害的作业岗位，应当在其醒目位置，设置警示标识和中文警示说明。

（4）对可能发生急性职业损伤的有毒、有害工作场所，应当设置报警装置，配备现场急救用品、冲洗设备，应急撤离通道和必要的泄险区。对放射工作场所和放射性同位素的运输、贮存，必须装置防护设备和报警装置，保证接触放射线的工作人员佩带个人剂量计。对职业病防护设备，应急救援设施和个人防护用品，应当进行经常性的维修、检修，确保其处于正常状态，不得擅自拆除或者停止使用。

3．实施职业病危害因素日常监测

用人单位应当实施由专人负责的职业病危害因素的日常监测，并确保监测系统处于正常状态。用人单位应当按照国务院卫生行政部门的规定，定期对工作场所进行职业病危害因素检测、评价；其结果存入职业卫生档案，定期向所在地卫生行政部门报告并向劳动者公布。

发现工作场所职业病危害因素超过国家职业卫生标准和卫生要求时，用人单位应立即采取相应治理措施，仍然达不到的，必须停止存在职业危害因素的作业；职业病危害因素经治理后，符合国家职业卫生标准和卫生要求的，方可重新作业。

4. 向用人单位提供可能产生职业病危害设备的管理制度：

(1) 向用人单位提供可能产生职业病危害设备的，应当提供中文说明书，并在设备醒目位置设置警示标识和中文警示说明。

(2) 向用人单位提供可能产生职业危害的化学品、放射性同位素和含有放射性材料的，应当提供中文说明书。产品包装应当有醒目警示标识和中文警示说明。贮存上述材料的场所应当在规定的部位设置危险品标识或者放射性警示标识。

(3) 任何单位和个人不得生产、经营、进口和使用国家明令禁止使用的可能产生职业病危害的设备或者材料。

(4) 任何单位和个人不得将产生职业危害的作业转移给不具备职业病防护单位和个人。不具备职业病防护条件的单位和个人不得接受产生职业病危害的作业。

(5) 用人单位对采取的技术、工艺、材料，应当知悉其产生的职业病危害，对隐瞒其危害采用的，对造成职业病危害后果承担责任。

5. 对劳动者的防护制度

(1) 用人单位与劳动者订立劳动合同（含聘用合同，下同），应当将工作过程中可能产生职业病危害及其后果，职业病防护措施和待遇等如实告知劳动者，并在合同中写明，不得隐瞒或者欺骗。劳动者因工作岗位或者工作内容变更，从事与所订立合同中未告知存在职业病危害作业时，用人单位应当向劳动者履行如实告知义务，并协商变更原合同相关条款。用人单位违反上述规定的，劳动者有权拒绝从事存在职业病危害作业，用人单位不得因此解除或者终止与劳动者所订立的劳动合同。

(2) 用人单位负责人应当接受职业卫生培训，遵守职业病防治法律、法规，依法组织本单位职业病防治工作。

用人单位应当对劳动者进行上岗前执业卫生培训和在岗期间的定期执业卫生培训。劳动者应当学习和掌握相关职业卫生知识，遵守职业病防治法律、法规、规章和操作规程，正确使用、维护职业病防护设备和个人使用的防护用品，发现职业病危害事故隐患应当及时报告。

(3) 对从事接触执业危害作业的劳动者，用人单位应当按照规定组织上岗前、在岗期间和离岗时的职业健康检查，并将检查结果如实告知劳动者。用人单位不得安排未经上岗前职业健康检查的劳动者从事接触执业危害的作业；不得安排有职业禁忌的劳动者从事所禁忌的作业；对在职业健康检查中发现与所从事的相关的健康损害的劳动者，应当调离原工作岗位，并妥善安置；对未进行离岗前职业健康检查的劳动者，不得解除或者终止与其订立的劳动合同。

(4) 用人单位应当为劳动者建立职业健康监护档案，并按照规定期限妥善保存。劳动者离开用人单位时，有权索取本人职业健康监护档案复印件。用人单位应当如实、无偿提供，并在所提供的复印件上盖章。

（5）发生或者可能发生急性职业病危害事故时，用人单位应当立即采取应急救援和控制措施，并及时报告所在地卫生行政部门和有关部门。卫生行政部门接到报告后，应当及时会同有关部门组织调查处理；必要时，可以采取临时控制措施。

对遭受或者可能遭受急性职业病危害的劳动者，用人单位应当及时组织救治，进行健康检查和医学观察。

（6）用人单位不得安排未成年人从事接触职业病危害的作业；不得安排孕期、哺乳期的女职工从事对本人和胎儿有危害的作业。

（7）劳动者享有下列职业卫生保护权利：①获得职业卫生教育、培训；②获得职业健康检查、职业病诊疗、康复等职业病防治服务；③了解工作场所产生和可能产生职业病危害因素、危害后果和应当采取的职业病防护措施；④要求用人单位提供符合职业病要求的职业病防护设施和个人使用的职业病防护用品，改善工作条件；⑤对违反职业病防治法律、法规以及危及生命健康行为提出批评、检举和控告；⑥参与用人单位职业卫生工作的民主管理，对职业病防治工作提出意见和建议。用人单位应当保障劳动者行使上述权利。因劳动者依法行使正当权利而遭降低工资、福利待遇或解除、终止订立的合同等，其行为无效。

（8）工会组织应当督促并协助用人单位开展职业卫生宣传教育和培训，对职业病防治工作提出意见和建议，与用人单位就劳动者反映的有关职业病防治问题进行协调并监督解决。工会组织对用人单位违反职业病防治法律、法规，侵犯劳动者合法权益的行为，有权要求纠正；产生严重职业病危害时，有权要求采取防护措施，或者向政府有关部门建议采取强制性措施；发生职业病危害事故时，有权参与事故调查处理；发现危及劳动者生命健康情形时，有权向用人单位建议组织劳动者撤离危险现场，用人单位应当立即作出处理。

三、职业病诊断与职业病病人保障法律规定

（一）职业病诊断的法律规定

1. 职业病诊断应当由省级以上政府卫生行政部门批准的医疗卫生机构承担。

2. 劳动者可以在用人单位所在地或者本人居住地依法承担职业病诊断的医疗卫生机构进行职业病诊断。

3. 职业病诊断应当综合分析因素：①病人的职业史；②职业病危害接触史和现场危害调查与评价；③临床表现及辅助检查结果等。没有证据否定职业病危害因素与病人临床表现之间必然联系的，在排除其他致病因素后，应当诊断为职业病。

承担职业病诊断的医疗卫生机构在进行职业病诊断时，应当组织三名以上取得职业病诊断资格的执业医师集体进行诊断。

职业病诊断证明书应当由参与诊断的医师共同签署，并经承担职业病诊断的医疗卫生机构审核盖章。

4. 用人单位和医疗卫生机构发现职业病病人或者疑似病人时，应当及时向所在地卫生行政部门报告。

诊断为职业病的，用人单位还应当向所在地劳动保障部门报告。卫生行政部门和劳动

保障行政部门接到报告后，应当依法作出处理。

5．县级以上政府卫生行政部门负责本行政区域内职业病统计报告管理工作，并按照规定上报。

（二）职业病诊断鉴定委员会的法律规定

1．当事人对职业病诊断有异议的，可以向作出诊断的医疗卫生机构所在地方政府卫生行政部门申请鉴定。

职业病诊断争议由设区的市级以上政府卫生行政部门根据当事人申请，组织职业病诊断鉴定委员会进行鉴定。

当事人对设区的市级职业病诊断鉴定委员会鉴定不服的，可以向省级政府卫生行政部门申请再鉴定。

2．职业病诊断鉴定委员会由相关的专家组成

省级政府卫生行政部门应当设立相关的专家库，需要对职业病争议作出诊断鉴定时，由当事人或者当事人委托有关卫生行政部门从专家库中以随机抽取的方式确定参加诊断鉴定委员会的专家。

职业病诊断鉴定委员会应当按照国务院卫生行政部门颁布的职业病诊断标准和职业病诊断、鉴定办法进行诊断鉴定，向当事人出具职业病诊断鉴定书。

人民法院受理有关案件需要进行职业病鉴定时，应当从省级政府卫生行政部门依法设立的相关的专家库中选取参加鉴定的专家。

3．职业病诊断鉴定委员会组成人员应当遵守职业道德，客观公正地进行诊断鉴定，并承担相应的责任。

鉴定委员会组成人员不得私下接触当事人，不得收受当事人的财物或者其他好处，与当事人有利害关系的，应当回避。

（三）诊断治疗规定

1．职业病诊断、鉴定需要用人单位提供有关职业卫生和健康监护等资料时，用人单位应当如实提供，劳动者和有关机构也应当提供与职业病诊断、鉴定有关的资料。

2．医疗卫生机构发现疑似职业病病人时，应当告知劳动者本人并及时通知用人单位，用人单位应当及时安排对疑似职业病病人进行诊断，在其诊断或者医学观察期间，不得解除或者终止与其订立的劳动合同。

（四）职业病病人保障的法律规定

1．职业病病人待遇

（1）职业病病人依法享受国家规定的待遇。用人单位应当按照国家有关规定，安排职业病病人进行治疗、康复和定期检查。用人单位对不适宜继续从事原工作的职业病病人，应当调离原单位，并妥善安置。对从事接触职业危害作业的劳动者，应当给予适当岗位津贴。

（2）职业病病人的诊疗、康复费用，伤残以及丧失劳动能力的社会保障，按照国家有关工伤社会保险的规定执行。

（3）劳动者被诊断患有职业病，但用人单位没有依法参加工伤社会保险的，其医疗和

生活保障由最后的用人单位承担；最后用人单位有证据证明该职业病是先前用人单位的职业危害造成的，由先前的用人单位承担。

（4）职业病病人变动工作单位，其依法享有的待遇不变。用人单位发生分立、合并、解散、破产等情形的，应当对从事接触职业病危害作业的劳动者进行健康检查，并按照国家有关规定妥善安置职业病病人。

2. 民事赔偿的规定

职业病病人除依法享有工伤社会保险外，依照有关民事法律，获得赔偿的权利，有权向用人单位提出赔偿要求。

四、职业病防治监督检查的法律规定

（一）监督检查机构及其职责

1. 县级以上政府卫生行政部门依照职业病防治法律，依据职责划分，对职业病防治工作及职业病危害检测、评价活动进行监督检查。

2. 卫生行政部门履行监督检查职责时，有权采取下列措施：①进入被检查单位和职业病危害现场，了解情况，调查取证；②查阅或者复制与违反职业病防治法律、法规行为的有关资料和采集样品：③责令违反职业病防治法律、法规单位和个人停止违法行为。

3. 发生职业病危害事故或者有证据证明危害状态可能导致职业病危害事故发生时，卫生行政部门可以采取下列临时控制措施：①责令暂停导致职业病危害事故的作业；②封存造成职业病危害事故或者可能导致职业病危害事故发生的材料和设备；③组织控制职业病危害事故现场。在职业病危害事故或者危害状态得到有效控制后，卫生行政部门应当及时解除控制措施。

（二）职业病卫生监督执法人员职责

1. 职业病卫生监督执法人员依法执行职务时，应当出示监督执法证件；职业病卫生监督执法人员应当忠于职守，秉公执法，严格遵守执法规范；涉及用人单位的秘密的，应当为其保密。

2. 职业病卫生监督执法人员应当依法经过资格认定；卫生行政部门应当加强队伍建设，提高职业病卫生监督执法人员的政治、业务素质，依照职业病防治法和其他法律、法规的规定，建立、健全内部监督制度，对其工作人员执行法律、法规和遵守纪律情况进行监督检查。

3. 职业病监督执法人员执行职务时，被检查单位应当接受检查并予以支持配合，不得拒绝和阻碍。

4. 卫生行政部门及其职业病卫生监督执法人员履行职责时，不得有下列行为：①不符合法定条件的，发给建设项目有关证明文件、资质证明文件或者予以批准；②对已经取得证明文件的，不履行监督职责；③发现用人单位存在职业病危害的，可能造成职业病危害事故，不及时依法采取控制措施；④其他违反职业病防治法的行为。

五、违反职业病防治法的法律责任

（一）行政责任

职业病防治法对违法行为进行了详细、具体的规定，并根据情节、后果轻重，处以警告、责令限期改正、罚款、取消资格、停建、关闭的处罚，有关负责人及其有关人员给予行政处分。

（二）刑事责任

1．从事职业卫生技术服务的机构和承担职业健康检查、职业病诊断的医疗卫生机构，有下列行为之一的：①超出资质认证或者批准超范围从事职业卫生技术服务、职业健康检查、职业病诊断的；②不按照职业病防治法规定履行职责的；③出具虚假证明文件的。直接负责的主管人员和其他直接责任人员，构成犯罪的依法追究刑事责任。

2．卫生行政部门及其卫生监督执法人员在履行职责时，有下列行为之一：①对不符合法定条件的，发给建设项目有关证明文件、资质证明文件或者予以批准；②对已经取得有关证明文件的，不履行监督检查职责；③发现用人单位存在职业病危害的，可能造成职业病危害事故，不及时依法采取控制措施的；④其他违反职业病防治法行为，导致职业病危害事故发生。构成犯罪的，依法追究刑事责任。

第四节　国境卫生检疫法

一、国境卫生检疫法律制度概述

（一）国境卫生检疫法的概念

国境卫生检疫是指在中华人民共和国境内和国家确定的关口、口岸实施的卫生检疫。国境卫生检疫是调整防止传染病从国外传入或者从国内传出，实施的检疫查验、传染病检测和卫生监督等活动中产生各种社会关系法律规范的总和。

国境卫生检疫已有500多年的历史，我国的国境卫生检疫始于1873年。新中国成立后，我国颁布了国境卫生检疫有关法规，开创了我国国境卫生检疫新事业。为了维护国家的主权和尊严，控制国际间传染病的流行，保证我国对外开放的顺利进行，1986年12月6日六届全国人大常委会18次会议通过了《中华人民共和国国境卫生检疫法》，于1987年5月1日正式施行。该法在总结建国以来国境卫生检疫实践经验基础上，参照《国际卫生条例》有关条款以及各国检疫法律制定的。经国务院批准，1989年3月16日卫生部发布了《中华人民共和国国境卫生检疫法实施细则》。国境卫生检疫法及其实施细则和其他有关行政法规，形成了我国比较完善的国境卫生检疫法律制度。

（二）国境卫生检疫的对象

国境卫生检疫对象包括入境、出境人员、交通工具、运输设备及其可能传播传染病的行李、货物、邮包等物品。入出境人员中对具有外交身份人员，根据《国际卫生条例》规定不享有卫生检疫豁免权。

（三）法定传染病种类

目前，我国国境卫生检疫传染病主要包括下列五类：第一类是国境卫生检疫法规定的检疫传染病：鼠疫、霍乱、黄热病；第二类是WHO要求各国进行监测的传染病：流行性感冒、疟疾、脊髓灰质炎、斑疹伤寒、回归热；第三类是外国人入出境管理法实施细则和国境卫生检疫法实施细则规定禁止入境的疾病：艾滋病（含艾滋病病毒感染者)、性病、开放性肺结核、麻风、精神病（非传染病)；第四类是传染病防治法规定的除上述传染病以外的传染病：登革热、病毒性肝炎、伤寒、副伤寒、猩红热、除霍乱、痢疾、伤寒和副伤寒以外的感染性腹泻等；第五类是军团热、拉萨热、埃博拉/马尔堡病毒等。

二、卫生检疫法律规定

（一）入出境检疫管理

1. 入境检疫

入境的交通工具和人员，必须在最先到达的国境口岸指定地点接受检疫。除引航员外，未经国境卫生检疫机关许可，任何人不准上下交通工具，不准装卸行李、货物、邮包等物品。所谓指定地点：包括检疫锚地；允许航空器溅落的停机坪、航空站；国际行李到达国境后的第一个火车站的站台：江河口岸边境的通道口。

国境卫生检疫法实施细则规定，在交通工具及人员抵达国境前，交通工具的代理人或者有关管理机关（如港务监督机关、实施检疫的航空站、车站)，应尽早向卫生检疫机关通知下列事项：交通工具名称、国籍、型号、可供识别的标志；预定到达的日期和时间；始发站、目的地；交通工具上工作人员和旅客人数；货物种类等。受入境检疫的交通工具，如在行驶过程中发现检疫传染病、疑似检疫传染病，或者有人非因意外伤害死亡而死因不明的，交通工具的负责人必须立即向最先到达实施检疫口岸的卫生检疫机关报告。

接受入境检疫的交通工具抵达锚地、航空站、车站、关口后，其负责人应向检疫医师提交健康申报书，工作人员和旅客名单，载货申报单及其他有关检疫证件。对未染有检疫传染病或者已实施卫生检疫的交通工具，由检疫医师签发入境检疫证。

2. 非口岸检疫

来自国外的船舶、航空器因故停泊降落在中国境内非口岸地点时，船舶、航空器的负责人应当立即向就近的国境卫生检疫机关或者当地卫生行政部门报告。除紧急情况外，未经国境卫生检疫机关或者当地卫生行政部门许可，任何人不准上下船舶、航空器，不准装御货物、行李、邮包等物品。

3. 临时检疫

在国境口岸发现检疫传染病、疑似检疫传染病，或者有人非因意外伤害并死因不明的，国境口岸有关单位和交通工具负责人，应当立即向国境卫生检疫机关报告，并申请临时检疫。

4. 出境检疫

出境的交通工具和人员必须在最后离开的国境口岸接受检疫。检疫医师对未染有检疫传染病或者已实施卫生处理的交通工具，签发出境检疫证。

5. 边境接壤地区的往来检疫

中华人民共和国边防机关与邻国边防机关之间在边境地区的往来，居住在两国边境接壤地区的居民在边境指定地区临时往来，双方交通工具和人员入境、出境检疫，依照双方协议办理，没有协议的，依照中国政府有关规定办理。

6．电讯检疫

为了简化进口检疫手续，减少船舶非生产停泊时间，卫生部参照国际惯例，于1979年公布了《国际航行船舶试行电讯卫生检疫规定》，于享受电讯卫生检疫权利的国际航行船舶提出了具体要求。凡国际航行中的中外船舶申请电讯检疫，可以向卫生检疫机关提出，经检疫机关进行检查并认为合格后，发给卫生证书。船舶证书自签发之日起12个月内有效。

（二）检疫传染病人

检疫传染病及染疫嫌疑人的管理：

1．隔离

隔离是指将检疫传染病人收容在指定的处所，限制其活动并进行治疗，直到消除传染病传播的危险。染疫人是指正在患检疫传染的人，或者经卫生检疫机关初步诊断，认为已经处于检疫传染病或者已经处于检疫传染病潜伏期的人。

卫生检疫机关对检疫传染病染疫人必须立即将其隔离，隔离期限根据医学检查结果确定。受留验的人在留验期间出现检疫传染病症状的，卫生检疫机关应当立即对该人员实施隔离，对与其接触的其他留验人员应当实施必要的卫生处理，并且从卫生处理完毕时算起，重新计算留验时间。

2．留验

留验是指将染疫嫌疑人收留在指定的处所进行诊察和检验。染疫嫌疑人是指接触过检疫传染病的感染环境，并且可能传播检疫传染病的人。

卫生检疫机关对检疫传染病染疫嫌疑人应当将其留验。留验期限根据该传染病潜伏期确定，鼠疫、黄热病为6天，霍乱为5天。

受留验的人员必须在卫生检疫机关指定的场所接受留验。但有下列情形之一者，经卫生检疫机关同意，船长同意，且船上又有船区和医疗、消毒设备的，可在船上留验。留验人员未经卫生检疫机关许可，不准离开留验地或者上岸。

3．就地诊验

就地诊验是指受检疫人员在卫生检疫机关指定的期限，到就近的卫生检疫机关或其他医疗卫生单位接受诊察或检验，或者卫生检疫机关、其他医疗卫生单位到该人员的居留地，对其进行诊察和检疫。

卫生检疫机关对接受就地诊验的人员，应当发给就地诊验记录簿，必要时，可以在该人员出具履行就地诊验保证书以后，再发给其就地诊验记录簿。受就地诊验的人员应当携带就地诊验记录簿，按照卫生检疫机关指定的时间、地点，接受医学检查；如果就地诊验的结果没有染、疫，就地诊验期满的时候，受就地诊验的人员应当将就地诊验记录簿退还卫生检疫机关。

卫生检疫机关应当将受就地诊验的人员情况，用最快的方法通知就地诊验人员的旅行停留地的卫生检疫机关或者其他医疗卫生单位。卫生检疫机关、医疗卫生单位遇有受就地诊验的人员请求医学检查时，应当视同急诊给予医学检查，并将检查结果在就地验证记录簿上签注。如果发现其患有检疫传染病或者监测传染病、疑似检疫传染病或者疑似监测传染病时，应当立即采取必要措施，将其就地诊验簿收回存查，并且报告当地卫生防疫机构和签发就地诊验记录簿的卫生检疫机关。

4. 代理报检

是指获得检验检疫机构注册登记后，接受进出境收发货人（以下简称委托人）委托，为委托人办理报检行为的从事代理报检业务的境内企业。未取得代理报检业务注册登记的，不得从事代理报检业务。代理报检企业可以在其注册登记的直属检验检疫局辖区内从事代理报检业务。代理报检企业接受委托人的委托，应当在委托人的授权范围内从事代理报检业务，并对委托人所提供情况的真实性进行核实。代理报检企业应当规范本企业报检员的报检行为，并对报检员的报检行为承担法律责任。代理报检企业可以代理：办理报检手续；代交纳检验检疫费；联系和配合检验检疫机构实施检验检疫；领取检验检疫证单。

（三）卫生处理制度

卫生处理是指国境卫生检疫机关所实施的隔离、留验和就地诊验等医学措施，以及消毒、除鼠、除虫等卫生措施。其目的是控制传染病源，防止传播和扩散，消灭传播媒介和传播因素。

1. 交通工具的卫生处理

入境、出境的交通工具有下列情形之一的，应当实施消毒、除鼠、除虫或者其他卫生处理：来自检疫传染病疫区的；被检疫传染病污染的；发现有与人类健康有关的啮齿动物或者病媒昆虫的。

如果外国交通工具的负责人拒绝接受卫生处理，除有特殊情况外，准许该交通工具在国境卫生检疫机关的监督下，立即离开中华人民共和国。

2. 物品的卫生处理

国境卫生检疫机关对来自疫区的、被检疫传染病污染的或者可能成为检疫传染病传播媒介的行李、货物、邮包等物品，应当进行卫生检查，实施消毒、除鼠、除虫或者其他卫生处理。

3. 尸体、骸骨的卫生处理

入境、出境的尸体、骸骨托运人或者代理人应当申请卫生检疫，并出示死亡证明或者其他有关证件，对不符合卫生要求的，必须接受卫生检疫机关实施的卫生处理。经卫生检查合格后发给入境、出境许可证，方准尸体、骸骨运进或者运出。

对因患检疫传染病而死亡的病人尸体，必须就近火化，不准移运。

三、传染病监测的法律规定

（一）传染病监测的概念和内容

传染病监测是指对特定环境、人群进行流行病学、血清学、病原学、临床症状以及其他有关影响因素的调查研究，预测有关传染病发生、发展和流行。入出境交通工具、人员、食品、饮用水和其他物品以及病媒昆虫、动物，都是监测的对象。

传染病监测内容有：①首发病例个案调查；②暴发流行的流行病学调查；③传染病病源调查和追踪；④国境口岸内监测传染病回顾性调查；⑤病原体分离、鉴定，人群、有关动物血清学调查以及流行病学调查；⑥有关动物、病媒昆虫、食品、饮用水和环境因素调查；⑦消毒、除鼠、除虫效果观察及评介；⑧国境口岸以及国内外监测传染病疫情收集、整理、分析和传递；⑨对监测对象开展健康检查和对监测传染病病人、疑似病人、密切接触人员管理。

（二）传染病监测病种的确定

传染病监测病种由国务院卫生行政部门确定和公布，主要包括三类：①世界上已经消灭或基本消灭的病种，防止其死灰复燃；②新近发现的一些烈性传染病；③对我国构成传入威胁且危害严重的传染病。

（三）传染病监测的方法

国境卫生检疫机关对入出境人员实施传染病监测，并采取必要的预防、控制措施。主要方法是：①申报制度：入境人员填写并申报健康申明卡，出示某种传染病的预防接种证书、健康证明或者其他证件；②与有关部门配合，在口岸内设立监测点；③物理检查与血清学检验结合进行健康检查。在境外居住3个月以上回国的中国公民和来华留学、工作、定居1年以上的外籍入境人员实施健康检查，并检测艾滋病、性病在内的血清学指标；④进行科学研究，探求快速灵敏物检测诊断方法，逐渐建立“关口监测”和“境内监测”相结合的方法；⑤对来自检疫传染病或监测传染病疫区的人员实行管理；⑥对患有禁止入境的疾病的外国人监护其离境。

对患有监测传染病的人，来自国外监测传染病流行区的人或与监测传染病病人密切接触的人，国境卫生检疫机关应当区别情况，发给就诊方便卡，实施留验或者采取其他预防、控制措施，并及时通知当地卫生行政部门。各地医疗单位对持有就诊方便卡的人员，应当优先诊治。

四、卫生监督的法律规定

卫生监督是指国境卫生检疫机关按照国家卫生法规和卫生标准进行的卫生检查、卫生鉴定、卫生评价和采样检验等活动。

卫生监督的主要内容是：①监督和指导有关人员对啮齿动物、病媒昆虫的防除；②检查和检验食品、饮用水机器储存、供应、运输设施；③监督从事食品、饮用水供应从业人员健康状况，检查其健康证书；④监督和检查垃圾、废物、污水、粪便、压舱水的处理。

国境卫生检疫机关设立国境口岸卫生监督员，执行国境卫生检疫机关交给的任务，卫生监督员在执行任务时，有权对国境口岸和入出境的交通工具进行卫生监督和技术指导，对卫生状况不良和可能引起传染病传播的因素提出改进意见，协同有关部门采取必要的措施，进行卫生处理。

五、违反国境卫生检疫法的法律责任

（一）行政责任

有下列行为之一的单位和个人，国境卫生检疫机关可以根据情节轻重，给予警告或者罚款：①逃避检疫，向国境卫生检疫机关隐瞒真实情况的；②入境人员未经国境卫生检疫机关许可，擅自上下交通工具，或者装卸行李、货物、邮包等物品，不听劝阻的。

当事人对国境卫生检疫机关给予罚款决定不服的，可以在接到通知之日起15日内，向当地人民法院起诉，逾期不起诉又不履行的，国境卫生检疫机关可以申请人民法院强制执行。

国境卫生检疫机关工作人员，未对入、出境交通工具和人员及时进行检疫，违法失职的，给予行政处分。

（二）刑事责任

《刑法》第332条规定，违反国境卫生检疫规定，引起检疫传染病传播或者有引起检疫传染病严重危险的，处3年以下有期徒刑或者拘役，并处或单处罚金。单位犯罪的，对单位判处罚金，并对其直接负责的主管人员和其他直接责任人员，依照上述规定处罚。

国境卫生检疫机关工作人员违法失职，情节严重构成犯罪的，依法追究刑事责任。

第五节 地方病防治法律制度

一、地方病及其防治法律规定概述

（一）地方病的概念

地方病是指局限在某些特定地区发生和流行的疾病。我国的地方病已知有70余种，列入国家重点防治的地方病有鼠疫、布氏杆菌病、克山病、大骨节病、碘缺乏病、克汀病、血吸虫病和地方性氟中毒等。地方病按其发病原因可分为自然疫源性疾病（如鼠疫）、生物地球化学性疾病（如碘缺乏病）和生产生活方式有关的疾病（如布氏杆菌病）等三类。

地方病在我国分布广、病人多、病情重、危害大。除上海市只有布氏杆菌病外，其余省、自治区、直辖市少则有三、四种，多则有五、六种地方病发生。全国有近2000个病区县，病区人口达4亿多人。从总体上说，我国地方病主要分布在广大农村、山区、牧区和偏远地区。在病区内地方病多呈灶状分布。

（二）地方病防治的法制建设

党和国家非常重视地方病防治工作，曾专门成立了中共中央地方病和血吸虫病防治领导小组，采取了许多有力措施，经过几十年的努力，取得了巨大的成绩，地方病发病率大为降低。与此同时，还十分重视地方病的法制建设，国务院、卫生部先后制定了《关于进一步加强地方病防治工作的几点意见》、《全国血吸虫防治规划》、《全国麻风病防治管理条例》、《食盐加碘消除碘缺乏危害管理条例》、《防治布氏杆菌病暂行办法》、《改水防治地方性氟中毒暂行办法》、《流行性出血热防治方案》等，使地方病防治工作纳入法制管理的轨道。

二、若干地方病防治法律规定

（一）鼠疫

鼠疫是自然疫源性疾病。它通过媒介昆虫在啮齿动物中流行。动物间不同类型的鼠疫，具有特定的地区、宿主、媒介、流行和保存规律。在一定条件下通过疫鼠、疫蚤或其他染疫动物，将鼠疫传染给人，可造成人类鼠疫流行。鼠疫的主要防治措施是：改造主要宿主（鼠蚤）动物的生态环境，破坏其生存条件，达到间接消灭鼠疫目的；加强鼠疫监测工作，建立全国重点疫区监测机构，对已知鼠疫自然疫源地进行系统监测，作出短期或中长期科学预报；加强国境卫生检疫；进行预防接种和疫区处理等。

（二）碘缺乏病

碘缺乏病是指碘缺乏对人机体造成的危害，可表现为不同的疾病形式，包括胎儿早死、死产、先天畸形、亚临床克汀病、单纯聋哑、甲状腺肿和克汀病等。1994 年 9 月国务院办公厅转发卫生部、国家轻工业总会制定的《中国 2000 年消除碘缺乏病规划纲要》，提出了消除碘缺乏病的目标及步骤。国务院发布的《食盐加碘消除碘缺乏危害管理条例》规定，国家对消除碘缺乏危害，采取长期供应加碘食盐为主的综合防治措施；县级以上政府卫生行政部门负责对本地区食盐加碘消除碘缺乏危害的卫生监督和碘盐的卫生监督以及防治效果评估。

（三）血吸虫病

血吸虫是保存宿主钉螺传染所致。流行的主要原因是保存宿主的广泛存在并有其孳生繁殖的自然环境，同时由于人类接触疫水机会频繁。我国血吸虫病主要分布在长江中下游、东南沿海的浙江、福建以及川西平原、金沙江流域。我国的血吸虫防治工作，经过多年努力，总结出“各级防治综合措施，发动群众与科学技术相结合，防治工作和发展农业生产、兴修水利相结合”的策略，采取了灭螺、治病、防护、管粪、管水等综合措施。近年来卫生部先后修订颁布了一系列规章，规定防治血吸虫病的主要对策是：查病治病，查螺治螺，加强粪便管理，水源管理和个人防护等。

（四）布氏杆菌病

布氏杆菌病是由布鲁氏菌属细菌引起的人畜共患的传染—变态反应性疾病。患布病牲畜是人类布病的主要传染源。1980 年国务院颁布了《防治布鲁氏菌病暂行办法》。其主要防治对策是：加强传染源管理，对非疫区要防止病畜带入；对疫区要做好控制和杀灭病畜工作，切断传播途径，加强个人防护，防止病菌及其他可能含菌物（如皮毛、乳肉、粪尿）的污染，防止经人的皮肤、消化道或呼吸道感染，对易感人群（密切接触疫区家畜和畜产品人员）进行预防接种。

（五）地方性氟中毒

地方性氟中毒是一种地方性慢性中毒性疾病。其流行原因是由特定的自然条件，地球化学背景和生活习惯等影响，使居民生活环境特别是饮水或空气、食物中氟化物含量超过允许浓度，造成氟在机体内过量蓄积中毒而引起的。我国主要分布在北方、西南和西北地区。该病以斑釉齿和氟骨症为特征，对人体危害较严重。1983 年经国务院批准，由卫生部等部门联合发布了《改水防治地方性氟中毒暂行办法》，地氟病的主要防治对策是改水防氟。

（六）麻风病

麻风病是麻风杆菌引起的，是主要侵犯人体皮肤和周围神经的慢性传染病，也是严重危害人类健康的地方病之一。目前我国麻风病主要集中在东南沿海和大江流域。早在50年代，我国政府就制定防治规划，采取“积极防治，控制传染”的原则，做到“早期发现，早期隔离，早期治疗”。卫生部制定的《全国麻风病防治管理条例》规定，要加强领导，多部门协作，统一规划，广泛宣传，建立防治机构，开展联合治疗等综合措施。

第六节　性病、艾滋病防治法律规定

一、性病防治

性病是通过性行为传播感染性疾病，其病原体除螺旋体、细菌外，还包括梅毒、衣原体、支原体、真菌、原虫和昆虫等。1975年WHO决定以“性传播疾病”（STD）一词取代“性病”一词。我国明确规定：淋病、梅毒和艾滋病为法定性病，软性下疳、性病性淋巴肉芽肿、非淋病性尿道炎、尖锐湿疣和生殖器疱疹为监测性病。

新中国成立后，党和政府采取有力措施，使全国主要性病的流行基本得到控制，1964年向世界宣布“基本消灭”性病。但是，自80年代以来，由于种种原因，性病在我国死灰复燃。近年来，性病在各类传染病发病率排列中仅次于痢疾、肝炎而居第三位，更为严重的是在婴儿中已陆续发现先天性梅毒。因此，必须充分认识性病对人民健康、社会安定和经济发展的影响和危害。为了预防、控制和消除性病的发生和蔓延，保障人体健康，卫生部先后发布了《性病监测工作试行方案》、《性病防治管理办法》等法规，进一步明确国家对性病防治实行“预防为主，防治结合，综合治理”的方针，并要求各级卫生行政部门在各级政府领导下，积极开展性病防治工作。

（一）性病防治机构

县级以上卫生行政部门根据工作需要可设性病防治机构，并健全疫情监测网络。性病防治机构包括县级以上皮肤性病防治院、所、站或者卫生行政部门指定承担皮肤性病防治机构职责的医疗预防保健机构。

（二）性病的预防

性病防治机构要利用多种形式宣传性病的危害、传播方式和防治知识；严格执行各项管理制度和技术操作规程，防止性病医源性感染，推广使用一次性用品和注射器；发现孕妇患有性病时，应当给予积极治疗，并建立新生儿1%硝酸银点眼制度；按有关法律法规，加强对特定职业从业人员和有关出入境人员的健康体检和健康管理。

（三）性病的治疗

凡性病患者或疑似患病的，应及时到性病防治机构进行诊断治疗，并如实提供染病及有关情况，遵照医嘱进行定期检查，彻底治疗。性病防治机构要积极配合公安、司法部门对查禁的卖淫、嫖娼人员进行性病检查。性病防治机构和从事性病诊断治疗业务的个体医师对诊治的性病患者应当进行规范性治疗，采取保护性医疗措施，严格为患者保密。

（四）性病疫情报告

性病防治机构、各级医疗预防保健机构和个体医师发现规定的性病病人及疑似病人时，应按有关规定报告。从事性病防治、卫生防疫、传染病监督的人员，不得隐瞒、谎报或者授意他人隐瞒、谎报疫情。

二、艾滋病的监测管理

艾滋病（AIDS），即获得性免疫缺陷综合征，其致病病原是人类免疫缺陷病毒（HIV），潜伏期5～10年。

自1981年在美国发现第一例艾滋病病例以来，这种致命的传染病迅速在世界各地蔓延，至1997年底，艾滋病已经波及193个国家和地区，艾滋病病毒感染者从最初的5人发展到3 000万人，其中840万为艾滋病患者，640万人已经死亡。到2000年全球有4 000万至1.1亿人感染艾滋病病毒，至少有1 400万人发病。

自从1986年6月，我国发现第一例艾滋病患者至今，艾滋病在我国已从传入期、扩散期进入到快速增长期。据专家估计，中国艾滋病病毒感染者1999年底的保守数字至少50万人，到2000年底实际感染者将到达60至100万人。我国发现艾滋病后，预测和控制艾滋病工作得到了党和国家的关注：一是在全国各地建立了监测点，开展艾滋病的监测工作，累计对1 000万人进行艾滋病病毒检测，初步摸清了我国艾滋病病毒感染的主要途径与分布情况；二是成立了国家预防和控制艾滋病专家委员会，制定了《全国预防艾滋病规划》；三是开展健康教育，宣传和科研工作；四是广泛开展国际合作，在WHO协助下，共同制定了中国预防和控制艾滋病中长期规划；五是将艾滋病管理工作逐步纳入法制轨道。1988年1月经国务院批准，卫生部等部门联合发布了《艾滋病监测管理的若干规定》，1995年国务院批准发布了《关于预防和控制艾滋病工作的意见》，1998年国务院印发了《中国预防和控制艾滋病中长期规划（1998—2010）》，1999年4月国务院批准，卫生部发布了《关于艾滋病病毒感染者和艾滋病病人管理的意见》等法规，为预防艾滋病从国外传入或在我国的发生和流行，保护艾滋病病毒感染者和病人的合法权益，保护人体健康提供了法律保证。

我国预防和控制艾滋病的目标是：实现建立综合性防治体系和全社会普及防治知识的总目标，明确近期和远期防治工作目标，将阻断艾滋病病毒经采血途径传播、遏制经静脉吸毒传播的迅猛势头，把性病的年发病增长幅度控制在15%以内作为到2 1世纪初的主要防治目标；到2010年把艾滋病病毒感染数控制在150万以内。

（一）监测管理对象

已确认的艾滋病病人，艾滋病病毒感染者，疑似艾滋病病人及艾滋病病人、艾滋病病毒感染者的密切接触者，被艾滋病病毒污染或可能造成艾滋病传播的血液及其制品、毒株、生物组织、动物及其他物品均为监测管理的对象。

（二）艾滋病监测管理机构

各级人民政府卫生行政部门主管辖区的艾滋病监测管理工作。公安、外事、海关、旅游、教育、航空、铁路、交通等有关部门及企业、事业单位和群众团体，应协助卫生行政部门采取措施，防止艾滋病传播。

（三）艾滋病监测的内容

艾滋病监测工作，由省级卫生行政部门负责，主要内容包括：①疫情收集、整理、分析；②重点人群的血清学检查；③流行病学因素调查、分析。

（四）艾滋病病人和病毒感染者的管理

卫生、医疗和保健机构发现艾滋病病人时，应立即采取隔离措施，并送其到指定的医疗单位治疗。对艾滋病病毒感染者和疑似艾滋病病人，以及与艾滋病病人，或艾滋病病毒感染者有密切接触者，应当根据预防的需要，对其实施下列部分或全部措施：①留验；②限制活动范围；③医学观察；④定期或不定期访视。

艾滋病病人或感染者的尸体必须就地火化。艾滋病病人或感染者的分泌物、排泄物及其所接触过可能造成污染的用品和环境，应在卫生防疫机构监督指导下进行消毒，必要时由卫生防疫实施消毒。禁止艾滋病病毒感染者捐献人体组织、器官、血液和精液。

（五）违反艾滋病监测管理规定的法律责任

对于隐瞒病情不申报，逃避查验的；已知艾滋病病人或感染者，有传播艾滋病行为的；隐瞒携带被艾滋病病毒污染或可能造成艾滋病传播的血液和血液制品、毒株、生物组织及其他物品入境的；拒绝执行为预防和控制艾滋病流行所采取的各项措施的单位和个人，由卫生行政部门给予罚款，并强制采取预防、治疗和消毒措施。

对于违反规定，引起艾滋病传播，或者有引起艾滋病传播严重危险的，由司法机关依法追究刑事责任。

（吴崇其）

思考题

1. 法定的传染病病种有哪些？
2. 疫情报告人和疫情报告时限如何规定？
3. 传染病控制的一般性措施有哪些？
4. 违反传染病防治法的法律责任有哪些？
5. 职业病诊断有哪些规定？
6. 职业病诊断鉴定委员会有哪些规定？
7. 职业卫生监督执法人员的职责有哪些？
8. 入出境检疫的管理包括哪些方面？
9. 国境卫生检疫机关如何实施检疫传染病病人的管理？
10. 有哪些地方病防治法律规定？
11. 性病应当如何预防和处理？
12. 艾滋病病人和感染者的管理有哪些规定？
13. 违反艾滋病监测管理的法律责任是什么？

第十章　健康教育

提要　健康教育是预防控制疾病和保护人们健康最根本、最直接、最经济、最有效的措施和手段。卫生知识、行为与生活方式、疾病预防、心理健康等是健康教育的主要内容。学校、公共场所、工作场所、医院、社区等是健康教育的重点场所，妇女、儿童及老年人是健康教育的重点人群。政府负责、部门合作、社会动员、群众参与、法律保障是实施健康教育的有效机制和主要措施。

重点　健康教育的意义；健康教育的重点；健康教育的实施

健康教育（health education）是人类最早的社会活动之一，至今已有近百年的发展历史。近三十年来，世界许多国家的健康教育发展迅猛，已从国家决策转化为地方计划，按本地需要确立教育方针，有效地调动社区参与，引进地方资源，支持健康教育；由单一目标转化成多元目标，摆脱纯粹疾病防治宣传的框框，深入到指导生活方式和生活质量的领域；从内容单调、技术简陋的宣传方式转向传播扩散、行为矫治、社会参与政府干预的全方位工作模式；从重视个体行为改变转化为建立群体健康信念和促进社会环境改变的协调发展。

我国在继承解放区卫生宣教革命传统基础上，创办起新中国的健康教育事业。改革开放以来，随着经济发展和人民生活水平提高，国家对健康教育高度重视。卫生、教育等部门先后颁布和施行了《关于加强健康教育工作的几点意见》（1989 年）、《全国九亿农民健康教育行动规划》及《全国亿万农民健康促进行动评价指标体系》（2003 年）、《全国健康教育与健康促进工作规划纲（2005—2010 年）》（2005 年）、《中国公民健康素养——基本知识与技能（试行）》（2008 年）、《中小学健康教育指导纲要》、《全国健康教育专业机构工作规范》（2010 年）等规范，并提出了“全国亿万农民健康促进行动”、“健康中国 2020”等战略。这些规范和战略明既明确了健康教育的任务和范围、职责和目标、措施和重点，又确保了健康教育取得成效。

第一节　健康教育概述

“健康教育和一般教育一样，关系到人们知识和行为的改变，一般说来，它致力于引导人们养成有益于健康的行为，使之达到最佳的健康状态”（WHO 1954）。“健康教育工作着眼于人们的行动，在于诱导并鼓励人们养成并保持有益于健康的生活，自觉地实行改善个人健康状况或环境的能力”（WHO 1969）。

一、健康教育概述

世界上关于健康教育的概念有几十种说法，没有统一的能够被公认的定义。即使是在WHO的文件中，对健康教育的提法也不一样。1988年在第十三届世界健康教育大会上，104个国家代表对此作了专题探讨，认为健康教育是通过有计划、有组织、有评价的系统的社会教育活动，将有关卫生保健的知识传播给人们，帮助人们了解自己的健康状况，认识危害健康的因素，使人们改变不良的生活习惯和行为，自觉地采纳有益于健康的行为和生活方式，减低或消除影响健康的危险因素，从而预防疾病、促进健康和提高生活质量。可见，健康教育是一项以健康为中心的全民性教育，其最终目的在于提高全民族的健康水平。

健康促进是与健康教育紧密相连的概念。1986年在加拿大渥太华召开的第一届国际健康促进大会发表的《渥太华宪章》中指出：健康促进是促使人们提高、维护和改善他们自身健康的过程。WHO将健康促进界定为：是促进人们维护和提高他们自身健康的过程，是协调人类与他们环境之间的战略，规定个人与社会对健康各自所负的责任。其基本内涵包括个人行为改变、政府行为（社会环境）改变两个方面。可见，健康促进以健康教育为基础，但与健康教育相比更侧重社会性，着重于发挥社会功能。它着力于充分利用行政手段，广泛动员和协调个人、家庭、社区及社会各相关部门履行各自对健康的责任，共同维护和促进健康。

二、健康教育的特点

与其他卫生学科相比，健康教育具有以下的特点：

1. 多学科性和跨学科性

健康教育的理论是从多门学科发展而来的，具有多学科的特点。同时从大学科角度看，健康教育既具有自然科学特征也具有社会科学特征。

2. 以行为改变为目标

健康教育的一切内容都是围绕人的行为问题，其工作部标是改变人们不健康行为和帮助人们建立健康行为。它与以减轻症状、治愈疾病为目标的医学和以阻断传播途径、杀灭致病生物、增强人体免疫力为目标的卫生防疫不同，具有明显的特点。

3. 以传播、教育、干预为手段

健康教育主要是使用传播、教育和干预的手段来促使人们的行为发生改变，它与健康教育所使用的手段与医学、卫生防疫所使用的物理、化学和生物手段不同。

4. 注重计划设计和效果评价

全面完整的健康教育项目从科学的设计开始。通过深入人群和社区，对健康问题进行诊断（分析），确定健康教育项目的优先领域和主攻方向，找出需要健康教育发挥作用的行为问题，确定行为改变的目标，设计出实现行为改变目标的干预过程计划。同时，对健康教育项目的传播、教育和干预等实施过程和效果进行评价是健康教育的一个重要内容，重点是行为改变的效果评价。

三、健康教育的原则

1. 科学性原则

传播健康知识，要做到内容正确无误，数据引用可靠，举例实事求是，切忌哗众取宠，片面绝对。

2. 群众性原则

健康教育的根本是以健康为中心，面对全社会人群的全民性教育。健康教育要适应不同人群的需要，采取群众喜闻乐见易于接受的各种形式。

3. 艺术性原则

为了保证健康教育取得较大社会效益，针对主要疾病的危害及有关危险因素，根据不同对象的心理特点、兴趣爱好和自我保健要求，组织直观形象教育和视听电化教育，提高群众接受的兴趣。

4. 针对性原则

健康教育的对象是整个人群，每个人在不同年龄阶段均有不同的健康问题，不同性别、职业和文化程度的人在认为水平、心理状态及对卫生保健的需求方面也各不相同。

四、健康教育的意义

广泛深入地开展全民健康教育，是贯彻落实预防为主卫生工作方针的最根本、最直接、最经济、最有效的疾病预防控制措施和手段。通过开展健康教育与健康促进，可以有效地保护人们健康、预防控制疫情、消除群众恐慌心理、维护社会稳定、促进社会经济发展。

（一）健康教育的社会意义是人类与疾病作斗争的客观需要

在影响人群健康和疾病的四类因素即环境、行为和生活方式、生物遗传、医疗卫生服务中，行为因素和生活因素最为活跃，也相对容易发生变化。人的行为和生活方式不仅影响着慢性非传染疾病的发展，也与危害人类的非传染性疾病密切关联。美国疾病控制中心调查研究表明：花少量的钱用于健康教育，促进人们建立健康的行为和生活方式，寿命可望延长 10 年。而每年花数以千亿计的钱用于提高临床医疗技术的投资，经过 20 多年的努力却难以使全美人口平均期望寿命增加 1 年。由此，医学专家尤其是预防医学专家认识到通过改善人们的健康相关行为来防治疾病的主要价值，而改善人们的健康相关行为需要健康教育。

（二）健康教育的经济学意义：是人们提高健康水平的无限愿望与有资源之间矛盾的产物

古往今来，人们对健康的追求目标是“长生不老”，而且这种愿望永无止境，但即使是最富足的国家，资源总是有限的。要解决这一矛盾，最好的对策就是疾病预防，通过健康教育来改善人们健康相关行为、降低发病率和患病率、提高人们生存质量，实现保健事业的低投入高产出。

（三）健康教育的科学意义：是医学科学发展的必然结果。

人类对健康的认识是一个不断深入和提高的过程，医学在认识进步、任务演进和学科融合三个层次发展过程中均体现出一个道理，那就是医学不能仅仅被动地救死扶伤，也不能为预防疾病而预防疾病，医学还应当激发人们促进健康的意愿，帮助人们掌握促健康的知识和技能。

第二节 健康教育的任务范围

开展健康教育已成为全球推进“人人健康”的战略措施，这对于处于社会主义初级阶段的中国具有特别意义。要解决13亿人口的保健问题，当务之急是着力抓好学校、公共场所、工作场所、医院、社区等场所的健康教育，尽快地改变人们健康知识贫乏的状况，提高健康教育知识普及率与卫生行为形成率，把科学知识转化为人们的健康行为。

一、建立和完善适应社会发展的健康教育与健康促进工作体系

宏观上看，就是建立一套政府负责、部门合作、社会动员、群众参与、法律保障的健康教育与健康促工作机制和运行机制。各级卫生行政部门的任务就是要将健康教育与健康促进纳入目标管理和工作计划，组织实施、监督考核；加强健康教育专业机构和人员能力建设。配备具备社会动员、倡导、传播与教育、计划设计、实施、监督与评价等基本技能的健康教育专业技术人员，配置适应工作需要的设备；建立健全健康教育工作网络。包括社区、医院、学校、企事业单位等有直接面向目标人群开展健康教育与健康促进的服务设施和网络，国家级人群健康素质监测网络和信息库；建立健全健康教育与健康促进中心数据库，包括专家库、传播材料库等。

二、做好重大疾病和突发公共卫生事件的健康教育与健康促进

认真贯彻落实《中华人民共和国传染病防治法》，制定疾病预防控制健康教育与健康促进工作规划、计划，积极开展预防控制传染病、地方病的健康教育与健康促进，重点做好防治性病、艾滋病、结核、乙肝、血吸虫病及重大传染病健康教育与健康促进工作；普及慢性非传染性疾病防治知识，积极倡导健康文明的生活方式。按照《突发公共卫生事件应急条例》的要求，结合各地实际，制定应对突发公共卫生事件健康教育和健康促进工作预案与实施计划，对公众开展预防和应对突发公共卫生事件知识的宣传教育和行为干预，增强公众对突发公共卫生事件的防范意识和应对能力。

三、广泛开展城市社区的健康教育与健康促进，积极推进“全国亿万农民健康促进行动”

在城市社区，建立健全政府领导、健康教育专业机构指导、社区卫生服务机构为骨干、社区居委会为基础的城市社区健康教育与健康促进工作网络；积极推进“健康促进社区”建设，促进全国文明城市、国家卫生城市、全国卫生城镇和世界卫生组织健康城市创建。大力开展“相约健康社区行”等卫生进社区活动。针对影响健康的主要危险因素，开展社区综合干预。

在广大农村，贯彻执行《中国农村初级卫生保健发展纲要（2001－2010年）》，将农村健康教育与健康促进纳入县及县以上政府《初级卫生保健发展规划》和《农村卫生发展规划》；建立在政府领导下多部门合作的农村健康教育与健康促进工作机制，落实“全国亿万农民健康促进行动”工作规划。加强国家、省级“行动”示范县区建设，总结推广不同经济发展地区的成功经验；以多种形式和多种渠道为农民送医药、送知识。加强农村流动人口和乡镇企业工人就业前健康教育培训；结合农村生态文明村镇建设，大力普及农村改水、改厕知识和技术，改善农村饮水和环境卫生状况。

四、开展以场所为基础的健康教育与健康促进

1．在学校健康教育中，按照《学校卫生工作条例》及《中小学健康教育指导纲要》（教体艺〔2008〕12号）的相关要求，对学生进行健康行为与生活方式、疾病预防、心理健康、生长发育与青春期保健、安全应急与避险等教育。重点是做好心理健康、控制吸烟、环境保护、远离毒品、预防艾滋病/意外伤害等健康教育工作，以全面提高儿童青少年卫生科学知识和生长发育水平，降低儿童青少年常见的发病率，促进儿童青少年心理健康。

2．在医院健康教育中，注意将其并贯穿于预防、治疗、护理、康复、管理等诸多具体环节，把握住两方面的工作，一是开展以“病人”为中心的临床健康教育（clincal health education）（又称患者健康教育（patient health education），主要针对接受医疗保健服务的患者个体及其家属所实施的有目的、有计划、有系统的健康教育。二是开展以“健康”为中心的健康教育，主要针对社区“健康群体”所实施，其范围和任务是疾病预防、健康维护与促进、人群生活质量的提高。

3．在职业场所及其人群（职业人群）的健康教育中，主要是要让职工了解自己所处的环境，包括人的基本生物学特征、生活和作业环境、可能接触到的有害因素，以及个人的行为和生活方式；了解个体和环境对健康的影响；参与环境和生产方式改变，控制影响健康的危险因素，自觉实行自我保健。

4．在公共场所的健康教育中，主要是宣传国家卫生工作的方针、政策和法律法规，普及健康知识；宣传各种常见病、多发病、传染病的预防、急救、治疗护理、康复等知识，商业性公共场所还可结合其经营的物品宣传相关食品等健康知识，娱乐性公共场所可宣传环境卫生知识、精神（心理）卫生知识等。

第三节　健康教育的措施和重点

健康教育涉及人类行为的生物性、社会性等基本特点，也受到需要、动机、认知、态度、情感和意志等人类自身因素以及自然环境、社会环境等环境因素的影响，还与危害健康、疾病等健康相关行为相关联。健康教育必须考虑多种因素对目标行为的协同作用，在此基础上动员可以动员的各种力量，采用各种可以采用的措施和策略，运用多种传播方法和手段，对多种关键的可改变的因素进行干预。

一、健康教育的措施

（一）提高思想认识，加大领导力度

健康教育与健康促进事业是一项提高国民的自我保健意识、环境保护意识、心理素质及其能力，促进生产发展的一项事业；是一项提高国民综合素质，促进社会稳定和社会进步的不可缺少的重要事业。只有各级政府部门和人民群众充分认识到这一点的，才能改变重治轻防的观念，切实增强紧迫感和责任感；才能抓住工作重点，结合实际认真研究本地健康教育与健康促进的工作状况以及现存问题的解决办法，科学决策，全面规划；才能把健康教育与健康促进贯穿到卫生工作的各个方面，并加强检查督导和考核评价工作，切实加大健康教育与健康促进工作的力度。

健康教育是人人享有基本医疗卫生服务的一项基础工作，是卫生部门主管的一项重要职责。做好这项工作，关键在于加强领导，狠抓落实。

（二）加强部门协调，动员社会参与

健康教育是一个综合性的社会系统工程，具有广泛的社会性，必须坚持以人为本，广泛动员社会参与，做到人民群众共同建设、建设成果由人民群众共享。要确保取得成效，依赖于在政府的主导下，建立健全有各相关部门参与的健康教育协调管理机制，落实各相关部门的责任，在更大的社会范围凝聚力量、整合资源、构建网络。

政府相关部门的支持和参与，不仅有利于强化卫生部门的主管责任和推进工作的动力，也有利于加强各相关部门、相关领域的工作，确保健康教育所涉及领域和部门的统一管理、资源整合、相互协调和合力发挥，促进健康教育的有效开展。同时，大众媒体和非政府组织（包括电视、报刊、网络等媒体和健康教育相关协会、社团组织）的作用也不可小视，它们可以以各种群众喜闻乐见、活泼多样的形式，广泛开展健康宣教活动，大力普及卫生知识，指导健康行为，共同推动健康教育与健康促进的群众化、社会化。

（三）完善工作网络，加大保障力度

建立并形成健康教育机构为中心，医疗卫生机构专、兼职健康教育工作者为骨干，企业、学校和社区、乡镇等兼职宣传员为依托的工作网络，是推动健康教育与健康促进覆盖全社会，并让网络切实发挥作用的主要前提。例如：在有条件的地方进行试点并逐步实现在城市社区、街道、社区居委会配备专职或兼职的健康教育人员；在农村社区，乡（镇）配备健康教育专干，村及自然村配备兼职的健康教育人员。改善保障条件，把健康教育的经费保障放在重要位置。根据健康教育机构的职能职责和任务要求，确定公共服务和社会工作项目，在绩效考核的基础上，由政府按项目核拨经费，保证健康教育与健康促进的各项公共服务和社会工作持续健康运行。

（四）注重能力建设，发挥专业机构的作用

为各级健康教育专业机构配备相应的专业技术人员及工作需要的设备，发挥其业务技术指导中心的作用；开展健康教育培训，提高各级各类卫生人员的健康教育工作能力与水平；强化交流与合作，积极开展理论研究及新理论、新技术的推广应用；建立健全国家、省（区、市）、地（市）、县健康教育信息网络，利用现代技术手段收集、交流国内外健康教育信息并积极开展国际学术交流与合作；抓好人才队伍建设、基层工作网络建设和能力保障建设。培养一批具备社会动员、传播教育、计划设计、组织实施、监测评价等基本技能的健康教育人才，并重视培养专业骨干和学科带头人。各类健康教育机构是业务技术指导中心和健康素养监测、评估和发布的权威性机构，在健康教育中发挥着主渠道的作用。

（五）认真做好监测，开展督导评估

《中国成人健康素养监测方案》指出，开展我国公众健康素养的监测工作，找出影响健康素养的因素，是及时准确了解我国人民健康知识、健康观念、健康技能、健康抉择能力等重要信息，为政府和有关部门决策提供依据的重要工作。该方案对监测目的和工作目标、监测范围和对象、监测点的确定和监测方法以及职责、培训、质量控制等均做出了详细的安排，只要我们认真执行落实，通过形成评价、过程评价效应评价、结局评价和总结评价等多种方式评价，就能了解健康教育项目效果并实现全面检测控制，最大限度地保障计划的先进性和实施的质量，从而取得预期效果。

二、健康教育的重点

健康教育的重点可以从不同侧面加以认识，如重点场所、重点人群、重点内容等。在健康教育重点人群中，妇女、儿童及老年人是重点人群。为此，我国专门制定了《中华人民共和国母婴保健法》、《中国妇女发展纲要》和《中国儿童发展纲要》等予以保障，要求开展多种形式的妇幼健康教育与健康促进活动，促进生殖健康的全面发展。同时，面对我国进入老龄化社会的现实和老年人的实际情况，开展老年健身、老年保健、老年病防治与康复等多种形式的教育活动，提高老年人群的健康水平和生活质量，也至关重要。在健康教育内容上看，普及公众疾病预防知识和技能，控制烟草危害与成瘾行为是重点。

这里仅就场所健康教育的重点作一阐释。

（一）学校

之所以把学校作为健康教育的重点，是因为它是一项国际性的策略，是一项对人类健康具有深远战略意义的基础性工作，是保证学生全面发展的主要条件，是实现全民基础健康的有效途径，是影响家庭、社会和整个人群的治本措施。正如第54届世界卫生大会指出的那样，“在校学生正值成长发育阶段，是能养成健康的习惯和形成健康的生活方式。健康促进容易对在校学生所起作用，而且对他们进行健康促进具有低投入高效益的特点；他们能够作为改变现状的力量，来改善他们的家庭和社会的健康状况”。

（二）医院

医院健康教育是健康教育多项功能的重要体现，具有特殊的意义和作用，贯穿于预防、医疗、护理、康复、管理等诸多具体环节，对各项防治措施起着强大的促进作用。

医院健康教育是一种治疗因素。可以增进病人对疾病的正确认识，提高其医疗依从性，促进其早日恢复健康；健康教育具有心理治疗的效果，可以消除病人不良精神反应，解除病人及其家属顾虑，增强战胜疾病的动力；健康教育本身就是一种治疗方法，许多疾病与人们的行为和生活方式有着密切的关系。如肥胖是造成高血压、冠心病等疾病的重要因素，而肥胖与人们的饮食习惯密切相关，通过健康教育让其改变饮食习惯，就达到了治疗的目的。

医院健康教育是降低医疗保健成本，提高医疗设施利用率的有效途径。例如对慢性病人加强健康教育，让其掌握一定的疾病防治知识，就可以不住院或少住院，从而扩大服务容量为更多的病人服务。美国医药协会通过调研得出结论，花 1 美元于病人健康教育服务上，会节省 6 美元的医疗费用支出。

（三）职业场所

职业人群是人类社会中最富有生命力、创造力和生产力的宝贵社会资源，他们的文化技术素养、社会适应能力直接影响着人类社会进步和国民经济发发展，影响着企业的生产效率和生存发展。他们承担着生产劳动、家庭生活、社会活动等多方面的压力和负担。他们既面临一般人群相同的公共卫生问题挑战，更作为某一特定职业群体面临诸如化学性、物理性、生物性等职业危害，以及职业性心理紧张等因素的威胁，尤其是那些从事有毒有害作业的人们，可能会因为职业因素影响健康，甚至造成劳动能力或者生活自理能力的丧失。为此，我国颁布和实施了《中华人民共和国职业病防治法》等法律法规，并积极推进以“安全——健康——环境”为中心的“工矿企业健康促进工程”，以此倡导有益健康的生产、生活方式，减少和控制职业伤害、职业病及职业相关疾病的发生。

（四）公共场所

公共场所可分为商业性公共场所、服务性场所、临时性公共场所等。这些场所人群密集，流动频繁，既为健康教育提供了条件，但也是某些传染病易于传播和扩散的地方。健康教育还可利用有利条件，将其穿插到公共场所各部门的业务宣传之中，实现商品知识与卫生知识的统一和结合，商品广告与卫生科普专栏的统一和结合，服务活动与健康教育的统一和结合。同时，公共场所开展健康教育，不仅使群众懂得一些必要的卫生科学知识，而且还能改变多数人的行为并主动参与，确保健康教育取得事半功倍的效果。

（五）城市社区和农村

1. 社区（community）人们从事生产和日常生活的基本环境，是社会的基本单位

随着老龄化社会的到来和疾病谱和死因谱的变化以及城乡居民生活水平的提高，发展社区健康教育成为满足人们群众的日益增长健康需求。不仅如此，社区健康教育强调社区居民的自觉参与，通过知识、态度和价值观的改变自觉采取有益于健康的行为和生活方式，具有效果的持久性和一定的约束力，而且，社区健康教育具有的特定地点区域、较小规模对象人群的小规模低复杂的特点，使得健康教育更容易实施和管理，具有提供示范和榜样作用，以点带面的作用。

2. 农村健康教育的重点地区是那些经济较发达的农村乡镇和初步摆脱贫困的乡村地区

这些地区农民已实现温饱，具备了良好的健康教育的物质基础。但是，由于长时间的落后，农民基本卫生条件差，卫生知识贫乏，不健康的生活方式、行为习惯较为普遍，农民因病返贫时有发生，农民对健康生活、现代生活的要求十分迫切，参与健康教育的主动性强；重点教育对象是家庭主妇、中小学生、村干部和传统领袖（族长、长者等）和富裕户；重点内容是指导农村家庭提高健康水平，养成健康的卫生习惯、行为，包括心理健康、食物与营养、卫生与健康等，如重大疾病的防治知识和科学的生活起居、农药的安全使用、

食品的安全卫生等。

第四节　实施健康教育的责任目标

健康教育实施是按照计划去实现目标、获得效果的过程，也是体现健康教育计划根本思想、实施健康教育计划干预目标的具体活动。没有积极有效的实施，再好的计划也不能产生任何社会效果和经济效益。

一、健康教育的目标

健康教育的总体目标是：建立和完善适应社会发展需要的健康教育与健康促进工作体系，提高专业队伍素质。围绕重大卫生问题针对重点场所、重点人群，倡导健康的公共政策和支持性环境，以社区为基础，开展多种形式的健康教育与健康促进活动，普及健康知识，增强人们的健康意识和自我保健能力，促进全民健康素质提高。

就是建立起以政府负责、部门合作、社会动员、群众参与、法律保障为特点的健康教育与健康促进工作体制和协调、高效的运行机制。建立起社区、医院、学校、企事业单位等有直接面向目标人群开展健康教育与健康促进的服务设施、工作网络和信息网络；预防控制传染病、地方病的健康教育与健康促进有效开展，慢性非传染性疾病防治知识得到普及，公众对突发公共卫生事件的防范意识和应对能力不断增强；“全国亿万农民健康促进行动”有力推进，政府领导、健康教育专业机构指导、社区卫生服务机构为骨干、社区居委会为基础的城市社区健康教育工作网络得以建立并运行；学校、医院、工矿企业、公共场所等以场所为基础的健康教育与健康促进落实到位，全面开展；妇幼保健、城乡老年人群等重点人群健康教育普及面广，富有实效；控制烟草危害与成瘾行为干预有效，能力增强。

二、健康教育机构的职责

健康教育是一个系统工程，涉及到多部门、多学科、跨行业，在政府制定目标和居于主导的前提下，还需要有专门的机构予以执行。为此，2010 年 5 月，我国卫生部出台了《全国健康教育专业机构工作规范》，其目的在于进一步规范全国健康教育与健康促进工作，建立健全由各级政府领导、多部门合作、全社会参与的健康促进与健康教育工作体系和网络，促进城乡居民平等享有健康促进与健康教育等基本公共卫生服务。健康教育机构的职责包括下列五个方面。

（一）开展研究，提供依据和支持

开展健康促进与健康教育理论、方法与策略研究，为卫生行政部门制定相关的法律、法规、规划、部门规章和技术规范等提供技术咨询与政策建议。包括：收集和总结国内外健康促进与健康教育领域的政策法规、理论策略和研究成果，为卫生行政部门制定相关的法律、法规、规划、部门规章、技术规范等提供技术咨询及政策建议；收集、研究辖区内健康相关信息，为卫生行政部门制订健康促进与健康教育工作规划、计划、方案和考核评估标准提供科学依据和技术支持。

（二）指导业务，进行与人员培训

指导医疗卫生机构、机关、学校、社区、企业、媒体及下级健康教育机构包括日常业务、专题和科研等业务，提供健康促进与健康教育适宜技术和方法；组织开展有关人员开展以健康促进与健康教育领域政策、法规、理论、策略、技术与方法等内容的培训。

（三）总结经验，推广适宜技术

总结成功经验、科学有效的适宜技术，以及国内外的成功案例，并进行推广、交流。与辖区内医疗卫生机构、机关、学校、社区、企业和媒体等合作，开展不同场所健康促进与健康教育研究，提出适宜不同场所的健康促进与健康教育策略、措施和技术方法。开展健康教育需求调查，有计划有组织地开展辖区内健康促进与健康教育活动。做好传播材料的设计、制作和使用工作，利用电视、广播、报刊、网络等大众媒体、健康教育宣传栏和组织现场活动等，开展多种形式的健康传播。

（四）管理与发布健康教育信息

收集、加工、整理和发布健康促进与健康教育的核心信息，为媒体和相关机构提供信息源；拟定健康促进与健康教育信息规范和标准，对社会上健康相关信息进行监测、评估和引导。监测社会上对公众有误导作用的健康相关信息，评估其社会危害，及时对公众舆论进行正确引导。

（五）开展监测，进行评估

开展健康危险因素和健康素养监测，开展健康促进与健康教育需求与效果评估，及时发布监测与评估结果。评估辖区内健康促进与健康教育机构、人员及其开展健康促进与健康教育的能力和可利用资源；开展社区卫生诊断，查找辖区内主要的健康问题及影响因素；针对健康危险因素，评估健康教育需求；开展健康素养监测，提出健康教育干预策略；对辖区内健康促进与健康教育工作进行效果评估，总结经验，提出改进意见和建议。

三、健康教育项目的实施

健康项目是实施健康教育的有效途径，通过健康项目，可以诊断明确影响社区或人群生活质量的疾病或健康问题、影响这些疾病或健康问题的行为因素、导致这些行为因素发生发展的倾向因素/促成因素/强化因素，以及目标社区和对象人群与可利用资源等情况，并在此基础上制定出有效的工作实施计划。

（一）选定健康教育项目

确定健康教育项目，需要遵循重要性和有效性原则。重要性原则是要根据对人群健康的威胁严重程度，或对经济社会发展、社区稳定影响力度。有效性原则是还要考虑通过健康教育，能否有效地促使其发生预期改变的健康问题。

（二）确定计划目标

目标是计划存在与效果评价的依据，是执行某项计划后预期达到的、可测量的最终结果。健康项目的总体目标一般必须回答项目针对谁？实现什么变化？早多长的时间内实现这种变化？变化的程度如何？如何测量该变化等问题。总体目标又可分解为各个方面、各个阶段、各个层次的具体目标。

（三）制定实施进度表

实施进度表是项目管理的有力工具，它能在时间上和空间上整合各种措施和活动，对照检查各项工作的进展速度和完成数量。进度表在每一项具体工作中应包含工作内容、工作地点、负责人、经费预算、所需传播材料、所需设备物件、特殊要求等内容。项目工作启动后，各项措施和任务都应以进度表为指导有条不紊地进行，逐步实现工作目标。

（四）建立项目组织机构

健康教育项目实施的组织机构通常包括多种成分，如项目实施的领导机构，执行机构，组织协调与合作，政策支持，对象参与等。

领导机构的职责主要是审核实施进度表和预算、听取项目进展报告，提供政策支持，研究解决计划执行中的困难和问题等，执行机构主要负责操作和运行计划，如分解计划中的每一项活动、将计划的意图付诸实施，组织活动的开展。

健康教育项目需要社会的广泛参与，社会有关组织、机构、团体是否参与到计划实施中来，是否和计划的执行部门协调行动并提供支持与合作，关系到计划能否顺利进行，关系到实施工作能否获得预期效果

政府部门的支持性政策对健康教育项目的实施有很大的影响，它可以动员社会资源投入、开创多部门协调合作的局面、调动群众积极参与、创建有利于工作实施的环境。项目实施执行机构应积极影响当地政府，赢得更多支持性政策。健康教育项目离不开政府各个部门，各群团组织，大众传媒，社会文化阵地；各级医药卫生保健人员；学校师生；有关行业从业人员等人员参与。

（五）培训各级各类骨干人员

健康教育项目的实施，依赖于培训一批具有胜任该项任务所需专业知识和专业技能的骨干力量。为确保培训的效果，还需要注意对培训的过程、培训的近期和远期效果进行评价。

（六）健康教育的质量控制

建立质量控制系统是实施项目控制的必要保障。质量控制的核心任务是干预活动按照计划进度和质量运行，并在运行中及时并妥善解决存在的问题，与有关部门沟通、协调，确保项目始终向着既定目标迈进。主要通过对工作进度、活动质量、人员能力、效果等内容的检测和评估，运用记录报告、召集例会、现场督导、专项调查等方法得以实现。

（刘 博）

思 考 题

1. 为什么要开展健康教育？
2. 健康教育的重点有哪些？为什么？
3. 如何保障健康教育的有效实施并取得实效？

第十一章 精神卫生法律制度

提要 精神卫生是一个全球性的重大公共卫生问题。我国对于精神疾病的预防和医疗已经做了相关的法律规定，其中不仅包括精神疾病患者的医疗、康复、就业等合法权益、维护精神卫生机构的正常工作秩序、保护精神卫生工作人员的人身安全等，还包括精神疾病的预防、各类精神障碍的医疗及康复中的合法权益；对司法精神疾病鉴定制度、管理体制、鉴定人制度、司法精神病鉴定的启动制度、鉴定的程序制度和司法精神病鉴定的范围等也做出了相应规定。

重点 精神障碍；精神障碍患者合法权益的保护。

第一节 精神卫生法律制度概述

精神疾病是一种发病率很高的疾病，一般以认定精神活动障碍为主要表现。精神障碍是指在各种生物、心理以及社会环境因素影响下大脑功能失调，导致感知、情感、思维、意志和行为等精神活动出现不同程度的障碍。可分为重性精神障碍和轻性精神障碍。重性精神障碍又称“精神病”或“精神病性障碍”，轻性精神障碍又称“非精神病性精神障碍”。现在多数人倾向于用“精神疾病”或“精神障碍”取代“精神病”，作为各类精神障碍的总称。用“精神病”专指严重精神障碍。把罹患各种精神障碍的个体，称为精神障碍者。把精神障碍严重影响精神活动，导致对自身和客观现实不能正确辨认，或者不能控制自身行为的精神障碍者，称为严重精神障碍者。目前，各国对精神疾病分类不完全相同。世界范围有重大影响的精神疾病分类方案是WHO所编的《国际疾病分类》（ICD）和美国精神病学会制订的《精神疾病诊断和统计手册》（DSM）。我国第一个全面系统的精神障碍分类方案是1989年由中华医学会神经精神科学会通过的《中国精神障碍分类与诊断标准》。2001年4月，我国公布了《中国精神障碍分类与诊断标准第3版》（CCMD-3）。据WHO 2001年报告披露，目前全世界约有4.5亿各类精神和脑部疾病患者，全世界10个主要致残病因中，有5个属于精神疾病，即严重抑郁症、精神分裂症、双相情感障碍、酒精依赖和强迫性障碍。抑郁症、神经症、酗酒、药物依赖、自杀发生率在全世界均呈上升趋势，老年精神障碍如老年性痴呆、老年期抑郁症的比例也在增高。抑郁症目前已成为世界第四大疾患，预计到2020年，可能成为仅次于心脏病的第二大疾病。精神卫生问题已经引起世界范围的高度重视。WHO从1992年起，把每年的10月10日定位“精神卫生日”。为鼓励各国政府、卫生专业人员和广大群众勇敢地正视精神病和脑功能障碍的挑战，“精神卫生”被确定为2001年4月7日世界卫生日的主题，提出了“消除偏见，勇于关爱”的2001年世界精神卫生运动年口号。

在我国，精神疾病同样成为当前我国疾病分类中较为严重的一类疾病。据1993年抽样调查表明，国内各类精神病的总患病率已由1982年的12.69‰上升到13.47‰（不含神经症）。据WHO调查，我国约有5%的人患上不同程度的精神病和精神障碍。2005年9月卫生部《关于开展世界精神卫生日主题宣传活动的通知》公布的数据显示，全国目前精神疾病患者约有1600万人。其中，精神分裂症的患病率最高，其次是精神发育迟滞。在轻性精神障碍中，神经症的患病率最高。按照国际上衡量健康状况的伤残调整年指标（DALY）评价各类疾病的总体负担，精神障碍在我国疾病总负担的排名中居首位，已超过了心脑血管、呼吸系统及恶性肿瘤等疾患（WHO，1996年资料）。到2020年，预计有6种精神疾病将进入前20种主要疾病的行列中，占所有疾病的17.4‰。我国的精神卫生问题不容乐观。

由于大多数的精神疾病至今病因和发病机制不明，缺乏有针对性地防治手段，一旦患病，治愈率低，病残率却很高。部分患者还可能因病出现难以预料的自杀、自伤或伤人毁物等行为，不仅给患者本人及其家庭造成沉重负担，对社会也具有潜在的危害性。而且，精神疾病与社会、文化、宗教、法律等人文学科的关系也远较其他疾病来得密切。在世界上大多数地区，精神疾病患者一直受到孤立和歧视，在学习、就业、婚姻等诸多方面受到阻碍和歧视。因此，精神卫生问题既是全球性的重大公共卫生问题，也是较为突出的社会问题。

一、精神卫生法的概念

精神卫生的概念源自于英文“mental health”，有广义和狭义之分。按照WHO对健康延伸的定义，广义的精神卫生概念，是指为维护人类精神活动“处于身体上、心理上和社会上的完好状态或完全安宁”所进行的一切个人和群体的社会活动。而“影响人的精神活动健康”的因素应当包括“精神障碍”。此外，还包括日常生活中常见的睡眠障碍、情绪以及精神活性物质滥用等等其他因素。因此，“精神障碍范围”的大小，不会在总体上对广义的精神卫生概念造成很大影响。而狭义的精神卫生概念通常指为避免人的精神活动处于“精神障碍（或精神疾病）”状态所进行的相关活动，精神障碍的范围大小对于精神卫生的概念就显得非常重要，尤其是在法律上应如何对其进行界定。

精神卫生法是调整精神卫生工作中产生的各种社会关系的法律规范的总和。这其中不仅包括精神疾病患者的医疗、康复、就业等合法权益，维护精神卫生机构的正常工作秩序，保护精神卫生工作人员的人身安全等，还包括精神疾病的预防、各类精神障碍的医疗及康复中的合法权益。

二、各国有关精神病人权益保护的历史发展

精神病人，由于缺乏对心理异常的自知能力和行为的控制能力，其行为有时古怪离奇，在科学文化落后的历史时期，世界各地普遍视精神病人为“狂人”而加以歧视、虐待、关闭甚至杀害。随着科学的发展及对精神病的本质的了解，特别是进入19世纪60年代以来，

随着精神病学的进步和人们社会价值观念的发展，改善精神病人的社会地位，保障精神病人的人身基本权利，减少对精神病人的限制，使精神病人回归社会，维护精神病人权利的运动，在世界范围内形成并产生深刻影响，并在一些国家得以用立法的形式固定下来强制实施。

据了解，目前世界上已有100多个国家颁布了精神卫生方面的法律，早在1800年，英国便已有了《精神错乱者条例》，以法律的形式规定了对精神病人的收容、监护措施等，1890年又更名为《精神错乱条例》，增加了对病人以治疗代替惩罚、保护其基本权益等内容。世界上第一部正式命名为《精神卫生法》的法律诞生于1938年的法国，以后许多欧美国家及其殖民地纷纷效仿，制定了各自的精神卫生法，英国《精神错乱条例》也于1959年改名为《精神卫生条例》。进入20世纪60年代以后，随着人权运动的蓬勃兴起，精神病人的权益保障受到了更大范围的重视，精神卫生立法运动在各国掀起了一次高潮，越来越多的国家认识到精神卫生立法对于精神卫生事业和社会、经济、文化等各方面的促进作用。一些国际组织也陆续发表了一系列声明和宣言，如联合国通过的《精神发育迟滞者权利宣言》(1971)、《残疾人权利宣言》(1976)、《保护精神疾病患者和促进精神保健的原则(1991)》等，以及由世界精神病学协会（WPA）、世界心理卫生联合会（WMHA）等机构通过的《夏威夷宣言》(1983)、《精神疾病患者权益和保障的声明》(1989)、《精神病人人权宣言》(1989) 等。1995年WHO精神卫生处又提出了《精神卫生保健法—十项基本原则》，作为各国政府制订和修改精神卫生法的参考。美国各州有各自的精神卫生法。中国所在的WHO西太平洋区域的国家，除中国以外，仅老挝和马绍尔群岛没有专门的精神卫生法。我国的香港和台湾于20世纪90年代初颁布了精神卫生法。一些国际机构和组织制定了多个关于精神卫生的宣言、声明及基本原则，主要包括：1948年《世界人权宣言》（联合国大会)；1971年《精神发育迟滞宣言》（联合国大会)；1976年《残疾人权利宣言》(联合国大会)；1983年《夏威夷宣言》(世界精神病学会)；1989年《保障精神病人权利的声明》(世界精神病学会)；1989《精神病人的人权宣言》(世界心理卫生联合会)；1991年《保护精神病患者和改善精神保健的原则》（联合国大会46/119决议)；1995年《精神卫生保健法——十项基本原则》(WHO精神卫生处)。

从世界范围精神卫生立法的趋势看，越来越强调精神病人的“自愿住院”等权利。法国精神卫生法的内容主要包括：精神病患者与罪犯的区别；对精神病患者的人道处理；精神病患者治疗设施的管理义务等。英国的精神卫生法律规定，对于精神病人的治疗和处理应遵循自愿的原则，并使其与躯体疾病治疗享受同等的待遇。鼓励精神病人自愿入院，并对非自愿病人的强制性住院，规定了严格的程序和时限。同时，还对精神病人进行专科治疗的知情同意权以及对一系列严格的推荐、论证和审批手续作了规定。美国的法律也赋予精神病人以“治疗决定权”、“治疗拒绝权”和“最小限制性选择权”，强调把病人的利益放在第一位，摒弃了以“社会保安”或“监护”作为强制住院的理由，而只能以“病人自己的利益”，即有助于病人的治疗为住院目的。

进入21世纪以来，精神健康问题不断受到人们的重视，我国政府也意识到这个问题的重要性，多年来致力于完善一系列精神卫生工作的政策与规划：

1. 不断完善政策与规划框架

2001年召开的“第三次全国精神卫生工作会议”提出“预防为主，防治结合，重点干预，广泛覆盖，依法管理”的新时期精神卫生工作指导原则。2002年，卫生、公安、民政、残联四部门联合下发了《中国精神卫生工作规划（2002年~2010年)》，提出精神卫生工作的总目标以及相关工作指标。2004年，国务院办公厅转发了卫生部等部门《关于进一步加强精神卫生工作的指导意见》。2006年，卫生部、国家中医药管理局联合发布的《城市社区卫生服务机构管理办法（试行)》中，将社区精神卫生服务列入社区公共卫生服务内容，并且由政府提供补助。2008年1月，卫生部等17个部门联合下发了《全国精神卫生工作体系发展指导纲要（2008年~2015年)》，提出了到2010年、2015年精神卫生工作体系发展的分阶段目标，规定了保障目标实现过程中各部门的精神卫生工作职责。

2. 完善领导与协调机制

2006年11月，国务院批准建立由卫生部、民政部等部门和单位组成的精神卫生工作部际联席会议制度。联席会议的主要职责是，在国务院领导下，研究拟订精神卫生工作的重大政策措施，向国务院提出建议；协调解决推进精神卫生工作发展的重大问题；讨论确定年度工作重点并协调落实；指导、督促、检查精神卫生各项工作。

3. 不断完善精神卫生服务体系

截至2006年底，全国共有精神卫生专业机构1 124家，其中精神病专科医院645所，有精神科的综合医院479家，共有精神科床位数145 550张。其中以精神专科医院床位为主，占总床位数84.94%，综合医院精神科床位占总床位数的15.06%。

随着我国精神卫生事业的逐渐发展，《中华人民共和国精神卫生法》也已经纳入十一届全国人大常委会的立法规划。我国从1985年开始由卫生部组织起草《精神卫生法》，至今已历时二十余年，目前已经向社会公布征求意见稿。随着新医改的推进，各项配套措施的跟进，这部法律终将会向社会公布，全体精神病人的权益将会得到保障，他们也能得到更多的社会关爱。

三、精神卫生法的原则和价值

精神卫生法核心内容是社会和政府如何救助、协助和干预精神卫生领域的问题，实际上是为有精神疾患的人提供更多的社会帮助和社会援助。精神卫生法不仅仅有协调控制的作用，最主要还有预防的作用。我国精神卫生法在总则中应当对该法的基本原则予以规定，因为原则是为规则提供基础性或本源的原理，是法律行为、法律程序、法律决定的决定性规则。

（一）体现精神卫生事业的福利性

卫生行业包含着不同层次的医疗保健服务，只有最基本层次的医疗保健服务才是要保障的。精神疾病的特殊性更加突出了精神卫生事业的福利性，精神卫生法应当将精神病院事业的福利性突出在总则里面。保障精神病院的福利性，最重要的是给予资金上实际到位的帮助。我国应尽量把精神病院列入由政府投资的全福利性的医疗机构，并结合民政部门、残联、财政部门对不能满足最低生活保障的病人给予适当的减免，以保障他们能够就医，促进整个国家的心理健康水平发展，减少社会危害。

（二）保护精神病人的合法权益

由于深受社会本位观念的影响，过去多致力于研究如何加强对精神病人的制约和防范，如何保护这类弱势群体的研究显得不足。精神卫生法应当开宗明义明确保护精神病人的合法权益。

（三）立足精神卫生工作者

我国现行关于医事卫生的法律体系中，缺乏一部站在精神卫生工作者立场上明确阐释其权利义务，有效保护从业者权益、规范从业者职责的专业法律。对此，精神卫生工作者所能依据的只有《执业医师法》职业道德规范中一些笼统的权利义务。目前，全国至少有90%可获得专业精神健康服务者来自于专科精神病医院，这些医院的规模和资金不能与综合性医院相比，应对不断发生的医疗纠纷显然捉襟见肘；《医疗事故处理条例》是一项针对所有医患关系纠纷的规范，在技术上不可能细化到精神疾病这种复杂性疾病的内容，因而精神健康专业医师处于明显不利的法律地位。

第二节　精神疾病患者的权利

根据精神医学领域的人权理论，精神病患者作为人，享有与正常人同等的人权。世界精神卫生联盟（World Federation for Mental Health）早在1989年就发表了《卢克索尔人权宣言》。《宣言》指出，精神病人享有与其他公民同等的基本权利。这些权利包括：有权获得尊重和人道的、良好的待遇；有权享有医学提供的各种技术手段，而又免受不正当的强制；有权不因社会经济、文化、种族、肤色、宗教、性别、年龄的不同而在公平地得到治疗或不公正地约束方面受到歧视；有权得到自己临床病况的适当信息；有权维护自己的隐私和名誉；有权保护自己的个人财产；有权免受躯体上或精神上的虐待；有权免受医学上的疏忽和放弃；有权接受治疗，包括住院治疗和依据医学、伦理学、法学意见而采取的安全措施；被强制入院的病人，有权得到公正的代理，有权复查和申诉。《宣言》还指出，所有精神病人有权得到与其他病人相同的符合专业标准和道德标准的治疗。这一权利包括最大限度地实现病人的自决和自我负责。治疗应该在由社区作出评价和社区能够接受的设施中进行。并尽可能以引起最低限度的伤害和尽可能少的约束下进行。治疗的实施应该是给病人而不是给家庭、社区、医务人员或国家带来最大利益。

精神病人作为权利主体，具有与正常人同样的权利，只是由于患病的缘故，其合法权利有时会难以实现或易受侵犯，需要予以特别强调或给以适当的限制。精神疾病患者依法享有和其他人同等的身体权、健康权和人身自由权。对精神疾病患者，除非对本人有危险或对他人的安全构成威胁，不得加以非法捆绑，拘禁，更不得对其进行殴打、不给饮食等虐待行为。除非符合法定条件，并经法定程序，任何人不得强制精神疾病患者住院治疗。

我国有关精神病人权益保护的法律规定：

一、受监护权

对于精神病人权益的保护首先要依照民事法律有关规定确定监护人。监护人除应承担民法规定的监护责任外，在保护精神病人就医方面应做到：①促使病人接受治疗，避免伤害他人或自己；必要时，依精神科医师诊断或精神疾病的司法鉴定结果，帮助病人办理住院。②在病人住院期间，协助医务人员进行治疗，待病情稳定或康复时，依医师意见办理出院。③病人出院后，协助其继续接受门诊、社区康复治疗及教育训练或就业辅导。

二、人身自由和人格尊严权

精神病人的人身权应当受尊重和保护。不得予以歧视、虐待或非法利用。对精神病人，除非对本人有危险或者对他人的安全构成威胁，不得加以非法的捆绑、拘禁，更不得有殴打、禁食等虐待行为。未经精神病人及其监护人同意，不得对病人录音、录像或摄影。住院病人应享有个人隐私权、自由通讯及会客之权利，医疗机构非依病人病情或医疗需要，不得予以限制。

三、相关责任免除权

精神病人在不能辨认或者不能控制自己行为时违反治安管理的，不予处罚。精神病人在不能辨认或不能控制自己行为的时侯造成危害结果，经法定程序鉴定确认的，不负刑事责任。

四、知情权和治疗权自主决定权

精神障碍者或者其监护人有权了解病情、诊断结论、治疗方案及其可能产生的后果；有权要求医疗机构出具书面诊断结论。要求精神障碍者参与医学教学、科研活动或者接受新药、新的治疗方法的临床试用的，医疗机构必须书面告知其本人或者监护人教学、科研、试用的目的、方法及可能产生的后果，并取得其本人或者监护人的书面同意。

自主决定权包括自愿住院和自愿治疗两个方面的权能。精神障碍的治疗实行自愿原则，除法律明确规定外，不得强迫任何人接受治疗。精神疾病患者自愿到医疗机构接受治疗的，由本人或者其监护人办理就医手续。自愿住院接受治疗的精神疾病患者，有自行决定出院的权利；精神科医师认为不宜出院的，应当告知理由，由其监护人决定是否出院，并在病历中记录。

精神疾病患者由于受精神症状的影响，一些人的自知力受损，知情同意的能力因此受到影响，不同症状、不同情况其影响程度也不相同。不同的精神疾病、疾病的不同阶段其知情同意能力都不同。精神疾病的缓解期或某些轻性精神障碍，此时患者虽有精神障碍，但其精神障碍具有明显的局限性，能够辨认自己的行为，可以认为有知情同意的能力。某些轻性精神障碍或疾病的不全缓解阶段，由于精神障碍使其意思的表达受到一定程度的影响，致使其不能完全辨认自己的行为，可认为有部分知情同意的能力。某些严重的精神疾病或疾病的严重阶段，患者的意思表达能力受到严重影响，致使其不能辨认自己的行为，可以认为是无知情同意的能力。但是，精神疾病患者的知情同意能力目前还没有一个统一的评定标准，而且，由谁来对精神疾病患者的知情同意能力进行评定也是一个有待解决的难题。

我国现行法律对精神病人因缺乏行政或刑事责任能力免除相应责任的，规定应当责令其家属或监护人对精神病人严加看管和医疗；在必要的时候，由政府强制医疗。而从世界范围对精神病人的治疗来看，呈现一种越来越宽松的趋势，强调自愿入院、开放式治疗。因此，对严重的精神病人，如有明显伤害他人或自己的危险，或有危害行为时，经精神科医师诊断有住院治疗之必要的，可采取措施强制其住院。对有严重违法行为的精神病人，经精神疾病的司法鉴定后，确认其无责任能力的，可进行强制性精神科治疗。根据具体情况，在普通精神病医院（如精神病防治院、精神卫生中心）或持殊的精神病管治机构（如公安机关管辖的安康医院）进行治疗。

五、隐私权

患者的隐私权是指对于病人在疾病的诊断和治疗过程中向医生披露的任何信息以及医生通过诊断和治疗获得的有关病人的任何信息。病人都有权期待医生会为其保密；医生在未经病人许可时，不得披露这些信息。

在精神疾病的诊断和治疗中，病人向医生披露的信息越全面，疾病的诊断越准确，治疗越有效，而且病人倾吐其内心的想法，本身就是一种心理疗法。因此，精神疾病的诊断、治疗和预防，在很大程度上取决于病人是否向其披露了其真正的内心世界。而要达到这一点，就要使病人相信其披露的信息是安全的，是不会被泄露的。然而，在另一方面，因为精神病人受疾病的控制，其有些行为失去理智，而自己又并不知晓，这种非理智向医生披露的行为可能给其他人造成损害后果，对此不能像对待正常人那样要求。

在病人的隐私权与他人和社会的安全利益发生冲突时，医生如何权衡，至少要注意以下几点：首先要考虑病人的隐私权与他人和社会的安全利益，孰轻孰重。在伦理上，我们一般认为人的生命是最为宝贵的，人的生命权是最重要的权利，其他任何权利都应让位于生命权。因此，当病人透露出要残害生命的意图，而且医生根据自己的医学判断，病人因疾病所致，极有可能实施其意图时，医生可以向潜在的被害人或有关机关披露相关信息，因为病人的隐私权应该让位于他人的生命权。如果病人只是有损坏财产的意图，是否要披露，是值得商榷的。因此，对他人和公众的财产权利的保护并不足以成为保护病人隐私权的例外，而只有为了保护他人和病人本人的生命，才能构成对隐私权保护的例外，才可以披露相关的信息。

同时，由于社会对精神疾病患者的歧视并未消除，未经患者本人或者其监护人同意，任何单位或者个人不得公开精神疾病患者及其家属的姓名、住址、工作单位、肖像、病史资料以及其他可能推断出其具体身份的信息。非法侵害精神疾病患者隐私权的，应当依法承担相应的行政责任、民事责任；构成犯罪的，依法追究刑事责任。

六、平等的学习和劳动就业权

对于已康复的精神病病人，除能证明其无胜任能力，不得以曾患精神病为由，拒绝入学、应考、雇佣或其他不公平的待遇。

七、女精神病人的特别保护权

对明知女方是精神病人，不论采取任何手段非法与之发生两性关系的，均以强奸罪论处。

八、救助权

精神残疾的精神病人属于社会弱势群体，有的地方制定了特困病人的经济扶助政策，把有些精神科疾病纳入大病医保范围，解决经济确实困难的精神病人的长期服药等问题。

住院治疗的精神疾病患者的通信、受探视权利受法律保护。因病情或者治疗需要有必要对其通信、受探视的权利加以限制时，精神科执业医师应当征得精神疾病患者或者其监护人的同意，并记入病历。

第三节 精神疾病预防的法律规定

精神卫生工作坚持预防为主、防治结合、重点干预、依法管理的方针，实行政府组织领导、部门各司其责、全社会共同参与的工作机制。对于精神疾病的预防，目前已经颁布实施的各个精神卫生条例和《精神卫生法》（征求意见稿）中都有相关规定。

一、加强政府对精神卫生工作的重视

国务院卫生行政部门主管全国的精神卫生工作。县级以上地方人民政府卫生行政部门负责本行政区域的精神卫生工作。县级以上人民政府民政、公安、教育、司法行政、人力资源和社会保障等部门在各自职责范围内负责精神卫生工作。军队的精神卫生工作，依照本法和国家有关规定办理，由中国人民解放军卫生主管部门负责。

县级以上人民政府统一领导精神卫生工作，建立健全精神卫生工作协调机制和工作责任制，并对有关部门承担的精神卫生工作进行考核、监督。县级以上人民政府制定精神卫生工作规划并组织实施，建立健全精神疾病的预防、治疗、康复服务体系。

医疗卫生机构和其他精神卫生服务机构依照本法规定，承担精神卫生的健康教育、咨询以及精神疾病的预防、治疗、康复等工作。国家发展精神卫生的科学研究，提高对精神疾病的预防、治疗、康复的科学技术水平；支持和鼓励开展传统医药以及传统医药与现代医药相结合的精神卫生研究。国家支持和鼓励开展精神卫生的国际合作与交流。

县级以上人民政府和政府有关部门应当采取措施加强对精神卫生工作人员的职业保护，对在精神卫生工作中做出显著成绩和贡献的单位和个人，给予表彰、奖励。国家对精神卫生工作人员，按照有关规定给予补贴；对因工致伤、致残、死亡的人员，按照有关规定给予补助、抚恤。

二、加大精神卫生的健康教育和宣传

各级人民政府和政府有关部门应当组织开展精神卫生的健康教育，倡导文明健康科学的生活方式，营造关怀和帮助精神疾病患者及其家属的社会环境。

国家鼓励和支持工会、共产主义共青团、妇女联合会、红十字会、残疾人联合会、科学技术协会等团体，开展精神卫生的宣传和健康教育工作。居民委员会、村民委员会应当协助当地人民政府和政府有关部门组织开展社区心理健康指导、精神卫生知识宣传和健康教育活动，举办有益于城乡居民身心健康的文体活动，创建文明和谐的社区环境。

县级以上人民政府教育行政部门应当指导学校通过课堂教学和课外活动等形式开展精神卫生健康教育，促进学生身心健康发展。县级以上人民政府教育行政部门和学校应当对教师进行上岗前和在岗期间的精神卫生知识培训，使教师在日常管理和教学活动中关心、爱护学生，促进学生心理健康。教师应当学习和了解相关的精神卫生知识。学校应当与学生父母或者其他监护人建立沟通机制，及时沟通学生心理行为情况，发现问题应当及时告知。发生突发事件或者意外事故时，学校应当在医疗卫生机构和其他精神卫生服务机构的协助下，组织精神卫生工作人员对学生进行心理健康辅导。

用人单位应当组织其工作人员学习有关精神卫生知识，开展文化、体育和娱乐活动，合理安排工作和休息时间，创造有益于员工身心健康的工作环境。对因精神卫生问题可能导致严重后果的特殊岗位的工作人员，用人单位应当定期安排精神健康评估；必要时，应当提供或者组织精神卫生工作人员提供相关的心理咨询和心理治疗服务。

医疗卫生机构和其他精神卫生服务机构应当组织工作人员学习精神卫生知识和相关法律、法规、政策；医务人员在相关疾病诊疗服务中，应当对就诊者进行精神卫生的宣传指导。监狱、看守所、拘留所等羁押场所应当对被依法逮捕、拘留和在监狱中执行刑罚和被依法收容教育、强制戒毒和劳动教养的人员，开展精神卫生知识宣传教育。必要时，应当提供或者组织精神卫生工作人员提供心理咨询、心理治疗。

新闻宣传和医学影视作品应当尊重精神疾病患者，不得含有歧视、侮辱精神疾病患者的内容。广播、电视、报刊、互联网等新闻媒体应当积极开展精神卫生知识的公益性宣传。

三、重视突发事件的心理救援和咨询

各级人民政府和政府有关部门制定的突发公共事件应急预案，应当包括心理救援内容，避免和减少精神疾病的发生。这在2008年汶川地震中显得尤为重要，要预防精神疾病的发生，专业的心理救援是十分必要的。但是，在心理救援过程中，也发现了不少从事心理咨询的人员不具备专业的素质，造成了对地震受害人心理压力疏导不畅的弊端。因此，心理咨询工作也应当作为精神卫生预防工作的一项重点内容来进行。

心理健康咨询是预防精神疾病的重要环节，从事心理咨询的人员应当经过精神卫生知识培训，取得相应资格。心理治疗师执业，应当经注册取得心理治疗师执业证书。心理治疗师应当在医疗机构中从事心理治疗；但是，不得从事精神疾病的诊断、治疗，不得向精神疾病患者提供药物治疗；发现或者怀疑接受心理治疗的人员有精神疾病时，应当建议其到符合本法规定的医疗机构进行诊断、治疗。

同时，社会还要有相应的精神卫生社会工作者，从社会基层（居民委员会、村民委员会）做起，形成社会力量，与政府有关部门和专业医疗机构合力，形成共同防范疏导患有精神障碍患者，解决存在的心理问题，增进其心理健康，防止精神疾病的发展扩大，以保持一方社会的和谐、平安。

四、组织开展精神卫生监测和专题调查

国家建立精神卫生监测网络，对精神疾病的发生及其因素开展监测。国务院卫生行政部门制定国家精神卫生监测工作计划。省、自治区，直辖市人民政府卫生行政部门根据国家精神卫生监测工作计划制定本行政区域的精神卫生监测工作方案，组织开展精神卫生监测和专题调查。

第四节　精神疾病患者医疗的法律规定

一、精神疾病患者的责任能力

精神疾病患者的责任能力指的是精神疾病患者为自己的行为承担相应责任的能力，包括刑事责任能力和民事责任能力。

刑事责任能力的评定通常采取的是两分法，即：被鉴定人实施危害行为时，经鉴定患有精神疾病，由于严重的精神活动障碍，致使不能辨认或者不能控制自己行为的，为无刑事责任能力；被鉴定人实施危害行为时，经鉴定属于下列情况之一的，为具有责任能力：①具有精神疾病的既往史，但实施危害行为时并无精神异常；②精神疾病的间歇期，精神症状已经完全消失。

民事行为能力的评定则通常采取三分法，被鉴定人在进行民事活动时，经鉴定患有精神疾病，由于严重的精神活 动障碍致使不能辨认或者不能保护自己合法权益的，为无民事行为能力；被鉴定人在进行民事活动时，经鉴定患有精神疾病，由于精神活动障碍，致使不能完全辨认、不能控制或者不能完全保护自己合法权益的，为限制民事行为能力；被鉴定人在进行民事活动时，经鉴定属于下列情况之一的，为具有民事行为能力：①具有精神疾病既往史，但在民事活动时并无精神异常；②精神疾病的间歇期，精神症状已经消失；③虽患有精神疾病，但其病理性精神活动具有明显局限性，并对他所进行的 民事活动具有辨认能力和能保护自己合法权益的；④智能低下，但对自己的合法权益仍具有辨认能力和保护能力的。

二、精神疾病患者的监护

《民法通则》第 17 条规定："无民事行为能力或者限制民事行为能力的精神病人，由下列人员担任监护人：（一）配偶；（二）父母；（三）成年子女；（四）其他近亲属；（五）关系密切的其他亲属、朋友愿意承担监护责任，经精神病人的所在单位或者住所地的居民委员会、村民委员会同意的。对担任监护人有争议的，由精神病人的所在单位或者住所地的居民委员会、村民委员会在近亲属中指定。对指定不服提起诉讼的，由人民法院裁决。没有第一款规定的监护人的，由精神病人的所在单位或者住所地的居民委员会、村民委员

会或者民政部门担任监护人。"

精神疾病患者由于精神障碍，丧失了认识能力和判断能力，日常事务几乎完全依赖于监护人，其权利的取得、行使和自我保护因其精神障碍根本无从谈起，因此，赋予精神病人的监护人在监护中的职责性对精神病人权利的保护显得尤为重要。精神病患者监护人的责任有：①妥善看管、照顾精神疾病患者，防止其伤害自身、危害他人或社会；②督促患者接受治疗，为需要住院治疗的患者办理住院手续；③为经诊断可以出院的精神疾病患者办理出院手续；④帮助精神疾病患者接受康复治疗或者职业技能培训；⑤帮助精神疾病患者参与各种诉讼程序，维护患者的合法权益。对于精神疾病患者对他人造成的人身、财产损害，监护人应当依法承担赔偿等民事责任。

三、精神疾病患者的医疗

精神医疗服务包括精神病医院的门诊、急诊、住院及多种形式的社区精神卫生服务，如社区综合医院、康复医院、工疗站和精神病人看护网络等。精神医疗机构应积极为病人提供适当的医疗服务。住院病人病情稳定或康复，无继续住院治疗的必要时，应通知本人及家属办理出院。精神医疗机构诊治病人或病人出院时，应向本人及其监护人、亲属等说明病情、治疗方案、预后情况。

精神医疗机构非为医疗、康复的目的或防范紧急危险意外事件，不得拘禁病人、拘束其身体或剥夺其行为自由。精神卫生咨询服务，是通过书信、电讯、门诊、访问和专栏咨询等方式，与来访者建立良好的信任关系，借助于开导、帮助及教育手段，帮助来访者认识和解决存在的心理问题，增进其心理健康发展，改善人际关系，提供适应社会生活的能力。

社区康复（community-based rehabilitation，CBR）是指依靠社区（城市街道、农村乡镇）的力量，包括精神疾病患者本身和家庭以及整个社区的力量，在力所能及的水平上采取各种措施，诸如医学的、家庭的、职业的、社会的康复，使多数精神疾病患者可以就进得到恢复和补偿功能，以增加其参与社会的能力。同时，积极开展精神疾病的预防工作，防止精神疾病的发生和发展。社区康复模式得到了WHO以及国际劳联、世界社会心理康复协会等的支持，特别是得到了发展中国家的赞许。按照精神卫生保健经费应当与一般的卫生保健经费平等的原则，许多国家都制定了相应法律以确保将精神卫生干预纳入初级保健之中。在中国这样的低收入国家，精神卫生专业人员严重不足，通过基层全科医疗来提供精神卫生服务是一种切实可行的策略，这样可以提高精神卫生保健的可及性。整合性的医疗保健还可以减轻人们去垂直化的精神卫生服务机构所承受的病耻感，从而进一步提高精神卫生服务的可及性。但是很明显，仅仅靠立法是不能使这些举措行之有效的，还得配备必需的基础设施和工作人员。

第五节　精神疾病的司法鉴定

在维护精神病患者的权益与保障社会免受危险精神病患者的危害之间，存在着很大的矛盾与冲突。司法精神病学就是要解决因精神障碍而导致的种种社会与法律问题。而司法精神病学在司法活动中的运用集中体现在精神病的司法鉴定上，事实上司法精神病学也将因精神疾患涉及刑法、民法、刑事诉讼法等法律事件而导致与法律发生关联的精神医学纳入其研究领域。我国对司法精神病鉴定制度的规定主要体现在1989年8月1日开始施行的《精神病司法决定暂行规定》以及散见于《刑事诉讼法》等中的相关规定，对司法精神病鉴定的管理体制、鉴定人制度、司法精神病鉴定的启动制度、司法精神病鉴定的程序制度和司法精神病鉴定的范围等进行了规定。

一、精神疾病司法鉴定概述

司法精神病鉴定也称为精神病司法鉴定，是指鉴定人运用现代医学手段和专业知识，对被鉴定人及其行为进行司法精神病学调查和分析，客观评价被鉴定人的精神状况和行为能力的科学技术工作。对司法精神病鉴定，理论界还有人称其为法精神病学鉴定，即“利用法精神病学学科专业知识对一定人是否有精神疾病进行的鉴定”。我国《司法鉴定职业分类规定》（试行）将司法精神病鉴定称为“法医精神病鉴定”即“运用司法精神病穴的理论和方法，对涉及与法律有关的精神状态、法定能力（如刑事责任能力、受审能力、服刑能力、民事行为能力、监护能力、被害人自我防卫能力、作证能力等）、精神损伤程度、智能障碍等问题进行鉴定”。

鉴定机构是指执行精神疾病司法鉴定任务的组织和单位。最高人民法院、最高人民检察院、卫生部、司法部和公安部等共同组成国家精神疾病司法鉴定协调委员会，负责全国精神疾病司法鉴定的协调工作。国家精神疾病司法鉴定协调委员会下设办公室，办公室设在国务院卫生行政部门。省、自治区、直辖市成立精神疾病司法鉴定委员会，负责本行政区域内的精神疾病司法鉴定工作。精神疾病司法鉴定委员会由精神疾病司法鉴定人组成。

精神疾病司法鉴定委员会下设办公室，负责委员会的日常工作，并履行下列职责：

（一）受理精神疾病司法鉴定的委托或者申请；

（二）从精神疾病司法鉴定医院中随机确定每例精神疾病司法鉴定的场所；

（三）从精神疾病司法鉴定人中随机确定参加每例精神疾病司法鉴定的鉴定人；

（四）承办精神疾病司法鉴定委员会交办的其他工作。精神疾病司法鉴定委员会办公室设在卫生部门。

二、精神疾病司法鉴定主体

精神疾病司法鉴定必须在精神疾病司法鉴定指定医院中进行。符合下列条件的医院，可以向省、自治区、直辖市人民政府卫生行政部门申请开设“司法精神病专业”诊疗科目：

（一）二级以上精神病专科医院或者设有精神科的三级综合医院；

（二）设有司法精神病鉴定室、办公室、检查室、病案室等；

（三）有不少于3名精神疾病司法鉴定人；

（四）至少有一名具有精神科主任医师职务任职资格的精神疾病司法鉴定人；

（五）省、自治区、直辖市人民政府卫生行政部门规定的其他条件。

符合下列条件的医院，可以成为精神疾病司法鉴定指定医院：

（一）符合《医疗机构管理条例》及《医疗机构管理条例实施细则》的有关规定；

（二）具有“司法精神病专业”诊疗科目；

（三）省、自治区、直辖市人民政府卫生行政部门规定的其他条件。

申请精神疾病司法鉴定指定医院资格的医院，经省、自治区、直辖市人民政府卫生行政部门审核，报省、自治区、直辖市人民政府批准后，由省、自治区、直辖市人民政府卫生行政部门颁发国务院卫生行政部门统一印制的《精神疾病司法鉴定许可证》，成为精神疾病司法鉴定指定医院。未取得《精神疾病司法鉴定许可证》的任何单位不得开展精神疾病司法鉴定工作。

精神疾病司法鉴定由精神疾病司法鉴定人组成的鉴定组进行。符合下列条件之一的，可以向省、自治区、直辖市人民政府卫生行政部门申请精神疾病司法鉴定人资格：

（一）取得国家高等医学院校精神卫生专业或者医疗专业本科以上学历，具有精神科执业医师资格，在精神病专科医院或者综合医院精神病科连续从事精神病临床工作 5 年以上，在精神病专科医 院或者综合医院精神科再连续参与精神疾病司法鉴定工作 5 年以上，并取得精神科副主任医师以上职务任职资格；

（二）取得国家高等医学院校精神卫生专业或者医疗专业专科学历，具有精神科执业医师资格，在精神病专科医院或者综合医院精神病科连续从事精神病临床工作 7 年以上，在精神病专科医院或者综合医院精神科再连续参与精神疾病司法鉴定工作 5 年以上，并取得精神科副主任医师以上职务任职资格。

对符合相应条件的精神疾病司法鉴定资格申请人，经省、自治区、直辖市人民政府卫生行政部门和司法行政部门审核，报省、自治区、直辖市人民政府批准后，由省、自治区、直辖市人民政府卫生行政部门颁发国务院卫生行政部门统一印制的《精神疾病司法鉴定人资格证书》。

三、精神疾病司法鉴定的程序

（一）鉴定的提出

公安机关、检察机关、司法机关、监狱管理机关和其他办案机关（以下称办案机关）以及其他单位和个人，涉及需要进行精神疾病司法鉴定的，向省、自治区、直辖市精神疾病司法鉴定委员会提出委托或者申请。办案机关以及其他单位和个人也可以直接向其他省、自治区、直辖市精神疾病司法鉴定委员会提出委托或者申请。

办案机关以及其他单位和个人对鉴定结论有异议或者有多个鉴定结论不一致的，可以向原精神疾病司法鉴定委员会提出委托或者申请复核，也可直接向其他省、自治区、直辖市精神疾病司法鉴定委员会提出委托或者申请重新鉴定。

委托或者申请精神疾病司法鉴定，应当提交精神疾病司法鉴定委托书或者申请书，并提交下列材料：

1. 被鉴定人及其家庭资料；

2. 被鉴定人的案件情况；

3．被鉴定人的社会资料；

4．知情人对被鉴定人精神状态的证言；

5．被鉴定人的疾病情况和病历资料；

6．精神疾病司法鉴定委员会要求提交的其他材料。

办案机关委托鉴定的，除提交上述规定的材料外，还应当提交被鉴定人案件卷宗材料。已经鉴定过的案件的鉴定委托或者申请，还应当提交原鉴定结论。

（二）鉴定的受理

精神疾病司法鉴定委员会在受理鉴定委托或者鉴定申请后，应当在3个工作日内向委托机关或者申请人出具《精神疾病司法鉴定受理通知书》。

申请或者委托精神疾病司法鉴定有下列情形之一的不予受理：

1．委托机关或者申请单位不具备法人资格或者申请人不具备完全民事行为能力；

2．不能按本办法第十九条的规定提交有关材料，或者提交的材料不符合要求；

3．未交纳鉴定费；

4．省、自治区、直辖市人民政府精神疾病司法鉴定委员会规定的其他情形。

精神疾病司法鉴定委员会应当在受理鉴定委托或者鉴定申请之日起3个工作日内完成鉴定前的准备工作：

1．对当事人提交的材料进行初步审查；

2．与鉴定委托人或者申请人约定鉴定日期；

3．随机确定提供鉴定场所的指定医院；

4．随机确定鉴定人和鉴定主持人；

5．其他必要的准备工作。

（三）鉴定的实施

司法精神病学鉴定，有直接鉴定、缺席鉴定及文证审定等不同种类；又可根据具体情况，采取院外鉴定、门诊鉴定及住院鉴定等方式。

直接鉴定是医生与被鉴定人直接会面，对其精神状态进行面对面的直接检查。直接鉴定时，可以在医院门诊或其他的适当地方检查被鉴定人，也可以把被鉴定人收进精神病院进行观察。缺席鉴定是一种间接鉴定，适用于被鉴定人已经死亡或因其他原因而不能或不宜直接检查时，主要依据委托单位所提供的卷宗档案资料，作出鉴定结论。如果已有资料不足，还可以进一步收集补充。文证审定也是间接鉴定的一种，要求根据委托单位所提供的特定文证资料，如日记、信件或遗书等，作出鉴定结论。院外或门诊鉴定，在病情或案情复杂而不能及时作出结论时，可反复多次进行以便观察；住院鉴定的期限不定，但也不宜拖延过久。

（四）鉴定结论的出具

精神疾病司法鉴定结论以《精神疾病司法鉴定书》的形式作出。《精神疾病司法鉴定书》经所有参加精神疾病司法鉴定的鉴定人签字，并加盖指定医院指定公章后生效。

《精神疾病司法鉴定书》的内容包括：

1．被鉴定人姓名、性别、年龄、婚姻、民族、文化程度、职业、住址等；

2. 委托鉴定单位或申请鉴定人；

3. 鉴定种类；

4. 鉴定时间；

5. 指定医院名称。场所。鉴定参加人；

6. 鉴定案由；

7. 调查和有关证据材料；

8. 检查所见；

9. 分析意见；

10. 鉴定结论；

11. 鉴定人签名及指定医院指定公章；

12. 编号及签发日期。

在作出精神疾病司法鉴定结论时，参加鉴定的精神疾病司法鉴定人，应当签署分析意见和鉴定结论；有不同意见时，应当记录在案，鉴定结论依据多数人意见形成。精神疾病司法鉴定人在鉴定工作中，对于直接鉴定，未经亲自诊察，不得签署鉴定书；对于缺席鉴定或者文证审定，未经亲自审阅案卷和病历资料，不得签署鉴定书。

（王丽莎）

思 考 题

1. 精神疾病患者享有哪些权利？
2. 精神疾病的预防的法律措施有哪些？
3. 精神疾病司法鉴定的程序有哪些？

第十二章 突发公共卫生事件应急处置法律规定

提要 针对突发公共卫生事件应急处理，国家已颁布了相应的法律法规，对突发公共卫生事件的概念、特征、分级分类、应急管理、应急处置、信息报告、通告、发布等内容作了规定，列举了新世纪以来我国发生的几起重大突发公共卫生事件、提出了突发公共卫生事件应急处理目前尚存在的缺陷和有待完善的研究课题。

重点 突发公共卫生事件；分级分类；应急管理及处置；各级政府在应对突发事件中的责任。

第一节 突发公共卫生事件概述

一、突发公共卫生事件的概念特征

突发公共卫生事件是指“突然发生、造成或可能造成社会公众健康严重损害的重大传染病疫情、群体性不明原因疾病、重大食物和职业中毒以及其他影响公众健康的事件”。在我国，根据突发事件的发生过程、性质和机制，突发事件主要分为：自然灾害、事故灾难、公共卫生事件和社会安全事件等四类。上述各类突发事件往往是相互交织和关联的，某类突发事件可能和其他类别的事件同时发生，或引发次生、衍生事件。突发公共卫生事件应当具备以下几个特征

1．突发性

突发公共卫生事件都是突然发生、突如其来、不易预测的事件。但突发公共卫生事件的发生与转归也具有一定的规律性。

2．公共属性

突发公共卫生事件所危及的对象，不是特定的人，而是不特定的社会群体。所有事件发生时在事件影响范围内的人都有可能受到伤害。

3．危害的严重性

突发公共卫生事件可对公众健康和生命安全、社会经济发展、生态环境等造成不同程度的危害，这种危害既可以是对社会造成的即时性严重损害，也可以是从发展趋势看对社会造成严重影响的事件。

突发公共卫生事件对公众健康的影响表现为直接危害和间接危害两类。直接危害一般为事件直接导致的即时性损害。间接危害一般为事件的继发性损害或危害，例如，事件引

发公众恐惧、焦虑情绪等，对社会、政治、经济产生影响。

二、突发公共卫生事件分级

根据突发公共卫生事件性质、危害程度、涉及范围，突发公共卫生事件划分为特别重大（Ⅰ级）、重大（Ⅱ级）、较大（Ⅲ级）和一般（Ⅳ级）四级。

1. 有下列情形之一的为特别重大突发公共卫生事件（Ⅰ级）

（1）肺鼠疫、肺炭疽在大、中城市发生并有扩散趋势，或肺鼠疫、肺炭疽疫情波及 2 个以上的省份，并有进一步扩散趋势。

（2）发生传染性非典型肺炎、人感染高致病性禽流感病例，并有扩散趋势。

（3）涉及多个省份的群体性不明原因疾病，并有扩散趋势。

（4）发生新传染病或我国尚未发现的传染病发生或传入，并有扩散趋势，或发现我国已消灭的传染病重新流行。

（5）发生烈性病菌株、毒株、致病因子等丢失事件。

（6）周边以及与我国通航的国家和地区发生特大传染病疫情，并出现输入性病例，严重危及我国公共卫生安全的事件。

（7）国务院卫生行政部门认定的其他特别重大突发公共卫生事件。

2. 有下列情形之一的为重大突发公共卫生事件（Ⅱ级）

（1）在一个县（市）行政区域内，一个平均潜伏期内（6 天）发生 5 例以上肺鼠疫、肺炭疽病例，或者相关联的疫情波及 2 个以上的县（市）。

（2）发生传染性非典型肺炎、人感染高致病性禽流感疑似病例。

（3）腺鼠疫发生流行，在一个市（地）行政区域内，一个平均潜伏期内多点连续发病 20 例以上，或流行范围波及 2 个以上市（地）。

（4）霍乱在一个市（地）行政区域内流行，1 周内发病 30 例以上，或波及 2 个以上市（地），有扩散趋势。

（5）乙类、丙类传染病波及 2 个以上县（市），1 周内发病水平超过前 5 年同期平均发病水平 2 倍以上。

（6）我国尚未发现的传染病发生或传入，尚未造成扩散。

（7）发生群体性不明原因疾病，扩散到县（市）以外的地区。

（8）发生重大医源性感染事件。

（9）预防接种或群体预防性服药出现人员死亡。

（10）一次食物中毒人数超过 100 人并出现死亡病例，或出现 10 例以上死亡病例。

（11）一次发生急性职业中毒 50 人以上，或死亡 5 人以上。

（12）境内外隐匿运输、邮寄烈性生物病原体、生物毒素造成我境内人员感染或死亡的。

（13）省级以上人民政府卫生行政部门认定的其他重大突发公共卫生事件。

3. 有下列情形之一的为较大突发公共卫生事件（Ⅲ级）

（1）发生肺鼠疫、肺炭疽病例，一个平均潜伏期内病例数未超过 5 例，流行范围在一个县（市）行政区域以内。

（2）腺鼠疫发生流行，在一个县（市）行政区域内，一个平均潜伏期内连续发病10例以上，或波及2个以上县（市）。

（3）霍乱在一个县（市）行政区域内发生，1周内发病10～29例，或波及2个以上县（市），或市（地）级以上城市的市区首次发生。

（4）一周内在一个县（市）行政区域内，乙、丙类传染病发病水平超过前5年同期平均发病水平1倍以上。

（5）在一个县（市）行政区域内发现群体性不明原因疾病。

（6）一次食物中毒人数超过100人，或出现死亡病例。

（7）预防接种或群体预防性服药出现群体心因性反应或不良反应。

（8）一次发生急性职业中毒10～49人，或死亡4人以下。

（9）市（地）级以上人民政府卫生行政部门认定的其他较大突发公共卫生事件。

4. 有下列情形之一的为一般突发公共卫生事件（Ⅳ级）

（1）腺鼠疫在一个县（市）行政区域内发生，一个平均潜伏期内病例数未超过10例。

（2）霍乱在一个县（市）行政区域内发生，1周内发病9例以下。

（3）一次食物中毒人数30～99人，未出现死亡病例。

（4）一次发生急性职业中毒9人以下，未出现死亡病例。

（5）县级以上人民政府卫生行政部门认定的其他一般突发公共卫生事件。

为及时、有效预警，应对突发公共卫生事件，省级人民政府卫生行政部门可结合本行政区域突发公共卫生事件实际情况、应对能力等，对较大和一般突发公共卫生事件的分级标准进行补充和调整，各地区修改后的分级标准要报本省、自治区、直辖市人民政府和国务院卫生行政部门备案。

三、突发公共卫生事件分类

（一）以事件的形成分类

1. 在一定时间、一定范围、一定人群中，当病例数累计达到规定预警值时所形成的事件。例如：传染病、不明原因疾病、中毒（食物中毒、职业中毒）、预防接种反应、菌种、毒株丢失等，以及县以上卫生行政部门认定的其他突发公共卫生事件。

2. 在一定时间、一定范围，当环境危害因素达到规定预警值时形成的事件，病例为事后发生，也可能无病例。例如：生物、化学、核和辐射事件（发生事件时尚未出现病例），包括：传染病菌种、毒株丢失；病媒、生物、宿主相关事件；化学物泄漏事件、放射源丢失、受照、核污染辐射及其他严重影响公众健康事件（尚未出现病例或病例事后发生）。

（二）以事件的成因和性质分类

根据突发公共卫生事件的成因和性质，可分为：

1. 重大传染病疫情、群体性不明原因疾病、重大食物中毒和职业中毒、新发传染性疾病、群体性预防接种反应和群体性药物反应，和重大环境污染事故、核事故和放射事故、生物、化学、核辐射恐怖事件、自然灾害导致的人员伤亡和疾病流行，以及其他影响公众

健康的事件

重大传染病疫情，是指某种传染病在短时间内发生、波及范围广泛，出现大量的病人或死亡病例，其发病率远远超过常年的发病率水平。比如，1988 年在上海发生的甲型肝炎暴发，2004 年青海鼠疫疫情等。

2. 群体性不明原因疾病

是指在短时间内，某个相对集中的区域内，同时或者相继出现具有共同临床表现病人，且病例不断增加，范围不断扩大，又暂时不能明确诊断的疾病。如传染性非典型肺炎疫情发生之初，由于对病原方面认识不清，虽然知道这是一组同一症状的疾病，但对其发病机制、诊断标准、流行途径等认识不清，这便是群体性不明原因疾病的典型案例。随着科学研究的深入，才逐步认识到其病原体是由冠状病毒的一种变种所引起。

3. 重大食物中毒和职业中毒事件

是指由于食品污染和职业危害的原因，而造成的人数众多或者伤亡较重的中毒事件。如2002 年9 月14 日，南京市汤山镇发生一起特大投毒案，造成395 人因食用有毒食品而中毒，死亡42 人。2002 年初，保定市白沟镇苯中毒事件，箱包生产企业数名外地务工人员中，陆续出现中毒症状，并有6 名工人死亡。

4. 新发传染性疾病

狭义是指全球首次发现的传染病。广义是指一个国家或地区新发生的、新变异的或新传入的传染病。世界上新发现的32 种新传染病中，有半数左右已经在我国出现，新出现的肠道传染病和不明原因疾病对人类健康构成的潜在危险十分严重，处理的难度及复杂程度进一步加大。

5. 群体性预防接种反应和群体性药物反应

是指在实施疾病预防措施时，出现免疫接种人群或预防性服药人群的异常反应。这类反应原因较为复杂，可以是心因性的、也可以是其他异常反应。

6. 重大环境污染事故

是指在化学品的生产、运输、储存、使用和废弃处置过程中，由于各种原因引起化学品从其包装容器、运送管道、生产和使用环节中泄漏，造成空气、水源和土壤等周围环境的污染，严重危害或影响公众健康的事件。如2004 年4 月，发生在重庆江北区某企业的氯气储气罐泄漏事件，造成7 人死亡，15 万人疏散的严重后果。

7. 核事故和放射事故

是指由于放射性物质或其他放射源造成或可能造成公众健康严重影响或严重损害的突发事件。如1992 年，山西忻州钴-60 放射源丢失，不仅造成3 人死亡，数人住院治疗，还造成了百余人受到过量辐射的惨痛结局。

8. 生物、化学、核辐射恐怖事件

是指恐怖组织或恐怖分子为了达到其政治、经济、宗教、民族等目的，通过实际使用或威胁使用放射性物质、化学毒剂或生物战剂，或通过袭击或威胁袭击化工（核）设施（包括化工厂、核设施、化学品仓库、实验室、运输槽车等）引起有毒有害物质或致病性微生物释放，导致人员伤亡，或造成公众心理恐慌，从而破坏国家和谐安定，妨碍经济发展的事件。如1995年，发生在日本东京地铁的沙林毒气事件，造成5510人中毒，12人死亡。

9. 自然灾害

是指自然力引起的设施破坏、经济严重损失、人员伤亡、人的健康状况及社会卫生服务条件恶化超过了所发生地区的所能承受能力的状况。主要有水灾、旱灾、地震、火灾等。如1976年，唐山地震造成24.2万人死亡。

在重大环境污染事故、核事故和放射事故，生物、化学、核辐射恐怖事件，自然灾害等事件中，卫生部门主要负责事件中的医疗救援、事件对健康影响的评价和卫生处理等。

其他一些影响公众健康的事件，可能会因认识水平、时间和重视程度等的不同，而未能将其列为突发公共卫生事件，使事件未能得到及时处置，从而使事件对公众健康的影响进一步扩大。因此，在重视重大急性传染病、重大食物和职业中毒事件的同时，也应充分重视其他影响公众健康的相关事件。

第二节　突发公共卫生事件的法制管理

2007年8月30日，全国人大常委会颁布的《突发事件应对法》第四条规定："国家建立统一领导、综合协调、分类管理、分级负责、属地管理为主的应急管理体制"。"十一五"期间，国务院提出要"形成统一领导、分类管理、分级负责、条块结合、属地为主的应急管理体制"的工作要求。

一、应对突发公共卫生事件的相关法律规定

应对突发公共卫生事件法律框架的建立，是一个逐步完善的发展过程。新中国成立以后颁布实施的一些卫生法律、法规和规章中，已经孕育了突发公共卫生事件应急处置机制，如1955年国务院批准颁发了《传染病管理办法》，1978年国务院批准颁布《急性传染病管理条例》明确传染病暴发流行的预防与控制措施。

2003年，国务院颁布了《突发公共卫生事件应急条例》；2006年出台了《国家突发公共事件总体应急预案》，2007年全国人大制定了《中华人民共和国突发事件应对法》。《应对法》和《应急条例》以及《应急预案》的颁布和实施，从根本上建立国家突发公共卫生事件应急机制的重大举措，为我国应对突发公共卫生事件提供了更有力的法律武器，标志着我国应对突发公共卫生事件纳入法制化管理的轨道，我国突发公共卫生事件应急机制得到进一步完善。

1. 传染性疾病应急处置

全国人大在2004年修订《中华人民共和国传染病防治法》、2004年国务院制订《病原微生物实验室生物安全管理条例》，卫生部先后制订了《传染性非典型肺炎防治管理办法》（2003年）、《医疗机构传染病预检分诊管理办法》（2005年）、《突发公共卫生事件与传染病疫情监测信息报告管理办法》（2006年）及一系列的规范性文件为重大传染性疾病应急处置提供了法律保障。

为了控制检疫传染病在交通工具及其承运的人员、物资传播，阻止传染病从国外传入

和从国内传出，我国先后制定了《中华人民共和国国境卫生检疫法》（1986 年）、《中华人民共和国国境卫生检疫法实施细则》（2010 年修订）、《国内交通卫生检疫条例》，2004 年卫生部、交通部联合发布了《突发公共卫生事件交通应急规定》。

2．食物中毒应急处置

2009 年颁布实施的《中华人民共和国食品安全法》以及《中华人民共和国食品安全法实施条例》、卫生部颁布《食物中毒事故处理办法》、《食物中毒诊断标准及技术处理总则》（GB14938-94）和曼陀罗、毒麦、桐油、变形杆菌、大麻油等 18 种食物中毒诊断标准及处理总则，构成了重大食物中毒突发公共卫生事件应急处置的法律法规体系。

3．职业中毒以及核和辐射事故应急处置

2001 年全国人大常委会颁布的《中华人民共和国职业病防治法》、国务院制订《放射性同位素与射线装置安全和防护条例》（2005 年），《使用有毒物品作业场所劳动保护条例》（2002 年）、《危险化学品安全管理条例》（2002 年），卫生部先后制订《核事故医学应急管理规定》（1994 年）、《放射事故管理规定》（2001 年）、《职业病危害事故调查处理办法》（2002 年）、印发了《卫生部核事故和辐射事故卫生应急预案》等（2009 年）。在非职业性一氧化碳中毒事件卫生应急中，卫生部制定了《非职业性一氧化碳中毒事件应急预案》（2006 年）。

4．自然灾害卫生应急

卫生部制订了《高温中暑事件卫生应急预案》（2007 年）、《全国自然灾害卫生应急预案（试行）》（2009 年）。

以上法律法规首先规范了各级政府的行为，同时还确定县级以上地方人民政府作为突发公共卫生事件的法定报告人，责任也定位在政府，包括制定突发公共卫生事件应急预案、应急储备、行政控制措施采取，为各级政府和有关部门组织领导、预防和控制重大传染病疫情、重大食物中毒和职业中毒以及放射性事故等突发公共卫生事件，提供了法律保证。它有利于各部门能力合作。有利于开发社会资源，特别是对重大传染病疫情的应急处置，具有重要意义。同时，还确定县级以上地方人民政府作为突发公共卫生事件的法定报告人。

法律制度还规定了医疗卫生机构在突发公共卫生事件应急工作中的责任，突发公共卫生事件监测机构、医疗卫生机构发现规定报告的突发公共卫生事件应当在 2 小时内向所在地县级人民政府卫生行政主管部门报告（《突发公共卫生事件应急条例》）。

同样，负有救援任务的专业和管理人员遇有自然灾害、传染病流行、突发重大伤亡事故及其他严重威胁人民生命健康的紧急情况时，医师应当服从县级以上各级人民政府卫生行政部门的调遣（《执业医师法》）。

公民在享有法律法规保障的同时，其行为也要受到法律法规的约束，《传染病防治法》中规定，在中华人民共和国领域内的一切单位和个人，必须接受疾病预防控制机构、医疗机构有关传染病的调查、检验、采集样本、隔离治疗等预防、控制措施，如实提供有关情况。《突发公共卫生事件应急条例》中也规定了公民有配合的义务。

二、应急管理体制

1．统一领导

在突发事件应对处理的各项工作中，必须坚持由各级人民政府统一领导，成立应急指挥机构，对应对工作实行统一指挥。各有关部门都要在应急指挥机构的领导下，依照法律、行政法规和有关规范性文件的规定，开展各项应急处置工作。

2．综合协调

在突发事件应对过程中，参与主体是多样的，既有政府及其政府部门，也有社会组织、企事业单位、基层自治组织、公民个人甚至还有国际援助力量，要实现“反应灵敏、协调有序、运转高效”的应急机制，必须加强在统一领导下的综合协调能力建设。应对突发事件综合协调，明确有关政府和部门的职责，明确不同类型突发事件管理的牵头部门和单位，其他有关部门和单位提供必要的支持，相互协同运作。其次，综合协调人力、物力、技术、信息等保障力量，形成统一的突发事件信息系统、统一的应急指挥系统、统一的救援队伍系统、统一的物资储备系统等，以整合各类行政应急资源。最后，综合协调各类突发事件应对力量，形成“各部门协同配合、社会参与”的联动工作局面。

3．分类管理

由于公共危机有不同的类型，每一种类型产生的原因、表现的方式、涉及的范围等都各不相同，因此，在集中统一的指挥体制下还应该实行分类管理。每一大类的突发事件，应由相应的部门实行管理，建立一定形式的统一指挥体制。但是重大决策必须由政府行政主要领导作出。这样，便于统一指挥，协调各种不同的管理主体。不同类型的公共危机日常管理应该依托相应的专业管理部门，由专业管理部门收集、分析、报告信息，为政府决策机构提供有价值的决策咨询和建议。

4．分级负责

各类突发事件的性质、涉及的范围、造成的危害程度各不相同，首先应由当地政府负责管理，实行分级负责。对于突发事件的处置，不同级别的突发事件需要动用的人力和物力是不同的。无论是哪一级别的突发事件，各级的政府及其所属相关部门都有义务和责任做好预警和监测工作，地方政府平时应当做好信息的收集、分析工作，定期向上级机关报告相关信息，对可能出现的突发事件作出预测和预警。分级负责明确了各级政府在应对突发事件中的责任。

5．条块结合

有组织严密自上而下的“条”又有横向结构紧密的“块”，建立有效的突发事件应急管理体制，从纵向包括中央、省（自治区、直辖市）以及市、县地方政府的应急管理体制，实行垂直领导，下级服从上级；从横向突发事件发生地的政府及各有关部门，形成相互配合，共同服务于指挥中枢的关系。保证步调一致，行动一致，构筑一道严密的防控网络。

6．属地管理为主

实行“属地管理为主”，让地方政府能迅速反应、及时处理，是适应“反应灵敏”突发事件应对工作的必然要求。地方政府是发现突发事件苗头、预防发生、首先应对、防止扩散（引发、衍生新的危机）的第一责任人，赋予其统一实施应急处置的权力。出现重大突发事件，地方政府必须及时、如实向上级报告，必要时可以越级上报；同时根据预案马上动员或调集资源进行救助或处置；如果出现本级政府无法应对的突发事件时，应当马上请求上级政府直接管理。属地管理为主不排除上级政府及其有关部门对其工作的指导，也不能免除发生地其他部门的协同义务。

2003 年，为了解决当时传染性非典型肺炎存在应急处理机制不够健全、信息不准、反应不快、应急准备不足等问题，在这一特殊背景下，国务院制定了《突发公共卫生事件应急条例》，不仅为应对突发公共卫生事件提供了法律支持，是我国应急立法上的一大突破。从六个方面重点对应急处理机制进行了规范和完善：

一是确定突发公共卫生事件应急工作的原则。应急工作应当遵循预防为主、常备不懈的方针，贯彻统一领导、分级负责、反应及时、措施果断、加强合作的原则。

二是强化处理突发公共卫生事件的指挥系统，明确了政府负责对突发公共卫生事件应急处理的统一领导和指挥。

三是明确和完善了突发公共卫生事件的信息报告制度，强化了政府对突发公共卫生事件的报告责任及时限。同时明确规定任何单位和个人均有权向政府报告突发公共卫生事件。

四是明确了对突发公共卫生事件预防控制体系和应急处理能力建设的要求，要求县级以上地方人民政府应当建立和完善突发公共卫生事件监测和预警系统，确保其保持正常运行状态。同时还要加强对急救医疗服务网络的建设，配备和提高医疗卫生机构应对各类突发公共卫生事件的救治能力。

五是进一步明确规定了突发公共卫生事件应急处理中专业技术机构、医疗卫生机构及有关部门、单位的职责。

六是加大了对不按照规定履行应急处理义务、扰乱社会和市场秩序的违法行为的处罚力度。

《条例》还建立了预防控制与应急处理指挥制度、应急预案的制定及启动制度、应急处理措施制度、“三就地”和“四早”制度、疫情报告、举报和信息发布制度等五大创新法律制度。

第三节　新世纪以来我国发生的几起重大突发公共卫生事件及其法律法规的应用和处置

一、传染性非典型肺炎

传染性非典型肺炎（简称“非典”，下同）即严重急性呼吸综合征（severe acute respiratory syndrome，SARS）。2003 年 1 月，广东省河源市、中山市发生两起医院和家庭聚集性不明原因肺炎病例，经调查，最早的病例发生在 2002 年 11 月 16 日。2003 年 1 至 2 月间，广西、湖南、四川三省（区）分别有少数输入性病例报告。2 月下旬，山西省发生 1 例输入性病例，并引发当地传播。2003 年 3 月初，北京市发现来自山西省、香港特别行政区的输入性病例。很多不具备收治条件的医院开始收治“非典”患者，由于防护不到位，交叉感染严重。3 月 27 日，WHO 宣布北京为“非典”疫区。全国内地除海南、贵州、云南、西藏、青海、黑龙江、新疆外，其余 24 个省份均有非典临床诊断病例报告。全国累计报告诊断病例 5 327 例（其中医务人员 969 例），死亡 349 例。6 月 2 日，全国首次出现无新发病例报告，此后再无新增病例。6 月 13 日，WHO 将广东从“近期有当地传播”的名单上删除，标志着广东防控“非典”疫情取得了重大胜利。6 月 24 日，WHO 宣布解除对北京的旅行警告，并从“近期有当地传播”的名单上删除，标志着北京和全国防治“非典”的斗争已经取得了阶段性胜利。

“非典”疫情暴发后，中共中央、国务院明确提出“沉着应对，措施果断；依靠科学，有效防治；加强合作，完善机制”的工作方针，将防治非典列为各项工作的重中之重，迅速遏制了疫情蔓延，得到人民群众和国际社会的高度赞誉。

一是建立领导指挥体系和部门协调工作机制。成立全国防治非典指挥部，由中共中央、国务院、中央军委和北京市等 30 多个部门和机构的人员组成，下设 10 个工作组和办公室，负责防治“非典”的 10 个方面的重要工作，短时间内形成统一高效的组织协调体系，整合部门、地方和军队资源，采取坚决有力措施，逐步有效地控制了疫情。实践证明这是一次影响深远的成功探索。

二是将“非典”防控工作纳入法制化管理轨道。卫生部将“非典”作为传染病病种列入法定传染病管理，依照《中华人民共和国传染病防治法》进行管理。突发公共卫生事件应急条例、传染性非典型肺炎防治管理办法完善了疫情信息报告制度和预防控制措施。随着疫情发展，人们对非典危害性认识的逐步提高，越来越需要将防治工作纳入法制化轨道。

三是依靠科技，深入探索，运用科学的方法，提高防控工作效率。在“非典”防治工作中，各级党委和政府都尊重科学规律，坚持科学态度，依靠科技人员，运用科学手段，努力查找病原病因、研究流行病学规律，探索有效诊治方法，研制防治药物。

四是全民动员，群防群控。在抗击非典的斗争中，全国各族人民众志成城、群防群控；地方和军队广大医务工作者和科技工作者迎难而上，组成了战胜非典的强大突击队，形成了全国抗击非典的强大合力。

五是信息公开与透明。抗击非典过程中，卫生部坚持每天向社会公布全国疫情，先后召开 9 次新闻发布会、24 场新闻通报会、吹风会和媒体见面会、非典疫情每日通报和专家分析会在中央电视台连续 80 次现场直播。大大增强了疫情信息与防控工作的透明度，起到良好效果。

二、甲型 H1N1 流感

2009 年 4 月中旬开始，墨西哥和美国等国家相继暴发甲型 H1N1 流感（始称“猪流感”）疫情。世界卫生组织发布的数字显示，截至 2009 年 5 月 4 日 12 时，墨西哥确认和疑似甲型 H1N1 流感近 1 900 人，其中死亡病例 19 人，美国也出现了 1 例死亡病例。这一疫情波及加拿大、哥伦比亚、瑞士、韩国、以色列、新西兰、中国香港等近 20 个国家和地区。

研究发现，此次疫情的病原为变异后的新型甲型 H1N1 流感病毒，该毒株包含有猪流感、禽流感和人流感三种流感病毒的基因片段，可以在人际传播。WHO 在 4 月 27 日至 29 日数日之内连续两次将全球流感大流行的警戒级别从三级提升到五级，这是 WHO 首次发出第五级流感大流行警告。2010 年 1 月 15 日，WHO 公布最新疫情通报说，截至 1 月 10 日，甲型 H1N1 流感在全球已经造成至少 13 554 人死亡，比一周前增加了 755 人。

这次流感疫情来势凶猛，传播速度极快，极有可能会严重影响全球经济和社会稳定。对此，中国政府密切关注一些国家和地区近来发生的这一疫情，及时采取综合防范措施，严格出入境检验检疫，做好应急技术储备和物资准备，广泛宣传公众防控知识，加强国际交流和合作，强调要按照“高度重视、积极应对、联防联控、依法科学处置”的原则，坚决防止疫情传入和扩散，确保人民生命安全和健康。

4 月 30 日，经国务院批准，卫生部发布公告，明确将甲型 H1N1 流感纳入《传染病防治法》规定的乙类传染病，并采取甲类传染病的预防、控制措施。在此前后，卫生部等有关部门相继出台了一系列防控甲型 H1N1 流感疫情的政策措施。截止 2010 年 4 月 1 日 24 时，国家食品药品监督管理局累计完成甲型 H1N1 流感疫苗批签发 795 批次 15 154. 6 万人份。全国 31 个省（区、市）、新疆生产建设兵团累计签收疫苗 11 434 万人份，累计完成接种 9 433 万人。截至 2010 年 3 月 31 日，全国 31 个省份累计报告甲型 H1N1 流感确诊病例 12. 7 余万例，其中境内感染 12. 6 万例，境外输入 1 228 例；已治愈 12. 2 万例，在院治疗 4 859 例，居家治疗 46 例，死亡 800 例。

三、人感染猪链球菌事件

2005 年 6 月下旬，四川省资阳、内江部分地区一些平日里养猪、卖猪、加工猪的农民，突然出现发高烧、周身酸痛、休克等病状，有的人甚至因此死亡。截止 8 月 4 日，四川省累计发生人感染猪链球菌病 204 例，死亡 38 例。疫情发生后，卫生部、农业部及时部署，分别派出督查组和专家组指导和配合当地开展疫情防控工作，迅速调查确诊此次疫情是由猪链球菌 2 型引起的，为我国二类动物疫病（猪链球菌病）在四川局部地区集中多点散发；卫生部、农业部分别制定下发了《人感染猪链球菌病的临床表现、诊疗要点和防控措施》、《人感染猪链球菌病的诊断和核实程序》和《猪链球菌病应急防治技术规范》，确保各项防控措施取得实效。四川省人民政府高度重视，有关部门和当地党委政府采取积极措施，成立了由国家、省、市专家组成的专业处置机构和应急处置队伍，深入开展流行病学调查，主动搜索病人，千方百计阻断传染来源，全力以赴救治病人。同时，有关部门积极开展健康教育，增强防病意识，防止疫情进一步扩散。至 8 月下旬，没有出现新发病例。

四、汤山投毒事件

2002 年 9 月，陈某某在南京市江宁区汤山镇经营“菊红”面食店期间，见“正式”面食店生意兴隆，遂怀恨在心。于 2002 年 9 月 13 日晚 11 时，潜入“正式”面食店，将所携带的剧毒鼠药“毒鼠强”投放到该店食品原料内，造成 395 人因食用有毒食品而中毒，死亡 42 人的特大投毒事件，陈正平于当年 10 月被判处并执行死刑。南京市江宁区汤山镇发生特大投毒案后，在南京市江苏省及人民政府的统一领导下，江苏省、南京市卫生行政部门高度重视，省卫生厅、南京市卫生局都是在事发后立即赶到现场指挥抢救和病人抢运分流，并立即成立了相应的领导组织，集中指挥协调。省卫生厅还要求全厅机关全力投入，把中毒事件处理当作压倒一切的头等大事，一切工作都要为此让路。南京市卫生局则由各位局领导分片包干医院，协调处理医疗抢救工作中的各种困难。在省市和南京军区的统一组织协调下，卫生部派出专家组进行指导，当地多所医院派出的医疗专家在第一现场进行了会诊，分析中毒原因，明确治疗方案。投入了最好的医务人员，最好的设备和药品，争分夺秒，在病人医疗抢救方面作出了突出贡献。200多危重病人，经抢救，除42人死亡外，绝大多数已治愈出院。在做好医疗抢救工作的同时，江苏省卫生厅除了和南京市卫生局认真开展了毒物处理工作外，还发出紧急通知，要求加强全省的食品卫生管理以及应急处理准备。省市卫生部门组织对收缴、封存的被污染食品以及可疑食品，在野外指定地点焚毁；对病人的呕吐物、排泄物及洗胃液等收集后进行集中处理；对被污染的病人衣裤等物品及时进行焚毁处理。

第四节　突发公共卫生事件存在的缺陷和有待完善的研究

一、应急体制机制存在缺陷

我国现行的突发性公共卫生事件应急行政管理机制无论是在SARS疫情还是禽流感、猪链球菌等疫情中都发挥了重要的作用。也正是在这些疫情中，使这些行政管理体制的缺陷暴露了出来。我国目前应对突发公共卫生事件行政管理体制的主要缺陷：

1．应对单一灾害的行政管理应急机制难以发挥作用

目前应对包括突发性公共卫生事件在内的突发事件的行政应急管理体制显著的特点就是这些制度都是按照单一灾种来设立的。如应对火灾、水灾、地震、核辐射等，都分别由相应的法律、法规制定了相应的制度。应对公共卫生突发性事件的制度也不例外。由于应对紧急事件的机构分散，使得这些机构难以配合，也使许多应对紧急事件的资源、设备难以充分发挥作用，最终导致处理紧急事件不及时，甚至无法应对紧急事件。

2．缺乏常设性的应对公共卫生突发事件的机构

国家还没有设立应对公共卫生突发事件的常设机构。要更好地应对突发事件往往需要平时多做工作，如对突发公共卫生事件的预防、急需物资的储备等。但是由于政府应对紧急事件的机构大多是临时性的，缺乏一个常设性的管理机构，使得应对紧急事件的准备工作不足，因此，在突发性公共卫生事件发生的时候，难免手忙脚乱。

3．政府和职能部门的权限不够明确

《传染病防治法》和《突发公共卫生事件应急条例》规定了各级政府和职能部门在防治传染病方面的职责，但这一规定比较抽象，使许多地方政府在应对公共卫生突发事件中缺乏积极性和主动性，在紧急事件发生的时候，往往是向上级汇报了事，如何决策主要看上级。政府的许多职能部门也对应对紧急事件中存在“踢皮球”的现象。《突发事件应对法》的出台，在一定程度上扭转这一现状，该法第7条，对县级以上各级政府的责任作出了比较明确的规定。

4．应急状态下行政强制缺乏程序要件

在应急状态下，并非每个行政主体都拥有行政强制职权、可以采取行政强制手段，即使拥有行政强制职权的行政主体采取的行政强制手段往往也是有限的。在应急下行政机关

为了控制突发公共卫生事件的发生或者蔓延，考虑到行政效率与效益，为了保护公共利益，往往需要更多的行政强制权力，对公民的人身、财产、行为等加以必要限制。这时，有权采取强制措施的行政主体相较于常态下而言具有相对广泛性、非完全法定性。

5．应急状态下保障和救济不完善

突发公共卫生事件发生后，医务人员职责决定无疑处在工作的最前沿。但是医务人员的权益如安全保障、医疗防护措施保障、休息权利的保障等，在突发公共卫生事件应急条例中没有明确规定。同时，医疗机构的权益也不应忽视，因为医院是相对独立的实体，如果政府在突发公共卫生事件发生后征用大量的医疗用房，或临时封闭医院的其他病房，那么医院的收入会受到很大的影响，对医院如何补偿，何时允许医院恢复正常，《应急条例》中也没有相应的规定。

再者，突发公共卫生事件发生后，为了防控的工作开展，需要对相对人采取行政强制手段，在应急机制下行政强制属于即时强制，其性质本身已经决定行政相对人只能获得事后的救济。现行的应急法律制度对行政强制的救济提及甚少，《国家赔偿法》中对违法行为的赔偿作出了一些规定，但对合法行政行为造成公民财产权利和人身权利的损害的补偿却是空白。

二、法律规定急需衔接

1.《突发公共卫生事件应急条例》与《突发事件应对法》的衔接

在法律关系上，《突发事件应对法》是一般法，《突发公共卫生事件应急条例》是特别法，它们之间做了较好的衔接。在处理突发公共卫生事件时，《突发事件应对法》与《突发公共卫生事件应急条例》都适用，但应当首先运用《突发公共卫生事件应急条例》规定的措施，如果《突发公共卫生事件应急条例》规定的措施不能克服危机，再考虑使用《突发事件应对法》规定的应急措施。只有当《突发事件应对法》规定适用《突发公共卫生事件应急条例》的规定时，适用《突发公共卫生事件应急条例》，如《突发事件应对法》第三条对事件分级的规定，突发公共卫生事件的分级适用于《突发公共卫生事件应急条例》。

2．应急法律规定之间的关系

我国在抗击“非典”以来，加快了应急管理立法，基本形成了以宪法为根本大法，以《突发事件应对法》为核心，以专门法律和行政法规以及部门规章为基本组成部分的一整套法律制度，使各类突发事件应急管理工作能有法可依。

按照突发事件的四类划分，即自然灾害、公共卫生事件、事故灾难、社会安全事件，相对应各类突发事件都有相应的法律法规。

自然灾害类有：《防震减灾法》、《水法》、《防洪法》、《防汛条例》、《防沙治沙法》、《气象法》、《军队参加抢险救灾条例》、《公益事业捐赠法》等；

事故灾难类有：《安全生产法》、《矿山安全法实施条例》、《核电厂核设施应急救援条例》、《生产安全事故报告和调查处理条例》等；

公共卫生事件类有：《突发公共卫生事件应急条例》、《重大动物疫情应急条例》、《传染病防治法》、《食品安全法》、《职业病防治法》、《国境卫生检疫法》、《进出境动植物检疫法》等；

社会安全事件类有：《国家安全法》、《戒严法》、《人民警察法》、《集会游行示威法》、《企业劳动争议处理条例》、《行政区域边界争议处理条例》、《中国人民银行法》等。

三、突发公共卫生事件有待完善的研究

1. 加快公共卫生事件应急体系建设提高应急处置能力

一要系统规划，分步实施，坚持近期建设和长远发展相结合、常态运行与应急处置相结合；二要突出重点，注重实效，重点规划实施提升应急能力的关键性项目；三要因地制宜，整合资源，做到资源共享、机制健全，避免重复投资、重复建设；四要科学设计，规范建设。

通过建立统一领导、综合协调、分类管理、分级负责、属地为主的应急管理体制，提高各级政府及其卫生行政部门对突发公共卫生事件的应急处理能力。重点任务是：加强和完善现有突发公共事件卫生应急体系；健全卫生应急管理和指挥决策系统；强化卫生应急队伍及其能力建设；完善卫生应急预案和工作规范；加强突发公共卫生事件监测预警和实验室检测能力建设；建立健全全国紧急医学救援网络；进一步完善卫生应急物资储备和调运系统；建立完善卫生应急科研支撑系统；推进卫生应急综合示范县（区）建设。

2. 建立专门的应急指挥协调系统

突发公共卫生事件应急处置涉及多个组织机构，包括卫生医疗、交通、民政、财政、军队、通讯、宣传、物资、保险等指挥决策机构和部门，为了把这些功能不同的机构部门有序整合，保证在危机状态下能够高效地协调各职能部门的联系和合作，避免多头指挥，以尽快控制危机局势，恢复社会秩序，就需要地方人民政府建立一个常设的、具有独立地位的综合指挥协调机构，专门应对各种各样的突发事件。常设机构的优越性在于反应迅速，使整个应急体系成为一个有机的整体，大大提高系统效率。负责统一指挥协调各机构进行平时的信息收集、政策研究、法律法规的制定，事件发生时的预警决策，过程控制，现场指挥处理，事后的评估，预案和政策的改进等。

3. 建立完善监测预警系统

这一系统需要信息保障系统和专家专业队伍的支持，应由专业机构来完成。实施社会人群（包括外来流动人群）健康监测，及时发现对人类可能造成生命、健康威胁的疾病，采取有效的预防、隔离、检疫、救治等措施，同时在事件初发时提供预警等级的决策依据。只有这样才会避免指挥混乱和社会资源的无谓浪费，将灾害损失降到最低。

4. 建立完善专家系统

应当建立专家库，包括医疗、科研、气象、交通、能源、公安（部队）、消防、防疫、教育等各系统专家，组成智囊团为应对突发事件，进行政策、法规、预案分类、处理措施、各阶段评估、技术指导等的研究，提供决策参考。

5. 建立和完善应急救治系统

医疗机构作为救助受害者最直接和最有效的部门，在应对突发公共卫生事件中的作用非常重要，拥有一支专业的队伍对于处理突发公共卫生事件来说具有决定性的作用。医疗机构应建立应对突发公共卫生事件的应急机制，并进行科学、合理、长期的规划培训。此

外，医院还应建立紧急动员机制，确保能够短时间内抽调出足够的人员和充足的医疗抢救设备，并根据灾情合理安排人力资源，避免疲劳作战。

6. 建立完善应急处理系统

突发事件的现场应急处理要包括医疗、卫生、防疫、公安、消防、部队等综合性队伍，根据事件性质实施分类管理。相对突发公共卫生事件来说，应当组建随时能调动的卫生防疫、医疗救治和特殊处理等专业队伍，有针对性的进行现场处理，包括社会治安的管理。

7. 建立完善物质保障系统

所需物质的生产、储存管理、运输供应、特殊器械、药品、检验试剂、物资等的研制，这需要政府支持资金保证，按照相关预案确定的目标任务，保证科研、医疗、培训、建设项目、物资购置等方面经费按时足额到位，以确保一旦发生突发事件时有充足的物资供应。

8. 建立完善宣传培训系统

运用各种形式，加强公共卫生知识的宣传教育，提高全民公共卫生防卫和自我救治的基本能力，同时进行专业技术人员的培训，加强各类专业队伍的建设，提高卫生防治队伍的整体素质，本着突出重点，分类指导、有针对性地层层培训，建立一支思想作风和技术过硬的专业队伍。

9. 建立健全信息网络与管理机制

美国危机管理专家格林说过，“分析和传播信息是危机管理的直接任务”。公共卫生信息具有极大的外部性，因此要建立好资源共享、信息沟通的制度，建立健全信息披露机制，避免因信息的不确定造成人们心理的恐慌和因信息的不准确造成人们对应急指挥中心的不信任。除此之外，还应加强信息设备的加固和建设，避免因自然灾害对信息设备的破坏而导致信息渠道的堵塞。

10. 进一步完善突发公共卫生事件应急的立法

我国现有应急法律制度部门管理色彩较重，管理体制分散。目前，在公共卫生领域中的立法也过于分散，造成了各种相关法律规定之间缺少统一的法理，特别是没有明确政府与公民、医疗保健机构与患者、医院与医务工作者、政府与医疗保健机构之间的法律关系，而患者、医务工作者的合法权益以及公民在公共场所卫生领域的相关法律权利不清晰，有必要制定一部适用于公共卫生领域各个方面的统一的法律来正确地处理各种关系，解决目前在公共卫生领域存在比较棘手的问题。

（李候健）

思 考 题

1. 突发公共卫生事件的概念、特征。
2. 突发公共卫生事件的分级、分类。
3. 我国对应急管理、应急处置、信息报告、通告、发布等内容作了哪些规定？
4. 新世纪以来我国发生的几起重大突发公共卫生事件应当吸取哪些经验教训？
5. 各级政府在应对突发事件中的责任。
6. 突发公共卫生事件应急处理目前尚存哪些缺陷有哪些有待完善的问题？

第十三章　环境保护法律制度

提要　我国将环境保护列为基本国策之一，制定了有关法律法规，保护人们的生存环境，防治环境污染和其他公害，维护生态安全，保障人体生命健康，促进经济和社会的可持续发展。

重点　环境保护的基本原则；环境保护的主要制度；大气、水、固体废物、环境噪声、海洋环境和放射性等污染对人体生命健康的危害和立法概况。

第一节　环境保护法律制度概述

一、环境保护法的概念

环境保护法是指调整因保护和改善人们的生活环境和生态环境、防治环境污染和其他公害、保障人体生命健康、促进经济和社会可持续发展而产生的各种社会关系的法律规范的总和。

环境是指影响人类生存和发展的各种天然的和经过人工改造的自然因素的总体，包括大气、水、海洋、土地、矿藏、森林、草原、野生生物、自然遗迹、人文遗迹、自然保护区、风景名胜区、城市和乡村等。环境既包括生活环境，也包括生态环境。

所谓环境污染和其他公害，就是指在生产建设或者其他活动中产生的废气、废水、废渣、粉尘、恶臭气体、放射性物质以及噪声、振动、电磁波辐射等对环境的污染和危害，这些将直接或者间接地影响到人体的生命健康。环境污染和其他公害可分为：大气污染、海洋污染、水污染、噪声污染、固体废物污染、放射性污染、食品污染、其他有毒有害物质污染等等。

二、环境保护立法概况

（一）国际环境保护立法概况

近年来，全球面临十分严重的环境污染问题，对人类生命健康造成的影响也越来越严重。联合国环境规划署官员 1998 年列出的全球十大威胁人类的环境祸患中有七个是环境污染问题或者与环境污染有关，比如空气污染、极地臭氧层空洞、海洋污染、水污染、化学污染、温室效应和危险废料的大量倾泄等等，这些无不对人类的生命健康产生影响。2006 年世界卫生组织发表的《通过健康的环境预防疾病——对疾病环境负担的评估》报告指出，全球24%的疾病由于可避免的环境危险因素造成。每年有1 300多万人因患上与环境相关的疾病而死亡。从20世纪30年代以来，曾发生了许多震惊世界的公害事件，给人们的生命健康造成了重大的损失。联合国环境规划署（UNEP）发布的《UNEP 2009年鉴》指出，2008年全球温室气体排放、有害化学品和有毒废弃物污染以及食物和产品污染仍在加剧，自然灾害和人体中毒事件频发，对人类的生命健康构成威胁。

为了保护人类的生命健康，从1954年制定的第一个关于防治环境污染的国际条约《国际防止海上油污公约》以来，国际社会已经制定了关于环境保护的国际条约60多个，主要包括危险废物越境转移、海洋污染、大气污染、水污染、有毒化学品污染、放射性及电离辐射污染、有害废物污染、保护臭氧层、保护气候资源等全球性环境污染防治和保护自然资源及其合理开发利用等问题。针对环境污染防治的比较重要的条约有：1972年联合国《人类环境宣言》、1972年《防止倾倒废物及其他物质污染海洋的公约》、1979年《远距离跨界大气污染公约》、1982年《联合国海洋法公约》、1985年《维也纳保护臭氧层公约》、1987年《关于消耗臭氧层物质的蒙特利尔议定书》、1989年《控制危险废物越境转移及其处置巴赛尔公约》、1992年《气候变化框架公约》、2001年《关于持久性有机污染物的斯德哥尔摩公约》等等。我国已参加了20多个国际环境公约，并与30多个国家签署了双边环境保护合作协议或备忘录，在自觉和努力履行条约义务的同时，我国在全球环境保护中正发挥着越来越重要的作用。

（二）我国环境保护立法概况

在我国，近二、三十年来，随着经济的快速发展和人口的增加，我国的环境污染状况日趋严重，生态环境也日趋恶化，环境污染和生态安全越来越成为影响我国国民健康的重要因素，其中主要是大气污染、水污染、固体废物污染、噪声污染、放射性污染以及食品污染等。虽然我国政府对防治环境污染和保护环境方面给予了极大重视，并不断加强和改进治理措施，但我国环境形势依然十分严峻。长期积累的环境问题尚未解决，新的环境问题又在不断产生，一些地区环境污染和生态恶化已经到了相当严重的程度。主要污染物排放量超过环境承载能力，流经城市的河段普遍受到污染，水污染形势严重，许多城市空气污染严重，酸雨污染加重，持久性有机污染物的危害开始显现，土壤污染面积扩大，近岸海域污染加剧，核与辐射环境安全存在隐患等。因此，防治环境污染和保护生态环境是我国经济社会可持续发展中的一个长期的艰巨任务。

我国政府坚持实施可持续发展战略，将保护环境确立为我国的基本国策之一，着力防治环境污染和保护生态环境，保障人体生命健康，维护生态安全。1996年，国务院发布了《国务院关于环境保护若干问题的决定》。2005年国务院又发布了《国务院关于落实科学发展观加强环境保护的决定》。

我国《宪法》第26条第1款对国家环境保护作了原则性规定，即："国家保护和改善生活环境和生态环境，防治污染和其他公害。"1989年正式颁布施行的《环境保护法》是我国环境保护方面的基本法。此后，我国陆续颁布了《大气污染防治法》（1987年颁布，1995、2000年两次修订）、《水污染防治法》（1984年颁布，1996、2008年两次修订）、《环境噪声污染防治法》（1996年颁布）、《固体废物污染环境防治法》（1995年颁布，2004年修订)、《海洋环境保护法》(1982 年颁布，1999 年修订)、《放射性污染防治法》(2003 年颁布)、《环境影响评价法》(2002 年颁布) 和《循环经济促进法》(2008 年颁布) 等多部环境污染防治专门法律。这些法律共同确定了我国环境保护的立法宗旨、基本原则和主要制度。

除此以外，我国还颁布了大量的环境保护方面的行政法规和部门规章，如《全国环境监测管理条例》、《全国污染源普查条例》、《规划环境影响评价条例》、《建设项目环境保护管理条例》、《排污费征收使用管理条例》、《海洋倾废管理条例》、《防治船舶污染海洋环境管理条例》、《危险化学品安全管理条例》、《放射性物品运输安全管理条例》、《废弃电器电子产品回收处理管理条例》、《民用核安全设备监督管理条例》、《环境标准管理办法》、《环境监测管理办法》、《环境行政处罚办法》、《建设项目竣工环境保护验收管理办法》、《污染源自动监控管理办法》、《城市放射性废物管理办法》等。

三、我国环境保护的立法宗旨

我国环境保护的立法宗旨是：保护和改善生活环境与生态环境，防治环境污染和其他公害，保障人体生命健康，促进经济和社会的可持续发展。

四、我国环境保护的基本原则

(一) 环境保护与经济和社会发展相协调原则

环境保护与经济和社会发展相协调原则，是指国家各级政府制定的环境保护规划必须纳入国民经济和社会发展计划，采取有利于环境保护的经济、技术政策和措施，使环境保护工作同经济建设和社会发展相协调。

(二) 预防为主、防治结合原则

预防为主、防治结合原则，是指建设污染环境的项目，必须遵守国家有关建设项目环境保护管理的规定；产生环境污染和其他公害的单位，必须把环境保护工作纳入计划，建立环境保护责任制度，采取有效措施，防治对环境的污染和公害。

(三) 污染者负责、开发者养护原则

污染者负责，是指国家对污染环境防治实行污染者依法负责的原则，如排放污染物超过国家或者地方规定的标准的，污染者要负责治理；对造成环境严重污染的，污染者要限期治理。开发者养护，是指对于开发利用自然资源的，开发者必须采取措施保护生态环境。

(四) 依靠群众保护环境原则

依靠群众保护环境原则，是指一切单位和个人都有保护环境的义务，并有权对污染和破坏环境的单位和个人进行检举和控告。

五、我国环境保护的基本制度

(一) 环境影响评价制度

环境影响评价制度，是指建设项目的环境影响报告书，必须对建设项目产生的污染和对环境的影响作出评价，规定防治措施，经项目主管部门预审并依照规定的程序报环境行

政主管部门批准。环境影响报告书经批准后，计划部门方可批准建设项目设计任务书。

《环境影响评价法》对环境影响评价制度作了具体明确的规定。

（二）“三同时”制度

“三同时”制度，是指建设项目中的污染环境防治设施，必须与主体工程同时设计、同时施工、同时投入使用。防治污染的设施必须经原审批环境影响报告书的环境行政主管部门验收合格后，该建设项目方可投入生产或者使用。

（三）排污收费制度

排污收费制度，是指排放污染物的单位，要依法缴纳排污费；其中排放污染物超过国家或者地方规定的污染物排放标准的单位，要依法缴纳超标准排污费，并负责治理。按照我国现行环境保护法律的规定，对于不同的排污方式，不同法律规定的排污收费制度也有所不同。例如向水体中排放污染物的单位，要依法缴纳排污费和超标准排污费；而对于产生环境噪声污染的单位，则依法要缴纳超标准排污费。

（四）排污申报登记制度

排污申报登记制度，是指排放污染物的单位，必须依照国务院环境保护行政主管部门的规定申报登记。

（五）限期治理制度

限期治理制度，是指对造成环境严重污染的单位，限期治理。被限期治理的单位必须如期完成治理任务。

（六）环境污染与破坏事故的报告及应急处理制度

环境污染与破坏事故的报告及应急处理制度，是指因发生事故或者其他突然性事件，造成或者可能造成环境污染事故的单位，必须立即采取应急处理措施，及时通报可能受到污染危害的单位和居民，并向当地环境保护行政主管部门和有关部门报告，接受调查处理。

第二节 几项环境保护法律制度概述

一、大气污染防治法律制度概述

（一）大气污染的概念和对人体生命健康的危害

大气就是指从地球周围的表面直到距地球表面空间一定范围的大气层所存在的由多种气体所构成的混合体。在大气对流层集中了占大气层总重量95%的空气，具有纯净的干空气和一定量的水蒸气，保证人类生存的需要；同时大气对流层一年四季的气候变化，都对人类生存起着重要的作用；在大气臭氧层中的臭氧具有能够吸收99%以上太阳紫外线，保护人体不受强烈紫外线侵害的作用。

大气污染，一般也称作空气污染，是指大气因某种有毒有害物质的介入，而导致其化学、物理、生物或者放射性等方面特性的改变，从而使生活环境和生态环境受污染，危害人体健康和生命安全，以及破坏自然生态系统、造成大气质量恶化的现象。

我国是大气污染比较严重的国家之一，尤其是城市空气污染形势严峻。影响我国城市空气质量的主要污染物是可吸入颗粒物，还有烟尘、工业粉尘和二氧化硫等。由于我国是燃煤大国，导致二氧化硫的排放量居世界前列。目前我国的二氧化硫、烟尘和酸雨污染日趋严重。这些严重影响了我国国民的生活环境和生命健康。

大气污染在当今世界，已经成为影响人类健康的最为重要的环境因素。由于工业化生产的发展，在大气对流层中排入了越来越多的有毒有害物质，如二氧化硫、一氧化碳、臭氧、氮氧化物、氟化物、总悬浮颗粒物、可吸入颗粒物等，造成人类生活的空气环境越来越恶劣，在一些地区出现酸雨而且不断增加、空气温室效应等严重环境问题。这些大气污染物通过空气传播直接作用于人体，可以造成人体呼吸和消化系统以及对体表肌肤的损害；通过食品等进入人体后，可能引起急慢性中毒，诱发某些疾病，如眼部、皮肤、呼吸系统疾病，还可能导致癌症、心脑血管以及神经系统的疾病。由于大气臭氧层遭到破坏变薄，出现极地臭氧层空洞，从而使臭氧层吸收强烈紫外线辐射的能力大大减弱，导致到达地球表面的紫外线明显增加，可能引发和加剧眼部白内障、皮肤癌和传染性疾病。

（二）我国大气污染防治立法

为了防治大气污染，保护和改善生活环境和生态环境，保障人体生命健康，促进经济和社会可持续发展，我国于1987年颁布，并于1995年和2000年两次修订了《大气污染防治法》，1991年又颁布了《大气污染防治法实施细则》，并陆续发布了一些行政法规、部门规章和大气环境质量标准。

二、水污染防治法律制度概述

（一）水污染的概念和对人体生命健康的危害

水污染是指水体因某种物质的介入，而导致其化学、物理、生物或者放射性等方面特性的改变，从而影响水的有效利用，危害人体生命健康或者破坏生态环境，造成水质恶化的现象。水污染分为陆地水体污染和海洋水体污染，其中陆地水体污染又分为江河湖泊水污染、地上水污染和地下水污染。

造成水体污染的原因主要是工业废水排入、原油泄漏、放射性物质以及农药等有毒有害化学物质和固体废料及垃圾等的大量倾倒。这些有毒有害污染物导致了水体污染，从而对人类的饮用水、食物和其他涉水产品造成污染，危害人体生命健康；同时还导致了淡水资源的严重缺乏。

目前，全球性的水污染情况非常严重。受污染的水源是人类致病、致死的最大单一原因。在发展中国家，80%~90%的疾病和三分之一以上死亡者的死因都与受细菌污染或受化学污染的水有关。全世界现约有23亿人因水问题患病，而每年有300~500万人死于和水有关的疾病，其中有180万人死于腹泻。

近年来，我国的水污染情况比较严重。全国七大水系（辽河、海河、淮河、黄河、松花江、珠江、长江）、主要湖泊、水库、部分地区地下水和近海海域均受到不同程度的污染，水生态系统蜕变严重。全国地表水污染严重，地下水质量也不容乐观，城市饮用水水源水质安全面临威胁，突发水污染事件时有发生。因此，水污染一直是国家高度重视、投入较大力量进行治理的重点。

由于水体遭到污染，水中充满了各种污染物和有毒污染物，如病菌、病毒或者寄生虫以及化肥、农药、有毒化学物质等。这些污染物特别是有毒污染物，直接或间接为生物摄入体内，会导致该生物或其后代发病、行为反常、遗传变异、生理机能失常、机体变形甚至死亡。人们每天都要以不同形式获取水分，不可避免地将上述水污染物带入体内，从而对人体健康产生不良影响。如这些不洁饮用水会引发霍乱、痢疾、伤寒、肝炎、血吸虫病和其他多种肠道疾病；还可导致人体产生急、慢性中毒；通过用污染的水生产和加工的食品，也可间接引发中毒及其他各种疾病；最终，将严重损害人体健康甚至危及人的生命。

（二）我国水污染防治立法

为了防治水污染，保护和改善生活环境，保护人体生命健康，保证水资源的有效利用，促进社会可持续建设，我国于1984年颁布并于1996年和2008年两次修订了《水污染防治法》，1989年发布了《水污染防治法实施细则》，此外还发布了一系列防治水污染的行政法规、部门规章和水质标准及污水排放标准，如《限期治理管理办法》、《生活饮用水卫生标准》、《污水综合排放标准》等。

三、固体废物污染环境防治法律制度概述

（一）固体废物污染的概念和对人体生命健康的危害

固体废物，是指在生产、生活和其他活动中产生的丧失原有利用价值或者虽未丧失利用价值但被抛弃或者放弃的污染环境的固态、半固态和置于容器中的气态的物品、物质以及法律、行政法规规定纳入固体废物管理的物品、物质。固体废物主要包括工业固体废物、生活垃圾和危险废物等三类，但也包括液态废物和置于容器中的气态废物。工业固体废物，是指在工业生产活动中产生的固体废物，如污泥、废油、废酸、废碱、废溶剂、废沥青、炉渣、粉煤灰、煤矸石、尾矿等。生活垃圾，是指在日常生活中或者为日常生活提供服务的活动中产生的固体废物以及法律、行政法规规定视为生活垃圾的固体废物，如下水道污泥、厨房垃圾、废农药、人畜粪便等。危险废物，是指列入国家危险废物名录或者根据国家规定的危险废物鉴别标准和鉴别方法认定的具有危险特性的固体废物，如具有各种毒性（急性、慢性或生态毒性）、爆炸性、易燃性、化学反应性、腐蚀性或传染性等危险特性的固体废物。

固体废物具有既是废弃物又可作原料的两重性。固体废物的产生数量大、种类繁多、性质复杂、产生源分布广泛，可被易地运输、甚至跨国间的转移。这就使固体废物污染环境的途径多、形式多样，既可以直接污染环境，又可以产生、释放气体和液体，间接污染环境。另外，固体废物既有即时性污染，又存在着潜伏的和长期的威胁。

固体废物污染，是指因对固体废物的处置不当而使其进入环境，从而导致危害人体生命健康或财产安全，以及破坏自然生态系统、造成环境质量恶化的现象。

所谓对固体废物的处置，是指将固体废物焚烧和用其他改变固体废物的物理、化学、生物特性的方法，达到减少已产生的固体废物数量、缩小固体废物体积、减少或者消除其危险成分的活动，或者将固体废物最终置于符合环境保护规定要求的场所或者设施并不再回取的活动。

随着现代社会生产的发展、人口增多、生活水平提高，固体废物的产生量越来越大，所含有毒有害物质也不断增多。工业固体废物的排放和堆放，占用了大量土地，并且对地下水及水源地造成污染，还可能导致许多座城市处于“垃圾围城”的窘境。此外，由于塑料包装物所导致的“白色污染”问题也比较突出。

近年来，我国工业化和城市化快速发展，人们生活水平大幅提高，但也带来许多固体废物污染环境方面的问题，如固体废物产生量逐年增加，而对于固体废物的处置能力和处置标准却明显不高，导致工业固体废物年年堆积，得不到有效处置，垃圾围城状况十分严重；同时农村的养殖业污染和生活垃圾污染日趋严重；此外，还出现了电子废弃物等新型废物污染。

固体废物包含许多对人体危害的物质，如果对其处置不当，将对环境产生严重污染，从而危害人体生命健康。特别是那些具有易燃性、反应性、毒性、腐蚀性、放射性和传染性等危害性大的有害废弃物，对人体的危害就更为严重。固体废物堆放和埋藏不当，可以造成地下水体污染；固体废物大量倾泻到江河湖海，将造成水质恶化；固体废物焚烧不当，可以使其中有毒有害物质散发出毒气，造成大气的污染；露天堆放的固体废物，堆置不当，将可能引发扬尘、泥石流、塌方和滑坡；固体废物所含的有毒物质和病原体，还可以通过生物、水、气等作为媒介传播和扩散。此外，固体废物中的有毒有害物质，还会对土壤土质产生影响，影响到土壤中生长的植物成分，从而通过食物链的作用，影响人体健康。以上这些都将会恶化人们的生产和生活环境，对人体生命健康形成威胁。近年来，人们一直在关注的二恶英，其产生来源就是城市垃圾的焚烧不当和工业有害废物的排放。二恶英是目前人类已知的毒性最大的污染物，具有较强的致畸、致癌、致遗传基因突变的危害，以及影响生殖技能、机体免疫功能等。

（二）我国固体废物污染环境防治立法

为了防治固体废物污染环境，保障人体生命健康，维护生态安全，促进经济和社会可持续发展，我国于 1995 年 10 月 30 日颁布并于 2004 年 12 月 29 日修订了《固体废物污染环境防治法》。现已颁布了《城市市容和环境卫生管理条例》、《废弃电器电子产品回收处理管理条例》、《固体废物进口管理办法》、《防治尾矿污染环境管理规定》、《城市生活垃圾管理办法》、《废弃危险化学品污染环境防治办法》和《电子信息产品污染控制管理办法》等行政法规和部门规章，发布了《有色金属工业固体废弃物污染控制标准》、《城市生活垃圾卫生填埋技术标准》、《粪便无害化卫生标准》等几十项国家或行业标准。

四、环境噪声污染防治法律制度概述

（一）环境噪声污染的概念和对人体生命健康的危害

环境噪声，是指在工业生产、建筑施工、交通运输和社会生活中所产生的干扰周围生活环境的声音。环境噪声主要有工业生产噪声、建筑施工噪声、交通运输噪声和社会生活噪声等几类。

环境噪声污染，是指所产生的环境噪声超过国家规定的环境噪声排放标准，并干扰他人正常生活、工作和学习的现象。现代社会中，由于人口增加、工业生产和交通事业高速发展，产生的噪声污染越来越严重。环境噪声污染主要存在于人口密集的城镇地区。

噪声污染，是与大气、水、固体废物污染并列存在的世界四大公害之一。噪声污染对人体的危害极大。噪声可以影响人的睡眠和休息，影响人的工作和学习。严重的噪声污染，除可能损伤人的听力，造成耳聋，还可能引起神经系统、消化系统和心血管系统以及内分泌系统的许多疾病，如使人产生头昏、失眠、耳鸣、呕吐、痉挛、消化不良、心律不齐、高血压、冠心病、月经失调、流产等，还会影响胎儿和儿童的生长发育。极高强度的噪声还会造成人体器官破裂而导致死亡。

（二）我国环境噪声污染防治立法

为了防治环境噪声污染，保护和改善生活环境，保障人体生命健康，促进经济和社会发展，我国于 1996 年 10 月 29 日颁布了《环境噪声污染防治法》，还颁布了《声环境质量标准》、《城市区域噪声标准》、《工业企业厂界噪声标准》、《机动车辆允许噪声标准》和《建筑施工场界噪声限值》等环境标准。

五、海洋环境保护法律制度概述

（一）海洋环境污染的概念和对人体生命健康的危害

海洋占地球表面总面积的71%，是环绕地球表面与陆地领土邻接的一定水域。海洋是一种特殊的环境因素，对人类的生存与发展具有极其重要的意义。海洋能调节全球气候，保持地球表面的气温和大气水分的稳定；海洋中含有丰富的生物、矿物和动力资源，是人类生存必不可少的；海洋具有较强的自我净化能力。在一定的限度内，人类可以将一些污染物排入海洋，由海洋本身的巨大搬运、稀释、扩散、氧化、还原和降解等作用予以净化。

海洋环境污染，是指直接或者间接地把物质或者能量引入海洋环境，产生损害海洋生物资源、危害人体生命健康、妨害渔业和海上其他合法活动、损害海水使用素质和减损环境质量等有害影响。海洋环境污染，主要来自兴建海岸工程、兴建海洋工程、陆源污染物的排放、废弃物的倾倒、船舶污染等。

海洋环境污染比其他环境污染更具有严重性和复杂性。因为海洋环境污染具有污染源广、有毒有害物质种类多、扩散范围广、持续性强、没有转移场所、控制复杂、治理困难等特点。海洋环境严重污染，将会降低海洋的净化能力和调节功能，损害海洋自然资源的质量和使用价值，破坏海洋的自然景观，同时导致一系列海洋自然灾害的频繁发生，从而危害人们的生命健康和财产安全。

由于海洋中排入了过量的有毒有害物质如石油、汞、铬、镉、氰化物等，降低了海水的自我净化能力，使得一些难以自然降解的污染物质存留在海洋中，逐渐在海洋生物和植物中富集，使其质量下降。如果人类食用了这些物质，通过食物链的作用，将会严重危害人体生命健康；海洋富含的食物和药物资源，对人体健康具有独特的作用。海洋严重污染已经造成这些资源数量和种类的锐减，影响到人类的食物结构和药物资源的来源，从而影响人体生命健康。

（二）我国海洋环境保护立法

为了保护和改善海洋环境，保护海洋资源，防治污染损害，维护生态平衡，保障人体生命健康，促进经济和社会的可持续发展，我国于1982年颁布并于1999年12月25日修订了《海洋环境保护法》，颁布了《防治船舶污染海洋环境管理条例》、《海洋倾废管理条例》、《海洋石油勘探开发环境保护管理条例》、《防治海洋工程建设项目污染损害海洋环境管理条例》和《防止拆船污染环境管理条例》等行政法规，同时发布了《海水水质标准》等标准。

六、放射性污染防治法律制度概述

（一）放射性污染的概念和对人体生命健康的危害

当今世界，对核能和核技术的开发与利用，已不仅局限于国防安全方面，而是被越来越广泛地应用于国民经济和人民生活的许多方面。如由于核能具有能量非常大、非常集中、运输方面、储量丰富、环境污染相对较小等优点，因此，利用核能发电现已成为世界各国用来取代石油和煤炭等矿物燃料发电的主要能源。再如核技术已广泛应用于临床医疗和医学研究中，X射线、各种放射性同位素和粒子加速器的应用，几乎覆盖了医学诊断、治疗和科研等各个领域，核医学已经成为临床医学中一个独立的不可缺少的学科。

因此，核能和核技术的开发与利用，对各国经济的发展和人体生命健康的维护，发挥着极其重要的作用。

放射性污染，是指由于人类活动造成物料、人体、场所、环境介质表面或者内部出现超过国家标准的放射性物质或者射线。

放射性污染，主要包括核设施的放射性污染、核技术利用的放射性污染、铀（钍）矿和伴生放射性矿开发利用的放射性污染和放射性废物污染等。

核能和核技术的开发与利用是一把双刃剑，在给人们生活带来种种好处的同时，其中的核安全和放射性污染防治问题也越来越突出。一般来说，人体对核辐射的承受剂量是很有限的。如果超过了人体可承受的限度，核辐射将会对人体生命健康造成极大的危害。如造成人体某些组织和器官损害，引发呕吐、腹泻、发热、皮炎、皮肤癌、甲状腺癌、白血病和其他恶性疾病，导致遗传变异，甚至直接造成人的死亡，还会引发人体精神健康方面的疾病；另一方面，在核泄漏、放射性矿的开采、提炼废水、核动力厂冷却水、固体核废弃物的处理过程中，都可能造成大气、水、土壤、植物等的污染，这些或通过大气，或通过水，或通过食物链，危害人体健康。此外，人体长期接触低剂量的放射性物质，也可能会引起恶性肿瘤或者遗传变异。

（二）我国放射性污染防治立法

为了防治放射性污染，保护环境，保障人体生命健康，促进核能、核技术的开发与和平利用，我国于2003年颁布了《放射性污染防治法》。在此前后，我国陆续发布了一些行政法规和政府部门规章，如《放射性同位素与射线装置放射防护条例》、《放射性物品运输安全管理条例》、《核材料管制条例》、《核电厂核事故应急管理条例》、《民用核设施安全监督管理条例》、《城市放射性废物管理办法》等。

第三节 环境法律责任

一、环境法律责任的概念

环境法律责任是指违法者对其环境违法行为所应承担的具有强制性的法律后果。它分为环境行政责任、环境民事责任和环境刑事责任三种形式。

《环境保护法》、《大气污染防治法》、《水污染防治法》、《环境噪声污染防治法》、《固体废物污染环境防治法》、《放射性污染防治法》、《环境影响评价法》、《海洋环境保护法》和《循环经济促进法》以及《刑法》等对于违反环境保护法律规定，造成环境污染的行为，都规定了违法责任者应承担的法律责任。

二、环境行政责任

环境行政责任是指违法者对其违反环境行政法律规范而应当承担的法律后果。

对于违反环境保护法律规定的行为，法律规定责任人应承担的行政责任有：警告、罚款、责令停业、关闭、限期改正、没收违法所得、拘留、扣留或者吊销许可证等。对于违反规定，造成环境污染事故的，经限期治理逾期未完成治理任务的，加收超标准排污费。

三、环境民事责任

环境民事责任是指违法者违反环境法律规定的义务，污染和破坏环境，损害他人环境权益，所应承担的法律后果。

根据我国民事法律和环境保护法律的规定，环境违法责任人应当承担的民事责任主要有停止侵害、排除妨碍、消除危险、赔偿损失等。

《环境保护法》第 41 条规定："造成环境污染危害的，有责任排除危害，并对直接受到损害的单位或者个人赔偿损失。"因环境污染损害赔偿提起诉讼的时效期间为 3 年，从当事人知道或者应当知道受到污染损害时起计算。

关于因环境污染引起的民事损害赔偿诉讼的举证责任，2004 年 12 月 29 日修订的《固体废物污染环境防治法》第 86 条规定："因固体废物污染环境引起的损害赔偿诉讼，由加害人就法律规定的免责事由及其行为与损害结果之间不存在因果关系承担举证责任"；2008 年 2 月 28 日修订的《水污染防治法》第 87 条规定："因水污染引起的损害赔偿诉讼，由排污方就法律规定的免责事由及其行为与损害结果之间不存在因果关系承担举证责任。"上述规定很好地体现了法律的公平原则。虽然目前其他几个环境保护法律尚未就此作出规定，但根据法律的公平原则，在其他几种环境污染损害赔偿诉讼中，上述关于举证责任分配的规定，应当是可以参照适用的。

四、环境刑事责任

环境刑事责任是指违法者实施了严重危害环境的行为，并使公私财产遭受重大损失或者导致人身伤亡的严重后果，构成犯罪，所应承担的法律后果。

违反法律法规规定，向土地、水体、大气排放、倾倒或者处置有放射性的废物、含传染病病原体的废物、有毒物质或者其他危险废物，造成重大环境污染事故，致使公私财产遭受重大损失或者人身伤亡的严重后果的，依法应追究单位和直接责任人员的刑事责任。

对于违反环境保护法律规定的刑事责任，我国《刑法》和《环境保护法》等环境保护专门法律都作了规定。例如《刑法》第 338 条规定，违反国家规定，向土地、水体、大气排放、倾倒或者处置有放射性的废物、含传染病病原体的废物、有毒物质或者其他危险废物，造成重大环境污染事故，致使公私财产遭受重大损失或者人身伤亡的严重后果的，处三年以下有期徒刑或者拘役，并处或者单处罚金；后果特别严重的，处三年以上七年以下有期徒刑，并处罚金。《刑法》第 339 条规定，违反国家规定，将境外的固体废物进境倾倒、堆放、处置的，处五年以下有期徒刑或者拘役，并处罚金；造成重大环境污染事故，致使公私财产遭受重大损失或者严重危害人体健康的，处五年以上十年以下有期徒刑，并处罚金；后果特别严重的，处十年以上有期徒刑，并处罚金。未经国务院有关主管部门许可，擅自进口固体废物用作原料，造成重大环境污染事故，致使公私财产遭受重大损失或者严重危害人体健康的，处五年以下有期徒刑或者拘役，并处罚金；后果特别严重的，处五年以上十年以下有期徒刑，并处罚金。《刑法》第 408 条规定，负有环境保护监督管理责任的国家机关工作人员严重不负责任，导致发生重大环境污染事故，致使公私财产遭受重大损失或者造成人身伤亡的严重后果的，处三年以下有期徒刑或者拘役。《环境保护法》第 43 条规定，违反本法规定，造成重大环境污染事故，导致公私财产重大损失或者人身伤亡的严重后果的，对直接责任人员依法追究刑事就责任。

（贾淑英）

思　考　题

1. 我国环境保护的基本原则和基本制度有哪些？
2. 我国已制订了哪些防治环境污染的法律？
3. 造成环境污染应承担什么法律责任？

第十四章 血液管理法律制度

提要 根据《献血法》及其他与血液相关的法律法规，对献血法律制度、血站管理法律制度和血液制品管理法律制度予以介绍。通过学习应了解掌握无偿献血的概念、血站的设置、采供血管理及单采血浆站的设立与管理，及违反相关法律规定应承担的责任。

重点 无偿献血；血液；血液制品；血站管理。

第一节 献血法律制度

一、献血法的概念

献血法有广义和狭义之分：广义的献血法是指我国各级立法机关制定的有关献血、血液制品及血站管理的各种法律规范总和。狭义的献血法仅指第八届全国人大常委会第二十九次会议通过的《中华人民共和国献血法》（1997 年 12 月 29 日）。《献血法》是保证我国临床用血需要和安全，调整献血、采供血活动中所产生的各种社会关系的法律规范。按照法律效力等级，《献血法》其效力等级高于行政法规、地方性法规和规章，是制定血液管理法律制度的基础和依据。

二、国外无偿献血的发展

（一）无偿献血的历史过程

献血活动历经从有偿到无偿的过程。人道主义无偿献血是由国际红十字组织首先提出。1946 年在英国牛津召开的第十九次国际红十字会与红新月会协会理事会第 40 号决议中，第一次以正式文件形式，提出了“对供血者提供的血液不应支付报酬”无偿献血的原则。1948 年红十字会国际委员会提出了医疗用血应来自无偿献血者，患者也应是无偿使用血液，即无偿献血、免费输血的原则。

无偿献血需要有政府支持。1959 年第二十五次红十字会与红新月会协会理事会要求与政府密切合作，取缔血液事业中的营利组织，将献血作为一种人道主义义务向全民宣传。1973 年在德黑兰举行的第二十二届红十字国际委员会会议上指出：出于人道主义动机的志愿献血，不领取任何报酬的无偿献血，才是解决血液需求最有效的方式，提出无偿献血是发展血液事业的根本。1974 年 WHO 与红十字会联合召开第二次咨询委员会会议，针对世界范围内买卖血浆的问题指出：血浆的商品化是影响无偿献血体制建立的严重障碍，发达国家低价采集血浆是不人道的，这不仅对卖血浆者的身体造成损伤，而且会形成严重的社会道德问题。1975 年第二十八届世界卫生年会要求各成员国加速志愿无偿献血的发展，1985 年马尼拉第二十四届红十字国际会议通过了《献血与输血的道德规范》。1991 年红十字会与红新月会在布达佩斯召开的国际联合会第八届大会第 34 号决议中，将自愿无偿献血者定义为："出于自愿提供自身的血液、血浆或其他血液成分而不取任何报酬的人，无论是金钱或礼品都可视为金钱的替代，包括休假和旅游等；而小型纪念品和茶点以及支付交通费则是合理的。"

为广泛引起人们对自愿无偿献血重要性的认识，鼓励更多人成为无偿献血者，宣传和促进全球血液安全规划的实施，WHO、红十字会与红新月会国际联合会、国际献血组织联合会、国际输血协会将每年 6 月 14 日定为世界献血日。

（二）世界各国无偿献血现状及特点

当今世界的许多国家，上至政府高级官员，下至平民百姓，都把献血看成一种神圣的人道主义义务。1975 年约旦第一次全国无偿献血运动的第一个献血者就是国王侯赛因。菲律宾前总统拉莫斯、日本前首相中曾根、英国王储查尔斯、尼泊尔国王马亨德拉等都多次参加献血。更多的公民则是在自己的生日、结婚、考取大学、找到新工作、乔迁等喜庆之日参加无偿献血，以示纪念和祝贺。瑞士每年参加无偿献血的人数占总人口的 9.1%，日本是 6%，许多国家和地区也都达到 4%～5%。国（境）外的军人在无偿献血中占了很大的比例，他们思想素质、文化素质和身体素质较好，在和平时期积极参加献血活动，如韩国占 41%，印尼占 25%。世界各地无偿献血人数占总人口比例在逐年提高，各国在组织献血工作中具有以下四个特点：

1. 政府重视，积极宣传，献血教育从少年儿童抓起；
2. 官员和知名人士带头献血，对无偿献血起了表率作用；
3. 群众团体及民众积极参与是无偿献血事业发展的重要推动力；
4. 采血车采血成为临床用血的主要来源。

（三）无偿献血是献血工作的发展方向

无偿献血工作任重道远。目前，全球 80% 的人生活在发展中国家，在每年采集的 8 千万单位血液中，只有 20% 来自这些国家。经过几十年的不懈努力，世界上很多国家都从过去有偿献血逐步向无偿献血过渡，最终实现了公民无偿献血。如德国、日本、瑞士、美国、加拿大、澳大利亚等国家都先后全部或基本上实现了公民无偿献血，临床用血全部来自无偿捐献。无偿献血是世界献血工作的发展方向。

三、我国献血法制建设

（一）献血法律制度的初步确立

献血法制的完善程度是一个国家公民的道德水准、文化知识程度和社会公德水平高低的体现。

我国自 1978 年国务院批准卫生部《关于加强输血工作的请示报告》后，各省、自治区、直辖市相继开展了公民义务献血活动。为了加强对血液问题管理，国务院、卫生部及部分省、自治区、直辖市分别发布了一系列行政法规、部门规章、地方法规和地方行政规章：国务院在 1996 年发布了《血液制品管理条例》；卫生部自 1979 相继颁发了《全国血站工作条例》、《献血体格检查参考标准》、《无偿志愿献血奖励办法（试行)》、《关于加强输血工作管理的若干规定》、《采供血机构和血液管理办法》、《关于加强临床用血管理的紧急通知》、《单采血浆站基本标准》等。

（二）《献血法》制定是献血法制建设的里程碑

1998 年 10 月 1 日起实行的《献血法》为献血工作提供了法律保障，为保障献血者和用血者身体健康，保证医疗临床用血需要和安全，发扬人道主义精神，为促进社会主义物质文明和精神文明建设提供了法律依据。

1. 保障献血者和用血者的身体健康

血液是无价的，它一种复杂的维持生命的物质，为了确保质量，避免污染，保障输血安全，防止经血液传播疾，我国对血液的采集、检验、监控、储存和运输方面都作了严格的规定，但由于现在检测手段的缺陷，漏检现象很难避免，一些经血液途径传播的疾病时有发生。近年来，我国经血液途径传播疾病的形势较为严重，《献血法》颁布前，医疗临床用血有相当一部分靠个体供血，个体频繁供血，造成血液质量下降，严重破坏了血液工作的管理，影响了供血者的身体健康，也为血源性疾病的传播提供了温床。据统计：到 1997 年 9 月底，经血液途径感染艾滋病病毒的近 1 440 例。保证血液质量是保证输血安全，保障用血者身体健康的前提。只有实行无偿献血制度，禁止血液买卖，才是杜绝经血液途径传播疾病的隐患、从根本上保证医疗临床用血安全。

2. 保证医疗临床用血需要和安全

血液具有重要的生理意义，医疗临床用血在临床治疗，在战备中都起着重要作用。医疗临床用血只能靠公民献血来解决。通过立法确立无偿献血制度，促进无偿献血事业的发展，保证医疗临床用血的需要和安全。

3. 实行无偿献血，促进社会主义精神文明建设

无偿献血是一种“我为人人，人人为我”的社会共济行为，不仅能保障医疗临床用血的需要，保证输血安全，达到治病救人的目的，它还是人道主义精神和社会文明的重要体现，是建设社会主义精神文明的具体表现。实行无偿献血制度，就是促进精神文明建设的一项具体措施。

（三）献血法制建设的不断完善

1998 年 9 月，卫生部根据《献血法》制定发布了《血站管理办法（暂行)》和《献血者健康检查标准》，2000 年修订了《血站基本标准》，同年还制定和实施了《临床输血技术规范》，2005 年颁布了《血站管理办法》、《采供血机构设置规划指导原则》，2008 年 3 月 1 日起《单采血浆站管理办法》开始施行。上述规范性文件的颁布实施，是我国医疗用血事业法制建设的重大变革，标志着我国血液管理工作进入了法制管理的完善阶段。

四、我国的无偿献血制度

（一）我国血液收集的形式：

多年来，我国存在着三种血液收集的形式：个体供血、义务献血、无偿献血。1984 年，卫生部和中国红十字会总会首次在全国倡导无偿献血，但无偿献血工作进展缓慢，临床用血大部分还是来自有偿供血。卫生部和中国红十字会总会在 1987 年联合发布的《无偿志愿献血奖励办法（试行)》指出："无偿志愿献血系献血者在献血单位和本人工作单位均不领取营养费、各种补贴费和其他报酬者。"深圳市、海南省等部分地区当时以地方立法的形式确立了无偿献血制度。但仍然面临着艰巨任务，一些单位靠利益驱动，用金钱刺激职工参加献血的做法，违背了《献血法》的无偿原则，是无偿献血有偿化的表现。不仅加重了单位的经济负担，还使群众对献血宣传产生怀疑，误解为献血会损害身体，需要休息补养，进而不愿参加无偿献血。2003 年全国尚有 15% 的有偿供血没有杜绝，还有 24% 行政指令性计划指标的无偿献血有待于逐步转向非计划指令、无指标的自愿无偿献血。

1. 个体供血

个体供血是公民向采供血机构提供自身血液而获取一定报酬的行为。由于个体供血者受经济利益驱使，供血者大量频繁抽血，血液质量不断下降，有的不法分子非法组织卖血队伍，从中盘剥渔利，严重干扰了献血管理工作；加之有的采供血机构检测手段落后，一些传染性疾病无法查出，由血液传播的疾病时有发生。

2. 义务献血

义务献血是通过政府献血领导小组或献血委员会向机关、企事业单位分配献血指标，下达献血任务，献血后给予献血者一定营养补助费的献血制度。

自 1978 年国务院批转卫生部《关于加强输血工作的请示报告》后，各省、自治区、直辖市相继开展了公民义务献血活动。献血法公布前，我国有十多个省、市通过地方立法确立了义务献血制度，医疗临床用血主要来自义务献血。在这种制度下，献血者是为了完成单位任务，被动地献血、没有充分调动献血者的积极性。单位为了完成献血指标，以高额补贴或长休假等形式予以刺激，有的单位完不成献血指标，出钱雇请个体供血者临时冒名顶替完成献血指标，从而形成变相卖血，扭曲了义务献血制度。即使在实行《献血法》之后，我国仍然存在沿用传统义务献血模式，通过行政措施或高额的物质补贴动员人们献血的情况。

3. 无偿献血

《献血法》总结了我国多年来推行义务献血和无偿献血的经验，首次以法律形式确定了在我国实行无偿献血制度，使无偿献血工作走上法制化轨道。无偿献血是公民向血站自愿、无报酬地提供自身血液的行为。这是医学进步的重要标志，是临床用血安全的根本保证。

献血法实施后，无偿献血占临床用血的比例已从 1998 年的22% 上升到2003 年的85%，其中自愿无偿献血占采集血液的比例从 5.7% 上升到 61%，两次以上献血者的人数迅速上升，经血液途径传播疾病得到了有效控制，临床用血安全有了极大保障，我国无偿献血事业正朝着健康的方向发展。

（二）无偿献血的主体及条件

根据我国公民的身体素质和满足用血需要，《献血法》规定 18 周岁为无偿献血的最低年龄、55 周岁为终止年龄的健康公民规定为无偿献血人群，他们是无偿献血的主体。这与我国法律规定18周岁以上公民具有完全民事行为能力，可以独立进行民事活动相一致，无偿献血是公民自愿的行为，需要具备完全行为能力人来决定。但法律不限止超过终止年龄的人不能献血。医学研究还表明，18周岁到55周岁年龄段女性造血功能比男性强，对身体没有不利影响，因此，法律对男女公民献血年龄作了统一规定。

我国规定的献血年龄段低于境外发达国家和地区。香港特区只规定下限年龄16岁以上，无年龄上限；台湾地区规定17～65岁；WHO、德国、日本规定18～65岁；韩国规定16～65岁。

为树立社会新风尚，国家机关、军队、社会团体、企业事业组织、居民委员会、村民委员会，应当动员和组织本单位或者本地区的献血适龄公民参加献血。国家鼓励国家工作人员、现役军人和高等学校在校学生率先献血，据统计数，率先献血人群每年能满足临床用血1/3，可以保证临床急救用血需要。国外也以这部分人群作为无偿献血基本保障。

（三）无偿献血的血液采集

《献血法》规定每次采集血液量一般为200毫升，最多不得超过400毫升，两次采集间隔不少于六个月。科学研究表明，平均每个成年人有4000～5000毫升血液，其中，80%左右在血液循环系统内流动，20%左右在体内贮存用于补充，根据人体的生理规律，采取少量血液，不影响身体健康：一般情况下，红细胞的平均寿命为120天，血液中每天有40毫升血液中的红细胞衰老和死亡，同时又有相应数量的红细胞产生，两次献血间隔在三个月就不会影响献血者健康。按规定献血对人体的正常生理不会造成危害。

我国大陆献血的一次献血量、两次献血间隔时间规定都低于境外发达国家和地区。韩国为320～400毫升；香港特区为300～430毫升；台湾地区为250～500毫升；尼泊尔为250～500毫升。日本、韩国、香港特区、台湾地区两次献血间隔时间都为3个月。

（四）无偿献血证书

各级人民政府和红十字会为发参加献血和在献血工作中做出显著成绩的单位和个人给予表彰奖励，由血站发给国务院卫生行政部门制作的无偿献血证书，该证书既是献血者的荣誉证书，又是享受法定优惠用血的凭证。

无偿献血证书须有编号，加盖公章。发放无偿献血证书的机构必须做好登记备案。无偿献血者需要用血时，出示无偿献血证书是优惠用血的凭证。卫生部将通过采取有效措施，包括使用计算机全国联网的管理系统，使无偿献血信息的社会化管理程度更高，保证无偿献血者权益得到落实。

（五）无偿献血的“适当补贴”

献血者无偿献血本单位或血站可给予献血者适当补贴。“适当补贴”界定为少量、必要的误餐、交通费等费用，不是以往的高额补贴和其他变相补贴。并在“适当补贴”之前冠以“可以”二字，意思为不是必须补贴。这样规定，适合我国城乡各地的现实情况，也符合红十字会和红新月会国际联合会关于无偿献血的精神。

五、无偿献血的使用和临床用血制度

《献血法》对无偿献血用途予以严格规定：必须用于临床，不得买卖；血站、医疗机构不得将无偿献血的血液出售给单采血浆站或者血液制品生产单位。

医疗机构临床用血必须进行核查，应当制定用血计划，必须遵循合理、科学的原则程序，不得浪费和滥用血液，应当积极推行按血液成分针对医疗实际需要输血，不得将不符合国家规定标准的血液用于临床。公民临床用血时只交付用于血液的采集、储存、分离、检验等费用。

（一）临床用血必须遵循合理，科学的原则

临床用血是一门科学，医疗机构使用时必须遵循合理，科学的原则，不得浪费和滥用。调查发现：临床用血在600毫升以下的病例占全部临床用血病例的50%以上，甚至达到75%，其中相当一部分可以不输血。如果把好输血这一关，临床用血就能有较大的削减。

临床用血还应严格掌握输血适应证，正确应用成熟的临床输血技术和血液保护技术，包括成分输血和自体输血等。医疗机构应当按血液成分针对临床实际需要进行成分输血，首先将采集的血液进行分离，分别储存，然后针对不同患者的不同需要输入血液的不同成分，可以减少浪费，使血液能得以充分地利用，也有利于国家鼓励临床用血新技术的研究和推广。

为保障公民临床急救用血需要，国家提倡并指导择期手术患者自身储血，动员家庭、亲友、所在单位以及社会互助献血。

公民临床用血时须交付用于血液的采集、储存、分离、检验等费用；无偿献血者临床需要时，免交前述费用；无偿献血者的配偶和直系亲属临床需要用血时，可以按照省、自治区、直辖市人民政府的规定免交或者减交前述费用。

（二）临床输血的程序

为了保护与合理应用血液资源，规范、指导医疗机构科学、合理用血，避免浪费，杜绝不必要的输血，1999年和2000年卫生部分别实施了《医疗机构临床用血管理办法（试行）》和《临床输血技术规范》。临床输血的必经规定程序是：

1．输血申请

申请输血应由经治医师逐项填写《临床输血申请单》，由主治医师核准签字，同受血者血样一起于预定输血日期前送交输血科（血库）备血。决定输血治疗前，经治医师应向患者或其家属说明输同种异体血的不良反应和经血传播疾病的可能性，征得患者或家属的同意，并在《输血治疗同意书》上签字。《输血治疗同意书》入病历。无家属签字无自主意识患者的紧急输血，应报医疗职能部门或主管领导同意、备案，并记入病历。

2．受血者血样采集与送检

确定输血后，医护人员持输血申请单和贴好标签的试管，当面核对患者姓名、性别、年龄、病案号、病室/门急诊、床号、血型和诊断，采集血样。由医护人员或专门人员将受血者血样与输血申请单送交输血科（血库），双方进行逐项核对。

3．交叉配血

受血者配血试验的血标本必须是输血前3天之内。

4．血液入库、核对、贮存

全血、血液成分入库前要认真核对验收，内容包括：运输条件、物理外观、血袋封闭及包装是否合格，标签填写是否清楚齐全（供血机构名称及其许可证号、供血者姓名或条型码编号和血型、血液品种、容量、采血日期、血液成分的制备日期及时间，有效期及时间、血袋编号/条形码，储存条件）等。

5. 发血

配血合格后，由医护人员到输血科（血库）取血。取血与发血的双方必须共同查对患者姓名、性别、病案号、门急诊/病室、床号、血型、血液有效期及配血试验结果，以及保存血的外观等，准确无误时，双方共同签字后方可发出；血液发出后不得退回，受血者和供血者的血样保存于2～6℃冰箱，至少7天，以便对输血不良反应追查原因。

6. 输血

输血前由两名医护人员对交叉配血报告单及血袋标签各项内容，检查血袋有无破损渗漏，血液颜色是否正常，准确无误方可输血。输血时，由两名医护人员带病历共同到患者床旁核对患者姓名、性别、年龄、病案号、门急诊/病室、床号、血型等，确认与配血报告相符，再次核对血液后，用符合标准的输血器进行输血。

临床医师和输血医技人员必须掌握输血适应证，正确应用成熟的临床输血技术和血液保护技术，包括成分输血和自体输血等。二级以上医院应设置独立的输血科（血库），负责临床用血的技术指导和技术实施，确保贮血、配血和其他科学、合理用血措施的执行。

六、法律责任

《献血法》及相关法律、法规规定，对于在献血、采供血和用血活动中的违法行为，将要承担相应的民事责任、行政责任、刑事责任中的一种或两种，也有可能既承担民事责任、又承担行政责任和刑事责任。

（一）民事责任

在献血、采供血和用血活动中，如因献血而感染疾病或身体受到损害；有不遵守有关操作规程和制度的违法行为；违法行为与献血者身体健康受损害的事实有因果关系，即因为违法行为使献血者的身体健康受到损害；在主观方面，本应严格遵守有关操作规程和制度，因为疏忽大意或其他过失而没有严格遵守，则应承担相应的民事赔偿责任。

医疗机构的医务人员违反规定，不遵守有关操作规程和制度，在采集血液时，使献血者的身体健康受到损害或采集不符合国家规定标准的血液用于患者并给患者健康造成损害的，应当依法赔偿。

（二）行政责任

献血法规定，地方各级人民政府领导本行政区域内的献血工作，统一规划并负责组织、协调有关部门共同做好献血工作。献血工作由县级以上各级卫生行政部门监督管理，各级红十字会依法参与、推动献血工作。县级以上各级卫生行政部门是血液问题的管理和监督机构，对于以下情况，县级以上地方卫生行政部门予以取缔，没收违法所得，可以并处十万元以下的罚款：①非法采集血液的；②血站、医疗机构出售无偿献血的血液的；③非法组织他人出卖血液的。对违反有关操作规程和制度采集血液，给献血者健康造成损害的，对直接负责的主管人员，应当依法给予行政处分。卫生行政部门及其工作人员在献血、用血的监督管理工作中，玩忽职守，造成严重后果，应依法给予行政处分。

（三）刑事责任

我国刑法第三百三十三条规定：非法组织他人出卖血液的，处五年以下有期徒刑，并处罚金；以暴力、威胁方法强迫他人出卖血液的，处五年以上十年以下有期徒刑，并处罚金。对他人造成伤害的，依照“故意伤害罪”的规定定罪处罚。第三百三十四条规定：非法采集、供应血液或者制作、供应血液制品，不符合国家规定的标准，足以危害人体健康的，处五年以下有期徒刑或者拘役，并处罚金；对人体健康造成严重危害的，处五年以上十年以下有期徒刑，并处罚金；造成特别严重后果的，处十年以上有期徒刑或者无期徒刑，并处罚金或者没收财产。经国家主管部门批准采集、供应血液或者制作、供应血液制品的部门，不依照规定进行检测或者违背其他操作规定，造成危害他人身体健康后果的，对单位判处罚金，并对其直接负责的主管人员和其他直接责任人员，处五年以下有期徒刑或者拘役。

第二节 血站管理法律制度

一、血站的概念

血站是指不以营利为目的，采集、提供临床用血的公益性卫生机构。为了确保血液安全，规范血站执业行为，促进血站的建设与发展，《血站管理办法》将血站分为一般血站和特殊血站。一般血站包括血液中心、中心血站和中心血库。特殊血站包括脐带血造血干细胞库和卫生部根据医学发展需要批准、设置的其他类型血库。

二、血站的设置和职责

血站设置以满足临床用血及特殊血液成分需要为目的，对机构、采供血量、人员和设备等卫生资源进行统筹规划、合理配置，构建与区域人口、医疗资源以及临床用血需求相适应，有效、经济、布局合理的采供血服务体系，改善和提高卫生综合服务能力和资源利用效率。

（一）一般血站管理

1. 血液中心的设置和职责

血液中心应当设置在直辖市、省会市、自治区首府市，主要职责是：按照省级卫生行政部门的要求，在规定范围内开展无偿献血者的招募、血液的采集与制备、临床用血供应以及医疗用血的业务指导等工作；承担所在省、自治区、直辖市血站的质量控制与评价；承担所在省、自治区、直辖市血站的业务培训与技术指导；承担所在省、自治区、直辖市血液的集中检测任务；开展血液相关的科研工作；承担卫生行政部门交办的任务。血液中心应当具有较高综合质量评价的技术能力。

2. 中心血站的设置和职责

中心血站应当设置在设区的市，主要职责是：按照省级卫生行政部门的要求，在规定范围内开展无偿献血者的招募、血液的采集与制备、临床用血供应以及医疗用血的业务指导等工作；承担供血区域范围内血液储存的质量控制；对所在行政区域内的中心血库进行质量控制；承担卫生行政部门交办的任务。

直辖市、省会市、自治区首府市已经设置血液中心的，不再设置中心血站；尚未设置血液中心的，可以在已经设置的中心血站基础上加强能力建设，履行血液中心的职责。同一行政区域内不得重复设置血液中心、中心血站。

3. 中心血库的设置和职责

中心血库应当设置在中心血站服务覆盖不到的县级综合医院内，主要职责是：按照省级卫生行政部门的要求，在规定范围内开展无偿献血者的招募、血液的采集与制备、临床用血供应以及医疗用血业务指导等工作。

（二）特殊血站的设置和职责

特殊血站目前主要是指脐带血造血干细胞库。

1. 特殊血站的设置

根据全国人口分布、卫生资源、临床造血干细胞移植需要等实际情况，卫生部统一制定我国脐带血造血干细胞库等特殊血站的设置规划和原则。国家不批准设置以营利为目的的脐带血造血干细胞库等特殊血站。

申请设置脐带血造血干细胞库等特殊血站的，应当按照卫生部规定的条件向所在地省级卫生行政部门申请。省级卫生行政部门组织初审后报卫生部。卫生部对脐带血造血干细胞库等特殊血站设置审批按照申请的先后次序进行。

脐带血造血干细胞库等特殊血站执业，应当向所在地省级卫生行政部门申请办理执业登记。

省级卫生行政部门应当组织有关专家和技术部门，按照本办法和卫生部制定的脐带血造血干细胞库等特殊血站的基本标准、技术规范，对申请单位进行技术审查及执业验收。审查合格的，发给《血站执业许可证》，并注明开展的业务。《血站执业许可证》有效期为三年。未取得《血站执业许可证》的，不得开展采供脐带血造血干细胞等业务。

2. 特殊血站的职责

脐带血造血干细胞库等特殊血站执业除应当遵守一般血站的执业要求外，还应当遵守以下规定：

（1）按照卫生部规定的脐带血造血干细胞库等特殊血站的基本标准、技术规范等执业；

（2）脐带血等特殊血液成分的采集必须符合医学伦理的有关要求，并遵循自愿和知情同意的原则。脐带血造血干细胞库必须与捐献者签署经执业登记机关审核的知情同意书；

（3）脐带血造血干细胞库等特殊血站只能向有造血干细胞移植经验和基础，并装备有造血干细胞移植所需的无菌病房和其他必须设施的医疗机构提供脐带血造血干细胞；

（4）出于人道主义、救死扶伤的目的，必须向境外医疗机构提供脐带血造血干细胞等特殊血液成分的，应当严格按照国家有关人类遗传资源管理规定办理手续；

（5）脐带血等特殊血液成分必须用于临床。

三、血站的执业登记

《血站管理办法》规定：省、自治区、直辖市卫生行政部门负责明确辖区内各级卫生行政部门监管责任和血站的职责；根据实际供血距离与能力等情况，负责划定血站采供血服务区域，采供血服务区域可以不受行政区域限制。

血站开展采供血活动，应当向所在省、自治区、直辖市卫生行政部门申请办理执业登记，取得《血站执业许可证》。没有取得《血站执业许可证》的，不得开展采供血活动。《血站执业许可证》有效期为三年。

血站申请办理执业登记必须填写《血站执业登记申请书》。省级卫生行政部门在受理血站执业登记申请后，应当组织有关专家或者委托技术部门，根据《血站质量管理规范》和《血站实验室质量管理规范》，对申请单位进行技术审查，并提交技术审查报告。

省级卫生行政部门应当根据血站业务开展和监督检查情况进行审核，审核合格的，予以继续执业。未通过审核的，责令其限期整改；经整改仍审核不合格的，注销其《血站执业许可证》。未办理再次执业登记手续或者被注销《血站执业许可证》的血站，不得继续执业。

血站因采供血需要，在规定的服务区域内设置分支机构，应当报所在省、自治区、直辖市卫生行政部门批准；设置固定采血点（室）或者流动采血车的，应当报省、自治区、直辖市卫生行政部门备案。为保证辖区内临床用血需要，血站可以设置储血点储存血液。储血点应当具备必要的储存条件，并由省级卫生行政部门批准。

四、血站的执业

血站执业，应当遵守有关法律、行政法规、规章和技术规范。

（一）保障临床用血

根据医疗机构临床用血需求，制定血液采集、制备、供应计划，保障临床用血安全、及时、有效。

（二）对献血者的核对检查

采血前应当对献血者身份进行核对并进行登记。禁止采集冒名顶替者的血液，严禁超量、频繁采集血液。血站不得采集血液制品生产用原料血浆。

献血者应当按照要求出示真实的身份证明，任何单位和个人不得组织冒名顶替者献血。

血站采集血液应当遵循自愿和知情同意的原则，并对献血者履行规定的告知义务，血站应当建立献血者信息保密制度，为献血者保密。

血站应当建立对有易感染经血液传播疾病危险行为的献血者献血后的报告工作程序、献血屏蔽和淘汰制度。

（三）质量管理

血站开展采供血业务应当实行全面质量管理，严格遵守《中国输血技术操作规程》、《血站质量管理规范》和《血站实验室质量管理规范》等技术规范和标准。

血站应当建立人员岗位责任制度和采供血管理相关工作制度，并定期检查、考核各项规章制度和各级各类人员岗位责任制的执行和落实情况。血站工作人员应当符合岗位执业资格的规定，并接受血液安全和业务岗位培训与考核，领取岗位培训合格证书后方可上岗。

献血、检测和供血的原始记录应当至少保存十年。血液检测的全血标本的保存期应当与全血有效期相同；血清（浆）标本的保存期应当在全血有效期满后半年。

血站应当保证所采集的血液由具有血液检测实验室资格的实验室进行检测。对检测不合格或者报废的血液，血站应当严格按照有关规定处理。

血站的实验室应当配备必要的生物安全设备和设施，并对工作人员进行生物安全知识培训。

（四）血液的包装、储存、运输

血液的包装、储存、运输应当符合《血站质量管理规范》的要求。血液包装袋上应当标明：

1. 血站的名称及其许可证号；
2. 献血编号或者条形码；
3. 血型；
4. 血液品种；
5. 采血日期及时间或者制备日期及时间；
6. 有效日期及时间；
7. 储存条件。

（五）紧急应急预案

血站应当制定紧急灾害应急预案，并从血源、管理制度、技术能力和设备条件等方面保证预案的实施。在紧急灾害发生时服从县级以上卫生行政部门的调遣。

特殊血型的血液需要从外省、自治区、直辖市调配的，由省级卫生行政部门批准。因科研或者特殊需要而进行血液调配的，由省级卫生行政部门批准。出于人道主义、救死扶伤的目的，需要向中国境外医疗机构提供血液及特殊血液成分的，应当严格按照有关规定办理手续。

（六）无偿献血不得买卖

无偿献血的血液必须用于临床，不得买卖。血站剩余成分血浆由省、自治区、直辖市人民政府卫生行政部门协调血液制品生产单位解决。血站剩余成分血浆以及因科研或者特殊需要用血而进行的调配所得的收入，全部用于无偿献血者用血返还费用，血站不得挪作他用。

五、监督管理

我国血液管理实行三统一原则：即以省、自治区、直辖市为区域，实行统一规划采供血机构、统一管理血源、统一采供血和合理用血的原则。县级以上卫生行政部门对采供血活动实施监督管理，各级卫生行政部门应当对无偿献血者的招募、采血、供血活动予以支持、指导。省级人民政府卫生行政部门应当对本辖区内的血站执行有关规定情况和无偿献血比例、采供血服务质量、业务指导、人员培训、综合质量评价技术能力等情况进行评价及监督检查，按照卫生部的有关规定将结果上报，同时向社会公布。

卫生部定期对血液中心执行有关规定情况和无偿献血比例、采供血服务质量、业务指导、人员培训、综合质量评价技术能力等情况以及脐带血造血干细胞库等特殊血站的质量管理状况进行评价及监督检查，并将结果向社会公布。

六、法律责任

《献血法》规定，血站违反有关操作规程和制度采集血液以及向医疗机构提供不符合国家规定标准血液的，由县级以上地方卫生行政部门责令改正；给献血者健康造成损害的，应当依法赔偿；造成经血液途径传播的疾病传播或者有传播严重危险的，应当限期整顿，对直接负责的主管人员和其他直接责任人员，依法给予行政处分；构成犯罪的，依法追究刑事责任。

《血站管理办法》对下列情形的法律责任做出了规定：

（一）非法采集血液

非法采集血液的，由县级以上地方卫生行政部门按照《献血法》第十八条的有关规定予以处罚；构成犯罪的，依法追究刑事责任。具体的情形有：

1．未经批准，擅自设置血站，开展采供血活动的；

2．已被注消的血站，仍开展采供血活动的；

3．已取得设置批准但尚未取得《血站执业许可证》即开展采供血活动，或者《血站执业许可证》有效期满未再次登记仍开展采供血活动的；

4．租用、借用、出租、出借、变造、伪造《血站执业许可证》开展采供血活动的。

（二）血站出售无偿献血的血液

血站出售无偿献血血液的，由县级以上地方卫生行政部门按照《献血法》第十八条规定，予以处罚；构成犯罪的，依法追究刑事责任。

（三）血站违反制度的情况

血站违反制度情况：超出执业登记的项目、内容、范围开展业务活动的；工作人员未取得相关岗位执业资格或者未经执业注册而从事采供血工作的；血液检测实验室未取得相应资格即进行检测的；擅自采集原料血浆、买卖血液的；采集血液前，未按照国家颁布的献血者健康检查要求对献血者进行健康检查、检测的；采集冒名顶替者、健康检查不合格者血液以及超量、频繁采集血液的；违反输血技术操作规程、有关质量规范和标准的；采血前未向献血者、特殊血液成分捐赠者履行规定的告知义务的；擅自涂改、毁损或者不按规定保存工作记录的；使用的药品、体外诊断试剂、一次性卫生器材不符合国家有关规定的；重复使用一次性卫生器材的；对检测不合格或者报废的血液，未按有关规定处理的；未经批准擅自与外省、自治区、直辖市调配血液的；未经批准向境外医疗机构提供血液或者特殊血液成分的；未按规定保存血液标本的；脐带血造血干细胞库等特殊血站违反有关技术规范的。凡有上述行为之一的，由县级以上地方卫生行政部门予以警告、责令改正；逾期不改正，或者造成经血液传播疾病发生，或者其他严重后果的，对负有责任的主管人员和其他直接负责人员，依法给予行政处分；构成犯罪的，依法追究刑事责任。

血站造成经血液传播疾病发生或者其他严重后果的，卫生行政部门在行政处罚的同时，可以注销其《血站执业许可证》。

（四）不符合卫生标准和要求的处理

临床用血的包装、储存、运输，不符合国家规定的卫生标准和要求的，由县级以上地方卫生行政部门责令改正，给予警告。血站违反规定，向医疗机构提供不符合国家规定标准血液的，由县级以上卫生行政部门责令改正；情节严重，造成经血液途径传播的疾病传播或者有传播严重危险的，限期整顿，对直接负责的主管人员和其他责任人员，依法给予行政处分；构成犯罪的，依法追究刑事责任。

（五）卫生行政部门及其工作人员违反规定的情形

卫生行政部门及其工作人员违反有关规定：未按规定的程序审查而使不符合条件的申请者得到许可的；对不符合条件的申请者准予许可或者超越法定职权作出准予许可决定的；在许可审批过程中弄虚作假的；对符合条件的设置及执业登记申请不予受理的；对符合条件的申请不在法定期限内作出许可决定的；不依法履行监督职责，或者监督不力造成严重后果的；其他在执行本办法过程中，存在滥用职权、玩忽职守、徇私舞弊、索贿受贿等行为的。有上述情形之一的，依据《献血法》、《行政许可法》的有关规定，由上级行政机关或者监察机关责令改正；情节严重的，对直接负责的主管人员和其他直接责任人员依法给予行政处分；构成犯罪的，依法追究刑事责任。

第三节　血液制品管理法律制度

一、血液与血液制品的概念

血液是指用于临床的全血、血液成分和特殊血液成分。血液制品是特指各种人血浆蛋白制品，主要类型有：人血白蛋白、人胎盘血白蛋白、静脉注射用人免疫球蛋白、肌注人免疫球蛋白、组织胺人免疫球蛋白、特异性免疫球蛋白、乙型肝炎、狂犬病、破伤风免疫球蛋白、人凝血因子Ⅷ、人凝血酶原复合物、人纤维蛋白原、抗人淋巴细胞免疫球蛋白等。

为了加强血液制品管理，预防和控制经血液途径传播的疾病，保证血液制品的质量，卫生部颁布了一系列规范性法律文件：《关于“禁止进口Ⅷ因子制剂等血液制品的通告”的通知》（1986 年 1 月 10 日）、《关于整顿血液制品生产管理的通知》（1988 年 4 月 1 日）、《血液制品无菌试验暂行规程》（1988 年 10 月 24 日）、《关于生产血液制品定点等有关问题的通知》（1990 年 11 月 7 日）、《医疗机构临床用血管理办法（试行）》（1999 年 1 月 5 日）等。国务院 1996 年 12 月 30 日颁布了《血液制品管理条例》。根据该条例制定的《单采血浆站管理办法》已于 2008 年 3 月 1 日起施行。

二、单采血浆站的设立与管理

（一）单采血浆站的概念

单采血浆站是指根据地区血源资源，按照有关标准和要求并经严格审批设立，采集供应血液制品生产用原料血浆的单位。

供血浆者是指提供血液制品生产用原料血浆的人员。划定采浆区域内具有当地户籍的18岁到55岁健康公民可以申请登记为供血浆者。

（二）单采血浆站的设置

我国实行单采血浆站统一规划及设置的制度。该站由血液制品生产单位设置，具有独立的法人资格。其他任何单位和个人不得从事单采血浆活动。

在一个采血浆区域内，只能设置一个单采血浆站。国家严禁单采血浆站采集非划定区域内的供血浆者和其他人员的血浆。血站与单采血浆站不得在同一县级行政区域内设置。

设置单采血浆站必须具备下列条件：①符合采供血机构设置规划、单采血浆站设置规划以及《单采血浆站基本标准》要求的条件；②具有与所采集原料血浆相适应的卫生专业技术人员；③具有与所采集原料血浆相适应的场所及卫生环境；④具有识别供血浆者的身份识别系统；⑤具有与所采集原料血浆相适应的单采血浆机械及其他设施；⑥具有对所采集原料血浆进行质量检验的技术人员以及必要的仪器设备；⑦符合国家生物安全管理相关规定。

申请设置单采血浆站的血液制品生产单位，应当向单采血浆站设置地的县级卫生行政部门提交《设置单采血浆站申请书》等相关材料。

不得申请设置新的单采血浆站的情形为：①拟设置的单采血浆站不符合采供血机构设置规划或者当地单采血浆站设置规划要求的；②省级卫生行政部门未同意划定采浆区域的；③血液制品生产单位被吊销药品生产质量管理规范（GMP）证书未满5年的；④血液制品生产单位发生过非法采集血浆或者擅自调用血浆行为的；⑤血液制品生产单位注册的血液制品少于6个品种的，承担国家计划免疫任务的血液制品生产单位少于5个品种的。

县级卫生行政部门在收到全部申请材料后进行初审，经设区的市、自治州卫生行政部门审查同意后，报省级卫生行政部门审批；省级卫生行政部门在收到单采血浆站申请材料后，可以组织有关专家或者委托技术机构，根据《单采血浆站质量管理规范》进行技术审查。经审查符合条件的，由省级卫生行政部门核发《单采血浆许可证》，并在设置审批后10日内报卫生部备案；经审查不符合条件的，应当将不予批准的理由书面通知申请人

《单采血浆许可证》有效期为2年，《单采血浆许可证》有效期满前3个月，单采血浆站应当向原发证部门申请延续。

（三）单采血浆站的管理

单采浆站只能对省、自治区、直辖市卫生行政部门划定区别内供血浆者进行筛查和采集血浆。

《血液制品管理条例》规定，国务院卫生行政部门根据核准的全国生产用原料血浆的需求，对单采血浆站的布局、数量和规模制定总体规划；对全国的原料血浆的采集、供应和血液制品的生产、经营活动实施监督管理；根据全国生产用原料血浆的需求、经济发展状况、疾病流行情况等，制定全国采供血机构设置规划指导原则。省、自治区、直辖市卫生行政部门根据卫生部《采供血机构设置规划指导原则》，结合本行政区域疾病流行、供血浆能力等实际情况和当地区域卫生发展规划，制定本地区的单采血浆站设置规划，设置规划

应当报卫生部备案。

县级以上地方卫生行政部门对本行政区域内的原料血浆的采集、供应和血液制品的生产、经营活动实施监督管理，审核批准设置单采血浆站的程序和期限，按照《行政许可法》、《卫生行政许可管理办法》等有关规定执行。

三、原料血浆的采集

(一) 单采血浆站的档案建立

单采血浆站必须对供血浆者进行健康检查；检查合格后，由县级卫生行政部门核发《供血浆证》，内容应当包括：姓名、性别、血型、民族、身份证号码、2 年内免冠证件照、家庭住址、建卡日期和编号。

单采血浆站应当建立供血浆者管理档案，记录供血浆者供血浆情况、健康检查情况。建立供血浆者永久淘汰、暂时拒绝及不予发放《供血浆证》者档案名册。同时采用计算机管理档案并建立供血浆者身份识别系统。单采血浆站在采集血浆中发现《供血浆证》内容变更的，或者供血浆者健康检查不合格的，应当收缴《供血浆证》并及时告知当地县级人民政府卫生行政部门。

单采血浆站采集原料血浆应当遵循自愿和知情同意的原则。对需要进行特殊免疫的供血浆者，应当告知特殊免疫的意义、作用、方法、步骤和不良反应，征得供血浆者本人书面同意后，方可按照国家规定的免疫程序进行免疫。免疫情况和不良反应处理应当详细记录。

(二) 采血前的准备

单采血浆站在采血前必须对供血浆者进行身份识别并核实其《供血浆证》，确认无误后，按照规定程序进行健康检查和血液化验；检查、化验合格的，才能按有关技术操作标准及程序采集血浆。

单采血浆站必须使用单采血浆机械采集血浆，严禁手工采集血浆。每次采集供血浆者的血浆量不得超过 580 毫升（含抗凝剂溶液，以容积比换算质量比不超过 600 克）。严禁超量采集血浆。两次供血浆时间间隔不得少于 14 天。

严禁采集非划定采浆区域内供血浆者的血浆、严禁采集冒名顶替者及无《供血浆证》者的血浆、严禁采集血液或者将所采集的原料血浆用于临床。

单采血浆站应当建立对有易感染经血液传播疾病危险行为的供血浆者供血浆后的报告工作程序、供血浆者屏蔽和淘汰制度。

单采血浆站应当对血浆采集工作实行全面质量管理，严格遵守《中华人民共和国药典》血液制品原料血浆规程、《单采血浆站质量管理规范》等技术规范和标准。

血浆采集后必须单人份冰冻保存，严禁混浆，每袋血浆必须留存血浆标本，保存期应不少于血液制品生产投料后 2 年。

(三) 原料血浆的规范化要求

原料血浆的采集、包装、储存、运输应当符合《单采血浆站质量管理规范》的要求。

原料血浆包装袋标签上必须标明：

1. 单采血浆站的名称；

2．供血浆者姓名、编号或者条形码；

3．血浆重量、血浆类型、采集日期、血浆编号、有效期；

4．储存条件。

原料血浆储存、运输装箱时，每箱内均应有装箱单，并附有化验合格单以及血浆复检标本。

单采血浆站只能向设置其血液制品生产单位供应原料血浆。严禁向其他任何单位（包括医院）和个人供应原料血浆，禁止出口原料血浆。

四、血液制品生产经营单位的管理

（一）血液制品的信息管理

单采血浆站必须使用计算机系统管理供血浆者信息、采供血浆和相关工作过程。建立血浆标识的管理程序，确保所有血浆可以追溯到相应的供血浆者和供血浆过程，确保所使用的物料批号以及所有制备、检验、运输记录完整。血浆标识应当采用条形码技术。同一血浆条形码至少50年不重复。

每半年向所在地县级人民政府卫生行政部门报告有关原料血浆采集情况。

（二）单采血浆站应急预案的判定

单采血浆站应当制定紧急灾害应急预案，并从血源、管理制度、技术能力和设备条件等方面保证预案的实施。在紧急灾害发生时服从县级以上人民政府卫生行政部门的调遣。

单采血浆站必须严格执行国家有关报废血处理和有易感染经血液传播疾病危险行为的供血浆者供血浆后保密性弃血处理的规定。

（三）政府对供血浆者的监管

县级以上地方卫生行政部门负责本行政区域内单采血浆站监督管理工作，制定年度监督检查计划。

省级卫生行政部门要在单采血浆站建立公示制度，对单采血浆站的基本情况、执业情况、卫生行政部门监督检查情况以及投诉、举报电话进行公示。省级以上卫生行政部门应当指定有关血液检定机构，对单采血浆站采集的血浆质量进行监测，监测结果报同级人民政府卫生行政部门。

县级以上地方卫生行政部门应当按有关规定定期将原料血浆的采集情况逐级上报。省、自治区、直辖市卫生行政部门应当每年向卫生部汇总报告本行政区域内原料血浆的采集情况。

（四）血液制品生产单位的职责

血液制品生产单位必须达到《药品生产质量管理规范》规定的标准，经卫生部审查合格，并依法向工商行政管理部门申领营业执照后，方可从事血液制品的生产活动。对国内已经生产的品种，必须依法向卫生部门申请产品批准文号；国内尚未生产的品种，必须按照国家有关新药审批的程序和要求申报。

血液制品生产单位不得向无《单采血浆许可证》的单采血浆站或者未与其签订质量责任书的单采血浆站及其他任何单位收集原料血浆，也不得私自采集原料血浆和向其他任何单位供应原料血浆。严禁血液制品生产单位出让、出租、出借以及与他人共用《药品生产企业许可证》和产品批准文号。

血液制品生产单位在原料血浆投入生产前，必须使用有产品批准文号，并经国家药品生物制品检定机构逐批检定合格的体外诊断试剂，对每一人份血浆进行全面复检；复检不合格的，不得投人生产，并必须在省级药品监督员监督下按照规定程序和方法予以销毁，并作记录。复检发现有经血液途径传播的疾病的，必须通知供应血浆的单采血浆站，并及时上报省、自治区、直辖市卫生行政部门。血液制品出厂前，必须经过质量检验；不符合国家标准的，严禁出厂。

五、血液制品管理法律责任

单采血浆站设立、血浆采集及血液制品的生产管理主要受到国务院和卫生部颁布的法规及规章调整，违反这些法规及规章的主要是行政责任。其中《血液制品管理条例》和《单采血浆站管理办法》是较为重要的法律文件。

（一）行政责任

1. 未取得《单采血浆许可证》、《单采血浆许可证》已被注销或者吊销的；租用、借用、出租、出借、变造、伪造《单采血浆许可证》开展采供血浆活动的；非法从事组织、采集、供应、倒卖原料血浆活动的，由县级以上地方卫生行政部门予以取缔，没收违法所得和从事违法活动的器材、设备，并处违法所得5倍以上10倍以下的罚款，没有违法所得的，并处5万元以上10万元以下的罚款。

2. 隐瞒、阻碍、拒绝卫生行政部门监督检查或者不如实提供有关资料的；对供血浆者未履行事先告知义务，未经供血浆者同意开展特殊免疫的；未按照规定建立供血浆者档案管理及屏蔽、淘汰制度的；未按照规定制订各项工作制度或者不落实的；工作人员未取得相关岗位执业资格或者未经执业注册从事采供血浆工作的；不按照规定记录或者保存工作记录的；未按照规定保存血浆标本的，由县级以上地方卫生行政部门予以警告，并处3万元以下的罚款。

3. 单采血浆站有下列情形之一，由县级以上地方卫生行政部门责令限期改正，处5万元以上10万元以下的罚款。情节严重的，由省、自治区、直辖市卫生行政部门吊销《单采血浆许可证》：①采集血浆前，未按照有关健康检查要求对供血浆者进行健康检查、血液化验的；②采集非划定区域内的供血浆者或者其他人员血浆的；或者不对供血浆者进行身份识别，采集冒名顶替者、健康检查不合格者或者无《供血浆证》者的血浆的；③超量、频繁采集血浆的；④向医疗机构直接供应原料血浆或者擅自采集血液的；⑤未使用单采血浆机械进行血浆采集的；⑥未使用有产品批准文号并经国家药品生物制品检定机构逐批检定合格的体外诊断试剂以及合格的一次性采血浆器材的；⑦未按照国家规定的卫生标准和要求包装、储存、运输原料血浆的；⑧未按照规定对污染的注射器、采血浆器材、不合格或者报废血浆进行处理，擅自倾倒，污染环境，造成社会危害的；⑨重复使用一次性采血浆器材的；⑩向设置单采血浆站的血液制品生产单位以外的其他单位供应原料血浆的。有下列情形之一的，按照情节严重予以处罚，并吊销《单采血浆许可证》：①对国家规定检测项目检测结果呈阳性的血浆不清除并不及时上报的；②12个月内2次发生《血液制品管理条例》第三十五条所列违法行为的；③同时有《血液制品管理条例》第三十五条3项以上违法行为的；④卫生行政部门责令限期改正而拒不改正的；⑤造成经血液途径传播的疾病传播或者造成其他严重伤害后果的。

4. 涂改、伪造、转让《供血浆证》的，由县级卫生行政部门收缴《供血浆证》，没收违法所得，并处违法所得3倍以上5倍以下的罚款，没有违法所得的，并处1万元以下的罚款。

5.《传染病防治法》规定：生物制品生产单位生产的血液制品不符合国家质量标准，导致或者可能导致传染病传播、流行的，由县级以上卫生行政部门责令限期改正，没收违法所得，可以并处5万元以下的罚款；已取得许可证的，原发证部门可以依法暂扣或者吊销许可证。

6. 单采血浆站有下列行为之一的，由县级以上地方卫生行政部门责令限期改正，处5万元以上10万元以下的罚款；有第八项所列行为的，或者有下列其他行为并且情节严重的，由省、自治区、直辖市卫生行政部门吊销《单采血浆许可证》构成犯罪的，对负有直接责任的主管人员和其他直接责任人员依法追究刑事责任。

7. 单采血浆站已知其采集的血浆检测结果呈阳性，仍向血液制品生产单位供应的，由省、自治区、直辖市卫生行政部门吊销《单采血浆许可证》，由县级以上地方卫生行政部门没收违法所得，并处10万以上30万元以下的罚款。

8. 血液制品生产单位违法，擅自向其他单位出让、出租、出借以及与他人共用《药品生产企业许可证》、产品批准文号或者供应原料血浆的，由省级以上卫生行政部门没收违法所得，并处违法所得5倍以上10倍以下的罚款，没有违法所得的，并处5万元以上10万元以下的罚款。

9. 违反《血液制品管理条例》规定，血液制品生产经营单位生产、包装、储存、运输、经营血液制品不符合国家规定的卫生标准和要求的，由省、自治区、直辖市卫生行政部门责令改正，可以处1万元以下的罚款。对于擅自进出口血液制品或者出口原料血浆的，由省级以上卫生行政部门没收所进出口的血液制品或者所出口的原料血浆和违法所得，并处所进出口的血液制品或者所出口的原料血浆总值3倍以上5倍以下的罚款。

10. 血液制品生产单位有下列行为之一的，可以由省级以上卫生行政部门依照药品管理法及其实施办法等有关规定，按照生产假药、劣药予以处罚：①使用无《单采血浆许可证》的单采血浆站或者未与其签订质量责任书的单采血浆站及其他任何单位供应的原料血浆，或者非法采集原料血浆；②投料生产前未对原料血浆进行复检，或者使用没有产品批准文号或者未经国家药品生物制品检定机构逐批检定合格的体外诊断试剂进行复检，或者将检测不合格的原料血浆投入生产；③擅自更改生产工艺和质量标准，或者将检验不合格的产品出厂；④与他人共用产品批准文号。

11. 承担单采血浆站技术评价、检测的技术机构出具虚假证明文件的，由卫生行政部门责令改正，给予警告，并可处2万元以下的罚款；对直接负责的主管人员和其他直接责任人员，依法给予处分。

（二）民事责任

参照献血法律制度的民事责任相关内容。

（三）刑事责任

在血液制品的采集、生产制造及销售过程中产生的刑事责任主要原因有：未取得《单采血浆许可证》、《单采血浆许可证》已被注销或者吊销的；租用、借用、出租、出借、变造、伪造《单采血浆许可证》开展采供血浆活动的；非法从事组织、采集、供应、倒卖原料血浆活动的，未按照规定对污染的注射器、采血浆器材、不合格或者报废血浆进行处理，擅自倾倒，污染环境、造成经血液途径传播的疾病传播、人身伤害等危害，构成犯罪的，依法追究刑事责任。

违反《传染病防治法》规定：生物制品生产单位生产的血液制品不符合国家质量标准，导致或者可能导致传染病传播、流行，构成犯罪的，依法追究刑事责任。

对国家规定检测项目检测结果呈阳性的血浆不清除、不及时上报的；单采血浆站已知其采集的血浆检测结果呈阳性，仍向血液制品生产单位供应造成经血液途径传播的疾病传播、人身伤害等危害，构成犯罪的，对负有责任的主管人员和其他直接责任人员依法追究刑事责任。

承担单采血浆站技术评价、检测的技术机构出具虚假证明文件，情节严重、构成犯罪的，依法追究刑事责任。

1. 非法采集、供应血液，制作、供应血液制品罪

《刑法》第三百三十四条第一款的规定，非法采集、供应血液或者制作、供应血液制品，不符合国家规定的标准，足以危害人体健康的，处五年以下有期徒刑或者拘役，并处罚金；对人体健康造成严重危害的，处五年以上十年以下有期徒刑，并处罚金；造成特别严重后果的，处十年以上有期徒刑或者无期徒刑，并处罚金或者没收财产。

2. 采集、供应血液、制作、供应血液制品事故罪

《刑法》第三百三十四条第二款的规定，经国家主管部门批准采集、供应血液或者制作，供应血液制品的部门，不依照规定进行检测或者违背其他操作规定，造成危害他人身体健康后果的，对单位判处罚金，并对其直接负责的主管人员和其他直接责任人员，处5年以下有期徒刑或者拘役。

（樊静平）

思 考 题

1. 无偿献血的对象及条件。
2. 在无偿献血中，各级人民政府、人民政府卫生行政部门和各级红十字会的相互关系是什么。
3. 无偿献血证书的内容和性质。
4. 试述临床用血原则和程序。
5. 违反《献血法》的刑事责任主要有哪些？
6. 血站类型有哪些？分别由哪些机构批准？
7. 血站在采血、供血过程中应遵守哪些规定？
8. 供血浆者、单采血浆站、血液制品生产单位三者有哪些法律关系？
9. 单采血浆站的违法行为有哪些？
10. 非法采集、供应血液，制作、供应血液制品罪与采集、供应血液、制作、供应血液制品事故罪的区别。

第十五章　公共卫生监督法律制度

提要　公共卫生监督是国家管理社会公共卫生事务的重要形式和手段，是社会公共卫生行政管理活动中的基本法律制度。公共卫生监督包括环境卫生监督，学校卫生监督，公共场所卫生监督，放射卫生防护监督，公共场所的禁烟和爱国卫生等。

重点　卫生监督的性质和内容；环境卫生监督的内容；学校卫生监督的任务和内容；公共场所的卫生管理；放射卫生防护监督的法律制度；公共场所禁烟的法律规定；爱国卫生的工作任务。

第一节　公共卫生监督法律概述

一、公共卫生监督及其立法

公共卫生，又称公众卫生，泛指社会公众的共同卫生。它是以生物心理社会医学模式为指导，面向社会与群体，综合应用法律、行政、预防医学技术、宣传教育等手段，调动社会共同参与，消除和控制威胁人类生存环境质量和生命质量的危害因素，改善卫生状况，提高全民健康水平的社会卫生活动。一般认为，从广义上说，公共卫生的范围涉及人们的生活、生产、学习、工作以及休闲娱乐等相关环境条件的一切卫生问题，包括环境卫生、食品卫生、职业卫生、学校卫生、放射卫生以及传染病、慢性病、地方病的预防和控制等多个领域。

公共卫生法是指由国家制定或认可，并由国家强制力保证实施的，用以调整人们在公共卫生活动中形成的各种社会关系的行为规范的总和。从广义上说，公共卫生法包括与公共卫生有关的所有法律、法规、规章及其他规范性文件。公共卫生法中普遍规定了在公共卫生管理活动中，国家实行卫生监督制度。

公共卫生监督，是国家管理社会公共卫生事务的重要形式和手段，是社会公共卫生行政管理活动中的基本法律制度，也是公共卫生行政执法的专用同义词。它是国家卫生行政机关，依其法定职权，对社会各部门、单位和个人执行卫生法律法规的状况进行监察督导，对违反卫生法律法规、危害人体健康的行为进行处理的具体行政行为。

我国卫生监督工作50多年的历史发展进程，可以大体划分为三个阶段：

（一）行政性业务管理阶段

我国自建国初期，就提出了“预防为主”的卫生工作方针，1954 年由政务院批准的《第一届全国工业卫生会议决议》中，明确提出实行卫生监督制度。同年，卫生部颁布的《卫生防疫站暂行办法》，规定卫生防疫站的任务是预防性和经常性卫生监督与传染病管理。从此形成了以业务行政管理为主的全国卫生防疫体系，卫生监督内容也从工业卫生逐步拓宽到环境卫生、食品卫生、学校卫生、放射卫生以及传染病控制等公共卫生各个领域。

这一阶段的特点是，卫生监督工作是在各级卫生行政部门的直接领导下，通过发布各种规范性文件和卫生标准，由各级卫生防疫机构进行监测和检查，运用识别、评价和控制等公共卫生学技术手段，管理社会公共卫生工作，进行业务技术服务和指导。当时的卫生监督体制是在卫生行政部门领导下的卫生防疫体制。由于法制建设还不够健全，卫生监督工作实际上属于行政性业务管理和服务，并与群众性卫生工作相结合，使社会的卫生状况和公众的健康水平都有较大的改善和提高，对预防疾病、保护人民健康做出了重大贡献。

（二）法制性管理阶段

改革开放以来，随着公共卫生法制建设的不断完善，《食品卫生法》、《传染病防治法》、《国境卫生检疫法》以及《学校卫生工作条例》、《公共场所卫生管理条例》、《化妆品卫生监督条例》、《尘肺病防治条例》和《放射性同位素与射线装置放射防护条例》等法律法规的相继实施，卫生监督作为社会公共卫生管理的基本法律制度，其法律地位得到确认，卫生监督执法工作在卫生防疫管理的基础上迅速发展和不断加强，并愈益显示出它在保护公众健康，规范市场经济秩序，促进社会安定和经济发展中的重要作用，并且取得了较好的社会效益和经济效益。

这一阶段的特点是，卫生监督已经“有法可依”，并开展了大量卫生监督执法活动。但由于早期的某些法律法规，例如《食品卫生法（试行）》、《公共场所卫生管理条例》等，规定的执法主体仍是卫生防疫机构，卫生监督体制仍然是卫生防疫体制。

1990 年 5 月，在全国卫生监督工作会议上，确立了“进一步深化改革，强化国家监督，开创我国卫生监督工作新局面”的任务。会议提出了加强行政监督执法，监督监测合理分开和综合执法的要求，并在随后的机构改革中，在卫生防疫机构内设置了专门监督部门，实现了监督监测的初步分开。这些都为卫生监督体制的进一步深化改革，实现政事分开、依法行政和综合管理奠定了基础。

（三）依法行政管理阶段

2000 年初，经国务院批准，卫生部并商中编办、财政部、法制办同意的《关于卫生监督体制改革的意见》下发实施。建立卫生监督新体制的指导思想是，以邓小平理论和党的十五大提出的“依法治国”基本方略为指导，增强法制观念，促进依法行政，强化职能转变，使卫生行政管理从“办卫生”转变为运用法律、法规和政策、规划等手段“管卫生”。本次卫生监督体制改革的基本原则是强化政府卫生行政执法职能，依法行政；做到政事职能分开；依照精简、效能、统一的原则进行综合管理；要总体规划，分步进行，逐步到位。通过调整卫生资源配置，理顺和完善卫生监督体制，建立结构合理，运转协调，行为规范、程序明晰，执法有力，办事高效的卫生监督新体制。

本次卫生监督体制改革，是促进政府职能转变，彻底改革已经不能适应社会主义市场经济要求的传统行政管理办法，全面推进依法行政的具体措施；也是卫生行政部门及其工作人员，不断增强法律意识和法制观念，不断提高依法行政能力和水平，善于运用法律手段管理国家事务、经济和文化事业和社会事务的具体落实。经过本次卫生监督体制的彻底改革，不仅是组织机构和人员结构的变迁，也是深层次的思想观念的转变，管理模式、工作方式和工作方法的转变。我国的卫生行政执法工作，正在出现一个“结构合理、运转协调”的卫生监督新体制，开创一个“行为规范、程序明晰、执法有力、办事高效”的卫生行政执法新局面。

世界各国在社会公共卫生管理中普遍实行卫生监督或类同的法律制度，并在卫生基本法或公共卫生法中做出规定。前苏联曾颁布《苏联国家卫生监督条例》，建立以卫生防疫体系为主的国家卫生监督体制。苏联解体后，俄罗斯在联邦设立卫生防疫监督委员会，与国家卫生部并列，成为卫生监督执法的专门机构。我国拟制定卫生基本法，或者制定公共卫生法，也应制定公共卫生监督法，公共卫生监督执法的法律地位会得到进一步提高。

二、公共卫生监督的概念和性质

（一）卫生监督的概念

卫生监督是国家管理社会卫生事务的重要形式和手段，是社会卫生管理的基本法律制度，也是卫生行政执法的专用同义词，并且已在众多卫生法律法规中得到确认。公共卫生监督执法是政府行使国家对社会公共卫生事务的行政管理职能，具有国家强制性，行政执法性和社会公益性。

为此，卫生监督应定义为：国家卫生行政机关，依照国家有关卫生法律规范的规定，对社会各部门、单位和个人遵守与执行卫生法律规范的状况进行监察和督导，对违反卫生法律法规、危害人体健康的行为实施处理的具体的行政行为。

卫生监督的概念，指出了卫生监督主体和对象、卫生监督依据、卫生监督客体和卫生监督内容及其法律后果，应当是对卫生监督本质属性的基本共识。

（二）卫生监督的性质

卫生监督的性质是政府行使国家对社会卫生事务的行政管理职能，以保护公众健康。因此，国家卫生监督制度在本质上属于卫生行政司法范畴，具有行政、司法双重属性，体现既用行政手段，又用部分司法手段推行国家卫生政策和卫生法律法规，具有国家强制性，行政执法性和社会公益性。为此，卫生监督的性质可表述为：

1．国家性质：国家强制管理社会卫生事务的基本法律制度；

2．行政性质：体现政府行政执法职能的具体行政行为；

3．司法性质：依法受理行政复议，体现政府“准司法”职能；

4．特殊性质：具有对象特定性、内容广泛性、事务科学性、实践有效性、国际通用性等。

（三）卫生监督执法的生效要件

卫生监督执法的生效要件，是指国家卫生行政主体必须依法产生，必须在法定范围内活动，行政管理活动必须遵守法定程序，并依法接受监督。它是卫生监督依法行政的具体内容，是卫生监督执法有效性的保证。

卫生监督执法的生效要件有：

1. 组织的合法性：卫生监督执法行政主体及其执行机构合法；

2. 权限的合法性：包括法定的权限管辖、地域管辖、级别管辖等；

3. 程序的合法性：卫生监督行政行为要符合法定程序；

4. 内容的合法性：卫生监督内容要经法律确认，有法律依据；

5. 表示的合法性：依照法律规定的要式行为，书写法律文书；

6. 方式的合法性：依照法律规定的要式行为，如文书送达方式。

（四）卫生监督执法的法律效力

卫生监督执法的法律效力有：

1. 拘束力：指卫生监督执法行为具有法律规定的或行政机关决定的法律效果，当事人即卫生行政机关和行政相对人都必须遵守。行政相对人有义务服从合法成立并已生效的行政行为。

2. 公定力：指该行政行为即使被认为是违法的，在有权机关予以撤销或变更之前，行政相对人及其他人都不能以任何借口否认其存在。

3. 执行力：指该行政行为生效后，卫生行政主体有权采取一定手段和措施，使行政行为的内容得以实现，如申请强制执行。

三、公共卫生监督的原则

（一）公共卫生监督的基本原则，首先应当是行政法治基本原则，也就是作为行政法各项制度的基础的通用原则，是行政机关行为的指导性原则。我国行政法治的基本原则大体有合法性原则，合理性原则和责任性原则等。

在行政法实践中，大量的部门行政法都是作为单项管理法出现的；而《行政诉讼法》、《行政复议法》、《国家赔偿法》已经体现了行政合法性、合理性和责任性原则；《行政处罚法》则更着重强调程序性原则。它们都集中于一点，即行政法治的基本原则——依法行政原则。

随着我国加入 WTO，我国政府面临的挑战是，要由“全能”政府向“有限”政府转变，由“封闭”政府向“透明”政府转变，由“随意”政府向“守信”政府转变，由“权力”政府向“责任”政府转变，由“利益”政府向“中立”政府转变。政府的行政行为的指导性基本原则就是依法行政原则。

（二）卫生监督的基本原则

可表述为：

1. 有法可依，有法必依，执法必严，违法必究；

2. 以事实为依据，以法律为准绳，以医学科学技术为手段；法律面前人人平等；

3. 依法行政原则：职权法定，权责统一，依程序行政，违法行政承担法律责任；

4. 合理行政原则：恰当，公正，公平，公开；

5. 科学行政原则：遵循医学科学规律和现代管理科学规律，采用医学科学技术手段和方法。

（三）依法行政原则

依法行政原则的概念和内涵. 从法理学上分析，应当包含下述四个最基本内容：.

1. 职权法定

所谓“职权法定”，是指国家行政机关及其工作人员的职责和权力，均由法律创设；行政机关及其工作人员行政权力应当以法律为依据。由此还可以推定，行政机关及其工作人员非依法律取得的权力都应视为无权；非依法律规定行使权力的行为都应视为无效；行政机关及其工作人员不得享有法律规定以外的任何特权；行政机关也不得在没有法律依据的情况下自我设定权力，或为公民设定义务。

职权法定包括依法享有的职能管辖权、地域管辖权、级别管辖权、指定管辖权以及法律规定的特别管辖权等。超越前述法定权限的行为，视为越权。

2. 权责统一

是指行政机关行使的权力又是必须承担的责任和义务，即权利义务的相对性。虽然行政权力和责任有时是可以区分的，但在整体上却是统一的。在通常情况下，行政权力主体不能放弃其权力。行政机关在法律规定作为的情况下不作为，即没有行使其正当权力，意味着没有履行法定义务，视为失职渎职；在法律规定不作为的情况下乱作为，则视为滥用职权。

3. 依程序行政

依法行政不仅要求行政机关行使的权力实体合法，而是要求其程序合法，程序合法是实体合法的保障。从某种意义上来说，通过正当程序原则控制行政权力，正是现代行政法的本质所在。

依程序行政，即对行政权力行使的步骤、顺序、方式、形式以及期限等一般原则做出法律规定，并且向管理相对人公开明示，即当前行政执法中的公示制方式。行政执法公示制与社会服务承诺制，生产经营信誉制同时产生并成为行业作风与精神文明建设的载体，成为社会群众监督的重要机制，也是民主与法制建设的必然，是廉政执法，接受监督的重要形式。

4. 违法行政承担法律责任

依法行政原则是行政机关必须依法承担行使职权时产生的法律责任。行政机关违反职权法定，权责统一和依程序行政等法律规定，必须承担相应法律后果，包括行政责任、民事责任和刑事责任。依法行政原则的内涵包含行政权力主体承担违法法律责任是保障行政机关及其工作人员依法行政的根本方式，也是对行政行为进行行政监督、行政监察以及司法监督的根本方式。它进一步体现了有限行政和责任行政的行政法理原则。

综合上述可见，依法行政原则包括职权法定、权责统一、依程序行政和违法行政承担法律责任等基本精神内涵，它反映了行政法的管理和控权双重功能的本质特征。从“人治行政”到“法治行政”，从“以法行政”到“依法行政”，也是建设民主与法制，实施依法治国方略的重要内容，更是反腐倡廉的重要措施。从这个内涵出发，依法行政原则要贯穿于行政权力行使过程的始终，是指导和规范行政权力运作的基本原则。

（四）全面推进依法行政的基本目标

在卫生监督工作中全面推进依法行政原则，不仅体现了卫生监督体制改革的核心所在，体现了行政执法的本质特征，而且是卫生行政机关在观念、组织、人员、职能、制度建设乃至运作方式等诸多方面，从长期以来的行政性业务管理向法制管理的全面变革。

不久前，国务院发布了《全面推进依法行政实施纲要》，确定了推进依法行政的指导思想、基本原则、主要任务和具体措施，对今后十年推进依法行政做出了全面部署。温家宝总理在国务院召开的全国依法行政工作电视电话会议上，深刻阐述了全面推进依法行政，建设法治政府的重大意义，明确提出了全面推进依法行政的原则、任务和要求。为贯彻落实《实施纲要》提出的六条基本要求和七项主要目标，落实温家宝总理讲话精神，卫生部结合卫生工作实际，提出全国卫生系统贯彻实施《实施纲要》有关要求：

1．深刻领会精神实质，制定切实可行实施方案

《实施纲要》提出的目标和要求，是卫生部门推进依法行政工作的基本准则。各级卫生行政机关要站在立党为公、执政为民、改革和完善执政方式的战略高度，全面认识推进依法行政的重要意义，认真组织学习，提高认识。要把学习《实施纲要》作为一项基础工作来抓，加强对行政机关工作人员的培训，提高依法行政的意识和能力。各级卫生行政机关的领导干部要带头学习，增强法制观念，提高依法决策、依法管理的能力和水平。各地要根据卫生工作实际情况，制定本机关落实《实施纲要》的具体措施和方案，突出工作重点，把《实施纲要》内容具体落实到位。同时加强对贯彻《实施纲要》情况的监督检查，把依法行政作为考核行政机关和公务员表现的重要内容，奖优罚劣，督促各级卫生行政机关和工作人员切实做到依法行政。

2．切实转变职能，创新管理方式

转变政府职能，深化行政管理体制改革，是推进依法行政的一项重要任务和目标，也是实现依法行政目标的基本保障。各级卫生行政部门的职能要切实转变到加强宏观调节、强化市场监管、完善社会管理和提供公共服务方面来。将深化改革，促进发展，完善制度，强化管理，加强立法，严格监督等作为卫生部门的基本职责，强化运用法律手段监督医疗市场、医疗卫生服务和其他执行卫生法律法规的行为，在深化城市医疗卫生服务体制、建立并完善新型农村合作医疗制度、建立健全突发公共卫生事件预警、应急机制和救治体系、深化卫生监督体制改革等制度建设上下大功夫。加强卫生执法监督体系建设，改革疾病预防控制机构管理体制，整合资源，强化政府公共服务职能，提高管理水平。建立权责明确、责任落实、行为规范、监督有效、保障有力的卫生执法体制。

3．加强卫生立法，健全卫生法制

做好卫生立法工作，提高卫生立法的质量。在立法工作中要坚持以人为本、改革创新和法制统一的原则。建立健全专家咨询论证制度、社会公众参与制度以及采纳意见情况说明制度，使卫生法律、法规、规章明确具体、科学规范、切合实际、具有可操作性。同时对现行卫生法律法规和规范性文件适时进行修订，做到立法与改革发展相适应。各级卫生行政部门要加强卫生法制机构建设，充分发挥卫生法制机构在依法行政方面的作用，为卫生行政机关立法、决策、处理矛盾、解决问题提供法律服务。加强卫生法制宣传教育工作，

为依法行政创造良好的法制环境。

4. 贯彻实施《行政许可法》，规范卫生审批

实施《行政许可法》是规范政府行为的一部重要法律，对于维护公民、法人的合法权益，遏制行政许可领域的腐败现象，建立公开、公平、公正的行政许可制度具有重要意义。卫生部根据国务院部署，在法律实施前认真清理了卫生许可项目，取消了23项，改变管理方式3项，保留了39项。各级卫生行政部门要在认真学习《行政许可法》的基础上，继续清理本单位制定的规范性文件，凡是违反《行政许可法》规定设定的行政许可事项，要一律取消，更不得违法设定行政许可项目。卫生部门实施行政许可，要严格按法律规定办事，强化服务观念，改进工作作风，该办的事要快办，不能办的要及时答复，做到公开透明，高效便民，提高工作效率。实施行政许可所需经费应列入预算予以保障，严禁违法收费，严格执行收支两条线的制度。

5. 加强卫生执法队伍建设，强化对执法的监督检查

建立政治合格、纪律严明、业务精通、作风过硬的卫生执法队伍，是提高卫生执法水平，保护人民健康权益的基本保证。按照从严治政的要求，卫生部门要把加强执法队伍建设作为一项重要基础工作来抓，加强职业道德教育，强化执法为民意识，加强业务培训，提高执法能力。严格人员准入，坚持公开招聘、考核录用、竞争上岗和双向选择的原则，吸收优秀人才进入卫生执法队伍，清退不合格人员。卫生行政机关要对卫生执法人员开展法律知识和专业培训，加强廉政教育。同时，严肃执法纪律，查处以权谋私的不正之风。对执法所需的必要经费，商财政部门予以保障。卫生执法机构要建立执法责任制、执法状况评议考核制度和错案追究制度。建立上级卫生行政机关对下级卫生行政机关的经常性监督制度，上级卫生行政机关对下级卫生行政机关工作开展情况要进行督促检查。省级卫生行政部门在对下级卫生行政部门进行宏观指导的同时，要切实加强督查，及时发现问题并予以纠正；严肃督办大案要案，一抓到底，一查到底。各级卫生行政机关要主动接受来自人大、政协、新闻媒体和广大群众的监督，接受司法、监察、审计等机关的监督。

全面推进依法行政是一项长期的系统性工程．也是卫生工作一场深刻的变革。卫生部门要加强学习，提高认识，转变观念，完善制度，不断研究改革和发展中的新情况，及时解决新问题，扎实工作，开拓进取，促进卫生事业的健康、稳定发展。

四、公共卫生监督的形式和内容

(一) 卫生监督的形式和运行模式

卫生监督的形式，实质是卫生行政执法形式，它是关于卫生监督工作的运行机制和运行模式问题，是认识和实施卫生监督的重要问题。

当代，“模式”一词，已扩展为人们观察和解决问题的思想观念和行为方式，广泛应用于描述社会现象及其影响因素和相互关系，并成为公认的思维－行为标准，其内涵包括思想观念、思维方法、行为方式和工作方法等，一般称为工作的思维－行为模式，形成一整套指导工作的规则。正如医学模式由生物医学模式转变为生物心理社会医学模式，已经对医学活动的思维－行为方式产生巨大影响一样，讨论卫生监督工作的思维－行为模式，也

必将对卫生监督执法工作具有特别重要的指导意义。

长期以来，在卫生防疫体制下开展的卫生监督监测工作，是以行政性业务管理为基本内涵，应用预防医学或者说公共卫生学和流行病学基本理论思维为指导，形成的工作模式基本框架是识别－评价－控制模式。

“识别”即发现对人体健康有害的各种因素，监测其剂量（强度）－反应关系，进而“评价”其对人体损害程度；制订相应卫生标准和提出“控制”与预防措施。由识别－评价－控制模式，形成了预防性卫生监督、经常性卫生监督和健康监护等不同监督类型，构成了整个公共卫生和传染病的卫生防疫监督监测工作形式和运行模式。

新的卫生监督体制是在依法行政，政事分开和综合管理原则下建立起来的，以法治管理为基本内涵的行政执法行为，是应用行政法或者具体说是行政行为法的基本理论思维为指导，它们形成的新的工作模式基本框架是许可－检查－处理－救济模式。

“许可”在这里泛指政府“准入”的行政决定行为，许可是其中的典型代表方式，包括许可与免除、赋予和剥夺、认可和拒绝、确认等设定权利和义务的决定；还有变更（追加或减免）、限制、依法取消某项权利义务决定等。在实施过程中，就包括过去的预防性卫生监督，诸如采用设计审查、施工监督、竣工验收等手段直至批准许可等全过程。

“检查”，在这里是指卫生行政机关经常了解和调查管理相对人遵守卫生法律的情况，是一种依法强制进行的行政行为，如视察、调查、问卷、责令自查等。在实施过程中相当于过去的定期的或不定期的经常性卫生监督监测工作，自然也离不开识别、评价和控制等技术支持。

“处理”，在这里是指发现管理相对人违法行为而采取的行政处罚、行政强制、行政控制和申请强制执行等卫生监督执法行为。在计划经济条件下是很少采用处理行政相对人财产权或人身权的处置措施，只在近几年内才逐渐被卫生监督人员所熟悉。虽然这些行为都需要技术监测证据作为依据，但处理本身则完全不属业务管理范畴，是行政执法行为，并且可以产生相应法律后果的。

“救济”，是指管理相对人不服行政机关的行政处罚而采取的法律救济手段，如行政复议和行政诉讼，相应发生行政赔偿等，是行政处罚的直接法律后果，体现了行政违法承担法律责任的基本原则。

应当指出，运用上述运行模式，除了熟悉运用卫生法律法规和规章，还涉及常用的行政法律，有《行政许可法》、《行政处罚法》、《行政复议法》、《行政诉讼法》、《行政监察法》和《国家赔偿法》等；还涉及《民法通则》、《民事诉讼法》、《刑法》、《刑事诉讼法》；还包括与卫生法律相关的法律法规，如《环境保护法》、《劳动法》、《乡镇企业法》等。

（二）公共卫生监督的基本内容：

1．预防性卫生监督

指对城乡建设规划和新建、改建、扩建、续建的工程项目进行设计卫生审查和竣工验收的监督活动。

2．经常性卫生监督

指定期或不定期对社会管理相对人遵守公共卫生法律法规的情况进行日常性的监督活动。

3．事故性卫生监督

指在发生重大公共卫生事故或事件情况下，对事故进行调查、处理和采取紧急控制措施所进行的监督活动。

4．健康监护

指对参加公共卫生活动的有关从业人员进行上岗前健康检查，在岗期间定期健康检查、离岗时的健康检查以及有关疾病的诊断和因职业禁忌而调离人员所进行的监督活动。

五、公共卫生监督的手段和方法

公共卫生监督常用的手段和方法主要有：

（一）卫生法制宣传教育

指把卫生法律规范的基本原则与内容向社会做广泛的传播，使社会公众和管理相对人能够充分认识，提高法制意识，从而自觉遵守卫生法律规范的活动。

（二）卫生行政许可

是指卫生行政部门根据相对人的申请，依法对其进行卫生审查，对符合卫生法律规范与卫生标准要求的，赋予相对人从事该事项的权利或资格的活动。卫生许可又分为行为许可（如食品生产经营卫生许可、放射性同位素应用许可等）和资格许可（如医师、护士执业许可等）。

依据《行政许可法》和行政审批制度改革的有关规定，卫生部对卫生法律、行政法规、部门规章和其他规范性文件设定的卫生行政许可项目进行了全面清理，并经国务院审定、公布。

（三）卫生监督检查

指卫生行政部门对管理相对人遵守卫生法律规范状况进行检查，并依法处理的活动。一般指经常性卫生监督。

（四）卫生行政奖励

指卫生行政部门依法对自觉遵守卫生法律规范，成绩显著的管理相对人给予精神或物质鼓励的活动。

（五）卫生行政控制

指卫生行政部门为预防或制止危害公共卫生与健康的行为、事件或事故的发生与扩大，维持公共卫生正常秩序，依法采取的强制限制相对人的人身或财产流通的各种措施，如国境卫生检疫的强制留验，传染病暴发流行时的疫区处理等。

（六）卫生行政处罚

指卫生行政部门依法对管理相对人违反卫生行政法律规范尚未构成犯罪的行为给予的惩戒或制裁。卫生行政处罚的种类主要有警告，罚款，没收违法所得、没收非法财物，责令停产停业，吊销许可证等，同时要责令限期改正。卫生行政处罚要遵循处罚法定原则，公开公正原则，依法定程序实施处罚原则以及处罚与教育相结合的原则。

（七）卫生行政强制执行

指在卫生行政法律关系中，作为义务主体的相对人不履行其应履行的义务时，卫生行政机关或申请人民法院采取行政强制措施，迫使其履行该项义务的活动，如强制缴纳罚款、强制销毁腐败变质食品等。

六、公共卫生监督体制

公共卫生监督体制是指公共卫生监督行政执法主体的组织机构体制，各级政府的卫生行政机关和法律法规授权的机构。法律明确规定，国务院卫生行政部门主管全国公共卫生监督管理工作；县级以上地方人民政府卫生行政部门在管辖范围内行使公共卫生监督职责。

建国以来，我国公共卫生监督工作，是在各级政府卫生行政部门的领导下，由各级卫生防疫机构完成日常的公共卫生监督监测工作，原公共卫生法律法规，如《食品卫生法（试行）》、《公共场所卫生管理条例》还规定各级卫生防疫机构是行政执法主体。多年以来，我国公共卫生监督体制，实际上是各级卫生防疫体制。

中共中央、国务院在《关于卫生改革与发展的决定》中提出："各级政府要强化卫生行政执法职能，改革和完善卫生执法监督体制，调整并充实执法监督力量，不断提高卫生执法监督队伍素质，保证公正执法"。2000 年初，经国务院批准，《关于卫生监督体制改革的意见》下发实施。我国卫生监督体制改革正按照"依法行政，政事分开，综合管理，总体规划，分步进行，逐步到位"的原则，调整卫生资源配置，理顺和完善卫生监督体制，建立结构合理，运转协调，行为规范、程序明晰，执法有力，办事高效的卫生监督新体制。

建立卫生监督新体制，是历史发展的必然，是依法治国，建设社会主义法制国家的客观需要，更是依法行政，规范卫生行政执法行为的重要组织措施。它不是简单的机构名称改变和人员精简更迭，而是涉及思想上，观念上，职能上，制度建设上，乃至组织机构和人员结构上的全面变革，是我国社会公共卫生管理模式的一场深刻的革命。归纳起来，大体有以下四个方面：

（一）观念的转变

实现卫生监督执法由行政业务管理模式向法制管理模式的转变，坚持"政事分开"，抓住观念转变这个关键，改变多年形成的传统观念，思维定势，工作习惯，工作方法。

（二）执法主体的转变

实现由卫生防疫机构执法向卫生行政部门执法的转变，坚持监督与监测分开，抓住依法行政这个关键，组建新的卫生行政执法组织机构体制，同时也必将促进卫生预防保健技术服务系统的新发展。

（三）执法队伍的转变

实现由分散、专业执法向统一综合执法的转变，坚持卫生监督和技术服务两支队伍和人员分开，抓住提高卫生监督执法人员素质和水平这个关键，通过培训考核，做到知法、学法、懂法、用法、执法、宣传法，培养一支法律素质和业务素质都较高的专门执法队伍。

（四）监督制约机制的转变

实现由执法创收的"吃杂粮、自费行政"向"吃皇粮、办公差"的转变，坚持权力和利益分开，落实“收支两条线”，“罚缴分离和票款分离”等措施，抓住行政执法也要接受监督和建立制约机制这个关键，实行行政执法责任制，建立一套优质高效的卫生行政执法运行机制。

七、公共卫生监督人员

（一）卫生监督人员概念

卫生监督人员是卫生监督职能的具体执行者，是卫生监督机关行为的载体。

我国各级各类卫生监督人员，国家实行卫生监督员资格考试、在职培训、工作考核和任免制度。县以上各级政府卫生行政部门依法对卫生监督员进行统一管理。各级各类卫生监督员由任命机关发给全国统一的“卫生监督员证”，佩戴“中国卫生监督”胸章，穿着统一的职务服装和徽章，作为执行公务的标志。

我国公共卫生监督员的誓词是，“我是卫生监督员，是大众健康的卫士，我郑重地宣誓：忠实履行法律赋予的职责，严格执法，恪守职业道德，廉洁奉公，不徇私情，人民的利益高于一切，无愧于闪闪的国徽，不负人民的重托”。

（二）卫生监督人员的职责

根据《卫生监督员管理办法》规定，各类卫生监督员在法定范围内，根据政府卫生行政部门或相应的监督管理机构交付的任务，行使下列监督职权：

1. 依法进行预防性和经常性卫生监督管理；
2. 进行现场调查和监督记录，依法取证和索取有关资料；
3. 进行现场采样，提出检测项目；
4. 对违反卫生法律、法规的单位和个人依法进行处理；
5. 参加对有害人体健康事故、假药案和疫情的调查处理；
6. 宣传卫生法规和业务知识，指导、协助有关部门对有关人员进行卫生和药品知识培训；
7. 执行卫生行政部门、卫生监督管理机构或药品监督管理机构交付的其他监督任务。

（三）卫生监督员的义务：

1. 遵纪守法，廉洁奉公，作风正派，实事求是；
2. 忠于职守，有法必依，执法必严，违法必究；
3. 风纪严谨，证件齐全，着装整齐，文明执法，恪守职业道德；
4. 遵守监督执法程序、标准、规范和制度；
5. 取证及时、完善，方法科学、手段合法；
6. 执法文书书写规范，手续完备；
7. 履行相关法律、法规规定的保密义务；
8. 不与被监督者建立经济关系，不担任被监督者的顾问或在被监督单位兼职；
9. 遇有与被监督者有直接利害关系或其他有碍公正执法情况时，应当回避。

第二节　环境卫生监督法律制度

一、环境卫生及其立法

（一）卫生环境

环境卫生是研究自然环境和生活居住环境与人群健康的关系，通过利用有利环境和控制有害环境因素，达到预防疾病和保护健康的目的。环境卫生工作对象包括人类生存的自然环境和生活居住环境，既有天然形成的原生环境，也包括人类活动改造的次生环境。

环境卫生法是调整在保护人类生存环境过程中与人体健康和卫生相关所产生的各种社会关系的法律规范的总和。其目的在于保护原生生态环境，防止人为污染和破坏人类生存环境。它与人类的生活质量、生命质量，乃至子孙后代的健康都有密切关系。广义上讲，环境卫生法的调整对象范围广泛，涉及人类生存的大气、水、土壤等自然环境保护，即环境保护法；狭义上讲，单指人类生活环境，如生活中的微小气候，生活饮用水，住宅，生活日用品、化妆品、垃圾粪便处理以及公共场所卫生等。

（二）卫生环境法律规定

近年来，随着人民生活水平的提高，购买住宅、居室装饰装修已成消费热点。但是，由于建筑材料、装饰装修材料质量良莠不齐，一些建筑材料和装饰装修材料有害物质含量过高，污染室内空气，并由此诱发相关疾病，影响居民身心健康，成为广大群众关注的热点问题。我国在这方面已制定相应法规、规章，如《公共场所卫生管理条例》、《化妆品卫生监督条例》、《全国环境卫生监测站工作条例》。为此，卫生部还于 2001 年 9 月发布《室内空气质量卫生规范》、《室内用涂料卫生规范》、《木制板材中甲醛卫生规范》等，规定室内热环境以及通风空调系统的卫生要求，开展室内空气质量卫生评价，包括对室内天然放射性辐射（氡）的测量与评价。同时着手制定《室内空气卫生监督管理办法》，编制《环境健康影响评价规范》。不久前，国家质检总局、国家标准化管理委员会发布 10 项有关室内装饰装修材料的强制性国家标准：

1. 人造板及其制品中甲醛释放限量（GB18580—2001）
2. 溶剂型木器涂料中有害物质限量（GB18581—2001）
3. 内墙涂料中有害物质限量（GB18582—2001）
4. 胶粘剂中有害物质限量（GB18583—2001）
5. 木家具中有害物质限量（GB18584—2001）
6. 壁纸中有害物质限量（GB18585—2001）
7. 聚氯乙烯卷材地板中有害物质限量（GB18586—2001）
8. 地毯、地毯衬垫及地毯用胶粘剂中有害物质限量（GB18587—2001）
9. 混凝土外加剂中释放氨限量（GB18588—2001）
10. 建筑材料放射性核素限量（GB6566—2001）

上述标准要求，自 2002 年 1 月 1 日起，生产企业生产的产品应该执行该 10 项国家标准。自 2002 年 7 月 1 日起，市场上停止销售不符合该 10 项国家标准的产品。

二、环境卫生监督的内容

我国环境卫生法规和《全国环境卫生监测站工作条例》规定的环境卫生监督主要内容有：

1. 对区域性建设规划和建设项目实施预防性卫生监督。按照卫生学要求，对城乡居民生活居住区进行总体规划；对新、改、扩、续建工业企业、公用设施的选址、设计、施工、验收进行预防性卫生监督。

2. 开展对居住环境的大气、水、土壤的卫生监测，对建筑材料和装饰装修材料有害物质含量的卫生监测，及时了解各种污染物对人体健康影响，提出卫生监督意见。

3. 对居民小区和生活住宅环境进行预防性卫生监督。监测居民生活居住环境的微小气候、室内空气质量、采光、照明、噪声、供水、排水，以及生活废弃物处理对居民健康影响，提出卫生监督意见。

4. 对生活饮用水和水源地，公共场所和服务性行业以及生活居住及风景旅游区等环境质量进行经常性卫生监督和环境质量卫生评价。

5. 对环境污染急性事故进行预防和应急处理的卫生监督。

6. 对进入生活环境的生活日用品，如化妆品、各种洗涤剂、粘合剂、涂料以及家用除害药物等家用化学品进行卫生监督管理。

7. 对应用人体的非食用保健用品，如按摩、健身和饮水器具，生活用品，床上用品，厨房用品以及不以治疗为目的的各种保健仪器设备制剂等，进行预防性监督、审批和经常性卫生监督。

三、环境卫生监督监测

（一）环境卫生监督机构

我国环境卫生有关法规规定，国家卫生部主管全国环境卫生监督管理工作；县级以上地方人民政府卫生行政部门在管辖范围内行使环境卫生监督职责，并与国家各级环境保护部门和有关部门密切配合，参与城乡建设规划卫生，小区住宅和公共场所卫生，大气、水体、饮用水和土壤卫生以及家用化学品和化妆品卫生的预防性和经常性卫生监督；对公共场所、化妆品及供水单位和涉及饮用水卫生安全产品实行卫生许可审批制度；开展环境质量卫生评价和进入生活环境的家用化学品的卫生安全评价；参与环境污染事故的调查和应急处理工作等。

（二）环境卫生监测专业机构

《全国环境卫生监测站工作条例》规定，各级卫生防疫机构和环境卫生监测机构，要运用环境卫生学以及其他相关学科的理论和技术，开展生活环境因素对人体健康影响的监测与调查研究，掌握环境因素的卫生特征和人群健康状况，进行环境流行病学和环境与人群健康效应调查，提出改善生活环境质量，保护人群健康，防治环境病、公害病的措施和对策。

第三节 学校卫生监督法律制度

一、学校卫生及其立法

（一）学校卫生及其意义

1. 学校卫生法概念

学校卫生法是调整因改善和加强学校卫生工作，提高学生健康水平而产生的各种社会关系的法律规范的总和。

2. 学校卫生范围

学校卫生包括普通中小学、农业中学、职业中学、中等专业学校、技工学校、普通高等学校的卫生，既是预防医学的一个重要组成部分，也是教育学的组成部分。

3. 学校卫生特点

学校卫生，是根据儿童和青少年生长发育特点，研究和预防儿童、青少年学生在学习和生活环境中各种有害因素对机体健康影响，制定相应的卫生措施，改造条件和环境，消除不利因素，以达到卫生防病，促进儿童、青少年的正常发育和健康成长的目的。

4. 学校卫生意义

做好保护儿童青少年身心健康的学校卫生工作，关系到一代人的健康成长，关系着国家的繁荣富强和民族的兴旺发达。

（二）学校卫生法律规定

建国以来，为加强学校卫生工作，提高学生的健康水平，教育、卫生和其他有关部门发布了许多学校卫生方面的全国性规范文件。1990 年 6 月 4 日，国家教委和卫生部经国务院批准联合发布了《学校卫生工作条例》。这个条例在总结建国以来学校卫生工作经验的基础上，对学校卫生工作的一系列问题做了明确的规定，主要有以下方面内容：监测学生健康状况；对学生进行健康教育，培养学生良好的卫生习惯；改善学校卫生环境和教学卫生条件；加强对传染病、学生常见病的预防和治疗。

二、学校卫生工作

学校卫生工作的内容：

（一）教学过程卫生

1. 教学、作息卫生

教学过程中要严格遵守卫生保健原则，根据学生年龄，合理安排教学进度和作息时间，使学生的学习能力保持在最佳状态。学生每日学习时间（包括自习），小学不超过 6 小时，中学不超过 8 小时，大学不超过 10 小时。学校或者教师不得以任何理由和方式，增加授课时间和作业量，加重学生学习负担。

2. 劳动卫生

普通中小学组织学生参加劳动，不得让学生接触有毒有害物质或者从事不安全的作业，不得让学生参加中夜班劳动。普通高等学校、中等专业学校、技工学校、农业中学、职业中学组织学生参加生产劳动，接触有毒有害物质的，按照国家有关规定提供保健待遇。学校应当定期对他们进行体格检查，加强卫生防护。注意女学生的生理特点，给予必要的照顾。

3. 体育卫生

主要包括体育课、课外体育活动和假期活动卫生。学校要根据学生的生理特点和健康状况指导体育锻炼。学校体育场地和器材应当符合卫生和安全要求；运动项目和运动强度应当适合学生的生理承受能力和体质健康状况，防止发生伤害事故。必须加强学校体育医务监督。

（二）建筑和设备卫生

根据《学校卫生工作条例》规定，新建、改建、扩建校舍，其选址、设计应当符合国家的卫生标准。学校的教学建筑、环境噪声、室内微小气候、采光、照明等环境质量以及黑板、课桌椅的设置应当符合国家的卫生标准。学校应当按照有关规定为学生设置厕所和洗手设施；寄宿制学校应当为学生提供相应的洗漱、洗澡等卫生设施；为学生提供充足的符合卫生标准的饮用水。

（三）卫生保健

学校应当根据条件定期进行健康检查。有条件的应每年对中、小学生作一次体检；暂时尚无条件的地区可在学生进入初小、高小及初中时，各进行一次，初中及高中毕业时再进行一次。大学要认真做好新生入学体检复查工作。学校要建立学生健康管理制度，建立学生体质健康卡片，纳入学生档案。对体格检查中发现学生有器质性疾病的，学校应当配合学生家长做好转诊治疗。对残疾、体弱学生，学校要加强照顾做好心理卫生工作。学校应当积极做好近视、弱视、龋齿、寄生虫、营养不良、贫血、脊柱弯曲、神经衰弱等学生常见疾病的群体预防和矫治工作，认真贯彻执行传染病防治法律、法规，做好急、慢性传染病的预防和控制管理工作，同时做好地方病的预防和控制工作。

（四）营养与饮食卫生

学校应当认真贯彻执行食品卫生法律、法规，加强饮食卫生管理，办好学生膳食，加强营养指导，为学生提供优质卫生的食品，保障身体健康。为保证中小学校学生集体用餐的营养和卫生，特别对学生普通餐、学生营养餐、学生课间餐的配制和供应中的营养和卫生要求，做出规定。为保证食品安全，对学校食堂全面实施食品卫生监督量化分级管理制度。

（五）学生用品卫生

学生用品主要指学生用文具、娱乐器具、玩具、保健用品等，其卫生质量要求包括安全性、功效性和清洁性。既要保证一定的使用功能，又要防止对使用者造成危害。近年比较突出的是眼镜和视力保健产品的卫生质量以及玩具的安全性问题。

（六）卫生宣传和健康教育

积极开展卫生宣传教育，树立以讲卫生为光荣、不讲卫生为耻辱的新风尚。建立健全卫生管理制度，加强对学生个人卫生、环境卫生以及教室、宿舍卫生管理。学校应当把健康教育纳入教学计划。普通中小学必须开设健康教育课，普通高等学校、中等专业学校、技工学校、农业中学、职业中学应当开设健康教育选修课或者讲座；同时开展学生健康咨询活动。

三、学校卫生监督与管理

（一）学校卫生监督

根据《学校卫生工作条例》规定，县以上卫生行政部门对学校卫生工作行使监督职权。其职责是：对新建、改建、扩建校舍的选址、设计实施预防性卫生监督，以保证学校基建、设备等符合国家颁布的各项卫生标准和要求，为学生创造良好的学习和生活环境；对学校内影响学生健康的学习、生活、劳动、环境、食品等方面的卫生和传染病防治工作实行经常性卫生监督，提出改进措施；对学生使用的文具、娱乐器具、保健用品实行卫生监督。

（二）学校卫生管理

各级教育行政部门负责学校卫生管理。大、中、小学校要设立卫生管理机构。高等院校设立校医院或卫生科；高级中学、职业中学、技工学校、城市普通中学、小学、农村中心校、普通中学设立卫生室，按600：1比例配备卫生技术人员，不足600人的学校可配备专职或兼职保健教师。

经当地卫生行政机构批准，教育行政部门可设立区域性中小学生卫生保健机构，它的主要任务是：调查与研究本地区中小学生体质健康状况，开展中小学生常见疾病的预防与矫治；对学校校医及卫生人员进行技术指导和业务培训。

第四节　公共场所卫生监督法律制度

一、公共场所及其立法

公共场所是指一切供公众共同使用的场所，它是人群聚集的生活环境，对其从业人员来说，又是工作环境，直接影响人体健康。

公共场所按其服务功能，目前限定为七类：①住宿和交易场所：宾馆、饭馆、旅店、招待所、车马店、咖啡店、酒吧、茶座；②净身和美容场所：公共浴室、理发店、美容店；③文化娱乐场所：影剧院、录像厅（室）、游艺厅（室）、舞厅、音乐厅；④体育休息场所：体育场（馆）、游泳场（馆）、公园；⑤文化交流场所：展览馆、博物馆、美术馆、图书馆；⑥商业活动场所：商店（场）、书店；⑦就诊和交通场所：医院候诊室、候车（机、船）室、公共交通工具。

为了创造良好的公共卫生条件，预防疾病，保障人体健康，1987年4月1日，国务院发布实施了《公共场所卫生管理条例》；1991年，卫生部重新发布了《公共场所卫生管理条例实施细则》，1987年卫生部制定了《公共场所卫生监督监测要点》和《公共场所从业人员培训大纲》。1996年修订了《旅店业卫生标准》等12项公共场所国家卫生标准。

二、公共场所的卫生质量要求

公共场所的种类比较多，具有公共性、流动性、固定性和封闭性等特点，环境和场所极易被污染，影响健康的致病因素传播快。所以公共场所卫生管理条例对公共场所的卫生质量作了明确的规定。

公共场所的基本卫生质量要求可以简要归纳为：选址设计合理、卫生设施完备、空气质量优良、微小气候适宜、采光照明良好、环境整洁安静、饮用水质卫生、公用物品清洁、卫生制度健全、从业人员健康、个人卫生讲究。这是所有公共场所都应做到的基本卫生要求，但不同行业有不同的重点，不同类型的场所有不同的具体要求和卫生标准。

三、公共场所的卫生管理

公共场所的卫生管理主要是指公共场所的主管部门和经营单位要加强自身的卫生管理，并按照规定做好下列工作：

1. 建立卫生管理制度

主管部门应当建立卫生管理制度，配备专职或者兼职卫生管理人员，对所属经营单位包括个体经营者的卫生状况进行经常性检查，并提供必要的条件。

2. 卫生知识培训

经营单位应当负责经营的公共场所的卫生管理，建立卫生责任制度，对从业人员进行卫生知识的培训和考核工作。

3. 从业人员持证上岗

公共场所直接为顾客服务的人员，持有健康合格证明方能从事本职工作。患有痢疾、伤寒、病毒性肝炎、活动期肺结核、化脓性或者渗出性皮肤病以及其他有碍公共卫生疾病的，治愈前不得从事直接为顾客服务的工作。

4. 办理卫生许可证

经营单位须取得卫生许可证后，方可向工商行政管理部门申请登记，办理营业执照。卫生许可证 2 年复核一次。

5. 事故报告

公共场所因不符合卫生标准和要求造成危害健康事故的，经营单位应妥善处理，并及时报告卫生防疫机构。

四、公共场所的卫生监督

（一）卫生监督机构及其职责

公共场所卫生管理条例规定，国家对公共场所以及新建、改建、扩建公共场所的选址和设计，实行卫生许可证制度，各级政府卫生行政部门所属卫生防疫机构，负责管辖范围内的公共场所卫生监督工作。

公共场所卫生监督的职责是：

1. 对公共场所进行卫生监测，管理核发公共场所卫生许可证；

2．监督公共场所从业人员进行健康检查，指导公共场所经营单位对从业人员进行卫生知识的教育和培训；

3．对新建、改建、扩建公共场所的选址和设计进行卫生审查，并参加竣工验收；

4．对违反公共场所卫生管理条例的单位和个人进行行政处罚。

（二）公共场所卫生监督员及其职责

卫生防疫机构根据需要设立公共场所卫生监督员，执行卫生防疫机构交给的任务。公共场所卫生监督员由同级人民政府发给证书。公共场所卫生监督员在执行任务时，应佩带证章，出示证件。

公共场所卫生监督员的职责是，有权对公共场所进行现场检查，索取有关资料，经营单位不得拒绝或隐瞒。卫生监督员对所提供的技术资料有保密的责任。

五、违反公共场所卫生法规的法律责任

公共场所经营单位或者个体经营者，有下列行为之一的，卫生监督机构有权根据情节轻重给予警告、罚款、停业整顿、吊销卫生许可证等行政处罚：①卫生质量不符合国家卫生标准和要求而继续营业的；②未获得健康合格证而从事直接为顾客服务的；③拒绝卫生监督的；④未取得卫生许可证擅自营业的。

违反公共场所卫生法规，造成严重危害公民健康的事故或中毒事故的单位和个人，应负损害赔偿责任；致人残疾或死亡，构成犯罪的，由司法机关依法追究直接责任人员的刑事责任。

第五节　放射卫生防护监督法律制度

一、放射卫生和放射卫生立法

放射性同位素与射线装置，作为先进科学技术已广泛应用于人们的生产、生活各个领域。由于放射性同位素与射线的固有特点，决定了它既造福人类，若不注意防护也能危害人体健康。因此必须加强放射卫生立法，依据放射卫生法规，标准进行放射卫生防护监督管理，保护从事放射性工作人员与广大公众的健康和安全，保护生态系统，促进放射事业的发展。

放射卫生法是调整因保护从事放射性工作人员、广大居民和生态系统，防止和减少电离辐射造成的危害而产生的各种社会关系的法律规范的总和。《职业病防治法》把放射性物质与粉尘及其他有毒、有害物质等因素同等列为当前重要的职业病危害因素，规定“国家对从事放射、高毒等作业实行特殊管理。具体管理办法由国务院制定”。《职业病防治法》将放射工作纳入重要的职业病危害因素加以管理，是职业病防治立法中的一个重大举措，它标志着我国放射卫生防护监督管理工作有了高层次的法律依据，并在职业病防治法律体系中占重要地位。

我国的放射卫生防护工作已经初步形成了放射卫生法规和标准体系，建立了比较完整

的监督管理体系。1989 年 10 月 24 日，国务院发布了《放射性同位素与射线装置放射防护条例》；卫生部制定和发布了相应的规定、规章及管理规范，如《放射工作人员健康管理规定》等。2001 年 8 月，卫生部和公安部联合修订颁布了《放射事故管理规定》（第 16 号部长令），卫生部颁布了《放射工作卫生防护管理办法》（第 17 号部长令）和《放射防护器材与含放射性产品卫生管理办法》（第 18 号部长令）。

放射卫生防护标准是放射卫生防护工作的重要技术法规和依据。其中，放射卫生防护基本标准是制定各项放射卫生标准的基础，尤为重要。近年来，由于国际放射防护领域的新进展，我国于 2002 年 10 月发布了第四代放射卫生防护基本标准——《电离辐射防护与辐射源安全基本标准》（GB18871—2002），自 2003 年 4 月 1 日起实施。它等同采用国际原子能机构（IAEA）的基本安全标准（IAEA SS 第 115 号，1996），取代我国原有的《放射卫生防护基本标准》（GB4792-84）和《辐射防护规定》（GB8703-88）等两个基本标准，成为我国新的统一的基本标准。依据放射卫生防护基本标准，我国制定了近百项放射卫生标准和放射性疾病诊断标准以及测量分析方法标准等。

二、放射卫生防护的任务和内容

（一）放射卫生防护的任务

放射卫生防护的任务是，以放射性生产厂矿企业、放射性同位素和射线装置使用单位、放射工作人员以及社会公众和环境为对象，对放射工作场所、放射工作人员及社会公众的受射线照射剂量进行监测与卫生学评价，提出改善放射作业环境、减少受照剂量，预防放射性危害的卫生防护措施，保护放射工作人员和社会公众的健康与安全，促进核技术和射线应用事业的发展。

为此，必须对电离辐射源的使用给予必要的控制，从而防止发生对健康有害的非随机效应（接受放射治疗的患者除外），并将随机性损害效应的发生率降至可接受的水平，实现下述基本原则：

1. 实践的正当化

产生电离辐射的任何实践要经过论证，确认该项实践是值得进行的，其所致的电离辐射危害同社会和个人从中获得的利益相比是可以接受的，如果拟议中的实践不能带来超过代价（包括健康损害代价和防护费用的代价）的净利益，就不应当采用该项实践。

2. 放射防护最优化

应当避免一切不必要的照射，以放射防护最优化为原则，用最小的代价，获得最大的净利益，从而使一切必要的照射保持在可以合理达到的最低水平。

3. 个人剂量的限制

个人所受照射的剂量当量不应该超过规定的限值。

（二）放射卫生防护工作的主要内容

1. 放射工作场所的卫生防护

包括放射工作场所外照射剂量，工作场所表面污染剂量、工作场所空气污染所致工作人员内照射剂量等，控制在国家标准以下。

2．放射工作人员的卫生防护

包括放射工作人员个人外照射剂量、工作服和皮肤表面污染和人体内照射的所受剂量，控制在国家标准以下。

3．广大公众的卫生防护

包括环境放射性水平所致群体剂量，公众个人受照剂量，其中特别是由于医疗照射，使用含放射性产品和日用消费品所致受照剂量，控制在国家标准以下。

4．放射事故的卫生防护

包括由放射性同位素与射线装置所致各类放射事故，造成放射工作人员与广大公众的受照剂量，控制事故造成的损害最小，并做好医学应急和善后处理工作。

三、放射卫生防护的法律制度

(一)《职业病防治法》

《职业病防治法》是适用于放射卫生防护监督管理的基本法律制度，主要有：

1．放射卫生监督制度；

2．建设项目预防性监督评价（三同时）制度；

3．经常性检测评价制度；

4．放射工作用人单位危害治理责任（义务）制度；

5．劳动者享有职业卫生保护权利制度；

6．职业危害合同告知制度；

7．职业危害及其预防措施公告制度；

8．特殊职业人群（未成年工、女职工）劳动保护制度；

9．职业危害检测、体检机构资质认证制度。

10．放射事故管理制度；

11．放射卫生统计报告制度；

12．放射性疾病按法定职业病诊断处理管理制度；

13．违反放射卫生法律追究法律责任制度。

(二)《放射性同位素与射线装置放射防护条例》确立的特殊法律制度

国务院颁布实施的《放射性同位素与射线装置放射防护条例》确立的在放射卫生防护管理中的特殊法律制度，主要有：

1．放射卫生许可制度，发放放射性同位素许可和射线装置许可。

2．放射性标志制度，在放射性同位素的生产、使用、贮存场所和射线装置的生产、使用场所，在室外、野外从事放射工作时，都必须设置专用放射性标志。

3．放射性物质管理制度，包括放射性物质订购制度；放射性物质运输制度；放射性物品口岸检查制度；放射性物质贮存保管制度。

4．放射性产品管理制度，对放射性产品进行严格卫生监督，包括放射性产品和射线装置产品卫生防护质量认证制度；含放射性消费品、民用品、物料和伴有产生 X 射线的电器产品的卫生防护管理制度；辐照加工产品，如辐照食品、药品、化妆品、医疗器材和其他用于人体的制品的卫生管理制度；放射防护用品和器材卫生防护质量管理制度。

5．放射工作场所卫生防护管理制度，包括放射性同位素与射线装置的生产场所卫生防护管理制度；放射性同位素与射线装置的使用场所卫生防护管理制度；放射性同位素的储存场所卫生防护管理制度；放射性废弃物处理场所卫生防护管理制度。

6．医疗照射中对放射工作人员和患者的卫生防护管理制度。

7．放射工作人员卫生防护管理制度，包括放射工作人员个人剂量管理制度；放射工作人员健康管理制度；放射工作人员培训考核发放《放射工作人员证》制度。

8．核设施放射卫生防护管理制度。

9．核事故和辐射事故医学应急管理制度。实行分级管理和报告，立案与处理，采取紧急医学应急措施。

四、放射卫生防护监督

（一）卫生、公安、环境保护部门对放射防护实施监督管理

县以上卫生行政部门负责本辖区内的放射性同位素与射线装置放射防护监督；各省、自治区、直辖市的环境保护部门对放射性同位素和含有放射源的射线装置在应用中排放放射性废水、废气、固体废物，实施监督监测；县以上公安部门对放射性同位素应用中的安全保卫实施监督管理。

（二）放射卫生监督机构及其职责

县以上卫生行政部门是放射卫生监督机构。其职责是：

1．对新建、改建、扩建放射工作场所和放射防护设施工程实施预防性监督。这些工程项目的放射防护设施必须与主体工程同时设计审批，同时施工，同时验收投产。

2．对生产、销售、使用放射性同位素与射线装置工作实施许可登记，发放放射工作许可证；

3．负责放射源诊疗技术和医用辐射机构的准入管理；

4．对放射工作单位的放射卫生防护状况实施经常性监督检查；

5．对放射工作人员健康检查、个人剂量监测、防护知识培训、实施监督管理；

6．会同有关部门调查处理放射事故，参与放射源的放射性污染事故应急工作；

7．对与放射性物质有关的消费品等实施监督管理；

8．对违反放射卫生法规的单位和个人进行行政处罚。

（三）放射防护监督员及其职责

县以上卫生行政部门设放射防护监督员。放射防护监督员有权按照规定对本辖区内放射工作进行监督和检查，并可以按照规定采样和索取有关资料，有关单位不得拒绝或隐瞒，对涉及保密的资料应按国家保密规定执行，并负有保密责任。

（四）法律责任

对违反放射卫生法规的单位或个人，县以上卫生行政部门可以视其情节轻重，给予警告并限期改进、停工或者停业整顿，或者处以罚款和没收违法所得，直至会同公安部门吊销其许可登记证的行政处罚。在放射性废水、废气、固体废物排放中造成环境污染事故的单位和

个人，由省级环境保护部门，按国家环境保护法规的有关规定执行处罚。对于违反放射卫生法规而发生放射事故尚未造成严重后果的，可以由公安机关，按照治安管理处罚条例予以处罚；对造成严重后果、构成犯罪的，由司法机关依法追究刑事责任。利用放射性同位素或者射线装置进行破坏活动或者有意伤害他人，构成犯罪的由司法机关依法追究刑事责任。

第六节　公共场所禁烟法律制度

一、公共场所禁烟及其立法

吸烟有害健康，危害他人，是社会一大公害，这已成为全世界的共识。WHO 在一份报告中称："世界上每 10 秒钟就有一人因吸烟而失去生命。" 所以世界性控烟活动早已成为历史性潮流和发展趋势。

全球《烟草控制框架公约》就是 WHO 减少烟草危害，保护人民健康而开展的政府间的谈判。不久前，国际防痨协会和肺病联合会、国际抗癌联盟和世界心脏联盟等国际组织发表声明，认为《烟草控制框架公约》是惟一可限制烟草业继续制造疾病和死亡的手段。应该避免将烟草流行的负担从工业化国家转嫁到低收入国家。研究表明，在今后几十年中，发展中国家本来已经紧张的医疗服务将不能满足大批的吸烟相关疾病患者的医疗需求。为此，《烟草控制框架公约》将包括一个有效遏制烟草向低收入国家流行的措施的条约。

实践表明，控烟活动的首要目标是在公共活动的场所禁烟，并以立法形式加以保障。据统计，全世界已有 90 多个国家通过了控烟立法，许多国家的地方政府还制定了在公共场所禁止吸烟的法律法规。

我国是烟草生产和消费大国，吸烟总人数约占世界吸烟人数的 1/4，每年死于烟草所致疾病人数也占全球因烟草致病而死亡人数的 1/4，而且都在逐年增加。

我国政府非常重视和支持控烟和禁烟工作。1979 年国务院批准卫生部、财政部、农业部、轻工业部联合发出了《关于宣传吸烟有害与控制吸烟的通知》。80 年代控制吸烟的内容先后出现在多项法规中，如《公共场所卫生管理条例实施细则》规定，在影剧院、音乐厅、体育馆、商场、等候室、候诊室等公共场所内禁止吸烟。到 90 年代，我国相继颁布了《烟草专卖法》、《未成年人保护法》、《广告法》等，都列入了控烟的内容。1997 年 1 月，全国爱卫会、卫生部、铁道部、交通部、建设部、民航总局联合颁布了《关于在公共交通工具及其等候室禁止吸烟的规定》。此外，各地还制定了控烟的地方性法规，现已有 70 多个城市出台了有关公共场所禁止吸烟的规定，如《上海市公共场所禁止吸烟暂行规定》等。这些规定使我国的控烟工作走上了基本有法可依的轨道。

二、公共场所禁烟的法律规定

（一）禁烟场所

影剧院和音乐厅的观众厅、录像厅（室）、游艺厅（室）、歌（舞）厅、音乐茶座室；室内体育馆（场）的观众厅和比赛厅、游泳场（馆）、公共浴室；图书馆的阅览室，博物馆和展览馆的展示厅；理发店、美容店；商店（场）的经营场所；宾馆、旅店、招待所、车马店；公共交通工具内及其等候室；医疗机构的候诊室、诊疗室和病房；学校的教室、实验室等室内教育活动场所；托幼机构的幼儿活动场所；以及其他根据需要，由卫生行政部门确定的其他禁止吸烟场所。

（二）禁烟场所的管理职责

制定本单位禁止吸烟的制度和对违反规定的吸烟者进行处罚的措施；做好禁止吸烟的宣传教育工作；在禁烟场所内设置醒目的禁止吸烟标志；在禁止吸烟场所内不设置吸烟器具、不设置附有烟草广告的标志和物品；对在禁烟场所内吸烟者，劝其停止吸烟或离开该场所，对不听劝阻者按规定处罚。

被动吸烟者的权利：在禁止吸烟场所内，被动吸烟者有权要求该场所内的吸烟者停止吸烟；有权要求禁烟场所单位履行相应职责；有权向当地卫生行政部门举报违反公共场所禁烟规定的行为。

（三）法律责任

对违反禁烟规定的禁止吸烟场所单位，由当地卫生行政部门给予警告、罚款以至停业整顿的行政处罚；禁烟场所单位可以根据法律法规或禁烟场所制度，对违反规定者给予劝诫和处罚；对拒绝、阻碍卫生执法人员依法执行职务者，未使用暴力、威胁方法的，由公安部门按《治安管理处罚条例》处理；构成犯罪的，依法追究刑事责任。

第七节　爱国卫生法律制度

一、爱国卫生工作及其立法

我国的爱国卫生运动起源于 1952 年反对美帝细菌战争时期，历经 50 余年的发展，取得了很大成绩，在爱国卫生工作管理方面已经形成了一系列的科学管理制度。随着改革开放的发展，爱国卫生运动由临时突击型逐步走向经常化、制度化、标准化轨道。1989 年国务院下发了《关于加强爱国卫生工作的决定》，对爱国卫生运动的方针、性质、意义、任务都作了具体规定。为进一步贯彻落实国务院决定，全国许多省、市相继制定了地方性法规，例如辽宁省人大常委会于 1993 年制定了《辽宁省爱国卫生管理条例》，加强了爱国卫生工作的规范化和法制化管理。

1997 年 1 月，由中共中央、国务院下发的《关于卫生改革与发展的决定》中指出："爱国卫生运动是我国发动群众参与卫生工作的一种好形式。在城市持续开展创建卫生城市活动，提高城市的现代化管理水平，增强市民的卫生文明意识，促进文明城市建设。在农村继续以改水改厕为重点，带动环境卫生的整治，预防和减少疾病的发生，促进文明村镇建设。城乡都要坚持开展除'四害'（蚊子、苍蝇、老鼠、蟑螂）活动"。所以，爱国卫生工作是具有中国特色的卫生工作方式，是我国创造的群众性卫生工作的成功经验，并已走向经常化和法制化。

二、爱国卫生工作的方针和目标

毛泽东同志为爱国卫生工作的题词“动员起来，讲究卫生，减少疾病，提高健康水平”，是对爱国卫生运动的精辟概述。

爱国卫生工作的基本方针是：“政府组织，地方负责，部门协调，群众动手，科学治理，社会监督。”

爱国卫生工作的重要目标是：贯彻“预防为主”，“卫生工作与群众运动相结合”，宣传和动员广大群众，协调和组织全社会参与，从社会大卫生观出发，自觉地除四害、讲卫生，创建文明卫生城乡，提高环境质量和生活质量，提高全民的健康水平。

三、爱国卫生工作的主要任务

当前我国爱国卫生工作的主要任务是：坚持用科学方法，继续组织领导除“四害”活动。制定以灭鼠为中心的除四害规划，督促检查，组织考核评比，把四害危害降到最低限度。

全国城乡，特别是大中城市，开放旅游区，要统一部署，有重点治理内外环境，增添卫生基础措施，加强公共卫生监督，进一步改善环境卫生面貌，创建卫生城市，为群众的生活、生产、学习、工作提供卫生整洁，优美舒适的环境。

在农村要协调有关部门，继续开展以改水改厕为重点的环境卫生整治工作，使广大农村人口饮用安全卫生水，以期从根本上控制水传疾病的发生和流行。

大力发展全民健康教育事业，普及卫生科学知识，破除迷信，提高群众的自我保健能力。

组织协调有关部门，做好重大疫情，重大灾害和中毒事故等突发事件的防范措施和应急对策，控制此类事件发生和减轻危害。

四、爱国卫生工作监督

爱国卫生工作是一项长期、复杂的社会性工作，必须建立一系列的卫生制度、法规，加强管理和卫生监督。爱国卫生工作法规以及相关的卫生法律如《食品卫生法》、《环境保护法》、《传染病防治法》、《公共场所卫生管理条例》、《城市市容和环境卫生管理条例》等法律、法规为爱国卫生工作监督提供了法律依据。

爱国卫生工作监督法规中，明确规定了各级政府必须切实加强对爱国卫生工作的领导，爱国卫生工作实行专业监督和群众监督相结合的社会监督制度。同时还对爱国卫生工作的监督职权、任务以及卫生监督员的职能、范围作了明确规定。各级爱卫会办事机构依法对区域内的管理相对人遵守有关卫生法规的情况进行监督管理，并对违法行为进行处罚。

（谷　力）

思　考　题

1. 什么是公共卫生监督？它的性质是什么？

2. 公共卫生监督常用哪些手段和方法?
3. 环境卫生监督的主要内容是什么?
4. 学校卫生工作的主要任务和内容是什么?
5. 公共场所的卫生管理包括哪些内容?
6. 放射卫生防护监督有哪些法律规定?
7. 公共场所禁止吸烟有哪些法律规定?
8. 爱国卫生工作的基本方针和任务是什么?

第十六章 人口与计划生育法律制度

提要 《人口与计划生育法》的颁布实施，是我国人口与计划生育事业发展史上一个重要的里程碑，它标志着我国人口与计划生育工作正式纳入国家法治轨道。

重点 《人口与计划生育法》颁布的意义；立法的指导思想、基本原则和主要内容；计划生育技术服务的法律规定。

第一节 《人口与计划生育法》概述

我国人口与计划生育立法起步较晚，长期以来，计划生育工作的开展一直依据地方计划生育法规。2001 年 12 月 29 日，第九届全国人大常委会第 25 次会议审议通过了《中华人民共和国人口与计划生育法》（以下简称《人口与计划生育法》），于2002 年9 月1 日施行。

一、颁布《人口与计划生育法》的重要意义

人口多，底子薄，这是我国社会主义初级阶段的基本国情。人口过多始终是制约我国现代化建设的首要问题。因此，国家把实行计划生育确立为一项基本国策。长期以来，计划生育这一基本国策缺乏国家法律层次的支撑，不仅影响稳定低生育水平的实现，难以形成综合治理人口问题的局面，也不利于计划生育工作水平的提高。人口与计划生育工作在我国经济社会发展和实施可持续发展战略中具有重要的地位，国家推行计划生育的基本方针、政策、原则以及实践中形成的主要制度、措施，迫切需要通过法律形式固定下来，使之长期坚持下去并不断完善发展。1998 年底，经党中央批准，第九届全国人大常委会将《人口与计划生育法》列入本届人大立法规划，2001 年12 月29 日，九届全国人大常委会第25 次会议审议通过了《人口与计划生育法》。在全国大力推行计划生育 30 多年、计划生育国家立法经过 20 多年的不懈努力后，人口与计划生育工作领域终于诞生了一部国家法律。

《人口与计划生育法》是人口与计划生育工作领域的一部基本法律。它首次以国家法律的形式确立了计划生育基本国策的地位，将具有中国特色综合治理人口问题的成功经验上升为国家的法律制度，把国家推行计划生育的基本方针、政策、制度、措施用法律形式固定下来，为进一步做好人口与计划生育工作，综合治理人口问题，为地方人口与计划生育立法提供了法律依据。它的颁布实施是我国人口与计划生育事业发展史上一个重要里程碑，是做好人口与计划生育工作最根本的保障和最有力的推动。对于加快人口与计划生育法制

建设、全面提高人口与计划生育工作的管理服务水平、促进人口与经济社会协调发展和可持续发展必将产生重大而深远的影响。

《人口与计划生育法》的颁布实施顺应了我国建立社会主义市场经济体制、加强社会主义民主法制建设的客观要求。它通过依法规范国家机关及其工作人员人口与计划生育工作的行政行为，明确规定公民实行计划生育的权利和义务，为构建以《中华人民共和国宪法》为依据，以《人口与计划生育法》为基本法律，以行政法规、地方性法规为主体、以部门规章和地方政府规章相配套的具有中国特色人口与计划生育工作法制框架体系奠定了坚实的基础，结束了长期以来主要依靠政策和地方法规开展人口与计划生育工作的历史。

《人口与计划生育法》的颁布实施，充分体现了"三个代表"的重要思想，把依法管理人口与计划生育工作与维护公民的合法权益、约束政府行政行为与规范公民生育行为，维护公民实行计划生育的权利与公民履行计划生育义务有机统一起来，进一步强化了人民群众在人口与计划生育工作中的主人翁地位，确立了以人为本、以人的全面发展为中心的指导思想，使人口与计划生育工作更加符合人民群众的根本利益，更有利于稳定低生育水平，调动广大人民群众的参与热情和积极性，从而为促进家庭幸福、民族繁荣与社会进步，促进人口与计划生育事业的持续健康发展提供了法律保障。

二、人口与计划生育立法的指导思想和基本原则

《人口与计划生育法》的立法指导思想是：立法要以邓小平建设有中国特色社会主义理论和党中央、国务院的依法治国方略为指导，努力实行人口与经济、社会、资源、环境协调发展与可持续发展，控制人口数量，提高人口素质，为社会主义现代化建设创造一个与之相适应的人口环境；有利于实现人口与发展综合决策，坚持综合治理人口问题，把计划生育工作与发展经济、消除贫困、提高妇女地位有机结合，保障人口与计划生育工作持续、健康、稳定地发展；坚持以人为本，以人的全面发展为中心，维护公民实行计划生育的合法权益，增进家庭文明幸福，不断提高人民生活质量；有利于保障和规范计划生育行政部门及其工作人员依法行使职权，严格依法行政，正确执法，文明执法，提高计划生育工作水平。

《人口与计划生育法》除遵守一般立法原则外，还坚持了以下几项基本原则：

（一）权利与义务相统一的原则

这一原则体现在两个方面：一是对公民，既规定了有实行计划生育的义务，同时也规定了实行计划生育应享有的合法权益；二是对政府，既赋予了有关部门行政管理的权力，同时又规定了相应的责任和义务。

（二）全面履行法定责任的原则

法律规定了政府及政府各相关部门、村（居）民委员会、国家机关、武装力量、社会团体、企业事业组织等依法做好人口与计划生育工作的法律责任等。

（三）法制统一的原则

《人口与计划生育法》依据宪法，同国家基本法、相关部门法、相关经济法、相关行政法相协调，同目前各地实行的地方计划生育法规相衔接，并体现我国对已签署的国际公约

的承诺。

（四）依法维护公民合法权益的原则

公民有依法实行计划生育的义务，也有依法生育的权利。法律规定了维护公民实行计划生育合法权益的方式、途径及对违法行为的追究。

三、《人口与计划生育法》的基本框架

《人口与计划生育法》共7章47条，其基本框架是：

第一章“总则”，主要规定了人口与计划生育立法宗旨、目的、依据，国家开展人口与计划生育工作的基本方针和原则，各级政府、计划生育行政部门以及相关部门开展人口与计划生育工作的职责，社会团体、企业事业组织等社会各方面配合政府做好计划生育工作的义务，以及各级政府及其各种人员推行计划生育工作应当严格依法行政，计划生育行政部门及其工作人员依法执行公务受法律保护。

第二章“人口发展规划的制定与实施”，主要规定了人口发展规划的制定与实施、人口与计划生育事业发展的经费保障、人口与计划生育宣传教育以及流动人口计划生育管理的基本原则。

第三章“生育调节”，主要明确了国家稳定现行生育政策，并将现行生育政策法律化、制度化，规定了公民实行计划生育应享有的权利和义务，以及计划生育工作中必要的管理、服务措施。

第四章“奖励与社会保障”，主要规定了对实行计划生育的公民的奖励、优待，建立有利于计划生育的社会保障制度。

第五章“计划生育技术服务”，主要规定了国家在提高出生人口素质、提供计划生育、生殖健康服务方面应承担的责任，明确了计划生育技术服务工作和计划生育技术服务机构法律地位。

第六章“法律责任”，主要规定了国家机关及其工作人员、计划生育服务机构及技术服务人员、公民、法人和其他组织违反本法规定应承担的法律责任。

第七章“附则”，主要规定了授权国务院制定行政法规、中央军事委员会制定军事法规，并规定了本法的施行时间。

第二节 《人口与计划生育法》规定的主要内容

一、关于生育政策的规定

生育政策是《人口与计划生育法》的核心。《人口与计划生育法》第十八条规定了我国现行的生育政策，即：“国家稳定现行生育政策，鼓励公民晚婚晚育，提倡一对夫妻生育一个子女；符合法律、法规规定条件的，可以要求安排生育第二个子女。具体办法由省、自治区、直辖市人民代表大会或者其常务委员会规定。少数民族也要实行计划生育，具体办法由省、自治区、直辖市人民代表大会或者其常务委员会规定。”《人口与计划生育法》

在规定生育政策的时候，依据《中共中央国务院关于加强人口与计划生育工作稳定低生育水平的决定》，坚持稳定现行的生育政策。稳定现行生育政策，主要是出于以下两点考虑：

第一，现行生育政策没有收紧的必要。一方面，生育政策的制定必须考虑群众的实际困难和承受能力。目前我国的生产力发展水平还不高，社会保障制度特别是农村的社会保障制度还没有建立起来；现行生育政策经过二、三十年的实践，已经逐步被广大人民群众所理解和接受。另一方面，1998 年以来，我国人口自然增长率已降到 10‰以下，达到世界发达国家水平，继续下降的余地很小。当前人口规模的继续增长，原因不在于公民个人生育数量的增长，而是人口总量的惯性增长。

第二，现行生育政策没有放宽的条件。在今后很长一段时间，人口过多仍然是我国的首要问题。我国今后十年人口与计划生育工作的目标是，到 2010 年末将大陆人口总数控制在 14 亿以内，年均人口出生率不超过 15‰。即使按照现行生育政策，完成这一目标的工作任务也是十分艰巨的。只有稳定现行生育政策，我们才有可能完成既定的人口控制目标。

考虑到长期以来我国计划生育工作主要依据地方性法规，为了保持生育政策的连续性和稳定性，《人口与计划生育法》授权各省、自治区、直辖市人民代表大会或者其常务委员会对具体生育政策作出规定。

二、关于人口与计划生育综合治理的规定

实行综合治理，是有中国特色的人口与计划生育工作的重要内容，反映了计划生育事业改革发展的方向。《人口与计划生育法》将综合治理作为关系人口与计划生育事业改革发展的基本管理体制予以确定。《人口与计划生育法》对综合治理人口与计划生育问题作出了如下规定：

（一）综合治理的原则

《人口与计划生育法》第二条第二款规定："国家采取综合措施，控制人口数量，提高人口质量；"第三款规定："国家依靠宣传教育、科学技术进步、综合服务、建立健全奖励和社会保障制度，开展人口与计划生育工作。"

（二）规定了有关部门、有关方面承担综合治理的责任和义务

《人口与计划生育法》以国家立法形式规定社会各相关部门、相关方面负有管理或协助政府做好计划生育的义务，既是综合治理人口与计划生育的需要，也是依法治国的要求。法律主要规定了 3 种情况：

1．政府其他有关部门管理计划生育的义务

第六条规定："县级以上各级人民政府其他有关部门在各自的职责范围内，负责有关人口与计划生育工作。"

2．协助政府做好本单位所属人员计划生育工作的义务

第七条规定："工会、共产主义青年团、妇女联合会及计划生育协会等社会团体、企事业组织和公民应当协助人民政府开展人口与计划生育工作。"

3．村民委员会、居民委员会等自治组织有依法做好计划生育工作的义务

第十二条规定："村民委员会、居民委员会应当依法做好计划生育工作。"

（三）规定了综合治理人口与计划生育问题的利益导向机制。

第二十四条规定："国家建立、健全基本养老保险、基本医疗保险、生育保险和社会福利等社会保障制度，促进计划生育。"

三、关于对实行计划生育夫妻奖励措施的规定

《人口与计划生育法》用专章对实行计划生育夫妻的奖励和社会保障作出了规定。目前，我国各地计划生育的奖励措施主要有：①保障群众避孕节育的需要及安全。国家为实行计划生育的群众免费供应避孕药具，免费提供基本项目的计划生育技术服务，免费治疗节育手术并发症并对因此导致生活困难的群众实行救济。②增加晚婚晚育假、产假。③发放独生子女父母奖励费并对独生子女入托、入学、就医等给予照顾。加发独生子女父母退休金或养老保险金。对符合生育第二个子女而自愿放弃生育并领取《独生子女父母光荣证》的夫妻，给予一次性奖励。④对实行计划生育的农民适当减免义务工、统筹款、提留款。城镇职工分配住房，城镇企业招工，农村划分责任田、自留地、宅基地等，给独生子女家庭以适当优先和照顾。⑤开展以农村计划生育养老保险为主要内容的计划生育保险。⑥把计划生育工作与农村发展经济、扶贫开发、建设文明幸福家庭结合起来，在资金、项目、技术、培训等方面对实行计划生育家庭给予优先优惠等。

由于各地经济社会发展不平衡，为了更好地利用利益导向机制实现对实行计划生育群众的奖励，《人口与计划生育法》授权各省、自治区、直辖市和较大的市人民代表大会及其常委会或者人民政府结合当地实际情况制定具体实施办法。

四、关于社会抚养费征收管理制度的规定

实行计划生育是公民的法定义务。公民违背法律法规规定生育子女，应当承担一定的法律责任。对计划外生育子女的公民实行经济限制，是社会主义市场经济条件下国家推行计划生育的必要手段。计划外生育子女，违反了国家有关公民生育子女数量的规定，客观上对国家经济和社会发展、资源利用、环境保护造成了影响，加重了社会经费投入的负担，所以，《人口与计划生育法》第四十一条第一款规定："不符合本法第十八条规定生育子女的公民，应当依法缴纳社会抚养费。"

《人口与计划生育法》第四十一条第二款规定："未在规定的期限内足额缴纳应缴纳的社会抚养费的，自欠缴之日起，按照国家有关规定加收滞纳金。"规定滞纳金制度，其目的是促进和保证社会抚养费征收足额到位，以补充有关社会事业的公共支出。

第四十一条第二款还规定，对于仍不缴纳滞纳金的，"由作出征收决定的计划生育行政部门依法向人民法院申请强制执行"。强制执行包括行政机关自行执行、申请人民法院强制执行两种。《人口与计划生育法》只规定了申请人民法院强制执行一种，即对于不缴纳滞纳金的行为只能申请人民法院强制执行，而不能由作出征收决定的计划生育行政部门自行执行。

国务院根据《人口与计划生育法》的授权，于2002年8月2日制定出台了《社会抚养费征收管理办法》，2002年9月1日起施行。该办法对社会抚养费的征收对象、征收标准、

征收主体、缴费方式、征收程序与管理等问题作出了原则规定。基于各地经济、社会发展状况不平衡等因素，《社会抚养费征收管理办法》规定："社会抚养费的具体征收、缴纳方式，由省、自治区、直辖市根据当地实际情况规定。"

第三节　计划生育技术服务的法律规定

计划生育技术服务工作是一项艰巨而复杂的工作，涉及千百万育龄群众的身心健康。《人口与计划生育法》不仅设专章对计划生育技术服务机构，从事计划生育技术服务的医疗、保健机构在提高出生人口素质，保障公民获得优质的计划生育技术服务和生殖保健服务，提高生殖健康水平方面的职责作出了规定，还向国务院授权，由国务院制定具体的管理办法。2001 年 6 月 13 日，国务院总理朱镕基签署第 309 号国务院令，公布了《计划生育技术服务管理条例》（以下简称《条例》），自 2001 年 10 月 1 日起施行。计划生育技术服务的法律规定主要包括以下几个方面：

一、关于公民避孕方法的知情选择权

避孕方法的知情选择，就是国家通过提供计划生育和避孕方法的信息，介绍各种避孕方法的效果、优缺点，使需要采取避孕措施的育龄群众在充分了解避孕方法情况以及自身情况的基础上，自主、自愿而且负责任地做出决定，选择安全、有效、适宜的避孕措施。避孕方法的知情选择充分体现了计划生育技术服务以人为本，尊重人权的指导思想；体现了群众在计划生育工作中的主人翁地位，体现了计划生育工作者依靠群众、为群众服务的宗旨；目的是提高避孕方法的普及率、及时率、有效率。提高育龄群众的生殖健康水平，是计划生育优质服务的核心内容。

但是，避孕方法的"知情选择"不是"随意选择"，而是在国家指导和个人自愿相结合的基础上实现的。国家指导就是国家通过规范的渠道，帮助群众充分了解各种现行避孕节育方法的安全性、有效性、禁忌证、适应证以及自身的生理、心理特点。个人自愿就是在国家指导的基础上由群众自主选择适合自己的避孕节育方法。国家指导和个人自愿两者是统一的，不是对立的，应该紧密结合起来。只有国家指导没有个人自愿，计划生育技术服务工作就会失去群众基础；只有个人自愿没有国家指导，计划生育技术服务工作就会陷于自流，无法保障群众得到安全、有效、适宜的技术服务。

公民在进行知情选择时，对已生育子女的夫妻，提倡选择长效避孕措施。长效避孕措施包括：宫内节育器、皮下埋植避孕剂、输卵（精）管结扎术等。对已生育一个子女的夫妻，应首选放置宫内节育器或皮下埋植避孕剂；对已决定不再生育子女的夫妻或因身体情况不宜生育的夫妻除可选用上述避孕方法外，也可选择输卵（精）管结扎手术，万一需要再生育，可行输卵管或输精管吻合（再通）手术。长效避孕措施通过一次手术，即可达到长期避孕或永久节育的目的，可以避免服药、使用避孕工具所带来的麻烦或副作用。一个妇女，在生育了一个子女后需要间隔几年后再生育第二个子女；有的妇女在生育了两个子女后年仅二、三十岁，采取长效避孕措施或者绝育措施，无论是对妇女的身心健康还是对

夫妻的生产、生活，都是有好处的。

二、关于实行计划生育的育龄夫妻免费享受国家规定的基本项目的计划生育技术服务

《人口与计划生育法》第二十一条规定，实行计划生育的育龄夫妻免费享受国家规定的基本项目的计划生育技术服务。根据国务院《计划生育技术服务管理条例》和国家计划生育委员会、财政部、卫生部和国家发展计划委员会的有关文件（国计生发［2001］127号）规定，免费提供的服务范围一般包括：避孕药具；孕情、环情监测；放置和取出宫内节育器及技术常规所规定的各项医学检查；人工流产术、引产术及技术常规所规定的各项医学检查；输卵管结扎术、输精管结扎术及技术常规所规定的各项医学检查；计划生育手术并发症诊治等。

向实行计划生育的育龄夫妻免费提供计划生育技术服务，是第一次从法律上确定这项制度。这是党和政府从广大人民群众的根本利益出发，在人口与计划生育工作中落实“三个代表”重要思想的具体体现，是推行计划生育工作的一项重大措施。

三、关于计划生育技术服务网络的构成

关于计划生育技术服务网络的构成，《人口与计划生育法》第三十二条作出了明确规定：“地方各级人民政府应当合理配置、综合利用卫生资源，建立、健全由计划生育技术服务机构和从事计划生育技术服务的医疗、保健机构组成的计划生育技术服务网络，改善技术服务设施和条件，提高技术服务水平。”

该条明确了以下三点内容：

（一）网络机构的组成

明确了计划生育技术服务网络由专门的计划生育技术服务机构和从事计划生育技术服务的医疗、保健机构组成。计划生育技术服务机构是指属计划生育行政部门管理的以计划生育技术服务为主要服务内容的各级计划生育科研院（所），计划生育技术服务站（所、室），指导中心或生殖健康服务中心。从事计划生育技术服务的医疗、保健机构是指属卫生行政部门管理的，内设开展计划生育技术服务的业务科室的各级综合医院、卫生院、门诊部以及妇幼保健院（站、所）。

由于历史的原因，在农村地区的计划生育技术服务工作主要由计划生育技术服务机构（如计划生育服务站、所、室，指导中心，生殖健康服务中心等）承担。20世纪80年代初以前，计划生育技术服务工作是由卫生部门管理、医疗保健机构承担的。进入80年代以来，由于人口形势的严峻与实现计划生育工作目标的迫切需要，计划生育技术服务机构应运而生，逐步形成了一个集宣传教育、技术服务、药具发放、技术培训“四大功能”为一体的计划生育技术服务网络。目前，全国地（州、市）级计划生育技术服务中心，覆盖全国地、市总数的80%以上；县级计划生育技术服务站约覆盖全国县（市、区）总数的90%；乡（镇）服务站（所）约覆盖全国乡、（镇）总数的88%。全国计划生育技术服务人员达到40多万人，成为落实计划生育基本国策的一支主力军。据统计，全国年均实行节

育手术约2 000万例。计划生育技术服务机构已成为广大农村落实避孕节育措施不可或缺的重要组成部分，为完成国家和地方的人口计划发挥了不可替代的重要作用。

为了将现有的资源合理、充分利用，法律明确规定国家建立由计划生育技术服务机构和从事计划生育技术服务的医疗、保健机构组成的计划生育技术服务网络，这对促进计划生育技术服务工作是十分有利的。各地计划生育技术服务网络的规划和建设，遵循布局合理，规模适当，广为覆盖和方便服务群众的原则，以保证人口与计划生育工作的需要，满足人民群众生育调节和生殖保健的需求。在基层，乡、镇已有医疗机构的，不再新设立计划生育技术服务机构。但是，医疗机构内必须设有计划生育技术服务科（室），专门从事计划生育技术服务工作。乡、镇既有医疗机构，又有计划生育技术服务机构的，各自在批准的范围内开展计划生育技术服务工作。乡、镇没有医疗机构，需要设立计划生育技术服务机构的，应当按照有关规定审批。计划生育技术服务机构和从事计划生育技术服务的医疗、保健机构应当合理布局，合理分工，密切合作，形成省、市（地）、县、乡、村工作与服务网络体系，覆盖全体育龄人群，围绕生育、节育、不育为育龄群众提供优质的避孕节育全程服务和生殖保健服务。

（二）资源利用

在建立计划生育技术服务网络的时候，地方各级人民政府应当合理配置、综合利用卫生资源。计划生育行政部门和卫生行政部门在控制人口增长、提高人口素质方面担负着共同的责任和使命。计划生育技术服务机构的主要任务是为落实计划生育基本国策服务，其服务内容不仅包括“上环、结扎、人工流产、引产”等临床医学内容，更强调进村入户，咨询、随访，同时还承担了宣传教育、药具发放、干部培训的职能和任务。也就是说，计划生育技术服务机构提供临床技术服务，具有医疗保健性质，是卫生资源的一部分。但是，计划生育技术服务的宗旨、对象、内容与一般意义的妇幼保健工作又有明显的不同。前者的服务对象是健康和亚健康人群，其服务方式以“面向基层、深入乡村、方便群众、服务上门”和避孕节育全程服务为特点；后者以防病治病为主要目的，以降低有关疾病的发生率和特殊人群的死亡率为考核指标。二者互有交叉，可以很好地结合，但不能互相代替。应当本着尊重历史、承认现状、面向未来的精神，实行优势互补，充分发挥计生、卫生两个积极性，努力把这两方面的工作在法制化的基础上协调好，既保证国家和地方人口控制目标的实现，又最大限度地增进育龄群众的生殖健康水平，共同为群众提供优质的计划生育和生殖保健服务。从总体上看，我国计划生育技术服务及其他生殖保健服务远没有满足广大人民群众的需求。多数农村地区，特别是边远贫困地区和少数民族地区缺医少药的状况并没有根本改变。面对亿万人民群众不断增长的需求，卫生与计划生育两个部门只有在党委、政府的统一领导下，以满足人民群众计划生育技术服务和生殖保健服务为根本的出发点，相互支持、密切协作、优势互补，形成合力，才能担负起繁重、艰巨的任务。各地的经验说明，做好这项工作，发挥两个部门的积极性比只有一个积极性好。

（三）改善技术服务设施和条件，提高技术服务水平

改善技术服务设施和条件，是做好计划生育技术服务工作的前提条件。这一要求，将促使计划生育部门从根本上解决一些地方的计划生育技术服务机构设施不够完备，条件比

较简陋的情况，进一步提高计划生育技术服务水平和管理能力。提高技术服务水平，是对计划生育技术服务人员的要求。计划生育技术服务人员必须按照批准的服务范围、服务项目、手术术种从事计划生育技术服务，遵守与执业有关的法律、法规、规章、技术常规、职业道德规范和管理制度。提高技术服务水平，要实行“持证上岗，按证施术”制度。从事计划生育技术服务的各类技术人员，必须经过本专业的业务培训，应具有医学卫生或计划生育专业中等以上学历（或相当水平），熟悉相关的专业基础理论知识和实际操作技能，了解国家和地方的计划生育政策，掌握计划生育技术标准、服务规范，取得《计划生育技术服务人员合格证》，按照要求规范服务，以切实维护公民的生殖健康权利。

计划生育是我国的一项基本国策。计划生育技术服务是落实计划生育基本国策的重要保证。回顾我国30年来的人口与计划生育工作一条重要经验，就是逐步建立了一个遍布城乡的服务网络和一支坚持面向基层、深入乡村、服务上门、方便群众，把搞好计划生育技术服务与关心育龄群众身心健康和家庭幸福结合起来的技术服务队伍。没有这个网络和队伍，人口与计划生育工作就不可能取得如此巨大的成就，稳定低生育水平也会成为空谈。在建立社会主义市场经济体制的新形势下，必须坚持建立和完善计划生育技术服务网络，改善技术服务设施和条件，提高技术服务水平，并且以法律的形式对其地位和作用加以确认。

四、关于计划生育技术服务的范围

《人口与计划生育法》第三十三条规定：“计划生育技术服务机构和从事计划生育技术服务的医疗、保健机构应当在各自的职责范围内，针对育龄人群开展人口与计划生育基础知识宣传教育，对已婚育龄妇女开展孕情检查、随访服务工作，承担计划生育、生殖保健的咨询、指导和技术服务。”这一规定明确了计划生育技术服务机构和从事计划生育技术服务的医疗、保健机构的服务范围：

（一）开展人口与计划生育基础知识宣传教育

人口与计划生育基础知识宣传教育的内容应该包括：进行马克思主义人口基本理论的宣传教育；进行基本国情和基本国策的宣传教育；进行可持续发展战略的宣传教育；进行科学、文明、进步的婚育观的宣传教育；进行计划生育政策法规宣传教育；进行婚育科普知识的宣传教育等。

（二）对已婚育龄妇女开展孕情检查、随访服务工作

开展孕情检查服务，是落实“计划生育以避孕为主”方针的有效方法。通过开展孕情检查服务，可以发现非意愿的早期怀孕，及时采取补救措施。在开展孕情检查服务的同时，还可以为育龄妇女检查妇科疾病，提供生殖保健服务。做好随访服务工作，包括对避孕药具的使用和效果的随访，也包括对节育手术后的随访。随访可以预防和及早发现避孕药具的不良反映，使育龄妇女躯体上的疾病得到及时的诊治。随访把关怀和温暖送到每个避孕节育者的家庭，是计划生育技术服务工作不可缺少的工作环节。

（三）承担计划生育、生殖保健的咨询、指导

计划生育、生殖保健的咨询、指导的内容应该包括：

1．生殖健康科普宣传、教育、咨询

生殖健康是人群健康状况的重要方面，是家庭健康和家庭幸福的重要内容，也是国家实行计划生育的重要目标之一。生殖健康科普宣传、教育、咨询的具体内容应涉及安全、满意、负责任的性生活，生育调节，母婴保健，优生优育等方面知识。

2．提供避孕药具及相关的指导、咨询、随访

避孕药具是育龄人群为避免怀孕采用的药物和器具，是较常采用的一类避孕方法。我国广泛应用的主要避孕药具种类有：宫内节育器、口服及注射用药物、皮下埋植剂、避孕套、外用杀精子药物。我国的计划生育工作提倡“以避孕为主”，不仅要普及避孕，提高避孕率，还要重视避孕效果，提高避孕成功率，这样才能既做到有计划地生育，又保障妇女的健康。因此，计划生育技术服务机构和从事计划生育技术服务的医疗、保健机构应该积极向育龄群众提供避孕药具及相关的指导、咨询、随访。

3．对已经施行避孕、节育手术和输卵（精）管复通手术的，提供相关的咨询、随访施行避孕、节育手术和输卵（精）管复通手术后，有可能发生各种药物的不良反应或手术并发症，或者是服务对象对所采用的避孕措施心存疑虑，因此需要提供相关的咨询和随访，以最大限度地减少药物的不良反应和手术并发症的发生，消除服务对象的顾虑并尽量减少由于这种疑虑而诱发的心理障碍。

（四）承担计划生育技术服务工作

这里的计划生育技术服务工作主要是指与计划生育有关的临床医疗服务。包括：

1．避孕和节育的医学检查

避孕即避免受孕，是对已婚育龄夫妇在正常的性生活过程中，采取各种避孕药具和手术方法以达到阻止受孕的预防性措施。节育即节制生育。节育的范围较广，既包括阻断妊娠各个环节的避孕，也包括终止胚胎或胎儿发育的人工流产。避孕方法有暂时性的，避孕停止后就可以恢复受孕；也有永久性的，如男、女性绝育手术，术后可以终身不再孕，以达到节制生育的目的，因此把永久性的避孕方法也列为节育措施。避孕和节育是控制人口增长，实现国家人口与计划生育目标的重要手段。

避孕和节育的医学检查是指通过各种临床检查手段，如妊娠试验、B 型超声波检查，对育龄群众采用某种避孕节育措施的适应证和禁忌证、怀孕情况以及节育措施的有效性进行判断，目的是提高避孕、节育措施的有效性、安全性，减少各种不良反应、节育手术并发症以及意外妊娠的发生。避孕和节育的医学检查是计划生育技术服务的基本内容。

2．计划生育手术并发症和计划生育药具不良反应的诊断、治疗

计划生育手术并发症是指因实施计划生育手术直接导致相关疾病、组织器官损伤、功能障碍或残疾、死亡的情况。如实施输卵管绝育术导致的肠管损伤、伤口感染、慢性盆腔炎、肠粘连，人工流产导致的人流不全、羊水栓塞、出血、感染、子宫内膜异位症等。计划生育药具不良反应是指计划生育避孕药具在质量检验合格、正常用法和用量情况下引起的与使用目的无关的有害反应。这种反应不属于医疗事故和产品质量事故。常见的计划生育药具不良反应如使用避孕套过敏，服用短效避孕药后出现头晕、乏力、恶心、呕吐、不规则少量阴道流血等。

为了保障实行计划生育的育龄群众的合法权益，开展计划生育手术和提供计划生育药具必须严格遵循有关技术规范，加强技术管理，尽量减少手术并发症和药具不良反应的发生。一旦发生计划生育手术并发症和药具不良反应，要本着实事求是的科学的态度，认真负责地积极地进行妥善处理，及时进行诊断和治疗，使其早日治愈。事后要注意总结经验教训，防止手术并发症和药具不良反应的再度发生，以确保计划生育技术服务对象的健康安全。

3．施行避孕、节育手术和输卵（精）管复通手术

节育手术和输卵（精）管复通手术统称计划生育手术。其中，节育手术是指宫内节育器放置术和取出术、女性绝育术、男性绝育术、人工终止妊娠术、皮下埋植术、皮下埋植剂取出术。计划生育手术是群众实行计划生育的重要技术手段。

4．开展围绕生育、节育、不育的其他生殖保健项目

《计划生育技术服务管理条例》明确规定，计划生育技术服务的范围包括围绕生育、节育、不育的其他生殖保健项目。这符合中国的国情，有利于满足群众在计划生育、生殖健康方面的需求，有利于改善计划生育工作的形象，有利于计划生育技术服务网络的巩固和发展，有利于全面落实计划生育基本国策和《中共中央、国务院关于加强人口与计划生育工作稳定低生育水平的决定》中所提出的人口控制目标。考虑到围绕生育、节育、不育的其他生殖保健项目包含的范围较广，许多项目与医疗、保健机构的服务内容交叉，各项目的技术难度和风险相差较大，因此，《计划生育技术服务管理条例》同时规定，计划生育技术服务机构开展围绕生育、节育、不育的其他生殖保健的具体项目由国务院计划生育行政部门、卫生行政部门共同规定。

五、关于人民政府开展计划生育技术服务的职责

《人口与计划生育法》第三十一条规定：“各级人民政府应当采取措施，保障公民享有计划生育技术服务，提高公民的生殖健康水平。”

计划生育技术服务，是指通过手术、药物、工具、仪器、信息和其他手段，有目的地调节人的生育行为，并围绕生育、节育、不育开展相关的生殖保健服务。包括：为落实计划生育基本国策，满足人民群众在避孕节育及其他生殖保健方面的需求，向群众提供的宣传教育以及与生育、不育、节育相关的咨询、医学检查、诊断、治疗、手术、随访和出具有关医学证明等活动。

计划生育技术服务的对象主要是健康的育龄人群。计划生育技术服务不仅包括技术方面的服务，也包括心理方面的服务；不仅包括临床工作，还包括群体工作。计划生育技术服务要达到的目的主要是两个方面，一方面是围绕生育、节育和不育为育龄人群提供安全、有效、适宜的避孕节育药具和临床技术服务；另一方面是提供咨询指导、术前宣传教育和术后随访等服务，通过面向群众，深入基层的生殖健康宣传服务，帮助每一个公民安全、健康地度过育龄期，不断提高公民的生殖健康水平。

生殖健康的概念，由 WHO 人类生殖研究与培训特别规划署于 1988 年率先提出。90 年代以来，生殖健康的理论更趋成熟，国际权威组织多次探讨和完善生殖健康的内涵，并将

其拓宽成一个多学科交叉的新领域。1994 年 9 月在开罗召开的国际人口与发展大会经过反复的磋商和辩论，最后 WHO 全球政策委员会正式通过了生殖健康的定义，并写入《国际人口与发展大会行动纲领》第七章《生殖权利和生殖健康》之中，提出“2015 年人人享有生殖健康”为全世界共同的奋斗目标。

生殖健康，是指于生殖系统及其功能和过程所涉及的一切事宜上，身体、精神和社会等方面的健康状态，而不仅仅指没有疾病或不适。生殖健康意味着人们能够有满意、安全而且负责任地性生活；有生育能力，可以自主并负责任地决定是否、何时、间隔多长时间生育以及生育多少；人们有权知道并能获得他们所选择的安全、有效、负担得起和可以接受的计划生育方法，以及其他他们所选定的、不违反法律的生育调节方法；妇女有权得到适当的卫生保健服务以安全地通过妊娠期及生育期，为夫妇提供生育健康婴儿的最佳机会。因此，生殖健康包括安全、满意、负责任地性生活，生育调节，母婴保健，优生优育，防治性病、艾滋病等多方面的内容。

生殖健康同计划生育关系密切。实行和推广计划生育优质服务，开展避孕方法的知情选择，提高男性参与计划生育的责任感和积极性，减少人工流产，加强生殖健康宣传教育等，都是从生殖健康的概念出发，改进计划生育工作的重要方面。当前，提高公民的生殖健康水平，已成为新的历史条件下，提高人口与计划生育工作质量和水平的不可缺少的组成部分。享有生殖健康写入其中，正是我国政府遵守国际公约、努力提高人口与计划生育工作水平的反映。法律不仅规定公民有获得避孕节育技术服务的权利，还规定有提高生殖健康水平的权利，这并非仅仅是为了“包装”，而是新世纪国际、国内形势对我们的要求。一方面，表示我国正在积极汲取国际社会关于人口与计划生育的成功经验，努力实现签署有关国际公约、文件所作出的承诺，有利于树立良好的国际形象；另一方面，为育龄群众提供优质的计划生育技术服务和生殖保健服务，最大程度地满足群众计划生育和生殖健康的需求，促进人的全面发展，也是社会主义中国以人为本、尊重人权、尊重人民群众的主人翁地位，维护其合法权益的体现。实际上，多年来我国政府在这方面已经做了许多工作。

按照法律要求，各级人民政府应当积极采取以下几项措施，为育龄群众提供计划生育技术服务、提高公民生殖健康水平：

（一）坚持避孕为主，经常工作为主，防止和减少因意外怀孕造成的人工终止妊娠

从事计划生育技术服务的机构，必须符合国务院计划生育行政部门规定的设置标准，应当按照批准的业务范围和服务项目执业，遵守有关法律、行政法规和国务院卫生部门制定的医疗技术常规和抢救与转诊制度。计划生育技术服务人员必须按照批准的服务范围、服务项目、手术术种从事计划生育技术服务，遵守与执业有关的法律、法规、规章、技术常规、职业道德规范和管理制度，不断提高技术服务水平。因计划生育手术造成医疗事故或发生并发症的，施术单位应当依法承担责任，以维护实行计划生育公民的合法权益。

（二）依靠科学进步开发新技术、新方法

依靠科技进步，继续研究开发计划生育、避孕节育的技术和方法，在提高现有避孕药具质量的同时，抓紧研制新的更为安全、高效、简便、经济的避孕药具，以形成一个种类比较齐全，方法多样，可供群众选择的避孕节育技术系列，满足育龄群众多方面、多层次

的需求。

（三）免费提供技术服务

向实行计划生育的育龄夫妻免费提供国家规定的基本项目的计划生育技术服务。其所需经费，按照国家有关规定列入财政预算或者由社会保险予以保障。中央财政对西部困难地区给予适当补助。免费提供的技术服务项目一般包括：孕情、环情监测；放置和取出宫内节育器及技术常规所规定的各项医学检查；人工流产术、引产术及技术常规所规定的各项医学检查；输卵管结扎术、输精管结扎术及技术常规所规定的各项医学检查；计划生育手术并发症诊治。

（四）进一步建立、完善计划生育技术服务网络

进一步建立、健全由计划生育技术服务机构和从事计划生育技术服务的医疗、保健机构组成的计划生育技术服务网络。各级政府要加强对计划生育技术服务工作的领导，将计划生育技术服务工作纳入本级国民经济、社会发展和区域卫生规划，并负责本行政区域内计划生育技术服务网络的规划、建设和管理工作。要从人口与健康两大目标出发，把已有的计划生育技术服务机构办好，同时促进卫生和计划生育技术服务资源的合理利用，将落实计划生育基本国策和促进人民群众生殖健康统一起来。

（五）开展以技术服务为重点的优质服务

坚持以人为本，以提高群众自我保健意识和自我保健能力为重点，丰富科普宣传内容，把宣传教育与咨询服务结合起来，提高科普宣传的针对性和有效性；积极推行避孕方法的知情选择，扩大计划生育技术服务领域，把技术服务从单纯的落实节育措施拓展到避孕节育全程服务、优生优育服务、生殖保健服务；建立科学的管理和服务规范，把群众的满意程度作为重要标准，改进和完善考核评估体系和考核评估方法。计划生育部门和卫生部门要根据各自职责，密切配合，围绕生育、节育、不育共同做好计划生育技术服务和生殖保健服务。基层计划生育技术服务人员要深入千家万户，指导育龄群众选择以长效避孕措施为主的安全、有效、适宜的避孕方法。各级政府要加强对县（市）、乡（镇）、村计划生育技术服务机构和医疗、保健机构服务网络的管理，规范技术标准，严格职业道德规范和管理制度，改善服务条件，增加服务内容，为广大群众提供优质的计划生育技术服务和生殖保健服务。

（施春景　李冀宁）

思考题

1. 人口与计划生育立法的指导思想和基本原则是什么？
2. 我国《人口与计划生育法》对计划生育工作做了哪些规定？
3. 如何正确实施公民避孕方法的知情选择权？
4. 怎样才能确保计划生育技术服务到位？
5. 计划生育技术服务范围？
6. 在计划生育技术服务中各级政府的职责是什么？

第十七章　生殖健康和性健康[①]

提要　本章介绍了生殖健康定义、基本要素以及生殖健康保健的定义，并阐述了生殖健康对女性的重要性、女性健康的需求内容与男性生殖健康的区别、全球生殖健康状况等信息。

重点　生殖健康；性健康。

第一节　概　述

“生殖健康”针对的是现有生殖健康相关服务支离破碎的状况及其导向出现的偏差。健康的明确定义是一种在身体、精神和社会方面的健康状态，而不仅仅指没有疾病或不虚弱。因此生殖健康就意味着人们能够拥有满意而安全的性生活，拥有生育能力，拥有决定生育与否、生育时间和生育数量的自由。

生殖健康是一个发展问题，也是一个人权问题。由于它的影响力、紧迫性以及不公正性等方面的原因，生殖健康成为一个全球关注的问题。

性健康的定义应包括有能力享有互相满足的性关系，没有性虐待、性强迫或性骚扰，避免性传播疾病，能够成功地怀孕或避孕。

生殖健康对女性和男性来说都是健康的重要组成部分，但它对女性来说尤为紧要。女性疾病的一个主要原因是与她们的生殖功能和生殖潜能相关联的，同时也与由于她们的性别造成的社会对待她们或虐待她们的状况有关。

女性健康不只是生殖健康，女性有着与她们的性功能和生殖功能相关的特殊的健康需求，这种需求集中反映在生殖健康的各个方面。女性有着复杂的生殖系统，特别容易患有功能障碍或疾病。这些障碍或疾病可能发生在女性具备生殖能力之前，也可能发生在不再具备生殖能力之后。那些可能影响男性的身体其他系统的疾病同样会影响女性，但她们的疾病谱往往与男性不同，这是由女性的基因构造、激素环境以及性别带来的生活行为所决定的。人体其他系统的疾病及其治疗可能对生殖系统的状况或其功能产生影响。女性毕竟是女性，她们很容易受到社会缺陷的影响，它们会影响女性在身体、精神或社会等方面的健康。例如，女性生殖器切割、性虐待和家庭暴力等。男性也有生殖健康问题，他们的健康状况和行为还影响到女性的生殖健康。

---

①　本章引自中国人口出版社出版的2005年版《生殖健康与人权》一书第二章，经与该书翻译和出版社商议同意引入本书，稍作了修改。

一个人的总体健康状况和生殖健康状况，也取决于卫生保健服务以外的其他因素。生活方式、行为以及社会经济状况都发挥了重要的作用，促进或者损害生殖健康。此外，健康状况在一定程度上还取决于基因结构。

WHO 提出了一套衡量国家和全球生殖健康状况的简要指标，它们包括：

- 总和生育率；
- 避孕普及率；
- 孕产妇死亡比；
- 在怀孕期间至少得到过一次由熟练保健人员提供的孕期保健的孕妇百分比；
- 由熟练保健人员接生的婴儿的百分比；
- 每 50 万人所拥有的能够提供必要的基本产科保健设施的数目；
- 每 50 万人所拥有的能够提供综合产科保健设施的数目；
- 围产期死亡率；
- 低体重活产婴儿百分比；
- 在接受产前保健的年轻孕妇中梅毒血清检测阳性率；
- 在接受血红素水平检查的育龄妇女中患贫血百分比；
- 由于流产而到妇产科住院百分比；
- 被施行过女性生殖器切割的妇女的报告发生率；
- 在两年或更长时间试图怀孕但未能怀孕的育龄妇女百分比；
- 15 ~ 49 岁男性患尿道炎的报告发病率；
- 孕妇中艾滋病感染率。

生殖健康的全球形势显示了问题的严重性以及巨大的健康需求。全世界只有 46% 的分娩是在医疗机构中进行的，57% 的分娩是由熟练人员接生的，约有 68% 的孕妇得到产前保健。全世界每年大约有 51.5 万名妇女的死亡与孕产有关。孕产被列为发展中国家年轻妇女（15 ~ 44 岁）最主要的健康问题，占全部疾病负担的 18%，各国在孕产妇死亡率方面的差异要比在其他公共健康指标上的差异大得多。非洲妇女在一生中因孕产而死亡的几率是 1/16，而发达国家孕产妇的死亡几率则是 1/2 500。在全世界每年近 800 万婴儿死亡中，大概有 2/3 发生在满月之前，其中大约有 340 万例发生在出生后第一个星期内。这些死亡主要是因为妊娠和分娩护理不当，或者是因为新生儿在最初关键的几个小时里缺乏适当的护理造成的。另外，数以百万计的婴儿尽管存活，也受到严重创伤，对这些婴儿的护理给他们的母亲增添了许多负担。每年大约有 2 500 万低体重婴儿出生。据估计，在发展中国家 58% 的怀孕妇女和 31% 的 5 岁以下儿童患有贫血症。

妇女对一生中所期望拥有的孩子数目已经减少了，因而由于孕产而带来的风险也减少了。按照世界平均水平估计，现在妇女一生所期望拥有的孩子不到三个。1965 年，在发展中国家仅有约 9% 的已婚育龄妇女或者她们的配偶采用了可靠的避孕方法。1998 年，联合国估计在欠发达地区避孕方法的使用率达到 55%。现在世界上仍有很大一部分需要生育

调节的人群未能获取适当的避孕方法和服务。据估计，至少仍有 1 亿 ~ 1.2 亿对夫妇.希望拉长生育间隔时间或减少生育数量，但没有采取任何避孕措施。世界上数以百万计的

妇女为了终止意外妊娠，不惜冒健康甚至生命的危险。每天发生5.5万例不安全流产，其中95%发生在发展中国家，并导致200多名女性死亡。

WHO估计，每年新增3.8亿多起性传播疾病病例（不包括艾滋病毒感染）。艾滋病毒继续在全世界传播，蔓延到以前未曾受到感染的社区，并在那些艾滋病已经成为成年人首要死因的地区进一步肆虐。据估计，在2001年，全世界有500万人新增艾滋病毒感染者，有4 000万名艾滋病毒携带者，300万人死于艾滋病。

全世界遭受生殖器切割的女性总数估计在8 500万～1.14亿之间，并且每年新增约200万人。每天约有6 000名女孩被实施割礼手术。

不育症是一个国际性的公共健康问题。一个粗略的估计显示，有8%～12%的夫妇在其育龄期间患有某种形式的非自愿性不育症。如果按世界人口推算，这就意味着有5 000万～8 000万人遭受某种形式的不育问题。

WHO估计，每年新诊断出的宫颈癌有42.5万例，其中大多数在发展中国家。每年大约有19.5万人死于这个大部分可预防的疾病，除了那些通过性接触感染的人类乳头状瘤病毒引起的宫颈癌外，只要妇女能够接受适当的检查，大部分宫颈癌是可以避免的。

在生殖健康和性健康方面尽管有进步，仍存在急需要关注的问题和不足。资源比较缺乏。妇女的人权包括性权利和生殖权利不断遭到侵犯，需要特别予以关注。对孕产妇死亡悲剧的忽视是我们面临的一个重大挑战，应当时时牢记在心。对生殖健康的损害往往并不是因为人们缺乏医学知识，而是由于对妇女人权的侵犯。妇女的无能为力就是对健康的严重危害。

第二节　生殖健康

一、概念

在20世纪下半叶，健康技术和为人们提供的健康服务（包括与生殖有关的一些卫生保健）得到了长足发展。然而这些服务支离破碎，不成系统，且没有以满足全部的需求为导向。

“生殖健康”这个概念正是针对现有的生殖健康相关服务的支离破碎及其导向中出现偏差的状况而在近年提出来的。“生殖健康”作为一个概念，提供了一个全面而综合地满足生殖健康需求的思路。它使妇女处于整个过程的中心地位，了解、尊重并满足所有女性的需求，而不仅仅是母亲们的需求。

在1994年开罗召开的联合国国际人口与发展大会上，生殖健康的概念受到了高度的重视。它取代了以前仅仅关注计划生育的做法，指明了前进的方向，从而为大会所认可。

二、定义

本书作者之一法塔拉（M. F. Fathalla）1987年在WHO工作时给“生殖健康”下了一个定义，发表于1988年的一篇文章中。他的定义是：在WHO宪章里，健康被定义为

"一种在身体、精神和社会方面的健康状态，而不仅仅是没有疾病或不虚弱"。在这个明确定义的框架下，生殖健康应当包括一系列基本要素。生殖健康表示人们有能力生育，并有能力调节他们的生育；妇女能够安全孕产；婴儿和儿童能够或活并健康成长，从而使得生育都有一个成功的结果。并且，人们能够享有满意而安全的性生活。

这个定义为联合国1994年在开罗召开的国际人口与发展大会《行动纲领》和1995年在北京召开的世界妇女大会所接受并得到扩展。完整的生殖健康定义是这样表述的：生殖健康是指在与生殖系统及其功能和过程所涉及的一切事宜上身体、精神和社会等方面的健康状态，而不仅仅指没有疾病或不虚弱。因此，生殖健康表示人们能够有满意而且安全的性生活，有生育能力，可以自由决定是否和何时生育及生育多少。最后所述的这一条件意指男女均有权获知并能实际获取他们所选定的安全、有效、负担得起和可接受的计划生育方法，以及他们所选定的、不违反法律的其他调节生育率方法，有权获得适当的保健服务，使妇女能够安全地怀孕和生育，向夫妇提供生育健康婴儿的最佳机会。

按照上述生殖健康的定义，生殖健康保健的定义是：通过预防和解决生殖健康问题而有利于生殖健康和幸福的各种方法、技术和服务。它还包括性健康，其目的在于提高生活质量和增进个人关系，而不仅仅是提供与生殖和性传播疾病有关的咨询和保健。

三、全球关注的问题

生殖健康的"影响"并不仅仅局限于个人、家庭和整个社会，它还跨越国界，波及整信世界。生殖健康尤其在两个方面具有巨大的影响：调节和控制生育的能力，以及避免性传播疾病的侵袭。发展中国家的人们，特别是妇女缺乏调节和控制生育的能力，不仅会影响到她们家人的健康，还会影响全球的稳定，影响人口与自然资源、人与环境之间的平衡，成为对妇女人权的侵犯。传染性疾病的影响超越国界。而所有传染性疾病中，（包括艾滋病毒感染在内的性传播疾病）是最不容易可能设立国家屏障来控制的。性传播疾病的患者要比其他传染性疾病的患者流动性大得多。性传播疾病有时被形容是空中传播的疾病，这表明了空中旅行对疾病在国际间传播的严重性，所以只有通过全球的通力协作才能加以控制。

"紧迫性"有多重含义。简言之，紧迫性是指这个问题如果被延误，将会变得更加糟糕甚至不可逆转。从这个意义上讲，紧迫性在生育调节和性传播疾病两个方面都十分明显。这些问题的性质决定了它们不只是继续存在，而是会不断恶化。未能避免的意外生育会导致未来一代又一代新的生育。任何性传播疾病感染者都有感染其他一些人的潜在危险。在这关键的几十年时间里，我们在保障妇女权利，包括保障她们健康权利方面的作为或者不作为，都将决定性地影响到世界的未来。

生殖健康中的"不公平"是国际上关注社会不公正的第三个极其重要的原因。其他健康领域的不公平都不及生殖健康领域的不公平表现得那么触目惊心。

第三节　性　健　康

在人类的进化过程中，性和生殖之间的关联被中断了。我们的祖先肯定花了很长的时间才意识到性行为与孕育之间的某种联系。他们很可能在观察驯养的动物后，才开始意识到有这种联系。在与我们同类的哺乳动物中，雌性只有在排卵而且准备受孕时才会吸引雄性并接受它们的求爱。在与我们同类的灵长类动物中，雌性在排卵时总是炫耀这一事实。雌性的外部性器官在体积和颜色上的变化是清晰可见的，这使她们对雄性产生了性吸引力。在其他时候，雌性对雄性很少有甚至没有吸引力。人类女性对性的感受已经彻底摆脱了激素的控制。人类女性通过进化，成功地把排卵的外部特征隐藏起来；性行为与生育的关系脱节似乎是一个旨在增强男女双方纽带、有意识的自然行为。性在本质上是为了其本身而存在，而不只是一种生殖手段。

随着接受小家庭模式的世界趋势，生育不断退居次要位置，性的角色则在我们的生活中不断进化。性将从生殖繁衍的本能提升为对爱的表达和对两性结合关系的确定。正因为如此，性将在我们的精神和社会生活的幸福方面变得越来越重要，生殖繁衍作用则越来越淡化。

既然健康被明确定义为“一种在身体、精神和社会方面的健全安好状态，而不仅仅指没有疾病或不虚弱”，那么，性健康应包括下列部分：

1. 享有互相满足的性关系的能力；
2. 没有性虐待、性强迫或性骚扰；
3. 避免性传播疾病的感染；
4. 能够成功地妊娠或避孕。

第四节　生殖健康：妇女关注的问题

一、健康的性别差异

生殖健康对男性和女性来说都是健康的重要组成部分，但生殖健康对女性来说尤为重要。女性一个主要的疾病负担与她们的生殖功能和生殖潜能有关，也与由于性别原因造成的社会对待她们或虐待她们的状况有关。男性更容易因他们自己的所谓“恶习”而导致死亡，而女性经常由于自己在人类种群生存中的自然生理角色及相关的任务而遭受痛苦。

根据世界银行的一份健康投资调查，发展中国家年轻成人（15～44 岁）的五种主要病因反映出性别方面的差异（表 17.4.1）。

表 17.4.1　1993 年主要疾病负担

排序	女性	男性
1	孕产	艾滋病毒感染
2	性传播疾病	结核病
3	结核病	车祸伤害
4	艾滋病毒感染	杀人和暴力
5	抑郁症	战争

二、妇女在生殖健康中的不公平负担

孕产的欢乐是女性所独有的，孕产也是女性主要的健康负担。在生殖健康中，有些方面的责任是由男女双方共同承担的，但由于生物

和社会的原因，孕产的担子尤其沉重地落在女性的身上，包括性传播疾病、生育调节、不育症，还有儿童的保育和早期扶养等。

根据世界银行关于疾病负担的一份定量研究，性传播疾病被列为发展中国家年轻成年妇女疾病负担的第二大主要病因，占该年龄组全部疾病负担的8.9%。对同一年龄组的男性而言，性传播疾病（不包括由于性传播造成的艾滋病毒感染）不在前十位病因之中，只占全部疾病负担的1.5%。由于生物和社会的原因，女性比男性更易受感染，更少求医问诊，病因更难诊断，患严重后遗症的风险更大，更易受到社会歧视并承担其他后果。防止性传播疾病最有效的方法——安全套的使用权掌握在男性手中。至今还没有一种女性独立使用、无需其性伙伴配合的简单有效的保护方法。

现代避孕技术的革命使得女性无需男性伙伴的配合即可独立使用可靠的避孕方法控制生育，但这种独立是付出代价的。女性需要承担其中的不便和风险。由于避孕被认为是女方的事情，男方的角色和责任逐渐淡化了。表17.4.2显示了联合国估计的全世界育龄夫妇采用避孕措施的比例。

表17.4.2　1999年避孕措施采用率

避孕措施	百分比
女性绝育	19
宫内节育器	13
口服避孕药	8
男性绝育	4
安全套	4
其他避孕药具	3
非药具避孕方法	8

因此，女性在避孕方面承担了比男性多得多的责任。女性不仅在生育调节方面承担过重的负担，而且她们采用的避孕方法还可能对健康存在潜在的危害。男性参与和责任的重要性随着艾滋病的流行和性传播感染的增多而变得更加重要。在这方面，除了禁欲之外，使用安全套是惟一有效的防护措施。

WHO的一项大规模多国研究得出的数据分析表明，不育的责任通常是由夫妇双方共同承担的。但是由于生物和社会的原因，不育的责任并非由夫妇双方平等承担。不育原因的查找往往主要集中在女方身上，女性承担了更多的不便和风险。治疗不育症的负担也主要落在女方身上。即便是男性不育，解决不育问题的希望已经转向了辅助生殖技术，例如卵胞浆内单精子显微注射（ICSI），所以主要负担还得由女方承担。在大多数社会中，女性承担着更多的由于不育带来的心理和社会压力。妇女的地位往往是由她的生育能力决定的。妇女不能生育被视为一种耻辱，或者成为离婚的理由。不育妇女或者处在不育婚姻中的妇女面临着实实在在的痛苦。

围产期（胎儿和早期新生儿）发病和死亡也应被看作妇女的疾病负担。健康统计是将围产期死亡单独分类的，因为围产期死亡既对男性也对女性产生影响。围产期发病和死亡是妇女妊娠和生产的结果。它们应该被计算在女性疾病负担之中。在妊娠和分娩过程中投入最多的是妇女。不好的妊娠结果对妇女来说是一个打击，而照料不健康的婴儿和儿童为妇女增加了额外的负担。

三、妇女的健康不仅仅是生殖健康

健康对于女性而言远不止生殖健康。女性的身份对她的健康有一定的影响。女性的健康需求大致可以分为以下四类：第一，女性有着与其性功能和生殖功能相关的特别的健康需求，集中表现在生殖健康的各个方面；第二，女性具有复杂的生殖系统，特别容易患有功能障碍或者疾病。这些障碍或疾病甚至可能发生在女性具备生育能力之前，也可能发生在不再具备生育能力之后。第三，那些可能影响男性的身体其他系统的疾病同样会影响女性，但她们的疾病谱往往与男性不同，达是由女性的基因构造、激素环境以及性别带来的生活行为所决定的。人体其他系统的疾病及其治疗可能对生殖系统的状况或其功能产生影响。第四，因为女性毕竟是女性，所以她们很容易

受到社会缺陷的影响，从而影响她们在身体、精神或社会方面的健康，如女性生殖器切割、性虐待和家庭暴力等。

第五节　男性也有生殖健康的需求

男性不仅有他们自己所关注的生殖健康问题，他们的健康状况和行为还会影响到女性的生殖健康。男性的生殖健康需求包括性、性传播感染的预防、不育症的防治、生育调节等。男性生殖健康另一个关注的问题是预防前列腺肥大和前列腺癌。男性可以通过采取下列行动，在促进女性生殖健康方面发挥积极的作用：使用男性避孕方法，分担计划生育的责任；支持伴侣采取女性避孕措施，决定适当的孩子数量；采取负责任的性行为，包括使用安全套以保护自己的伴侣。年轻男性应接受性别平等方面的教育，学会尊重女性，平等对待女性，积极协助提高女性地位，防止基于社会性别的暴力。

第六节　生殖健康的决定因素

总体的健康和具体的生殖健康可以说取决于四个方面（可统称为“4P”）：天命（providence）、人（people），政治家（politicians）和健康服务人员（providers of health services）。

天命决定我们的基因结构，包括我们易患何种疾病。生来具有两条 X 染色体还是具有一条 X 染色体和一条 Y 染色体决定了我们的性别。性别在决定我们的健康状况中起着不小的作用。

生活方式促进或损害人们的健康。人们的行为也会影响其他人的健康。

我们所处社会的社会经济状况也是决定我们健康的一个重要因素。政治家和立法者在塑造社会形态方面起着重要的作用。他们通过控制健康资源的分配，有意识或无意识地主导谁生谁死。法律和政策可以促进妇女权益和健康状况的改善，也可以阻碍妇女在生殖健康和性健康方面享有的自主权和选择权。

在 20 世纪以前，健康服务人员在恢复健康方面还难有作为。现代医学的发展使健康服务人员能以前所未有的手段保护、保持和恢复人的健康。

改善生殖健康就要了解生殖健康的上述决定因素。在不同的生殖健康问题上以及在不同的环境中，这些因素发挥的作用有所不同。专业保健人员不应该仅仅关注他们的临床工作和医患关系，而应当看到整个卫生保健系统的责任以及履行这些责任的方式。他们应该

与其他社会力量一道，力争从根本上解决问题。

阻碍改善妇女健康状况的因素往往有着超越卫生保健范畴的社会、经济、文化、法律及其他相关方面的根源。缺乏文化知识、教育和就业机会等社会因素，迫使年轻妇女不得不早婚早育，并且由于经济和其他原因得不到所需的避孕药具。女性在婚内和婚外都容易遭受性虐待和其他虐待，增加了意外妊娠和不安全流产的风险。社会、宗教和经济方面的习俗已经植根于法律之中，并且世世代代一直为针对妇女的歧视提供辩护。社会科学和法律的研究，尤其是从社会性别视角进行的研究，有助于人们理解基本的社会法律因素如何影响和损害妇女的地位和自主权，乃至她们的生殖健康。

法律研究可以分析那些影响生殖健康的法律，以及这些法律得到实施或者未被实施的程度。它可以帮助人们了解法律如何促进或损害女性在个人、家庭和公共生活中的利益，以及法律对于女性生殖健康的间接影响。

第七节　生殖健康指标

WHO 提出了下列衡量各国和全球生殖健康状况的简要指标：

一、总和生育率

假设按照当年的年龄别生育率度过育龄期，一个妇女在整个育龄期间生育的孩子数。

二、避孕普及率

某一时点育龄妇女（15 ~49 岁）或其性伙伴使用避孕方法的百分比。

三、孕产妇死亡比

某一年内每 10 万个活产婴儿所对应的孕产妇死亡数。孕产妇死亡的定义是：“在妊娠期间或妊娠结束后 42 天内，不论妊娠期长短或部位，所有由于妊娠或与其相关的处理不当引起或加重的疾病而导致的妇女死亡，但不包括意外或偶然事故造成的妇女死亡。”孕产妇死亡率（某一年内每 10 万名育龄妇女中的孕产妇死亡数）是另一个反映某一年内孕产妇的死亡风险和怀孕妇女比例的指标。因此，孕产妇死亡率既可以通过安全分娩得以降低（与上述孕产妇死亡比一样），也可以通过减少意外怀孕得以降低。

四、产前护理覆盖率

在怀孕期间至少得到一次由熟练保健人员（不包括接受过培训或未接受过培训的传统接生员）提供的孕期保健的孕妇的百分比。

五、由熟练保健人员接生的婴儿的比例

由熟练保健人员（不包括接受过培训或未接受过培训的传统接生员）接生的婴儿的百分比。

六、基本产科保健的可获性

每 50 万人所拥有的能提供基本产科保健的设施的数目。基本产科保健应包括注射抗生素、催产素（为防止和治疗产后大出血而刺激子宫收缩的药物）、治疗子痫（惊厥）的镇静剂，以及胎盘和残留物的手工去除。

七、综合产科保健的可获性

每 50 万人所拥有的能提供综合产科保健的设施的数目。综合产科保健应包括基本产科保健、产科手术、麻醉、输血。

八、围产期死亡率

每 1 000 名婴儿出生所对应的围产期死亡数目。围产期死亡是指发生在妊娠后期（怀孕 22 周以后）、生产期间和婴儿出生 7 天之内的死亡。

九、低体重出生婴儿的比例

出生重量低于 2 500 克的活产婴儿的百分比。

十、孕妇梅毒血清检测的阳性率

在接受产前保健的 15 ~24 岁孕妇中梅毒血清检测呈阳性的百分比。

十一、妇女贫血的患病率

育龄妇女（15 ~49 岁）在血红素水平检查中查出贫血（孕妇低于 110 克/升，非怀孕妇女低于 120 克/升）的百分比。

十二、由于流产原因到妇产科住院的百分比

所有因流产原因到医疗服务机构妇产科住院的百分比。流产包括自然流产和人工流产，但不包括计划终止妊娠。

十三、被施行过女性生殖器切割的妇女的报告发生率

在社区调查访谈中，报告被施行过女性生殖器切割的妇女的百分比。

十四、妇女不育的发生率

报告在过去两年或两年以上的时间里试图怀孕但未能怀孕的育龄妇女（15 ~49 岁）的百分比。这些未能怀孕的育龄妇女有性生活，没有避孕，也没有哺乳。

十五、男性尿道炎的报告发病率

在接受社区调查的 15 ~49 岁男性中，报告在过去 12 个月里曾患过尿道炎的百分比。

十六、孕妇艾滋病毒感染率

15~24 岁的孕妇在产前诊所血清检查中查出艾滋病毒呈阳性的百分比。

十七、有关艾滋病预防的知识

在被访者中，能够正确说出预防艾滋病毒感染的三种主要方法，并能辨别艾滋病毒传播或预防的三种主要错误认识的百分比。

世界卫生组织在选择这些指标时考虑到，一个好的指标必须符合伦理道德标准、在国家和国际层次上都有用、在科学上经得住考验、具有代表性、易于理解并且便于获取。为了符合伦理道德标准，在收集、处理和发布有关指标数据时必须与伦理道德要求相一致，尊重个人的隐私权，尊重个人提供可识别数据的自由选择权，尊重获得所需数据的个人的知情同意权。为了保证指标在国家和国际层次上都有用，指标必须能够成为衡量生殖健康不断取得“进展的标志”。为了在科学上经得住考验，指标必须能够有效地、具体地、灵敏地、可靠地反映它所要衡量的事情。为了具有代表性，指标必须充分包括期望涵盖的所有问题或人群，包括少数群体和青少年。为了易于理解，指标的界定应当简单，指标值易于说明生殖健康的状态。一个便于获取的指标是一个所需数据可获或相对容易获得的指标。

上述指标并非生殖健康的全部指标，其他方面的指标还有待开发，比如反映服务质量的指标，以及监测国际人发大会关于综合生殖健康和性健康保健目标的落实情况的指标。

第八节　全球生殖健康状况

一、安全孕产

（一）基本和综合卫生保健的可获性

过去 20 年的经验表明，作为安全孕产的大致最低标准，至少应有 15% 的分娩在提供基本保健服务或者综合保健服务的机构进行。另外，这些保健服务机构所提供服务的有效性应该达到这样一种水平，即产科并发症妇女死亡率不应高于 1%。根据 WHO 的统计，全世界 46% 的分娩是在卫生保健机构里进行的。即使在欠发达地区，这个数值也能达到 40%，浮动幅度在 26%~78% 之间。

世界大多数地方都建有卫生保健机构，但我们面临三个问题。首先，卫生保健机构的分布很不均匀。有些国家在很多地方根本就没有卫生保健机构。其次，在卫生保健机构分娩的 40% 的妇女中并不包括 15% 真正需要产科急诊服务的妇女的全部或大部分。卫生保健机构的大部分资源被不那么急需医疗服务的人占用着，急需医疗服务的人却往往得不到。第三，无论是设备还是技术水平，卫生保健机构的服务质量都远不如人意。事实上，使所有妇女都能享受到产科急诊服务并非高不可攀。在大多数情况下，这并不意味着建造更多的设施，而是要对现有资源进行更合理的分配，让更需要的人们得到更多的卫生服务资源。同适当增加新的卫生资源，以便更新现有的卫生服务设施，改善运输条件，提高医务人员的技术和服务水平。

（二）由熟练助产士接生的分娩

我们所指的熟练助产士是指经过必要培训的专业医务人员，她们能够进行检测和早期诊断，处理威胁生命的并发症，并在需要时向妇女提供转诊服务。WHO 估计，现在世界上约有 57% 的分娩是在熟练医务人员的协助下完成的。这一比例在发达地区达到 99%，在欠发达地区为 53%。不同地区的浮动幅度在 34% 到 86% 之间。在国家间或者国内不同地区之间，差异则更大。似乎永远不可能有足够的产科医生来协助所有妇女的分娩，当然也没有这个必要。但在缺乏熟练助产人员的情况下，产科医生应当扮演团队领导和培训者的角色，把责任委派给其他科室的专业医务人员，并提供必要的培训、支持和监督。传统接生员在保证所有妇女都能安全孕产的工作中起着重要的作用。

（三）孕妇获得产前保健的途径

根据世界卫生组织的数据，世界上约有 68%（三分之二）的孕妇能够获得产前保健。欠发达地区的这个数字是 65%，不同地区的浮动幅度在 52% 到 73% 之间。许多传统的产前保健缺乏循证医学的支持。如果产前保健限于循证医学的干预手段，那么可以用节省的资源扩大服务覆盖面，提高成本效益。

（四）孕产妇死亡

尽管孕产妇死亡在发达国家现在已经十分罕见，但遗憾的是，在发展中国家依然相当普遍。经过修正的 1995 年孕产妇死亡数据的估计表明，每年约有 51.5 万名妇女死于与妊娠和分娩相关的原因，也就是说每天有 1400 名孕产妇死亡，或者说每分钟将近有一名孕产妇死亡。1993 年世界银行的一份报告把孕产期列为发展中国家年轻成年女性（15～44 岁）的首要健康问题，占总疾病负担的 18%。这些妇女正值盛年就离开了人世。作为母亲，她们的死亡给家庭和社会造成了重大的影响。不仅如此，应当把孕产妇死亡看作是孕产妇发病以及女性遭受急性或慢性疾病痛苦的冰山一角。在每一名孕产妇死亡的同时，还有许多妇女虽挺过了严重疾病的鬼门关，但继续承受着痛苦和折磨，例如由产科瘘造成的痛苦。

从公正和社会公平的角度看，发展中国家的孕产妇死亡也是一个悲剧。在全世界每年 51.5 万例孕产妇死亡中，只有 2 800 例发生在发达国家，而多达 51.2 万例发生在欠发达地区。一半以上的孕产妇死亡（27.3 万例）发生在非洲，而欧洲总共只有 2 200 例。

WHO 修正后的估计表明，全球的孕产妇死亡比（每 10 万名活产婴儿对应的孕产妇死亡数）是 400。在不同国家，孕产妇死亡比高低不一。有些国家（如澳大利亚、加拿大、西班牙、瑞典）每 10 万名活产婴儿对应的孕产妇死亡数目低于 10，而有些国家（比如布隆迪、埃塞俄比亚、卢旺达、塞拉利昂、索马里）高于 1 500。与其他公共健康指标相比，孕产妇死亡比这个指标在各国之间的差异更大。

从孕产妇死亡在一生中的可能性来看，其中的不平等则更为突出。孕产妇死亡是一个会重复出现的风险。终身风险反映了一名妇女在整个育龄期间平均面对的孕产妇死亡的几率。与孕产妇死亡率一样，它既反映了一名妇女死于与妊娠有关原因的风险，又反映了妊娠的危险性。它还把每次妊娠的累计风险考虑了进去。一名非洲妇女的终身风险是 1/16，一名亚洲妇女的终身风险是 1/110，一名拉丁美洲和加勒比海地区妇女的终身风险是 1/

160，而一名发达国家妇女平均的终身风险则是1/2 500。一名发展中国家的妇女在经历妊娠和分娩的过程中，承受着巨大的社会不公。这种社会不公是长期积累而成的。作为小女孩，她不能与她的兄弟们一样被平等对待；作为女性，她被剥夺了对自己生育的控制权；作为孕妇，她作为女人的权益被她的家庭、社区甚至保健人员置于胎儿的权益之后。

（五）围产期死亡

从20世纪80年代早期到90年代后期，婴儿死亡率出现了显著下降，但这种进步大部分发生在年龄较大的婴儿身上。在每年近800万例婴儿死七中，大概有2/3发生在新生儿期内，即出生后一个月内；340万例新生儿死亡发生在出生后一周内。不仅如此，伴随着每一例新生儿死亡，至少还有一例死产。这些死亡主要是由于在妊娠期间、分娩期间或产后最初的关键几小时内护理不足或不当造成的。另外，数以百万计的婴儿虽然挺过出生这一关，却遭受了严重的创伤，对这些婴儿的护理给他们的母亲增添了很大的负担。全世界每年大约有2 500万婴儿出生时体重不到2 500克。低体重出生婴儿遭受感染、低体温、窒息、发育不良的风险很大，给母亲对儿童的护理带来了沉重的负担。

（六）贫血

缺铁和贫血会导致孕产妇死亡和新生儿死亡、身体发育不良、学习能力低下、免疫功能受损以及劳动能力减弱。据估计，在发展中国家有58%的孕妇和31%的五岁以下儿童患贫血症。尽管贫血可能不会直接导致孕产妇死亡，但它会引发其他疾病导致死亡。比如，贫血妇女比健康妇女难以承受失血。对于患有镰状细胞贫血的孕妇来说，怀孕最后四周、分娩或者分娩后一周期间的栓塞或细菌感染都可能会造成她们的死亡。

二、生育的选择权

（一）总和生育率

每一次妊娠都应该是意愿怀孕。由于避孕技术的革命，生育选择权导致了总和生育率的大幅下降和每个妇女终身期望子女数的明显减少，从而降低了因妊娠和分娩而遭受的风险。现在全世界妇女在一生中期望生育的子女数平均不到3个（2.9）。在欠发达地区，平均值为3.2（不包括中国则为3.7）。在发达地区，平均值是1.5。

（二）避孕普及率

在1965年，发展中国家仅有大约9%的已婚育龄妇女或其配偶使用某种可靠的避孕方法。在1998年，联合国估计全世界避孕方法使用率为58%，其中发展中国家55%，发达国家70%。然而，避孕方法使用率的地区差异很大：非洲只有20%，拉丁美洲和加勒比海地区为66%，中国则为83%。世界上仍有大量的人口希望进行生育调节，而现有的避孕药具和服务尚不能满足他们的需求。据估计，全世界至少有1亿至1.2亿夫妇没有使用任何避孕方法，尽管他们希望延长生育间隔时间或控制生育数量。

三、流产

全世界有数以百万计的妇女为了终止意外妊娠而不惜冒生命和健康的危险。根据WHO提供的数据，全世界每天有5.5万例不安全人流，其中95%发生在发展中国家，并且导致每天 200 多名妇女死亡。

围绕流产问题的道德和宗教的争论往往淡化了流产是一个临床和公共卫生问题。根据 WHO 的估算，每年至少有 7 万名妇女死于与不安全流产相关的并发症。就世界范围来说，不安全流产占全部孕产妇死亡的 13%，但在有些国家，高达 60% 的孕产妇死亡是由于不安全流产造成的。世界卫生组织估计，半数以上由于人工流产造成的死亡发生在南亚和东南亚，其次是撒哈拉以南非洲。表 17.8.1 显示了 WHO 估计的 1995～2000 年期间全球和各地区由于不安全流产导致的死亡的数据。WHO 的数据显示，全球由不安全流产导致的致死率大概是美国合法人工流产导致的致死率的 700 倍。在一些地区，甚至远高于 1000 倍。甚至在一些发达地区，不安全流产导致的致死率是合法流产导致的致死率的 80 倍以上。

表 17.8.1 全球和地区由于不安全流产而导致死亡的数据

地区	不安全流产估计数（单位：万）	不安全流产导致的死亡估计数	致死率（每 100 例不安全流产中的死亡数）
全球	2 000	78 000	0.4
发达地区	90	500	<0.1
欠发达地区	1 900	77 500	0.4

广泛普及避孕方法的可获性和易获性是减少意外怀孕，进而减少人工流产的最佳途径。但要注意，各种避孕方法的有效性并不相同。除了完全禁欲以外，所有的避孕方法都有失败的可能。避孕失败在人工流产中占很大的比例。根据对不同避孕方法失败率的估计以及对世界范围使用避孕人数的估计，每年由于避孕失败而导致意外怀孕的数量估计在 886 万～3031 万之间。遭受性传播疾病感染危险的女性在选择避孕方法时面临左右为难的困境。有效的避孕方法并不能防止性传播疾病的感染。而防止感染的方法在避孕方面又不那么可靠。同时选用两种办法，可能负担不起，也不便使用。安全的终止妊娠服务就是让使更多的妇女使用障碍法，以防止性传播感染。

紧急避孕至今尚未得到充分的使用。它至少可以减少 75% 的意外怀孕。在无保护性交后 72 小时内，妇女可分两次口服紧急避孕药。在无保护性交后 5 天内，可放置含铜节育器。

从医学的角度来看，避孕和流产的区别是很明显的。只有当受精卵在子宫内着床后才可被视为怀孕。如果妇女的受精卵尚在输卵管或在子宫中游动，她不能被视为怀孕。作用于卵子完全着床前的方法称为避孕，作用于卵子完全着床后的方法称为流产。这是医学的观点。如果从意识形态的角度来看，人们可以争辩生命是何时开始的。生命具有连续性，生命只能始于生命，即活的配子和其他细胞。这取决于人们想从什么地方划线。类似的争论关系到人的起始点、人的身份识别、基因的独特性以及个体的特征。通过克隆人类细胞制造人体组织、器官移植体和活体在理论上的可能性使关于人类生命属性的争论更为复杂。

四、性传播感染

（一）不包括史滋病毒的性传播感染

WHO 1996 年估计的不包括艾滋病毒感染的性传播疾病的年发病数见表 17.8.2。发展中国家性传播疾病发病率普遍比发达国家高；在发展中国家中，非洲的各比率总体上高于亚洲和拉丁美洲。

表 17.8.2 性传播疾病年发病数

性传播疾病	发病数（单位：万人）
梅毒	1200
淋球菌感染（淋病）	6200
衣原体感染，包括性病性淋巴肉芽肿	8900
软下疳	200
毛滴虫病	17000
肛门生殖器疱疹	2000
肛门生殖器疣	3000

（二）艾滋病毒感染

在 2001 年 6 月召开的联大第二十六次特别会议上，世界各国政府都表达了他们对艾滋病在全世界流行的深切担忧。艾滋病的流行是全球性的紧迫问题，其规模和影响是灾难性的，成为对人类生命和尊严的最严峻的挑战之一，也是对人类正常享有的人权的挑战。艾滋病的蔓延破坏了全球社会和经济的发展，并影响到社会的各个层面，包括国家、社区、家庭和个人。与会代表十分关切地注意到，截止 2000 年底，全世界艾滋病毒携带者和艾滋病人总数已经高达 3 610 万，其中 90% 在发展中国家，75% 在撒哈拉以南非洲。他们严肃地指出，所有人，不论贫富，也不分年龄、性别和种族，都会受到艾滋病流行的影响。并进一步指出，发展中国家的人群最易受到影响，而且妇女、年轻人和儿童，尤其是女童，最为脆弱。

表 17.8.3 反映了截止到 2001 年 12 月的全球艾滋病毒/艾滋病流行情况的估计数。当时艾滋病已经使至少 1040 万名 15 岁以下儿童沦为孤儿（也就是说，他们的母亲或双亲亡于艾滋病）。据预测，到 2010 年因艾滋病流行而成为孤儿的儿童总数将是现在的两倍以上。

表 17.8.3 2001 年艾滋病毒/艾滋病流行情况（单位：万）

受影响的人群	2001 年新感染艾滋病毒的人数	2001 年艾滋病毒携带者人数	2001 年艾滋病死亡人数	艾滋病死亡总数
总数	500	4 000	300	1 880
成年人	430	3 720	240	1500
女性	180	1 760	110	770
15 岁以下儿童	80	270	50	380

艾滋病的传播在世界不同地区的差异悬殊。在世界很多地区，艾滋病的流行仍处在初级阶段。截止1999年底，撒哈拉以南非洲的16个国家成年人艾滋病毒感染报告数已经超过了成年人总数的10%，而世界上另外119个国家的成年人艾滋病毒感染数依然仅占成年人总数的1%以下。但是，不高的艾滋病流行率可能产生严重误导，掩盖了艾滋病的流行最初集中在某些地区或某些特定人群的严重情况，存在着向更广泛人群蔓延的危险。

五、女性生殖器切割

全世界范围内遭受女性生殖器切割的总数估计在8 500万至1.14亿之间，并且每年大约新增200万。每天约有6 000名女孩被实施割礼。

各种形式的女性生殖器切割习俗依然在约40个国家中流行，大多数在东非和西非，以及阿拉伯半岛的部分地区。不同国家的流行程度在5%~98%之间。由于移民，目前在欧洲和北美洲也存在这种习俗。

六、不育症

各种关于不育症的定义差别很大。有的以不采用避孕措施而维持性交12个月后仍未能妊娠而确定，有的则以24个月后未能妊娠而确定。一般的估计是，约有8%~12%的夫妇在他们的育龄期间经历过某种形式的非自愿不育。按照世界人口推算，这意味着大概有5 000万~8 000万人可能承受着各种不育症的痛苦。

由于我们不能预防、不能治愈或者不知道的原因，总有一定比例的夫妻无法生育。这就是我们通常所指的核心不育。这个比例大概不高于5%，也可能更低。高于这个比例的不育症被认为是获得性不育。这通常意味着更多的夫妇不育是由于生活中的某些原因造成的。在撒哈拉以南非洲的一些地区，患不育症的比例甚至达到30%或更高。获得性不育最重要的原因是由性传播疾病（比如衣原体感染或淋病）、不安全流产或产褥感染导致的盆腔感染。

七、宫颈癌

绝大多数宫颈癌都是由性传播感染引起的，也就是由人类乳头状瘤病毒（HPV）引起的。这种感染一般没有症状，而且易于传播。女性一般在年轻时，从10多岁到30多岁期间，受到感染。在15岁左右首次性交的女性感染人类乳头状瘤病毒和患宫颈癌的风险是20岁以后首次性交的女性的两倍。

宫颈癌的病变过程会持续20年甚至更长的时间。在这漫长的时期内，癌前病变是可以检查出的，而且很容易得到有效治疗，从而避免发展为宫颈癌。WHO估计，每年新诊断出的宫颈癌有42.5万例，其中大部分在发展中国家。每年约有19.5万妇女死于这种大部分可以预防的疾病。

癌前病变的筛查和治疗是经济有效的干预方法。进行宫颈癌筛查，即每五年对妇女进行一次检查，并对查出的病例进行规范追踪的费用，约为每一个伤残调整生命年（DALY）

100 美元，而对侵入性癌症的治疗和维持性护理的费用大约为每一个伤残调整生命年 2600 美元。

筛查宫颈癌癌前病变的传统方法是从子宫颈提取涂片然后用细胞学方法进行检验，并同时进行阴道镜检查（在高度放大后观察子宫颈）。人们正在探索适用于贫困地区的新的检查方法。这些方法包括用肉眼观察经乙酸涂抹过的子宫颈，以及进行 HPV 检验。也在探索新的治疗癌前病变的方法，如冷冻疗法和环形电切术。这些方法几乎可以立即治愈任何可疑的癌前病变，无需等待细胞涂片和活组织切片检查的病理报告。人们也致力于研制预防 HPV 疫苗。

第九节　进展与挑战

自从国际社会在 1994 年开罗人类发展大会上对促进生殖健康作出承诺以来，我们可以说取得了一些进展，但还远远不够。计划生育工作已从原来似人口配额和指标为导向，转向以需求为导向、以妇女为中心、拓宽了的生殖健康模式。围绕那些敏感而又重要的生殖健康问题的沉默终于被打破。生物意义的性和社会意义的性不再成为禁忌。人们认识到，性就是性，性是女人和男人心理和社会幸福的重要组成部分。青少年正在发出他们的呼声，表达他们的需求。女性生殖器切割不再可能躲在文化与传统的隔音墙后面而不为人知。不安全流产作为一个重要的公共健康问题，得到广泛的讨论和重视。在对关于流产问题的各种不同意见给予恰当尊重的同时，我们不能对这个每年有 2000 万妇女冒着健康甚至生命危险的问题视而不见。另一个打破沉默的例子是，普遍存在的针对妇女的各种形式的暴力，正在被提上国际社会和各国政府关注并采取预防措施的议事日程。

尽管如此，仍然存在许多需要关注的问题和不足。资源匮乏，各国的进展也不平衡。可悲的是，武装冲突或武装冲突的威胁，正在将贫穷国家原本用于改善人们生活的宝贵资源，转而用于残害生命。一个真正需要关注的问题是经济结构调整带来的冲击，尤其是卫生部门的结构调整方案目前正在使贫困和弱势群体，主要是妇女和儿童，失去安全保障。

另一个需要关注的重要问题是对妇女人权，包括对其性权利和生殖权利的持续侵犯。女性甚至在她们出世前就受到歧视，在还是天真的小孩时就开始面对她们与男孩不平等的残酷的现实。

孕产妇死亡被忽视的悲剧是摆在我们面前的另一个重大挑战，需要牢记在心。孕产妇死亡既不能和疾病问题混为一谈，也不能从其他疾病问题中单列出来。孕产不是一种什么疾病，它是人类繁衍后代的手段。与预防疾病死亡相比，社会应该在预防孕产妇死亡方面承担更多的责任。被忽视的孕产妇死亡的悲剧向人们提出了这样一个基本问题，即，社会以为一个妇女的生命价值几何。当社会对女孩的投资少于男孩，当妇女的经济贡献被低估，当只有少数妇女处于决策层，那么在资源匮乏的情况下，不优先分配必要资源用于拯救母亲的生命也就不足为奇了。全世界的妇女们应当动员起来，争取享有安全孕产的权利，从根本上争取妇女的生命权。发达国家的女性可能已经忘记了什么是孕产妇死亡，但对于她们在发展中国家的姐妹们来说，在从妊娠到分娩的征途上还是充满了危险，很多姐妹甚至是踏上了不归之途。

卫生医疗行业不可能独自解决在生殖健康和性健康方面存在的问题。改善生殖健康和性健康状况需要超越卫生医疗部门的努力。妇女承担着人类繁衍的崇高使命，却没有得到社会的回报。相反，这经常使她们处于从属地位，甚至是更糟的性别歧视，并对妇女健康造成损害。今天世界上的大部分妇女和女孩仍然生活在这样的条件下：受教育机会有限，难以参与经济生活，无法得到与男性同等的权利和自由。

国际妇产科学联盟在 1994 年度关于妇女健康的世界报告中总结说，妇女健康的改善所需要的不只是科学和保健水平的提高，而是国家的行动以改变对妇女的不公正待遇，而这已经被耽搁太久了。损害往往并不是因为人们缺乏医学知识，而是由于对妇女人权的侵犯。妇女的无能为力就是对健康的严重危害。

（穆罕默德·法塔拉）

思考题

1. 生殖健康的定义。
2. 性健康的定义。
3. 妇女生殖健康的内容要求。
4. 妇女生殖健康的社会责任。
5. 妇女生殖健康和性健康与国家、社会的关系。
6. 社会应当怎样为生殖健康和性健康提供保健服务？
7. 男性生殖健康和性健康的重要意义。

第四编 医疗服务体系

第十八章 公民生命健康权益法律保护

提要 公民的生命健康权是与生俱得的权利，是最高的人格利益。随着我国法制建设逐步健全，对生命健康权的保护也日趋健全，目前，我国已形成对生命健康权的宪法、刑法、民法、行政法等各类法律规范相结合的综合保护系统，初步建立了中国特色的初级卫生保健法律制度，基本医疗保障制度等。基本完善了对我国公民生命健康权保障的法律和制度的保障体系。

重点 保护公民生命健康权的意义；我国对公民生命健康权保障的法律和制度。

第一节 公民生命健康权益法律概述

一、生命健康权概念

生命健康权是指公民依法享有的生命安全和身心健康不受非法侵害的权利。生命健康权包括生命权、健康权两项人格权。

生命权是以自然人的生命安全利益为内容的权利。生命权是自然人的一项根本的人格权，是自然人享有一切权利的基础，是与生俱得的权利，公民的各项人格权均以公民的生存为前提，一旦公民的生命权遭到侵害而丧失生命，则其他人格权也不复存在。因此，生命健康权是公民最基本、最高的人格利益。

健康权是公民以其身体组织器官的完整、身体生理机能的完整性和保持持续、良好、稳定的心理状态为内容的权利。健康权是自然人的基本权利，与生命权密切联系。健康是伴随一个人生命全过程的最重要的资本，有健康才有生命，才有个人的一切，如果健康权得不到保护，那么接下来生命权就可能受到威胁。因此，尊重人首先应当尊重人的健康，健康权是人的最基本利益。

二、我国公民生命健康权益法律体系

随着我国法制建设逐步完善，对生命健康权的保护也日趋健全，目前，我国已形成对生命健康权的宪法、刑法、民法、行政法等各类法律规范相结合的综合保护体系。我国《宪法》对公民生命健康权有专门规定。《宪法》第二十一条规定："国家发展医疗卫生事业，开展群众性的卫生活动，保护人民健康。"《民法通则》是我国调整平等主体之间的财产关系和人身关系的基本法律。生命健康权作为公民人身权利的重要权利之一，在《民法通则》中有比较详细的规定，其第98条明确规定："公民享有生命健康权"，第119条规定了侵犯他人生命健康权的民事责任。侵害公民生命健康权构成犯罪的刑事责任和刑事处罚是我国《刑法》的重要组成部分。刑法中有多条保护公民享有生命健康不受非法侵害的规定，通过刑事惩罚措施，使侵害人受到法律应有的严厉制裁。我国法律体系中还有许多单行法律法规中都有涉及生命健康权保护的条款，如《产品质量法》、《消费者权益保护法》、《侵权责任法》等。

卫生行政法律规范是保护公民健康权益行政法律规范。迄今为止，全国人大及其常委会制定颁布了9部法律；国务院制定了30多件行政法规；卫生部、食品与药品监督管理局等部门制定了400多件部门规章；省、自治区、直辖市和较大的市制定了一系列有关医药卫生方面的地方性法规、规章。从而，初步形成了保障公民身体健康和生命安全有效的法律体系。这些法律法规根据调整对象的不同分为：一是规范医疗、预防、保健机构和人员从业（执业）行为和卫生服务活动，调整政府卫生行政机关与医疗、预防、保健机构及其从业人员之间的卫生行政管理关系的法律规范，如《执业医师法》、《医疗机构管理条例》等；二是规范药品和其他医疗卫生产（用）品的产、供、销活动，调整政府有关行政管理机关（如药品监督管理部门）与医药产（用）品生产经营企业之间形成的行政管理关系的法律规范，如《药品管理法》、《医疗器械监督管理条例》等；三是调整政府卫生行政机关与公民、法人和其他组织在从事经济与社会活动中（包括公民在工作、生活、学习或其他活动）发生的与保护公众健康、维护市场经济公共卫生秩序有关的权利义务关系的公共卫生法律规范，如《传染病防治法》、《食品卫生法》、《职业病防治法》、《国境卫生检疫法》、《公共场所卫生管理条例》、《化妆品卫生管理条例》等。这些法律法规从不同层面维护公民生命健康权，使我国公民生命健康权益保障做到了有法可依，对于改变我国公民健康权的保护状况、提高全体国民的健康水平起着重大作用。

第二节 初级卫生保健法律制度

一、初级卫生保健概述

初级卫生保健（primary health care，PHC）是指最基本的、人人都能得到的、体现社会平等权利的、人民群众和政府都负担得起的卫生保健服务。它包括疾病预防、健康维护、健康促进和康复服务。

20 世纪 70 年代，WHO 提出了“健康是每一个人的基本权利，各国政府对其人民的健康负有责任”的原则。1977 年 5 月，在瑞士日内瓦召开的第 30 届世界卫生大会上，WHO 向各成员国提出：“到 2000 年使全世界人民的健康水平达到能在社会上和经济上过着富有生机和活力的生活水平”，即“2000 年人人享有卫生保健”（Health For All by 2000，HFA/2000）的全球性卫生战略目标。

为推动 HFA/2000 这一全球目标的实现，1978 年，WHO 和联合国儿童基金会在哈萨克斯坦首都阿拉木图召开了国际初级卫生保健会议（简称阿拉木图会议）。并发表了具有卫生革命性的《阿拉木图宣言》，提出了初级卫生保健是实现 HFA/2000 的关键和基本途径。阿拉木图会议报告和宣言认为：初级卫生保健是一种切实可行、学术上可靠而又为社会所接受的方法和技术为基础的基本卫生保健，通过社区中个人或家庭的充分参与得到普及，其费用是社会和国家以自力更生及自觉精神在各个发展阶段所能承担的；它既是国家卫生体系和社会经济总体发展的一个组成部分，又是国家卫生体系的第一级，能使卫生保健尽可能接近人民的住所和工作场所；它是卫生保健持续不断进程中的起始环节。就国家而论，广泛实施初级卫生保健是每一个人的权利，人人有责任、有义务参与初级卫生保健实施活动。就卫生服务发展方向而论，实施初级卫生保健是为全体公民提供最基本的卫生保健服务。

1979 年，世界卫生组织又制定了实现这一目标的指导原则，重点是面向发展中国家以及全球普遍存在的公共卫生问题。

1982 年第 34 届世界卫生大会正式通过了 HFA/2000 的全球战略决议，在第 34 届联合国大会上该决议被确定为具有全球意义的卫生发展战略。

初级卫生保健概念的提出，根本改变了传统的卫生观念，给当时的卫生保健模式和组织带来革命性的变革。经过 30 多年的努力，WHO 各成员国尤其是发展中国家采取了一系列积极措施，广泛开展了初级卫生保健工作，推动初级保健战略行动的实施，推动了各成员国卫生事业发展。

2008 年 10 月 14 日，为纪念 1978 年阿拉木图国际初级卫生保健会议 30 周年。世界卫生组织在阿拉木图市再次召开会议，会上呼吁回归初级卫生保健，会议发布了题为“初级卫生保健：过去重要，现在更重要”的《世界卫生报告》。《报告》审视和评估了全世界富国和穷国中卫生保健的组织、融资和提供方式，披露了卫生系统的若干失误和缺陷，认为这些失误和缺陷使得国家内部以及国与国之间不同人群的健康状况严重失衡。《报告》指出，在目前，初级卫生保健的观念、原则和方法比以前任何时候都更为适用。

《报告》认为："适当实施初级卫生保健可以对付其中许多问题。它促进全面看待卫生工作，在贯穿整个生命历程连续不断的卫生保健过程中，将预防工作提高到与治疗同等重要的地位。初级卫生保健全面处理卫生问题，力求通过在上游对付健康威胁，影响在若干非卫生部门中健康问题的各项基本决定因素"；"初级卫生保健有助于恢复卫生保健平衡，将家庭和社区置于卫生系统的核心。它重视当地自主权，弘扬顽强不屈和锐意创新的人类精神，为基础社区设计、拥有和维持的解决办法提供了空间"；"初级卫生保健还是对付不健康生活方式的全球化、无计划的迅速城市化以及人口老龄化这些影响21世纪生活质量的三大顽疾的最佳方式"。

二、中国初级卫生保健制度

1986年3月，我国政府在第39届世界卫生大会上对WHO提出的HFA/2000做出了承诺，标志着我国正式接受了WHO的初级卫生保健战略。20多年来，为了全面实施初级卫生保健，中国政府通过不断加大卫生投入，加强疾病预防控制体系建设，加快农村卫生服务和城市社区卫生服务体系发展，初步建立了初级卫生保健合作中心、初级卫生保健信息合作中心、农村卫生示范县，努力为城乡居民提供方便、可及、均等的公共卫生和基本医疗服务。同时，通过建立覆盖城乡居民的医疗保障体系，增强医疗卫生服务的可及性等举措，有效地推动了我国初级卫生保健工作。

中国政府积极履行HFA/2000的庄严承诺，采取一系列切实有效措施。二十世纪九十年代初期和本世纪初，我国分别提出两个发展纲要的重要蓝本（国务院、卫生部1990年3月发布的《关于我国农村"2000年人人享有卫生保健"的规划目标》及《管理程序》。经过努力，我国农村基本实现了1999年初级卫生保健阶段性目标，即HFA/2000的规划目标。2002年4月卫生部等7部委联合印发的《中国农村初级卫生保健发展纲要（2001～2010年)》，为我国农村初级卫生保健提出了又一个十年发展规划，为本世纪初级卫生保健工作制定了初级卫生保健的目标和任务。

它制定了初级卫生保健工作的总目标、主要任务、实施策略和保障措施等。它是本世纪初级卫生保健工作的纲领性文件：

（一）2001～2010年初级卫生保健总目标

通过深化改革，健全农村卫生服务体系，完善服务功能，实行多种形式的农民医疗保障制度，解决农民基本医疗和预防保健问题，努力控制危害严重的传染病、地方病，使广大农村居民享受到与经济社会发展相适应的基本卫生保健服务，不断提高农民的健康水平和生活质量。到2010年，孕产妇死亡率、婴儿死亡率以2000年为基数分别下降1/4和1/5，平均期望寿命在2000年基础上增加1～2岁。

（二）2001～2010年初级保健卫生主要任务

1．落实疾病预防控制措施，重点控制传染病、地方病、寄生虫病、职业病和其他重大疾病，加强精神卫生工作，防止各种意外伤害。稳定计划免疫接种率，提高现代结核病控制策略的人口覆盖率。预防、管理慢性非传染性疾病，做好老年保健。

2. 提高乡、村卫生机构常见病、多发病的诊疗水平，规范医疗服务行为，为农村居民提供安全有效的基本医疗服务。

3. 加强对孕产妇和儿童的管理，提高农村孕产妇住院分娩率，稳步降低孕产妇死亡率和婴儿死亡率，改善儿童营养状况，不断提高妇女儿童健康水平。

4. 加大农村改水、改厕力度，提高农村自来水及农村卫生厕所普及率，结合小城镇和文明乡镇建设，创建卫生乡镇，改善农村居民的劳动和生活环境。

5. 开展健康教育和健康促进，积极推进“全国亿万农民健康促进行动”，提高农村居民基本卫生知识知晓率和中小学健康教育开课率，倡导文明健康的生活方式，增强农村居民的健康意识和自我保健能力，促进人群健康相关行为的形成。

6. 依法加大对公共卫生、药品和健康相关产品的监督力度，控制危害农村居民健康的主要公共卫生问题，努力抓好食品卫生、公共场所卫生和劳动卫生。

7. 充分利用中医药资源，发挥中医药的特点与优势，不断提高农村中医药服务水平。

8. 完善和发展农村合作医疗，探索实行区域性大病统筹，逐步建立贫困家庭医疗救助制度，积极实行多种形式的农民医疗保障制度。

（三）2001～2010年初级卫生保健实施策略

1. 分级管理

国务院有关部门负责制定农村初保发展纲要，进行宏观调控和指导，组织全国性的督导和经验交流，并对全国农村初保工作先进单位和个人进行表彰。各省、自治区、直辖市政府应按照纲要要求，结合本地实际，制定本地区农村初保实施方案并报国务院有关部门备案，负责组织本地区初保的具体实施和监督评估工作。

2. 分步实施

各省、自治区、直辖市根据本地实际，明确2001～2010年分阶段实施的进度和要求，在巩固已有成果的基础上，科学规划，整体推进，全面落实。

3. 分类指导

经济发达地区要不断深化初保工作的内涵，进一步提高初保服务水平；经济欠发达地区要结合西部大开发和扶贫攻坚计划，扶持西部及贫困地区农村卫生事业的发展，使危害严重的主要地方病、传染病和寄生虫病得到基本控制。

4. 社会参与

鼓励和动员社会各界和农村经济组织继续关注和参与农村初保工作，并在人力、物力、财力等方面提供支持和帮助。广大农村居民也要承担起保护自身健康的责任，移风易俗，摈弃陋习，加大对自身健康消费的投入，积极参与初保活动。

5. 协调发展

实施初保要坚持增进农村居民身体健康、提高生活质量与促进社会文明建设相结合，保护农村生产力与经济发展相结合，做到政府领导，部门协作，社会和个人广泛参与，在全社会树立起大卫生的观念。

（四）2001～2010年初级卫生保健保障措施

1. 建立初保工作督导制度，加强对初保工作的监督与指导。各级政府要主动向人大、政协汇报并接受其对初保工作的监督和建议，同时要充分发挥社会团体、新闻媒介、社会舆论和农村居民在初保实施中的监督作用。

2. 继续深化农村卫生机构改革，引入竞争机制，转变服务观念和模式，全面提高人员素质，以比较低廉的费用为农村居民提供比较优质的基本医疗卫生服务。

3. 推进初保的法制化进程。各地要积极创造条件，做好初保立法工作，逐步将农村初保纳入法制化管理轨道。已经制定地方性法规的地区要严格依法监督管理。

4. 建立分级监测和评估制度。应将初保有关统计指标纳入常规统计和调查，及时、准确反映实施情况，为决策提供科学依据。国务院有关部门对全国农村初保实施实行定期和不定期的监测评估。

经过十年的努力，基本实现了我国农村初级卫生保健的第二个十年总目标，创造性地形成了中国特色初级卫生保健模式。我国初级卫生保健的探索与实践，成绩斐然，受到国际社会的普遍赞誉。

随着《中共中央国务院关于深化医药卫生体制改革的意见》和《医药卫生体制改革近期重点实施方案（2009—2011 年）》的公布实施，新一轮医药卫生体制改革正式启动，我国初级卫生保健的探索与实践正在向更高层次发展，中国医疗卫生保障继续向“病有所医”的新时代奋力前行。

三、我国初级卫生保健法律制度

上世纪 80 年代以来，我国坚持以农村为重点的卫生工作方向，有组织、有领导、有计划地开展了初级卫生保健工作，制定了大量政策法规。1990 年 3 月发布的《关于我国农村“2000 年人人享有卫生保健”的规划目标》和《中国农村初级卫生保健发展纲要（2001－2010 年）》是我国初级卫生保健工作纲领性的文件，对初级卫生保健规划目标、主要任务、政府职责、基本策略、保证措施提出了具体的要求。2002 年中共中央、国务院颁布了《关于进一步加强农村卫生工作的决定》及相关配套文件进一步明确了建立健全覆盖城乡居民的基本医疗卫生制度的目标。这些指导性文件都十分重视构建我国初级卫生保健法律制度问题，都提出加快推进初级卫生保健立法的要求。

自 1995 年起，湖南、福建、重庆、江苏、山西、山东等省市人大先后制定了《农村初级卫生保健条例》或《初级卫生保健条例》等地方性法规，对初级卫生保健的定义、初级卫生保健的任务、政府的责任、农民的权利义务、农村公共卫生、农村服务体系、农村医疗制度及法律责任作出了详细规定，对各地的初级卫生保健工作起到很好的指导作用。各省、市、自治区人民政府相继出台了地方性政府规章，各地也出台了许多地方规范性文件具体指导初级卫生保健工作。在地方法规、政府规章、规范性文件指导下，初级卫生保健工作有序展开。这为国家制定初级卫生保健法提供了丰富的法律内容和实践基础。

我国初级卫生保健工作主要靠国家政策及行政手段，因而，虽已取得明显成绩，但发展很不平衡。我国初级卫生保健服务的管理尚未纳入法制化轨道，城乡初级卫生保健形式不统一、初级卫生保健服务体系不完善。因此，亟待加强立法。从 1994 年起，我国开始进行初级卫生保健立法的准备工作。《初级卫生保健法》起草小组在广泛调查研究的基础上，提出了立法的初步设想，并形成《初级卫生保健法（讨论稿）》。拟通过法律形式明确政府、社会、个人的权利与义务并由政府承担主要责任，逐步建立起覆盖城乡居民的、基于公平的、以保证基本卫生需求为主要内容的具有中国特色的基本卫生保健制度。2008 年下半年，《初级卫生保健法》改名为《基本卫生保健法》并列入了立法计划。基本卫生保健的立法，将完善我国初级卫生保健法律制度，以法律形式确立初级卫生保健在国民经济发展中的地位和作用。有利于明确社会各部门、社区、家庭和居民个人在初级卫生保健中职责、权利和义务，有利于推动初级卫生保健工作顺利进行，有利于最终实现“人人享有基本医疗卫生服务”的总目标。

第三节　医疗保障法律制度

一、医疗保障制度概述

医疗保障制度，是公民在患病时得到政府和社会帮助的一项制度，是社会保障制度的重要组成部分。医疗保障制度对社会的稳定、人口的素质以及经济发展有着重大影响。

医疗保障，是社会保障工作的重中之重。党中央、国务院高度重视人民群众基本医疗保障制度建设。新中国成立初期，在城镇建立了面向企业职工和国家工作人员的劳保医疗和公费医疗制度，在农村建立了面向全体农民的合作医疗制度。中国医疗保障制度曾得到国际社会高度好评。但是，改革开放初期，全国农村有 90% 的行政村实行了合作医疗制度。20 世纪 80 年代后，随着农业生产责任制的推行和集体经济的衰退和瓦解，农村合作医疗失去了传统体制下集体经济的依托，在全国农村大部地区走向衰弱。据 1985 年的调查数据显示，全国实行合作医疗的行政村由过去的 90% 以上迅速下降到 5%。中国医疗保障制度特别是农村医疗保障制度遇到了新情况、新问题。中国医疗保障制度在曲折中发展，在困难中发展。

20 世纪 90 年代以后，中央政府决定“恢复和重建”农村的合作医疗制度。1993 年中共中央在《关于建立社会主义市场经济体制若干问题的决定》中提出，要“发展和完善农村合作医疗制度”。党的十四届三中全会确定在城镇建立社会统筹与个人账户相结合的职工医疗保险制度。国务院从 1994 年起，在江苏镇江、江西九江进行城镇职工医疗保险制度改革试点，后来扩大到 20 多个省区的近 40 个城市。1998 年国务院发布《关于建立城镇职工基本医疗保险制度的决定》，在全国范围全面进行职工医疗保障制度改革。

2002 年 10 月，《中共中央、国务院关于进一步加强农村卫生工作的决定》提出各级政府要积极引导农民建立以大病统筹为主的新型农村合作医疗制度，到 2010 年在全国农村基本建立起这一制度。从 2003 年开始，国务院按照“财政支持、农民自愿、政府组织”的原则组织进行试点。

2006 年，党的十六届六中全会《关于构建社会主义和谐社会若干重大问题的决定》提出要“建立以大病统筹为主的城镇居民医疗保险”。2007 年 7 月，国务院印发《关于开展城镇居民基本医疗保险试点的指导意见》，并召开全国城镇居民基本医疗保险试点工作会议，决定启动城镇居民基本医疗保险试点，将城镇非从业居民纳入医疗保险范围，建立以大病统筹为主的城镇居民基本医疗保险制度。

2009 年我国政府又发布了《关于深化医药卫生体制改革的意见》（以下简称“新医改方案”），“新医改方案”体现了中国政府坚持以人为本，把维护人民健康权益放在第一位，坚持医药卫生事业为人民健康服务的宗旨，以保障人民健康为中心，以人人享有基本医疗卫生服务为根本出发点和落脚点，维护公共医疗卫生的公益性，促进公平公正，努力实现全体人民病有所医的决心。深化医药卫生体制改革的总体目标是：建立覆盖城乡居民的基本医疗卫生制度，为群众提供安全、有效、方便、价廉的医疗卫生服务。

“新医改方案”启动后，经过各级政府的大力推动，我国在基本医疗保障制度、基本药物制度、基本医疗服务体系、基本公共卫生服务以及公立医院改革试点等方面均取得进展。

基本医疗保障制度基本实现全民覆盖。目前，我国已有 12.6 亿人参加各类医保，其中，新农合覆盖人群达到 8.35 亿人，参合率持续稳定在 90% 以上，这是世界上覆盖人数最多的一项基本医疗保障制度。

城镇居民医保、新农合政策范围内住院费用支付比例不断提高，逐步达到 70% 左右。所有统筹地区职工医保、城镇居民医保和新农合政策范围内统筹基金最高支付限额分别达到当地职工年平均工资、当地居民年可支配收入和全国农民年人均纯收入的 6 倍以上，且均不低于 5 万元。

个人卫生支出占卫生总费用的比例大幅下降。随着政府不断加大卫生投入以及基本医疗保障制度的不断健全，个人卫生支出占卫生总费用的比例从 2001 年的 60% 多降到了 2009 年的 38.2%。

基本公共卫生服务得到加强。深化医改启动两年来，中国大力开展基本公共卫生服务，从 2009 年开始面向城乡居民免费提供包括健康档案管理在内的 9 类基本公共卫生服务，目前分别有 48.7% 的城镇居民和 38.1% 的农村居民拥有了健康档案，为 8 449 万 65 岁以上的老年人开展了健康检查。与此同时，中国还针对严重威胁群众健康的重大疾病实施重大公共卫生服务。在做好现有结核病、血吸虫病等疾病防治项目基础上，启动实施了 15 岁以下儿童补种等 7 项重大公共卫生服务项目。通过建立比较完善的基层医疗卫生服务体系，使人民群众不出社区和乡村就能享受到便捷有效的服务。

经过多年的改革和探索，中国特色的多层次医疗保障体系框架已基本形成。目前，我国基本医疗保险体系主要分为三个层次：一是基本医疗保险体系，是主体层次，包括城镇职工基本医疗保险、城镇居民基本医疗保险和新型农村合作医疗“三大支柱”，分别从制度上覆盖城镇就业人口、城镇非就业人口和农村居民。二是城乡医疗救助体系，是最低层次，由政府财政提供资金，主要是为无力承担进入基本医疗保障体系的个人/家庭缴费责任以及进入后无力承担共付费用的城乡贫困人口提供帮助。三是补充医疗保障体系，包括补充医疗保险、商业健康保险等，主要解决参保人员基本医疗保障之外多层次的医疗需求。以上各类医疗保障制度共同构成了中国的医疗保障体系。

我国现行的医疗保障制度，对于保障和改善民生、维护社会和谐稳定发挥了重要作用。温家宝总理在第十一届全国人民代表大会第四次会议上代表国务院向大会作政府工作报告时指出：我国“全面建立城镇居民基本医疗保险制度、新型农村合作医疗制度，惠及 4.32

亿城镇职工和城镇居民、8.35亿农村居民”。

二、我国医疗保障法律制度

医疗保障法律制度的建设，是贯彻落实科学发展观、促进经济社会全面协调可持续发展的必然要求，是维护社会公平正义、保障亿万人民健康和千家万户幸福，提高人民生活质量的重要举措。建国以来，特别是改革开放以来，我国在宪法的框架下，相继出台了一系列相关法律、政策法规及地方法规，初步形成了中国特色的医疗保障法律制度体系，大大推动和促进我国医疗保障制度完善和发展。

我国《宪法》第四十五条规定：“中华人民共和国公民在年老、疾病或者丧失劳动能力的情况下，有从国家和社会获得物质帮助的权利。国家发展为公民享有这些权利所需要的社会保险、社会救济和医疗卫生事业。国家和社会保障残疾军人的生活，抚恤烈士家属，优待军人家属。国家和社会帮助安排盲、聋、哑和其他有残疾的公民的劳动、生活和教育。”《宪法》这一规定，是中国医疗保障法律制度的立法根据和最高法律准则。

1993年中共中央在《关于建立社会主义市场经济体制若干问题的决定》中提出，要“发展和完善农村合作医疗制度”。1994年国家劳动部、卫生部等部门发布了《关于职工医疗制度改革的试点意见》。1997年中共中央、国务院《关于卫生改革与发展的决定》和《关于发展和完善农村合作医疗若干意见》，提出要“积极稳妥地发展和完善合作医疗制度”。1998年12月国务院颁布《关于建立城镇职工基本医疗保险制度的决定》，决定在全国范围内进行城镇职工医疗保险制度改革，建立属地管理、双方负担、社会统筹和个人帐户相结合的社会保险新模式。2002年10月，中共中央、国务院发布《关于进一步加强农村卫生工作的决定》提出改善乡村卫生医疗条件，建立新型农村合作医疗制度。2003年劳动和社会保障部办公厅发布了《关于城镇灵活就业人员参加基本医疗保险的指导意见》。2003年11月18日民政部、卫生部、财政部颁布《关于实施农村医疗救助的意见》。国务院办公厅于2005年3月14日转发了《关于建立城市医疗救助制度试点工作的意见》，就城市医疗救助制度试点工作的指导思想、总体目标、基本原则、试点内容和组织领导提出了重要意见。2007年7月10日国务院制定了《关于开展城镇居民基本医疗保险试点的指导意见》，参保范围是不属于城镇职工基本医疗保险制度覆盖范围的中小学阶段的学生（包括职业高中、中专、技校学生）、少年儿童和其他非从业城镇居民，城镇居民基本医疗保险基金重点用于参保居民的住院和门诊大病医疗支出。2009年1月21日，国务院常务会议再次审议并原则通过了《关于深化医药卫生体制改革的意见》，灵活就业人员可以自愿选择参加城镇职工医保或城镇居民医保，农民工可以自愿选择参加城镇居民医保或户籍所在地的新农合。2009年4月8日人力资源和社会保障部和财政部发布《关于全面开展城镇居民基本医疗保险工作的通知》。2010年1月人力资源和社会保障部与财政部、卫生部共同发布《流动就业人员基本医疗保障关系转移接续暂行办法》，以保证城镇职工基本医疗保险、城镇居民基本医疗保险和新型农村合作医疗参保（合）人员流动就业时能够连续参保，基本医疗保障关系能够顺畅接续。2010年6月人力资源和社会保障部发布《做好2010年度医疗卫生体制改革工作的通知》，强调要巩固和扩大基本医疗保障覆盖面、进一步提高基本医疗保障水平、加强医疗服务管理、加强基本医疗保险基金管理和改进医疗保险经办服务及其他改革。

与国家医疗保障相关法律、政策法规相适应，自2001年始，北京、天津、江苏等省市纷纷出台《城市职工基本医疗保险规定》以及相关法规、规章和规范性文件。这些法律、政策法规及地方法规的制定和实施，充实和完善了我国的医疗保障法律制度，初步形成了由相关法律、政策法规及地方法规为框架的中国特色的医疗保障法律制度体系。

虽然我国医疗保障法律制度体系初具雏形，但还存在不足和缺陷，与人民群众健康需求及经济社会协调发展要求不相适应。迄今为止，我国还没有专门调整医疗保障关系的基本法律，有关医疗保障的制度被分散规定在不同行政法规、部委规章以及地方性法规、地方政府规章和政策规定。现行的医疗保障法律制度体系是松散的、分散的，缺乏统一的权威性的规定。这些行政法规和规章的内容大多比较简单、笼统，多为原则性、概括性的规定，缺乏可操作性。医疗保障工作主要依据行政法规和规章，多靠行政手段推行，带来了工作的随意性和多变性。这种局面表明目前我国医疗保障立法的权威性和稳定性严重不足，与我国的医疗保障制度建设实践是很不相称的。因此，要发展和完善我国的医疗保障法律制度，必须提高医疗保障的立法效力，制定专门调整医疗保障关系的基本法律。

（李冀宁）

思　考　题

1. 什么是生命健康权？为什么要尊重和保护公民的生命健康权？
2. 什么是初级卫生保健法律制度
3. 我国为什么要建立基本医疗保障制度？

第十九章　不同（特殊）人群生命健康权益法律保护

摘要　随着经济的发展和社会的进步，法律愈益关注母亲和婴儿、未成年人、老年人、残疾人及精神病人等特殊人群生命健康权益的保护问题。《母婴保健法》是专门规定母亲和婴儿生命健康权益保护的卫生法律。《学校卫生工作条例》是维护在校未成年人身体健康的重要法规。《未成年人保护法》、《残疾人保障法》、《老年人权益保障法》等法律对相关人群的生命健康权保护有所规定。

重点　病人权益的概念和范围；母婴保健的国家和政府责任；母婴保健技术服务机构和人员的执业许可；母婴保健技术服务的范围和内容；残疾预防措施；学校卫生工作的任务、内容和要求。

第一节　病人权益的法律保护

一、病人与病人权益

（一）病人的概念

病人，从医学的角度讲，是指患有各种疾病的人，包括躯体和生理功能不健康或有残疾的人以及患有各种心理（或精神）障碍的人。它是健康人的对称。医学上判定一个人是否有病、患有何种疾病是有客观诊断标准的，因此，医学上的“病人”应以病人的求医行为为前提，以执业医师确诊求医者有病为必要条件。从社会学的角度看，只要一个人自感或被认为可能有病而实施求医行为、参与到了具体的医患关系之中，就是医患关系的一方当事人——病人，而不以医师确诊求医者确实有病为必要条件。也就是说，现有医学手段能够确定客观上有病的人，如果他没有主动或被动的求医行为，不能成为社会学上的病人；相反，一个实际上不会被医师确定有病的人，如果有主动或被动的求医行为，则就是病人。现代医学伦理学在界定“医”“患”关系的双方当事人时，已不再局限于传统医学伦理学的医生与病人的单个人概念，而是扩大到了以医师为中心的“医方”群体和以病人为主体对象的“患方”群体。卫生法学对“医”“患”关系双方当事人的定义也是作广义解释的，病人泛指身患疾病或其他一切接受医疗保健服务的人。

（二）关于权益

权益一般被看作是权利的同义词，包括了权利和利益。权利就是一个人合法的或合理的要求。利益是一个人在法律上或道德上可以获得的好处。权利不仅仅只有法律权利，还有道德权利。道德权利是指一个人在伦理上可以获得辩护的权利；法律权利是指法律赋予权利主体为一定行为或不为一定行为，或要求别人为一定行为或不为一定行为，以及必要时可请求国家机关协助实现自己权利的许可和保障。法律权利与道德权利有交叉和一致，法律上加以规定的权利一般都可以在道德上获得辩护；但道德上可以获得辩护的权利不一定都能得到法律的认可成为法律权利。法律权利一般都是确定的、明示的，通常称之为合法权利；法律没有明文加以禁止的也可以构成主体的权利，即自由。

（三）病人权益

病人权益是指病人在具体的医患关系中，在医师的诊疗活动中，应该享有的权利和利益。其产生前提是病人接受医师的疾病诊治，其内容包括法律上的权益和伦理上的权益两个方面。

二、我国病人权益的法律保护

我国目前还没有一部专门规定病人权益的法律法规，但对于公民生命健康权的保护是有明文规定的。我国的民事法律把“公民享有生命健康权”确定为首要的“人身权”，并规定了公民的生命健康权益受到故意、过失及无过错侵害时的民事责任；刑法规定了对严重侵害公民生命健康权益的当事人追究其刑事责任；在各程序法中规定了实现生命健康权益保护的途径和执行措施。在多部卫生法律和法规如《执业医师法》、《医疗机构管理条例》、《医疗事故处理条例》中，对病人在维护生命健康权的就医活动中的特有权利作了规定。在《母婴保健法》、《未成年人保护法》、《残疾人权益保障法》和《老年人权益保障法》等法律、法规中，还规定了有关妇女、未成年人、老年人、残疾人、精神病人等特殊人群生命健康权益的法律保护，同时明确规定了侵害公民生命健康权益应承受的法律后果。

（一）病人的一般权利

每个自然人在不同的法律关系下，其所拥有的法律权利是不同的。我国的病人权益可以分为两大类：病人的一般权利和病人的特殊权利。病人的一般权利是指国家针对全体公民所规定的、而病人作为普通公民也应该享有的各种权利。病人是患有一定疾病的自然人，患病本身是一种事实，它既不是一个人的违法行为，更不是犯罪行为。不管病人患的是什么病，只要法律没有对某一病人的权利作出限制或剥夺，他所享有的法律权利该病人在医疗活动中应当然地享有。

1．生命健康权

生命健康权包括生命权和健康权。公民的生命非经司法程序，任何人不得随意剥夺；公民有权维护自己身体组织的完整和器官正常机能以及精神状态的健康。病人不管身患何种疾病都享有生命健康权。医疗机构的宗旨是救死扶伤、防病治病、为人的生命健康服务。医师的神圣职责是“发扬人道主义精神，防病治病、救死扶伤、保护人民健康”。医疗机构和医务人员在医疗活动中不得非法侵害病人的生命健康权。由于我国尚未对安乐死进行立法，医疗机构或医师如果因为病人本人或者病人家属要求，擅自对临终病人实施所谓安乐死，依照我国现行法律规定，属于非法剥夺公民生命权的行为，应当承担刑事责任。医疗机构及其医务人员在医疗活动中，违反医疗卫生管理法律、行政法规、部门规章和诊疗护理规范、常规，过失造成患者人身损害的医疗损害，构成对病人生命权、健康权的侵犯，病人可以以生命权或健康权受损害为由主张权利。

2. 其他人身权

民法是调整平等主体的公民之间、法人之间、公民和法人之间的财产关系和人身关系的法律规范的总和。民法所保护的除生命健康权之外的其他人身权利，如公民的姓名权、肖像权、名誉权、隐私权等，其覆盖面是全体公民，这些权利当然地适用于病人及其就医过程。而且从实际情况看，民法保护的这几项公民人身权利都是有可能在医患关系中被忽视或侵犯的。如医师冒用病人姓名为自己或他人开药的行为就是对病人姓名权的侵犯，这其中还包括了对病人财产权的侵犯；未经病人同意、以病人肖像作医疗广告宣传的，是对病人肖像权的侵犯；非法披露病人病情、造成严重后果的，则是侵犯病人隐私权的行为；等等。发生上述诸种情况，病人均可以以具体的人身权利被侵犯为由主张自己的权利。

3. 医疗保障权

医疗保障权是指公民患疾病或受到其他损伤时，享有从医疗保健机构获得医疗保健服务的权利。这是一项宏观层次上的病人权利。

《宪法》第21条关于“国家发展医疗卫生事业，发展现代医药和我国传统医药，鼓励和支持农村集体经济组织、国家企事业组织和街道组织举办各种医疗卫生设施，开展群众性的卫生活动，保护人民健康”的规定，以及第45条关于“中华人民共和国公民在年老、疾病或者丧失劳动能力的情况下，有从国家和社会获得物质帮助的权利。国家发展为公民享有这些权利所需要的社会保险、社会救济和医疗卫生事业”的规定，实际上是赋予了公民有获得医疗保健服务的基本权利。它是公民生命健康权的必然延伸，是制定卫生法律法规的主要依据。从我国目前的司法实践看，虽然已经有把公民受教育的宪法性权利司法化的案例，但一般来说，宪法性公民权利要由国家的具体法律加以具体规定。

4. 消费者权

病人是不是消费者，其求医行为能否看作消费行为，涉及到《消费者权益保护法》关于消费者权益的规定能否适用于病人的问题。现在多数病人自认为自己是医疗服务的消费者，但这还没有得到国家法律的认可。因为我国目前求医行为的能力、水平只是生命健康的延续和劳动生产力的修复，还达不到医疗消费的水平。

（二）病人的特有权利

病人的权利，应该是指病人在进入具体的医患关系后，在接受医疗卫生服务过程中特有的权利。我国目前还没有专门的病人权利法，在具体涉及病人权利的法律规范中也没有出现“病人权利”这个专用词，实质意义上的病人权利法律规范也缺少对病人权利的直接规定，一般是从对医疗机构、医师的义务和执业规则以及医师、护士等医务人员的职责规定中，间接地推导出病人的权利。

1. 知情权

包括了解权和被告知权。指病人对自己的病情、医疗措施、医疗风险、医疗费用等有权知道全部真实情况。

《执业医师法》规定，医师应当如实向病人或者家属介绍病情，但应当注意避免对病人产生不利后果。《医疗机构管理条例》第26条规定，医疗机构必须将《医疗机构执业许可证》、诊疗科目、诊疗时间和收费标准悬挂于明显处所。第37条规定，医疗机构必须按照人民政府或者物价部门的有关规定收取医疗费用，详列细项，并出具收据。卫生部的《医疗机构实施细则》第62条规定，医疗机构应当尊重患者对自己的病情、诊断、治疗的知情权利。在实施手术、特殊检查、特殊治疗时作必要的解释。因实施保护性医疗措施不宜向患者说明情况的，应当将有关情况通知患者家属。《医疗事故处理条例》第10条规定："患者有权复印或者复制其门诊病历、住院志、体温单、医嘱单、化验单（检验报告）、医学影像检查资料、特殊检查同意书、手术同意书、手术及麻醉记录单、病理资料、护理记录以及国务院卫生行政部门规定的其他病历资料。"第11条规定："在医疗活动中，医疗机构及其医务人员应当将患者的病情、医疗措施、医疗风险等如实告知患者，及时解答其咨询；但是，应当避免对患者产生不利后果。"这些规定都是保障病人知情权的具体体现。

2．医疗自主权

它以知情权作前提，包括选择权、拒绝权和同意权。医疗自主权是指病人对涉及个人生命健康权的重大医疗行为有知晓并决定的权利。内容包括有权决定是否同意医师提出的手术及术式、特殊检查、使用贵重药品或其他特殊治疗的建议。

《医疗机构管理条例》第33条规定："医疗机构施行手术、特殊检查或者特殊治疗时，必须征得患者同意，并应当取得其家属或者关系人同意并签字；无法取得患者意见时，应当取得家属或者关系人同意并签字；无法取得患者意见，又无家属或者关系人在场，或者遇到其他特殊情况时，经治医师应当提出医疗处置方案，在取得医疗机构负责人或者被授权负责人员的批准后实施。"

3．隐私权

隐私权是指患者享有不公开自己病情、家族史、接触史、身体隐蔽部位、异常生理特征等个人生活秘密和自由的权利，医院及其工作人员不得非法泄露。病人的隐私权是与医师的保密义务相联系的。

《执业医师法》规定了要求医师做到"关心、爱护、尊重患者，保护患者的隐私"。《母婴保健法》第34条规定："从事母婴保健工作的人员应当严格遵守职业道德，为当事人保守秘密。"1988年卫生部等7部委发布的《艾滋病监测管理的若干规定》第21条规定："任何单位和个人不得歧视艾滋病病人、病毒感染者及其家属，不得将病人和感染者的姓名、住址等有关情况公布或传播。"这些都表明，任何病人都享有自己的隐私权，医师对由于工作关系而接触到的病人的个人病情、生活状态等的秘密有保密的义务。否则，依照执业医师法规定，"泄露患者隐私，造成严重后果的"，"由县级以上人民政府卫生部门给予警告或者责令暂停6个月以上1年以下执业活动；情节严重的，吊销其执业证书；构成犯罪的，依法追究刑事责任。"

4．合理医疗权

它是指病人有权获得治疗疾病所必需的、费用节省的治疗。

《执业医师法》规定，医师有"在注册的执业范围内，进行医学诊查、疾病调查、医学处置、出具相应的医学证明文件，选择合理的医疗、预防、保健方案"的权利。这既是医师的权利，也是医师的义务。医师不得出于个人利益或单位利益，不顾病人的经济承受能力，对病人进行不是治疗病人疾病所必需的治疗。《执业医师法》规定：“医师进行实验性临床医疗，应当经医院批准并征得病人本人或者其家属同意。”卫生部的《医疗机构实施细则》第61条规定：“医疗机构在诊疗活动中，应当对患者实行保护性医疗措施，并取得患者家属和有关人员的配合。”

5. 急危病人及时抢救权

这是公民享有医疗保健基本卫生权利的必然延伸，也是由医疗机构的宗旨和医师的职责所决定的。《医疗机构管理条例》第31条规定：“医疗机构对危重病人应当立即抢救。对限于设备或者技术原因不能诊治的病人，应当及时转诊。”《执业医师法》规定：“对急危病人，医师应当采取紧急措施进行诊治；不得拒绝急救处置。”医疗机构或医师因拒绝对危急病人的急救处置而造成严重后果的，应当承担相应的法律责任。

6. 申请回避权

申请回避权是指在医疗纠纷的处理过程中，患者对医疗事故专家鉴定组中与医疗事故争议当事人双方有利害关系或者其他关系的成员有申请其回避的权利。《医疗事故处理条例》规定：“专家组成员有下列情形之一的，应当回避，当事人也可以以口头或者书面的方式申请其回避：（一）是医疗事故争议当事人或者当事人的近亲属的；（二）与医疗事故争议有利害关系的；（三）与医疗事故争议当事人有其他关系，可能影响公正鉴定的。”因此，当发现应当回避的人没有回避的时候，病人或者其家属有权申请回避。

7. 求偿权

它是指因医疗机构或医务人员不当医疗行为而造成身体损害后果的，病人有请求获得赔偿的权利。

在2002年9月1日起实施的《医疗事故处理条例》第五章专门对“医疗事故的赔偿”作出了规定。医疗事故的赔偿等民事责任纠纷争议可以由医患双方当事人自行协商、行政调解和民事诉讼三种解决途径，并对确定医疗事故赔偿额时应考虑的因素，以及赔偿范围与计算标准作了具体规定。发生医疗事故，病人方可以获得的赔偿项目包括：医疗费、误工费、住院伙食补助费、陪护费、残疾生活补助费、残疾用具费、丧葬费、被扶养人生活费、交通费、住宿费以及精神损害抚慰金共11项。

第二节　母亲和婴儿权益的法律保护

一、母亲和婴儿权益保护法律制度概述

（一）母婴保健法的概念

母婴保健法是调整在保障母亲和婴儿健康，提高出生人口素质活动中产生的各种社会关系的法律规范的总和。

现代医学科学研究表明，提高出生人口素质的因素有五个方面：一是健康的父母，要求配偶双方发育和精神正常，无病，无烟酒或其他不良嗜好；二是精子和卵子不带有不良

遗传因素，非近亲婚姻；三是要求胚胎、胎儿发育过程中，一直处于良好环境中，有充足营养、氧气，胎盘血流正常；四是母亲所处大环境中无水和空气污染，生活工作环境中不接触有毒有害物质；五是要求足月出生，产程顺利，未受伤害、窒息或感染。为保障母亲和婴儿的健康权利，预防和减少先天性病残儿的出生，提高出生人口素质，一些国家或地区对此已进行了立法。日本早在1948年就制定了《优生保护法》；韩国则有《母子保健法》；我国的台湾地区先是制定“优生保护法”，1965年又制定了“母子保健法”。法国、英国、意大利、卢森堡、德国、荷兰、新加坡等国家或制定有专门的“流产法”，或在其他的法律中以条文形式对人工终止妊娠作出规定。美国的一些州曾在70世纪30年代作了一些有关优生优育的规定，现已大部分废止。

我国的母婴保健工作一直受到党和政府的高度重视。为保障母亲和婴儿健康，保护妇女儿童的合法权益，我国在《宪法》和《婚姻法》、《劳动法》、《妇女权益保障法》等基本法律中，均规定了保护妇女儿童健康权益的专门条款。国务院颁布了《女职工劳动保护规定》、卫生部的《妇幼卫生工作条例》等一系列落实和推进妇女儿童卫生保健工作的法规和规章，卫生部发布的涉及妇女保健的规章还有：《全国城乡孕产期保健质量标准和要求》（1985年）、《全国城市围产保健管理办法》（1987年）、《女职工保健工作规定》（1993年）、《农村孕产妇系统保健管理办法》、《婚姻保健工作常规》、《异常情况的分类指导标准（试行）》等。在儿童保健方面，卫生部先后发布了《城乡儿童保健工作要求》、《小儿四病防治方案》（1986年）、《散居儿童卫生保健管理制度》（1987年）、《关于加强儿童保健工作的通知》（1989年）以及《关于进一步加强儿童保健工作的通知》（1990年）等。经国务院批准，原国家教委发布了《幼儿园管理条例》（1989年）；卫生部、国内贸易部、广电部等联合发布了《母乳代用品销售管理办法》（1995年）。1992年国务院批转了《90年代中国儿童发展规划纲要》，卫生部颁布了《实施<90年代中国儿童发展规划纲要>方案》。此外，一些省、自治区、直辖市也制定了母婴保健方面的地方性法规，使母婴保健工作的开展有了一定的法律保障。为了更好地用法律手段来保障母亲和婴儿健康，提高出生人口素质，1994年10月27日，八届全国人大常委会第10次会议通过了《中华人民共和国母婴保健法》（以下简称《母婴保健法》），并自1995年6月1日起施行。这是我国第一部保护母亲和婴儿健康的专门法律，共7章39条，主要围绕妇女结婚、生育和婴幼儿生长发育这些特殊生理时期，规定了政府对关系母亲安全、后代健康的母婴保健工作的责任；政府对边远贫困地区母婴保健工作给予扶持；依法加强对母婴保健工作的管理；规范母婴保健行为；明确母婴保健服务内容；强调母婴保健机构和人员的职责等内容。从而使我国的母婴保健工作正式走上了法制化轨道。此后，为了更好地贯彻实施《母婴保健法》，2001年6月20日国务院正式发布了《〈母婴保健法〉实施办法》。2001年12月29日全国人大常委会通过的《中华人民共和国人口与计划生育法》对人口与计划生育工作如何增进妇女健康、加强母婴保健作了规定，使公民接受生殖保健服务、提高母婴健康水平有了更多的法律保障。

（二）母婴保健的工作方针及技术服务范围

母婴保健工作以保健为中心，以保障生殖健康为目的，实行保健和临床相结合，面向群体、面向基层和预防为主的工作方针。

为贯彻母婴保健工作方针，保障生殖健康，《〈母婴保健法〉实施办法》规定，公民享有母婴保健的知情选择权。国家保障公民获得适宜的母婴保健服务的权利。目前，我国母婴保健技术服务的范围主要包括以下事项：①有关母婴保健的科普宣传、教育和咨询；②婚前医学检查；③产前诊断和遗传病诊断；④助产技术；⑤实施医学上需要的节育手术；⑥新生儿疾病筛选；⑦有关生育、节育、不育的其他生殖保健服务。

二、母婴保健的国家和政府责任

《母婴保健法》特别强调发展母婴保健事业的国家责任，并确立了政府领导、卫生主管、部门配合的母婴保健工作领导管理体制。《母婴保健法》规定：国家发展母婴保健事业，提供必要条件和物质帮助，使母亲和婴儿获得医疗保健服务，国家对边远贫困地区的母婴保健事业给予扶持。各级人民政府领导母婴保健工作，采取措施，坚持对母婴保健工作的领导和管理，包括：①将母婴保健事业纳入本级国民经济和社会发展计划，制定本地区母婴保健工作发展计划，并为规划目标的实现提供政策保障；②为母婴保健事业的发展提供必要的经济、技术和物质条件，对少数民族地区、贫困地区的母婴保健事业给予特殊支持；③确保本级政府卫生行政部门对母婴保健工作的主管地位和对母婴保健工作的监督管理；④组织、协调各级财政、公安、民政、教育、劳动和社会保障、计划生育等部门在各自职责范围内，配合卫生行政部门做好母婴保健工作；⑤根据本地区的实际情况和需要，设立母婴保健事业发展专项资金。

三、母婴保健技术服务机构和人员

母婴保健工作是一项技术性很强的工作，它直接关系到公民的生殖权、健康权、以至生命权。因此母婴保健法确立了母婴保健技术服务机构的审批许可制度和母婴保健技术服务人员的资格考核制度。凡从事母婴保健专项技术服务的机构和人员都要经过卫生行政部门的考核批准，取得相应合格证后方可开展工作。

（一）医疗、保健机构及《母婴保健技术服务执业许可证》。

医疗、保健机构是指依据母婴保健法开展母婴保健业务的各级妇幼保健机构以及其他开展母婴保健技术服务的机构。

《母婴保健法》规定，凡开展婚前医学检查、遗传病诊断、产前诊断、施行结扎手术和终止妊娠手术技术服务的医疗保健机构，必须经卫生行政部门的批准，获得母婴保健技术服务执业许可证。凡申领母婴保健技术服务执业许可证的机构必须是：①符合当地医疗保健机构设置规划；②具有医疗机构执业许可证；③符合《母婴保健专项服务基本标准》（硬件、人员）；④符合审批机关规定的其他条件，即医疗保健机构和其他开展母婴保健技术服务的机构开展助产技术服务、结扎手术和终止妊娠手术，必须经县级以上卫生行政部门审批，取得母婴保健技术服务执业许可证；医疗保健机构开展婚前医学检查，必须经设区的市级以上卫生行政部门审批，取得母婴保健技术服务执业许可证；开展遗传病诊断和产前诊断，以及涉外婚前医学检查，必须经省级卫生行政部门审批，取得母婴保健技术服务执业许可证。母婴保健技术服务执业许可证的有效期为 3 年，期满后继续开展母婴保健技术服务的，由原发证机关重新审核认可。

（二）母婴保健工作人员及母婴保健技术考核合格证书

《母婴保健法》规定，在医疗保健机构凡从事母婴保健技术服务的人员，包括从事婚前医学检查、遗传病诊断、产前诊断、施行结扎手术和终止妊娠手术的人员和从事家庭接生技术服务的人员，都应当参加卫生行政部门组织的母婴保健法知识培训和业务培训，符合卫生行政部门规定的技术人员标准，经考核并取得卫生行政部门颁发的母婴保健技术考核合格证书和家庭接生技术合格证书。从事遗传病诊断和产前诊断的人员，须经省级人民政府卫生行政部门许可；从事婚前医学检查的人员，须经设区的市级人民政府卫生行政部门许可；从事助产技术服务、结扎手术和终止妊娠手术的人员以及从事家庭接生的人员，须经县级人民政府卫生行政部门许可。

以上各类许可证的有效期为 3 年，期满后继续开展母婴保健技术服务的，由原发证机关重新审核认可。

四、婚前保健

（一）婚前保健服务

医疗保健机构应当为公民提供包括婚前卫生指导、婚前卫生咨询和婚前医学检查在内的婚前保健服务。对准备结婚的男女双方提供与结婚和生育有关的生殖健康知识，并根据需要提出医学指导意见。

1．婚前卫生指导

是指关于性卫生知识、生育知识和遗传病知识的教育。具体包括：①有关性卫生的保健和教育；②新婚避孕知识及计划生育指导；③受孕前的准备、环境和疾病对后代影响等孕前保健知识；④遗传病的基本知识；⑤影响婚育的有关疾病的基本知识；⑥其他生殖健康知识。

2．婚前卫生咨询

指有关婚配、生育保健等问题的咨询。医师进行婚前卫生咨询时，应当为服务对象提供科学的信息，对可能产生的后果进行指导，并提出适当的建议。让准备结婚的男女，在婚前就能了解性生理、性卫生，以及受孕、避孕等科学知识和方法，为婚后性生活打下基础，为计划受孕增加成功机会，同时也为落实避孕措施、减少计划外妊娠和人工流产，保障妇女生殖健康提供保证。

3．婚前医学检查

是指对准备结婚的男女双方可能患有影响结婚或生育的疾病进行医学检查。

（二）婚前医学检查的有关规定

1．婚前医学检查机构

婚前医学检查由县级以上妇幼保健院或经设区的市级以上卫生行政部门指定的医疗机构承担，不宜生育的严重遗传性疾病的诊断由省级卫生行政部门指定的医疗保健机构负责。医疗保健机构对婚前医学检查不能确诊的，应当转诊；当事人也可以到卫生行政部门许可的医疗保健机构进行确诊。

2. 婚前医学检查项目

包括询问病史、体格及相关检查。检查应当遵守婚前保健工作规范并按照婚前医学检查项目进行。根据母婴保健法，婚前医学检查的疾病范围包括严重遗传病、指定传染病及有关精神病。

3. 婚前医学检查证明

经婚前医学检查，医疗保健机构应当向接受婚前医学检查的当事人出具婚前医学检查证明，并应列明是否发现下列疾病：①在传染期内的指定传染病；②在发病期内的有关精神病；③不宜生育的严重遗传性疾病；④医学上认为不宜结婚的其他疾病。接受婚前医学检查人员对检查结果持有异议的，可以申请医学技术鉴定，取得医学鉴定证明。

4. 医学意见

经婚前医学检查，发现患有在传染期内的指定传染病、在发病期内的有关精神病、或者不宜生育的严重遗传性疾病的，医师应当向当事人说明情况，提出预防、治疗以及相应医学措施的建议。当事人依据医师的医学意见，可以暂缓结婚，也可以自愿采取长效避孕措施或者施行结扎手术；医疗保健机构应当为其治疗提供医疗咨询和医疗服务。《婚前保健工作规范（修订)》对婚检医师必须提出“医学意见”的具体情形规定为：①双方为直系血亲、三代以内旁系血亲关系，以及有医学上认为不宜结婚的疾病，如发现一方或双方患有重度、极重度智力低下，不具有婚姻意识能力；重型精神病，在病情发作期有攻击危害行为的，注明“建议不宜结婚”。②发现医学上认为不宜生育的严重遗传性疾病或其他重要脏器疾病，以及医学上认为不宜生育的疾病的，注明“建议不宜生育”。③发现指定传染病在传染期内、有关精神病在发病期内或其他医学上认为应暂缓结婚的疾病时，注明“建议暂缓结婚”；对于婚检发现的可能会终生传染的不在发病期的传染病患者或病原体携带者，在出具婚前检查医学意见时，应向受检者说明情况，提出预防、治疗及采取其他医学措施的意见。若受检者坚持结婚，应充分尊重受检双方的意愿，注明“建议采取医学措施”，尊重受检者意愿。

可见，婚检医师作为专业技术人员并没有决定他人“应当”或“不应当”结婚、生育的权力，他们拥有的只是对“不宜”结婚或“不宜”生育的当事人的“建议”权。而在2003 年 10 月 1 日新的《婚姻登记条例》实施后，我国婚姻登记机关也不再将婚前医学检查证明作为结婚登记时审查的必备材料，这实际上是取消了过去带有“强制性”嫌疑的婚前医学检查为准备结婚的男女双方的健康把关。婚姻当事人的健康状况如何以及是否进行过婚检都成了不影响结婚登记的纯粹个人私事。在个人越来越关注人生，社会越来越尊重个人权利和自由选择的今天，有人为“强制”婚检的取消欢呼，为法律的人性关怀呐喊。也有不少医学专家对婚检由婚姻的“必选”项目变为“自选”项目表示忧虑重重。婚前医学检查以科学为依据，对公民提出要求，有限制、但不强制，它对促进婚姻美满、家庭幸福，预防和减少严重先天病残儿的出生具有重要意义。为对对方负责，对后代负责，卫生专家们呼吁广大婚姻当事人自觉进行婚检，婚检机构也应当以更为人性化的服务吸引准备结婚的男女双方自觉婚检。

五、孕产期保健

（一）孕产期保健的内容

孕产期保健一般是指从怀孕开始至产后42天内为孕产妇及胎、婴儿提供的医疗保健服务。《母婴保健法》更是把孕产期保健的对象扩大到育龄妇女。该法规定，医疗保健机构应当开展母婴保健指导、孕产妇保健、胎儿保健和新生儿保健，为育龄妇女和孕产妇提供相应的生殖保健服务。

1．母婴保健指导

指对孕育健康后代以及严重遗传性疾病和碘缺乏病等地方病的发病原因、治疗和预防方法提供医学意见。医师发现或者怀疑育龄夫妻患有严重遗传性疾病的，应当提出医学意见；对限于现有医疗技术条件难以确诊的，应当向当事人说明情况。育龄夫妻可以根据医师的医学意见，自愿采取避孕、节育、不孕等相应的医学措施。

2．孕产妇保健

指为孕产妇提供卫生营养、心理等方面的咨询和指导以及产前定期检查等医疗保健服务。具体包括：①为孕产妇建立保健手册（卡），定期进行产前检查；②为孕产妇提供卫生、营养、心理等方面的医学指导和咨询；③对高危孕妇进行重点监护、随访和医疗保健服务；④为孕产妇提供安全分娩技术服务；⑤定期进行产后访视，指导产妇科学喂养婴儿；⑥提供避孕咨询指导和技术服务；⑦对产妇及其家属进行生殖健康教育和科学育儿知识教育；⑧其他孕产期保健服务。

3．胎儿保健

指为胎儿生长发育进行监护，提供咨询和医学指导。

4．婴儿保健

指为婴儿生长发育、哺乳和护理提供医疗保健服务。具体包括：①按照国家有关规定开展新生儿先天性、遗传性代谢病筛查、诊断、治疗和监测；②对新生儿进行访视，建立儿童保健手册（卡），定期对其进行健康检查，提供有关预防疾病、合理用膳、促进智力发育等科学知识，做好婴儿多发病、常见病防治等医疗保健服务；③按照规定的程序和项目对婴儿进行预防接种；④推行母乳喂养。医疗保健机构应当为实施母乳喂养提供技术指导，为住院分娩的产妇提供必要的母乳喂养条件。

（二）医学检查和产前诊断

在孕产期保健工作中，医疗保健机构发现孕产妇患有下列严重疾病或者接触物理、化学、生物等有毒、有害因素，可能危及孕妇生命安全或者可能严重影响孕妇健康和胎儿正常发育的，应当对孕妇进行医学指导和必要的医学检查：①严重的妊娠合并症或并发症；②严重精神性疾病；③国务院卫生行政部门规定的严重影响生育的其他疾病。

医疗机构发现孕妇有下列情形之一的，应当对其进行产前诊断：①羊水过多或过少；②胎儿发育异常或胎儿有可疑畸形；③孕早期接触过可能导致胎儿先天缺陷的物质；④有遗传病家族史或曾经分娩过先天性严重缺陷的婴儿；⑤初产妇年龄超过35周岁的。

（三）终止妊娠

经产前检查和产前诊断，医师发现胎儿有下列严重缺陷或者孕妇患有严重疾病和严重遗传性疾病的，应当向夫妻双方说明情况，并提出采取终止妊娠措施的医学意见：①无脑畸形、脑积水、脊柱裂、脑脊膜膨出等；②内脏膨出或内脏外翻；③四肢短小畸形；④其他严重的胎儿畸形。

需要注意的是，法律规定，依照《母婴保健法》施行终止妊娠手术或者结扎手术的，应当经本人同意并签署意见；本人无行为能力的，应当经其监护人的同意并签署意见。"本人自愿原则"，这是尊重、保护生育权的体现。依法施行终止妊娠或者结扎手术的，接受免费服务。

（四）住院分娩

为了保障母亲和婴儿的生命健康权，《母婴保健法》规定，国家提倡住院分娩，医疗保健机构应当按照卫生部制定的技术操作规范，实施消毒接生和新生儿复苏工作，预防产伤及产后出血等产科并发症，降低孕产妇及围产儿发病率、死亡率。没有条件住院分娩的，应当由经县级地方人民政府卫生行政部门许可并取得家庭接生员技术证书的人员接生。高危孕妇应当在医疗保健机构分娩。

（五）严禁采用技术手段对胎儿进行性别鉴定

《母婴保健法》规定，严禁采用技术手段对胎儿进行性别鉴定。但医学上确有需要的除外。对怀疑胎儿可能为伴性遗传病，需要进行性别鉴定的，由省级卫生行政部门指定的医疗保健机构按照卫生部的规定进行鉴定。

六、母婴保健医学技术鉴定

母婴保健医学技术鉴定，是指母婴保健医学技术鉴定组织，依法受理接受母婴保健服务的公民的申请，就申请人对母婴保健服务机构所作的婚前医学检查、遗传病诊断和产前诊断结果或医学技术鉴定结论的异议，进行医学技术认定。

（一）鉴定范围

《母婴保健法》规定，接受婚前医学检查的人员对检查结果持有异议，可以申请医学技术鉴定，取得医学鉴定证明。还规定，县级以上地方人民政府可以设立医学技术鉴定机构，负责对婚前医学检查、遗传病诊断和产前诊断结果有异议的进行医学技术鉴定。可见医学技术鉴定的范围包括三类：①婚前医学检查结果异议；②遗传病诊断结果异议；③产前诊断结果异议。

（二）鉴定机构

县级以上地方人民政府可以设立母婴保健医学技术鉴定委员会，负责本行政区域内有异议的婚前医学检查、遗传病诊断、产前诊断的结果和有异议的下一级医学技术鉴定结论的医学技术鉴定工作。母婴保健医学技术鉴定分为省、市、县三级鉴定，省级母婴保健医学技术鉴定委员会的鉴定为最终鉴定结论。

母婴保健医学技术鉴定委员会由具有以下条件的人员担任：①具有认真负责的精神和良好的医德风尚；②具有丰富医疗保健实践经验和相关学科理论知识；③县级鉴定委员会成员应具有主治医师以上专业技术职务，设区的市级和省级鉴定委员会成员应具有副主任医师以上专业技术职务。医学技术鉴定委员会的成员，由卫生行政部门提名，同级人民政府聘任。母婴保健医学技术鉴定委员会进行医学鉴定时须有5名以上相关专业医学技术鉴定委员会成员参加。

（三）鉴定的申请

当事人对婚前医学检查、遗传病诊断、产前诊断的结果有异议，需要进一步确诊的，可以在接到检查或诊断结果之日起15日内向所在地县级或设区的市级母婴保健医学技术鉴定委员会提出书面鉴定申请。母婴保健医学技术鉴定委员会应当自接到鉴定申请之日起30日内作出医学技术鉴定意见，并及时通知当事人。当事人对鉴定意见有异议的可自接到医学技术鉴定通知书之日起15日内向上一级母婴保健医学技术鉴定委员会申请再鉴定。

七、母婴保健的监督和管理

《母婴保健法》很重要的内容就是要加强对母婴保健工作的管理和监督。在强调国家和政府对母婴保健责任的同时，确立了多项严格的管理监督制度。规定各级政府卫生行政部门负责对母婴保健工作的监督管理；省级政府卫生行政部门指定的医疗保健机构负责本行政区域内的母婴保健监测和技术指导。对母婴保健工作的主要技术环节规定了严格的条件和技术标准。确立了开展专项技术服务的审批许可制度和资格考核制度。并实行母婴保健监督员制度。

（一）母婴保健管理机构及其职责

1．国务院卫生行政部门及其职责

国务院卫生行政部门主管全国母婴保健工作。其主要职责是：①执行《母婴保健法》及其实施办法；②制定《母婴保健法》及实施办法的配套规章及技术规范；③按照分级分类指导原则制定全国母婴保健工作发展规划和实施步骤；④组织推广母婴保健适宜技术；⑤对母婴保健工作实施监督。

2．县级以上卫生行政部门及其职责

县级以上地方人民政府卫生行政部门负责本行政区域内的母婴保健监督管理工作。其主要职责是：①依照《母婴保健法》及其实施办法、国务院卫生行政部门规定的条件和技术标准，对从事母婴保健工作的机构和人员实施许可，并核发相应的许可证书；②对《母婴保健法》及其实施办法的执行情况进行监督检查；③对违反《母婴保健法》及其实施办法的行为，依法给予行政处罚；④负责母婴保健工作监督管理的其他事项。

（二）母婴保健监督员

县级以上地方人民政府卫生行政部门可以设立母婴保健监督员。其主要职责是：①监督检查《母婴保健法》及其实施办法的执行情况；②对违反《母婴保健法》及其实施办法的单位和个人提出处罚意见；③对母婴保健工作提出改进的建议；④完成卫生行政部门交给的其他监督管理任务。

母婴保健监督人员在执行职务时，应当出示证件；可以向医疗保健机构了解情况，索取必要的资料，医疗保健机构不得拒绝和隐瞒；对医疗保健机构提供的技术资料负有保密的义务。

八、法律责任

《母婴保健法》强调的是政府及有关部门和母婴保健机构在母婴保健工作的职责。对违反《母婴保健法》有专章关规定，从事母婴保健工作的单位和个人所应承担的行政责任和刑事责任作了具体规定。

（一）行政责任

医疗保健机构或者人员未取得母婴保健技术许可，擅自从事婚前医学检查、遗传病诊断、产前诊断、终止妊娠手术和医学技术鉴定或者出具有关医学证明的，由卫生行政部门给予警告、责令停止违法行为，没收违法所得；违法所得5 000元以上的，并处违法所得3倍以上5倍以下的罚款；没收违法所得或者违法所得不足5 000元的，并处5 000元以上2万元以下的罚款。

从事母婴保健技术服务的人员出具虚假医学证明文件的，依法给予行政处分；有下列情形之一的，由原发证部门撤销相应的母婴保健技术执业资格或者医师执业证书：①因延误诊治，造成严重后果的；②给当事人身心健康造成严重后果的；③造成其他严重后果的。

违反《母婴保健法》规定进行胎儿性别鉴定的，由卫生行政部门给予警告、责令停止违法行为；对医疗保健机构直接负责的主管人员和其他直接责任人员，依法给予行政处分。进行胎儿性别鉴定两次以上的或者以营利为目的进行胎儿性别鉴定的，并由原发证机关撤销相应的母婴保健技术执业资格或者医师执业证书。

（二）民事责任

母婴保健工作人员在诊疗护理过程中，因诊疗护理过失，造成病员死亡、残废、组织器官损伤导致功能障碍的，应根据医疗事故处理办法的有关规定，承担相应的民事责任。

（三）刑事责任

根据《母婴保健法》规定，取得相应合格证书的从事母婴保健的工作人员由于严重不负责任，造成就诊人员死亡、或者严重损害就诊人身体健康的，依照《刑法》第335条医疗事故罪追究刑事责任。

《母婴保健法》规定，未取得国家颁发的有关合格证书，施行终止妊娠手术或者采取其他方法终止妊娠，致人死亡、残疾、丧失或者基本丧失劳动能力的，依照刑法的有关规定追究刑事责任。《刑法》第336条非法进行节育手术罪规定，未取得医生执业资格擅自为他人进行节育复通手术、假节育手术、终止妊娠手术或者摘取宫内节育器，情节严重的，处3年以下有期徒刑、拘役或者管制，并处或者单处罚金；严重损害就诊人身体健康的，处3年以上10年以下有期徒刑，并处罚金；造成就诊人死亡的，处10年以上有期徒刑，并处罚金。

第三节　残疾人权益的法律保护

一、残疾人权益保护法律制度概述

（一）残疾人的法律定义

残疾人是指在心理、生理、人体结构、某种组织、功能丧失或者不正常，全部或者部分丧失以正常方式从事某种活动能力的人。残疾人包含视力残疾、听力残疾、言语残疾、肢体残疾、智力残疾、精神残疾、多种残疾和其他残疾的人。残疾标准由国务院规定。

1987 年，我国首次在 29 个省、自治区、直辖市对残疾人进行了抽样调查，调查结果显示，我国的残疾人口约占总人口的 4.89%，相当于每 20 人中就有一名残疾人。据此推算，全国约有各类残疾人共 5164 万。随着人口的增长，我国残疾人总数仍有以一定速度增加的趋势。

由于生理、心理障碍，残疾人是一个具有特殊困难的社会群体。党和政府历来关心残疾人，重视发展残疾人事业。国家采取辅助方法和扶持措施，对残疾人给予特别扶助，减轻或者消除残疾影响或者外界障碍，保障残疾人权利的实现。并积极立法，制订残疾人事业发展计划，把发展残疾人事业，保障残疾人权利纳入法制轨道。

（二）残疾人权益保障立法

我国《宪法》第 45 条规定："中华人民共和国公民在年老、疾病或者丧失劳动能力的情况下，有从国家和社会获得物质帮助的权利。国家发展为公民享受这些权利所需要的社会保险、社会救济和医疗卫生事业。国家和社会保障残废军人的生活，抚恤烈士家属，优待军人家属。国家和社会帮助安排盲、聋、哑和其他有残疾的公民的劳动、生活和教育。"这一原则规定，为确立残疾人和残疾人事业的法律地位，为维护残疾人的合法权益、发展残疾人事业、保障残疾人平等地充分参与社会生活、共享社会物质成果提供了法律基础。1990 年 12 月 28 日第七届全国人民代表大会常务委员会第 17 次会议通过了《中华人民共和国残疾人保障法》。该法共九章 54 条，对残疾人的康复、教育、劳动就业、文化生活、福利、环境、法律责任作了全面规定。国务院在 1991 年和 1996 年先后制定了《中国残疾人事业"八五"计划纲要（1991～1995 年）》和《中国残疾人事业"九五"计划纲要（1996～2000 年）》，明确了在 1991～2000 年度中残疾人工作在康复、教育、就业、文化生活、社会环境、法制建设、设施建设等各个领域的计划指标，把残疾人事业纳入了社会发展的总体规划。目前，我国正在实施 2001 年制定的《中国残疾人事业"十五"计划纲要（2001～2005 年）》。此外，为支持残疾人康复工作，有利于残疾人专用品进口，1997 年 1 月 22 日，国务院批准了《残疾人专用品免征进口税暂行规定》。国家、政府为保障残疾人合法权益和发展残疾人事业提供了法律保障。

二、残疾人合法权益的法律保护

（一）残疾人的平等权利

《残疾人保障法》规定，残疾人在政治、经济、文化、社会和家庭生活等方面享有与其他公民平等的权利。残疾人的公民权利和人格尊严受法律保护。禁止歧视、侮辱、侵害残疾人。

（二）残疾人合法权益的家庭保护

根据《残疾人保障法》规定，残疾人的法定扶养人必须对残疾人履行扶养义务。残疾人的监护人必须履行监护职责，维护被监护人的合法权益。残疾人的亲属、监护人应当鼓励和帮助残疾人增强自立能力。禁止虐待和遗弃残疾人。

（三）残疾人合法权益的国家和社会保护

国家高度重视发展残疾人事业，各级人民政府应当将残疾人事业纳入国民经济和社会发展计划，经费列入财政预算，统筹规划，加强领导，综合协调，采取措施，使残疾人事业与经济、社会协调发展。为保障残疾人各项平等权利的实现，法律详细规定了国家和社会应当采取的康复、教育、劳动就业等多方面的措施和具体办法，并明确了侵害残疾人合法权益的行政、民事和刑事责任。

（四）残疾人组织

《残疾人保障法》规定，中国残疾人联合会及其地方组织，代表残疾人的共同利益，维护残疾人的合法权益，团结教育残疾人，为残疾人服务。

残疾人联合会承担政府委托的任务，开展残疾人工作，动员社会力量，发展残疾人事业。

三、残疾预防的法律规定

残疾，尤其是那些导致严重功能障碍的残疾，不仅对个人造成身心的痛苦和不幸，还给家庭带来沉重的经济和精神负担，也影响到国家建设和社会发展，给国家和社会造成重大损失。为避免由残疾引起的种种严重后果，早在 1981 年，WHO 就把残疾预防工作列为全球残疾工作采取的首要战略任务，而且包括在 HFA/2000 的战略目标的内涵中。我国的《残疾人保障法》在总则中把残疾预防工作作为一项国家责任加以规定，指出，国家有计划地开展残疾预防工作，加强对残疾预防工作的领导，宣传、普及优生优育和预防残疾的知识，针对遗传、疾病、药物中毒、事故、灾害、环境污染和其他致残因素，制定法律、法规，组织和动员社会力量，采取措施，预防残疾的发生和发展。

鉴于致残因素多种多样，做好残疾预防工作，要针对各种主要致残因素，制定相应的法规，采取一切行之有效的残疾预防措施。这些措施主要包括：①动员社会力量，坚持优生优育，减少遗传性残疾和先天性缺陷病残儿出生；②加强计划免疫，防治地方病；③搞好环境保护，控制污染和公害；④控制和减少意外事故，减少事故致残；⑤改进保健服务，防止滥用药物，严禁生产低劣药品等。

四、残疾人康复法律规定

康复是指综合、协调地应用医疗、工程、教育、职业的、心理的、社会的和其他措施，对残疾人进行治疗、辅助、训练、辅导、补偿、提高或者恢复残疾人的功能，增强其能力，以消除或减轻残疾造成的后果，改善残疾人参与社会生活的自身条件。我国自 20 世纪 80 年代初开始，就已经系统开展残疾人康复工作。1991 年 5 月起开始实施的《残疾人保障法》在第二章用专章对残疾人的康复工作作了规定：

（一）康复工作的指导原则

康复工作是改善残疾人自身能力的重要工作。康复工作应当从实际出发，将现代康复技术与我国传统康复技术相结合；以康复机构为骨干，社区康复为基础，残疾人家庭为依托；以实用、易行、受益广的康复内容为重点，并开展康复新技术的研究、开发和应用，为残疾人提供有效的康复服务。

（二）国家和社会责任

《残疾人保障法》规定，国家和社会采取康复措施，帮助残疾人恢复或者补偿功能，增强其参与社会生活的能力。目前，残疾人的康复措施主要包括：①及早发现、诊断与处理；②医疗护理，社会、心理和其他方面咨询和协助；③进行行动交往及日常生活技能的自理训练，为听觉、视觉、受损者和弱者提供所需的特殊器材；④提供辅助器械、行动工具及其他设备；⑤专门教育、职业技能训练（包括职业指导）、职业培训、公开招聘的和保护性的就业安置；⑥后续工作等。

法律规定，政府和有关部门要有计划地举办必要的专门康复机构，在医院设立康复医学科（室），进行科学研究、临床实践、技术指导和人员培训。各级人民政府和有关部门应当组织和指导城乡社区服务网、医疗预防保健网、残疾人组织、残疾人家庭和其他社会力量，开展社区康复工作，使更多的残疾人在社区和家庭环境中得到有效的康复服务。

（三）康复机构和康复工作人员

残疾人康复工作不仅需要专门康复机构与专业人员的努力，还需要其他为残疾人服务的机构、有关工作人员、志愿工作者及残疾人本人及其亲属的共同努力、支持和配合。残疾人教育机构、福利性企业事业组织和其他为残疾人服务的机构，如街道、福利院、残疾儿童寄托所等，应当创造条件，采取多种形式开展康复训练活动。残疾人自身应当在专业人员的指导和有关工作人员、志愿工作者及亲属的帮助下，努力进行功能、自立能力和劳动技能的训练。国务院和有关部门分阶段确定康复重点项目，指定计划，组织力量实施。

（四）康复人员培养与培训

为培养懂得康复知识，掌握康复技术的专业人员，医学院校和其他有关院校应当有计划地开设康复课程、设置康复专业，培养各类康复专业人才。国家和社会采取各种形式对从事康复工作的人员进行技术培训；向残疾人、残疾人家属、有关工作人员和志愿工作者普及康复知识，传授康复方法。

（五）残疾人专用品服务

残疾人专用品是残疾人减轻残疾影响必不可少的物品。残疾人专用品包括残疾人康复器械、生活自助具、特殊用品和其他辅助器具等。残疾人专用品服务包括这些产品的研制、生产、供应和维修等。

由于不同类型残疾人的残疾部位、残疾程度、功能缺损状况不同，器具需要因人而异，残疾人专用品服务往往个体差异大、销售面窄、成本高、价格较贵，而残疾人群体又是属于比较贫困的社会弱势群体，产品价格和维修费用太高则承受不了。因此法律规定，政府有关部门应当组织和扶持残疾人康复器械、生活自助具、特殊用品和其他辅助用具的研制、生产、供应、维修服务。为残疾人生产先进适用、优质价廉、利于普及的康复器械和生产用品，并做好其他各项服务工作。为支持残疾人康复工作，有利于残疾人专用品进口，1997年4月7日，海关总署专门发布并施行了《残疾人专用品免征进口税暂行规定》，对免征进口关税和进口环节增值税、消费税的免税进口残疾人专用品范围、免税手续作了具体规定。

（六）《中国残疾人事业“十五”计划纲要（2001～2005年）》

我国的残疾人事业“十五”计划纲要提出了五年中残疾人康复的任务指标和主要措施。康复的任务是：坚持做好康复工作，帮助残疾人改善功能、提高能力。《纲要》指出：绝大多数残疾人通过康复可以恢复或补偿功能，提高生活自理和社会适应能力。康复是残疾人工作的永恒主题，必须常抓不懈。“十五”期间，继续实施一批重点工程，使510万残疾人得到不同程度地康复；进一步完善社会化的训练服务体系，残疾人普遍得到康复服务；加强预防残疾的宣传教育，强化预防措施，减少残疾发生；加强康复人才的培养，重视高新科技成果在康复领域的应用；落实各项康复经费，确保任务完成。

“十五”期间主要的康复措施是：①组织实施白内障复明手术；②开展低视力康复工作，组织助视器的研制、开发和供应，形成医院眼科、盲校低视力班、定点眼镜店和患者家庭相互配合的低视力康复工作网络；③巩固、完善聋儿康复网络，全面开展聋儿康复工作；④大力推广“社会化、综合性、开放式”精神病防治康复工作模式，加强政府为主导、有关部门协作、社会各界广泛参与的组织管理体系；⑤为现有12万麻风畸残者实施矫治手术或配备辅助用具，改善其生命质量；⑥加强残疾人用品用具供应工作，重点搞好服务，抓住调查需求、介绍产品、提供咨询、配置服务等环节，并加强对用品用具质量的监督与管理；⑦加强社区康复工作，广泛开展康复训练，切实提供康复服务；⑧减少和控制残疾发生，提高人口素质。

第四节 未成年人权益的法律保护

一、未成年人健康保护法律制度概述

未成年人健康保护法是指保护未满十八周岁公民的健康权益的法律规范的总称。

儿童、青少年是国家未来事业的建设者和生力军，对他们的健康保护工作历来受到政府和有关部门的关注。卫生部先后发布了《全国计划免疫条例》（1982年）、《托儿所、幼儿园卫生保健制度》（1985年）、《城乡儿童保健工作要求》（1986年）和《散居儿童卫生保健管理制度》（1987年）。1989年国家教委颁布了《幼儿园管理条例》；1990年卫生部颁布了《城市托儿所工作条例》；1990年5月，国家教委、卫生部又联合发布实施了《学校卫生工作条例》。这些法规规章从不同角度对儿童、青少年健康保护目的、要求、标准、制度等作了规定。1991年9月4日第七届全国人民代表大会常务委员会第21次会议通过的《中华人民共和国未成年人保护法》是专门规定未成年人权益保护的法律，其中对未成年人健康权益也作了规定。劳动部颁布的、1995年1月1日起实施的《未成年工特殊保护规定》，则专门就未成年工的劳动保护问题作了规定。

二、儿童保健

儿童保健可分为集体儿童保健和散居儿童保健。集体儿童保健是指对托儿所、幼儿园

等集体儿童机构中的儿童所进行的保健工作。在《幼儿园管理条例》、《城市托儿所工作条例》、《托儿所、幼儿园卫生保健制度》等法规中，对集体儿童保健规定了生活作息、饮食管理、体格锻炼、健康检查、卫生消毒与隔离、预防疾病、安全、卫生保健登记、统计等管理制度。散居儿童保健是指对不进托儿所、幼儿园等保育机构，而分散在家庭抚养的儿童所进行的保健工作。《散居儿童保健管理制度》规定，散居儿童的保健由各级儿童保健机构组织以医院为中心的地段责任制，成立三级儿童保健网，对责任地段的散居儿童，建立保健卡，定期进行健康检查、缺点矫治、体弱儿管理以及疾病监测工作，并尽量完成基础免役工作，提高儿童健康水平。在《城乡儿童保健工作要求》中，分别提出了城市儿童保健工作要求和农村儿童保健工作要求的甲类标准和乙类标准，并提出了争取在2000年时，实现每个儿童都享有卫生保健，把婴儿死亡率下降到25‰以下的奋斗目标。

三、在校青少年的健康保护

我国实行九年制义务教育。全国大、中、小学在校学生有2亿多，约占全国人口的1/5。为维护这些正处于生长发育时期的青少年的身心健康，预防和减少青少年学生在学习和生活环境中各种有害因素对肌体健康的影响，加强学校卫生工作显得尤为重要。《学校卫生工作条例》是我国维护在校青少年身体健康的重要法规。条例明确界定了学校卫生包括普通中小学、农业中学、职业中学、中等专业学校、技工学校和普通高等学校的卫生，并在总结建国以来学校卫生工作的基础上，对学校卫生工作的一系列问题作了明确规定：①学校卫生工作的主要任务，是监测学生健康水平；对学生进行健康教育，培养学生的良好卫生习惯；改善学校卫生环境和教学卫生条件；加强对传染病、学生常见病的预防和治疗。②学校卫生工作的内容，包括教学过程卫生、学校建筑和设备卫生、学生卫生保健营养和饮食卫生以及卫生宣传和健康教育等几个主要方面。③针对上述内容提出了学校卫生工作的要求，具体涉及教学进度、作息时间的安排；学校教学建筑的选址、设计，环境质量，课桌椅、黑板设置的卫生标准；厕所、洗手等卫生设施；饮用水标准；各项卫生管理制度的建立；学校饮食卫生管理；体育场地、设施和体育运动的卫生和安全要求；健康教育、健康咨询的开展；学生健康管理制度的建立；传染病、学生常见病的预防和治疗等。为在校青少年的健康保护提供了制度保证。

四、未成年工的健康保护

未成年工是指年满16周岁，未满18周岁的劳动者。由于未成年工正处于生长发育期，并有接受义务教育的需要，为维护未成年工的合法权益，保护其在劳动中的健康，国家对未成年工实行特殊保护。《未成年人保护法》第28条规定，任何组织和个人不得招用未满16周岁的未成年人，国家另有规定的除外。任何组织和个人依照国家有关规定招收已满16周岁未满18周岁的未成年人，应当在工种、劳动时间、劳动强度和保护措施等方面执行国家有关规定，不得安排其从事过重、有毒、有害的劳动或者危险作业。

《未成年工特殊保护规定》对未成年工必须采取的特殊劳动保护措施作了具体规定。这些措施包括：①17项不得安排未成年工从事的劳动范围；②5项不得安排患有某种疾病或具有某些生理缺陷（非残疾性）的未成年工从事的劳动范围；③ 用人单位应按要求对未成年工定期进行健康检查，并根据健康检查结果安排其从事适合的劳动；④ 未成年工上岗前用人单位应对其进行有关的职业安全卫生教育和培训；

五、保障未成年人不受吸烟的伤害

吸烟有害身体健康。烟草对未成年人的危害尤为严重。一个人吸烟通常都是从未成年时期开始。据1996年全国吸烟行为的流行病学调查，我国15至19岁人口的吸烟率为9.66%，被动吸烟率高达48.9%，在未成年人吸烟率上升的同时，开始吸烟的年龄有所下降，平均年龄在16岁以下。为了保障未成年人身体健康，我国自1979年开始开展控烟工作，在专门保护未成年人权益的《未成年人保护法》和《预防未成年人犯罪法》以及《烟草专卖法》等有关控烟的法律法规中，都有保障未成年人免受吸烟伤害的规定。义务主体涉及国家、社会、学校、监护人、经营者和普通公民以及未成年人本人。内容涉及：加强吸烟危害健康的宣传教育；对未成年人吸烟的预防、禁止和劝阻；禁止烟草经营者向未成年人售烟；禁止或限制公民在公共场所吸烟，特别禁止在未成年人集中活动的室内吸烟。

（一）国家和社会的责任

《烟草专卖法》规定，国家和社会加强吸烟危害健康的宣传教育，禁止或者限制在公共交通工具和公共场所吸烟，劝阻青少年吸烟，禁止中小学生吸烟。

（二）监护人的职责

未成年人的父母或者其他监护人应当教育未成 年人不得吸烟、酗酒。未成年人的父母或其他监护人有责任引导未成年人进行有益身心健康的活动，预防和制止未成年人吸烟、酗酒、吸毒等不良行为的发生。

（三）学校的责任

学校是未成年人学习、活动的主要场所，开展未成年人反吸烟教育应该从学校做起。学校应当教育未成年人不得吸烟、酗酒。教育部发布的中、小学生守则等规范中也都明确规定未成年人不许吸烟。

（四）经营者的义务

禁止向未成年人出售有害身心健康的消费品。任何经营场所不得向未成年人出售烟酒。

（五）公民的义务

任何人不得在中小学、幼儿园、托儿所的教室、寝室、活动室和其他未成年人集中活动的室内吸烟。

第五节　老年人权益的法律保护

一、老年人医疗权益保障法律制度概述

老年人是社会群体中年龄较高的部分人群。依据社会经济发展和人的生理机能变化，不同国家或一国不同发展时期，划定老年人的年龄起点标准有所不同。目前，国际上通常

使用的老年人的年龄标准有两个，即60岁和65岁。我国专门保护老年人权益的《中华人民共和国老年人权益保障法》则明确规定，60周岁为老年人年龄下限。1999年，我国60岁以上老年人口达到1.26亿，占总人口的10%，按照国际通行标准，我国人口年龄结构比预见提前进入老龄化阶段。今后一个时期，我国老年人口还将以较快速度增长，到2015年，60岁以上人口将超过2亿，约占总人口的14%。人口老龄化，是经济和社会发展、人民生活水平提高、医疗卫生条件改善的结果，是社会文明与进步的重要标志，同时，也给我国经济和社会发展带来一系列问题。老年人由于肌体组织、生理功能逐步走向衰退，其医疗保健需求的日益增长给医疗卫生工作带来了巨大的压力。目前，我国的社会保障体系正在建立健全过程中，解决老龄化问题的物质基础和法律保障还不够充分。做好老年人保健工作又直接关系到老年人的生活质量和晚年幸福。

我们党和政府历来重视老年人权益保障工作。从1954年的第一部《宪法》，到后来的《婚姻法》、《继承法》、《刑法》、《民法通则》等法律法规都有关于保护老年人权益的条款。1996年8月29日第八届全国人民代表大会常务委员会第21次会议通过的、同年10月1日起实施的《中华人民共和国老年人权益保障法》，更是全面保护老年人权益的法律武器。它所提出的实现老年人"五个老有"中的"老有所医"是制定有关老年人保健法规的重要依据，是发展老年保健事业的法律保障。虽然到目前为止，我国还没有专门规范老年人医疗保健工作的法律法规，但有关老年人医疗保健的法律规范、规定散见于法的规范性文件和政府政策规定之中。除《老年人权益保障法》外，《关于职工医疗保险制度改革的试点意见》，有关医疗保险的规定等都有所规定。此外，为促进我国老龄事业的发展，1994年12月，国家计委、民政部等部门联合制定了《中国老龄工作七年发展纲要（1994～2000年）》。2000年8月，党中央、国务院又下发了《关于加强老龄工作的决定》。之后又发布实施《中国老龄事业发展"十五"计划纲要（2001～2005年）》，从经济供养、医疗保健、照料服务、精神文化生活、权益保障等五个方面阐明了"十五"期间我国老龄事业的任务和实现措施。

二、老年人医疗保障法律制度

医疗保障制度是社会保障制度的重要组成部分。医疗保障一般是指因伤病使健康受到损害，并由此带来生活上的困难，经医疗给付（包括实物和各种现金给付），使其能进行治疗和维持生活。老年医疗保障是在社会医疗保障事业不断发展的情况下，针对老年人体弱多病的特殊医疗需求，设立老年医疗特别制度，制定老年医疗特别政策，对老年人看病、吃药、护理、预防、卫生、保健等诸方面进行系列服务，实现老年人"老有所医"。这是保障老年人生存权和健康权的基础。

（一）老年医疗保险

《老年人权益保障法》规定：国家建立多种形式的医疗保险制度，保障老年人的基本医疗需要。有关部门制定医疗保险办法，应当对老年人予以照顾。老年依法享有的医疗待遇必须得到保障。

我国从20世纪50年代初期开始，实行职工医疗保健制度，即公费医疗和劳保医疗制度。离退休人员和在职人员一样享受同等医疗待遇，并对离退休干部、知名人士、专家的医疗保健实行特别照顾政策。农村在50年代集体经济发展后逐步实行了合作医疗。但80年代，农村经济体制发生重大变革后，合作医疗保健制度缺乏集体经济的支持而发生困难。合作医疗的减少，使农民特别是老年农民发生了看病难的状况。随着经济体制改革的深入，市场经济的建立，城镇职工的医疗保障制度也受到了较大冲击。老年人的物质生活水平有所下降，离退休人员的医疗保障受到严重冲击。因此，必须对旧的医疗保障制度进行改革，同时对老年人的医疗待遇予以政策照顾，为实现市场经济条件下老年人"老有所医"的医疗需求提供经济保障。

我国的医疗保障体制改革自20世纪80年代初开始，在经历了1981~1994年传统体制向新型体制过渡后，90年代初，开始进入了城镇职工医疗保险制度改革的试点阶段。1993年10月8日，劳动部发布了《关于职工医疗保险制度改革的试点意见》，对职工医疗保险制度改革提出五条意见。改革的目标是，建立社会统筹医疗基金与个人医疗帐户相结合的社会保险制度，并使之逐步覆盖城镇所有劳动者。建立这样一种由国家、企事业单位和个人共担风险的医疗保险制度，本身就是解决职工退休后"老有所医"的经济保障。《试点意见》还提出了对特殊人员如老红军、二等以上革命伤残军人、离休人员、退休职工实行政策性照顾。城镇职工的改革开始后，农村的合作医疗制度也将逐步过渡到由国家、社区和农民个人共担医疗风险的医疗保险制度，并对农村中的荣誉老人、贫困和高龄老人有所倾斜。真正对公费医疗、劳保医疗制度的根本改革，从1994年底国务院选择镇江、九江"两江"先期试点开始，之后，改革试点城市不断增加，到1998年1月已达到40个，并在全国形成了几种有代表性的医疗保险制度模式。在城市试点广泛开展、取得经验的基础上，1998年国务院颁布了《国务院关于建立城镇职工基本医疗保险制度的决定》。这一《决定》的颁布，标志着我国的公费医疗制度和劳保医疗制度的终极，新的职工基本医疗保险制度的开始建立。

《决定》包括七个方面的内容，在其第六项内容——"妥善解决有关人员的医疗待遇"中，对有关老年人的医疗照顾待遇再次作了确认。一是离休人员、老红军的医疗待遇不变，医疗费用按原资金渠道解决，支付确有困难的，由同级人民政府帮助解决。二是退休人员参加基本医疗保险，个人不缴纳基本医疗保险费。对退休人员个人帐户的计入金额和个人负担医疗费的比例给予适当照顾。此外，对除老年人外的其他社会弱势群体的医疗待遇照顾也再次予以肯定，规定二等乙级以上革命伤残军人的医疗待遇不变；国有企业下岗职工的基本医疗保险费，包括单位缴费和个人缴费，均由再就业服务中心按照当地上年度职工平均工资的60%为基数缴纳。

（二）老年医疗救助

老年人权益保障法第26条规定，老年人患病，本人和赡养人确实无力支付医疗费用的，当地人民政府根据情况可以给予适当帮助，并可以提倡社会救助。

三、老年医疗保健服务

老年人的医疗保健需要有其自身的特点。老年人由于年高体弱、行动不便，除一些常见病和急慢性传染病外，有不少的疾病是伴老而产生的老年人特有的慢性病。如卒中后遗症、老年痴呆症等。老年人的医疗保健需求包括治疗、护理、康复、保健等一系列内容。为使老年人真正实现“老有所医”，在通过基本医疗保险为老年人提供医疗保障的同时，还必须建立老年医疗保健服务体系。

（一）老年人医疗照顾制度

医疗机构应当为老年人就医提供方便，对70周岁以上的老年人就医，予以优先。有条件的地方，可以为老年病人设立家庭病床，开展巡回医疗等服务。提倡为老年人义诊。

（二）老年康复设施

国家鼓励、扶持社会组织或者个人兴办老年福利院、敬老院、老年公寓、老年医疗康复中心和老年文化体育活动场所等设施。地方各级人民政府应当根据当地经济发展水平，逐步增加对老年福利事业的投入，兴办老年福利设施。

（三）老年疾病预防

老年健康教育。国家采取措施，加强老年医学的研究和人才的培养，提高老年病的预防、治疗、科研水平。开展各种形式的健康教育，普及老年保健知识，增强老年人自我保健意识。

（四）老年社区医疗服务

逐步建立适应老年人需要的生活服务、文化体育活动、疾病护理与康复等服务设施和网点。

（曹文姝）

思考题

1. 你认为我国目前对病人权益的法律保护力度如何？病人应当享有哪些权利？
2. 母婴保健的主要内容是什么？
3. 我国对残疾人康复和残疾预防有哪些法律规定？
4. 我国对未成年人健康保护的立法现状如何？
5. 面对已经到来的老龄社会，如何保障老年人“老有所医”？

第二十章　医疗服务人员管理法律规定

提要　医疗服务人员从事与人的生命与健康密切相关的工作，因此，对医疗服务人员管理的法律规范一直是卫生法律建设的重要内容。本章阐述了医疗服务人员管理的法律规定，包括各类医疗服务人员的定义、主要内容、资格考试制度、执业注册制度、权利与义务以及相应的法律责任等。

重点　医疗服务人员管理的法律法规及其主要内容。

第一节　医师执业法律规定

医疗服务人员是指受过医药卫生教育，掌握医药卫生知识，经卫生行政部门审查合格，从事医疗、预防、药剂、护理、医技、卫生技术管理等专业的技术人员。我国对于医疗服务人员的从业管理一直予以了高度重视。1998 年 6 月 26 日，为规范医师的执业行为，保障医师的合法权益，第九届全国人大常委会第三次会议通过了《中华人民共和国执业医师法》，并于 1999 年 5 月 1 日施行。为规范药师的执业行为，1999 年国家人事部、国家药品监督管理部门修订了《执业药师资格制度暂行规定》、《执业药师资格考试实施办法》、《执业药师注册管理暂行办法》。为了提高乡村医生的职业道德和业务素质，加强乡村医生从业管理，保护乡村医生的合法权益，保障村民获得初级卫生保健服务，国务院于 2003 年 7 月 30 日制定通过了《乡村医生从业管理条例》，并于 2004 年 1 月 1 日起施行。2008 年 1 月 31 日，为规范护士执业行为，保障护士的合法权益，国务院总理温家宝签署第 517 号国务院令，公布《护士条例》，并于同年 5 月 12 日起正式施行。这一系列法律法规的颁布与实施，促进了我国医疗卫生技术队伍的建设，并使卫生人员管理工作逐步步入了法制化轨道。

一、执业医师管理法律规定

（一）概念

执业医师法是调整加强医师队伍建设，提高医师职业道德和业务素质，保障医师的合法权益和保障人民健康活动中产生的各种社会关系的法律规范的总和。医师是指取得执业医师资格或者执业助理医师资格，经注册在医疗、预防或者保健机构（包括计划生育技术服务机构）中执业的专业医务人员。

（二）医师执业管理制度

1. 医师资格考试制度

国家实行医师资格考试制度，分为执业医师资格考试和执业助理医师资格考试。考试由省级以上人民政府卫生行政部门组织实施。我国医师资格考试的种类包括执业医师资格考试和执业助理医师资格考试两种。考试的类别分为临床医师、中医（包括中医、民族医、中西医结合）师、口腔医师、公共卫生医师四类。考试方式分为实践技能考试和医学综合笔试。

（1）申请执业医师资格考试的条件　①具有高等学校医学专业本科以上学历，在执业医师指导下，在医疗、预防、保健机构中试用期满 1 年的；②取得执业助理医师执业证书后，具有高等学校医学专科学历，在医疗、预防、保健机构中工作满 2 年的；③取得执业助理医师执业证书后，具有中等专业学校医学专业学历，在医疗、预防、保健机构中工作满 5 年的。具备上述三种条件之一的均可申请执业医师资格考试。

（2）申请助理执业医师资格考试的条件　具有高等学校医学专科学历或者中等专业学校医学专业学历，在执业医师指导下，在医疗、预防、保健机构中试用期满 1 年的。

（3）其他参加执业医师资格考试的条件　以师承方式学习传统医学满 3 年或者经过多年实践确有专长的，经县级以上地方人民政府卫生行政部门确定的传统医学组织或医疗、预防、保健机构考核合格并推荐，可以申请参加执业医师资格或者助理执业医师资格考试。

2. 医师执业注册制度

国家实行医师执业注册制度。取得医师资格的，可以向所在地县级以上卫生行政部门申请注册，并取得医师执业证书。

（1）不予注册的规定　有下列情形之一的，不予注册：①不具有完全民事行为能力的；②因受刑事处罚，自处罚执行完毕之日起至申请注册之日止不满 2 年的；③受吊销医师执业证书的行政处罚，自处罚决定之日起至申请注册之日止不满 2 年的；④有国务院卫生行政部门规定不宜从事医疗、预防、保健业务的其他情况的。

（2）注销注册的规定　医师注册后有下列情形之一的，卫生行政部门应当注销注册，收回医师执业证书：①死亡或者被宣告失踪的；②受刑事处罚的；③受吊销医师执业证书行政处罚的；④因参加医师定期考核不合格暂停执业活动期满，再次考核不合格的；⑤中止医师执业活动满 2 年的；⑥有国务院卫生行政部门规定的其他情形的。

（3）变更注册的规定　医师变更执业地点、执业类别、执业范围等注册事项的，应到准予注册的卫生行政部门办理变更注册手续。

（三）医师执业的权利与义务

1. 医师执业的权利

医师执业权利是指取得医师资格、依法注册的医师，在执业活动中依法享有的权利。任何人不得侵犯或剥夺医师的法定权利。医师在执业活动中主要享有下列权利：

①在注册的执业范围内，进行医学检查、疾病调查、医学处置，出具相应的医学证明文件，选择合理的医疗、预防、保健方案；

②按照国务院卫生行政部门核定的标准，获得与本人执业活动相当的医疗设备基本条件；

③从事医学研究、学术交流、参加专业学术团体；

④参加专业培训，接受继续医学教育；

⑤在执业活动中，人格尊严、人身安全不受侵犯；

⑥获取工资报酬和津贴，享受国家规定的福利待遇；

⑦对所在机构的医疗、预防、保健工作和卫生行政部门的工作提出意见和建议，依法参与行业所在机构的民主管理。

2．医师执业的权利

医师执业义务是法律赋予医师在执业活动中必须履行的责任，医师在执业活动中应当履行的主要义务是：

①遵守法律、法规，遵守技术操作规范；

②树立敬业精神、遵守职业道德、履行医师职责、尽职尽责为患者服务；

③关心、爱护、尊重患者，保护患者的隐私；

④努力钻研业务，更新知识、提高专业技术水平；

⑤宣传卫生保健知识、对患者进行健康教育。

3．医师执业规则

医师的执业规则主要有：

①医师实施医疗、预防、保健措施，签署有关医学证明文件，必须亲自诊查、调查，并按照规定及时填写医学文书，不得隐匿、伪造或者销毁医学文书及有关资料，医师不得出具与自己执业范围无关或者与执业类别不相符的医学证明文件；

②对急危患者，医师应当采取紧急措施进行诊治，不得拒绝急救处置；

③医师应当使用经国家有关部门批准使用的药品、消毒药剂和医疗器械，除正当诊断治疗外，不得使用麻醉药品、医疗用毒性药品、精神药品和放射性药品；

④医师应当如实向患者或者其家属介绍病情，但应注意避免对患者产生不利后果。医师进行实验性临床医疗，应当经医院批准并征得患者本人或者其家属同意；

⑤医师不得利用职务之便，索取、非法收受患者财物或者牟取其他不正当利益；

⑥遇有自然灾害、传染病流行、突发重大伤亡事故及其他严重威胁人民生命健康的紧急情况时，医师应当服从县级以上人民政府卫生行政部门的调遣；

⑦医师发生医疗事故或者发现传染病疫情时，应当按照有关规定及时向所在机构或者卫生行政部门报告。发现患者涉嫌伤害事件或者非正常死亡时，应当按照有关规定向有关部门报告。

⑧执业助理医师应当在执业医师的指导下，在医疗、预防、保健机构中按照其执业类别执业。在乡、民族乡、镇的医疗、预防、保健机构中工作的执业助理医师，可以根据医疗诊治的情况和需要，独立从事一般的执业活动。

（四）法律责任

1．行政责任

违反《执业医师法》所应承担的行政责任包含行政处罚和行政处分。承担行政责任主要有下列情形：

①以不正当手段取得医师执业证书的，由发给该证书的卫生行政部门予以吊销，对负

有直接责任的主管人员和其他直接责任人员，依法给予行政处分；

②违反医师的义务及医师的执业规则行为的，视情形轻重，由县级以上卫生行政部门给予警告或者责令暂停6个月以上1年以下执业活动。直至吊销执业证书；

③未经批准擅自开办医疗机构行医或非医师行医的，由县级卫生行政部门予以取缔，没收其违法所得及其药品、器械；并处10万元以下罚款，吊销医师执业证书；

④阻碍医师执业，侵犯医师人身权利的行为，视情形严重程度，分别依据治安管理处罚条例给予处罚；

⑤医疗、预防、保健机构不履行报告职责，导致严重后果的，由县级以上人民政府卫生行政部门给予警告，并对机构行政负责人依法给予行政处分；

⑥卫生行政部门和医疗、预防、保健机构的工作人员违反《执业医师法》有关规定，尚不构成犯罪的由所在机构或者卫生行政部门依法给予行政处分。

2. 民事责任

《执业医师法》规定，医师在医疗、预防、保健工作中造成事故的，依照法律或者国家有关规定处理。非法行医，给患者造成损害的，依法承担赔偿责任。违反医师义务和执业规则，给患者造成损害的，承担相应的损害赔偿责任。

3. 刑事责任

《刑法》第335条规定，医务人员由于严重不负责任，造成就诊人死亡或者严重损害就诊人身体健康的，处三年以下有期徒刑或者拘役。

《刑法》第336条规定，未取得医师执业资格的人非法行医，情节严重的，处三年以下有期徒刑、拘役或者管制，并处或者单处罚金；严重损害就诊人身体健康的，处三年以上十年以下有期徒刑，并处罚金；造成就诊人死亡的，处十年以上有期徒刑，并处罚金；未取得医师执业资格的人擅自为他人进行节育复通手术、假节育手术、终止妊娠手术或者摘取宫内节育器，情节严重的，处三年以下有期徒刑、拘役或者管制，并处或者单处罚金；严重损害就诊人身体健康的，处三年以上十年以下有期徒刑，并处罚金；造成就诊人死亡的，处十年以上有期徒刑，并处罚金。

二、乡村医生执业管理法律规定

（一）概念

乡村医生是指尚未取得执业医师资格或者执业助理医师资格，经注册在村医疗卫生机构从事预防、保健和一般医疗服务的医生。

（二）乡村医生执业考试与注册

1. 乡村医生执业考试

乡村医生应当按照要求至少每2年接受一次培训，并由县级人民政府卫生行政主管部门负责组织本地区乡村医生的考核工作。乡村医生经考核合格的，可以继续执业；经考核不合格的，在6个月之内可以申请进行再次考核。逾期未提出再次考核申请或者经再次考核仍不合格的乡村医生，原注册部门应当注销其执业注册，并收回乡村医生执业证书。

2. 乡村医生执业注册

国家实行乡村医生执业注册制度。《乡村医生从业管理条例》实施前，取得县级以上地方人民政府卫生行政主管部门颁发的乡村医生证书，并符合下列条件之一的，可以向县级人民政府卫生行政主管部门申请乡村医生执业注册：

（1）已经取得中等以上医学专业学历的；

（2）在村医疗卫生机构连续工作20年以上的；

（3）按照省、自治区、直辖市人民政府卫生行政主管部门制定的培训规划，接受培训取得合格证书的。

《乡村医生从业管理条例》实施后进入村医疗卫生机构从事预防、保健和医疗服务的人员，应当具备执业医师资格或者执业助理医师资格。尚不具备条件的地区，根据实际需要，可以允许具有中等医学专业学历的人员，或者经培训达到中等医学专业水平的其他人员申请执业注册，进入村医疗卫生机构执业。

符合条件的在村医疗卫生机构执业的人员，应当向村医疗卫生机构所在地的县级人民政府卫生行政主管部门申请执业注册。审核后符合规定的，准予执业注册，发给乡村医生执业证书；对不符合规定的，不予注册，并书面说明理由。乡村医生执业证书有效期为5年。

（三）乡村医生执业的权利和义务

1. 乡村医生在执业活动中享有的权利

（1）进行一般医学处置，出具相应的医学证明；

（2）参与医学经验交流，参加专业学术团体；

（3）参加业务培训和教育；

（4）在执业活动中，人格尊严、人身安全不受侵犯；

（5）获取报酬；

（6）对当地的预防、保健、医疗工作和卫生行政主管部门的工作提出意见和建议。

2. 乡村医生在执业活动中享有的义务

（1）遵守法律、法规、规章和诊疗护理技术规范、常规；

（2）树立敬业精神，遵守职业道德，履行乡村医生职责，为村民健康服务；

（3）关心、爱护、尊重患者，保护患者的隐私；

（4）努力钻研业务，更新知识，提高专业技术水平；

（5）向村民宣传卫生保健知识，对患者进行健康教育。

（四）法律责任

1. 乡村医生在执业活动中，有下列行为之一的，由县级人民政府卫生行政主管部门责令限期改正，给予警告；逾期不改正的，责令暂停3个月以上6个月以下执业活动；情节严重的，由原发证部门暂扣乡村医生执业证书：①执业活动超出规定的执业范围，或者未按照规定进行转诊的；②违反规定使用乡村医生基本用药目录以外的处方药品的；③违反规定出具医学证明，或者伪造卫生统计资料的；④发现传染病疫情、中毒事件不按规定报告的。

2. 乡村医生在执业活动中，违反规定进行实验性临床医疗活动，或者重复使用一次性医疗器械和卫生材料的，由县级人民政府卫生行政主管部门责令停止违法行为，给予警告，可以并处 1 000 元以下的罚款；情节严重的，由原发证部门暂扣或者吊销乡村医生执业证书。

3. 乡村医生变更执业的村医疗卫生机构，未办理变更执业注册手续的，由县级人民政府卫生行政主管部门给予警告，责令限期办理变更注册手续。

4. 以不正当手段取得乡村医生执业证书的，由发证部门收缴乡村医生执业证书；造成患者人身损害的，依法承担民事赔偿责任；构成犯罪的，依法追究刑事责任。

5. 未经注册在村医疗卫生机构从事医疗活动的，由县级以上地方人民政府卫生行政主管部门予以取缔，没收其违法所得以及药品、医疗器械，违法所得 5 000 元以上的，并处违法所得 1 倍以上 3 倍以下的罚款；没有违法所得或者违法所得不足 5 000 元的，并处 1 000 元以上 3 000 元以下的罚款；造成患者人身损害的，依法承担民事赔偿责任；构成犯罪的，依法追究刑事责任。

三、外国医师来华短期行医管理的法律规定

（一）概念

外国医师来华短期行医是指在国外已取得行医权的外籍医师，应邀、应聘或申请来华从事不超过一年期限的临床诊断、治疗活动。

（二）注册和审核

1. 外国医师来华短期行医必须有在华医疗机构作为邀请或聘用单位，并与聘用单位签订协议，有多个单位的要分别签订协议，未签订协议的，所涉及的有关民事责任，由邀请或聘用单位承担。

2. 申请外国医师来华短期行医注册，必须提交申请书、外国医师的学位证书、外国行医执照或行医权证明、外国医师的健康证明以及邀请或聘用单位证明以及协议书或承担有关民事责任的声明书，其中外国医师的学位证书和外国行医执照或行医权证明须经过公正。设区的市级以上卫生行政部门应当在受理申请后 30 日内进行审核，并将审核结果书面通知申请人或代理申请的单位。对审核合格的予以注册，并发给《外国医师短期行医许可证》，有效期不超过一年，需要超期的必须重新办理注册；外国医师来华短期行医，必须依法获得入境签证，并按有关规定办理居留或停留手续，同时必须遵守我国的法律、法规，尊重我国的风俗习惯。

（三）法律责任

1. 未取得《外国医师短期行医许可证》外国医师在我国境内从事医疗活动，由所在地设区的市级以上卫生行政部门予以取缔，没收非法所得，并处以 10 000 元以下罚款 对邀请、聘用或提供场所的单位，处以警告，没收非法所得，并处以 5 000 元以下罚款。

2. 外国医师来华短期行医，违反我国的法律法规，或医疗行为违反了尊重我国的风俗习惯，由有关主管机关依法处理。

第二节 护士执业法律规定

一、概述

护理是以维护和促进健康、减轻痛苦、提高生命质量为目的、运用专业知识和技术为人民群众健康提供服务的工作。护理工作作为医疗卫生事业的重要组成部分，与人民群众的健康利益和生命安全密切相关。近年来，随着医疗卫生事业的发展，我国护理事业发展比较迅速，护理工作为维护和促进人民群众的健康发挥了积极作用。

法律意义上的护士，是指经执业注册取得护士执业证书，依法从事护理活动，履行保护生命、减轻痛苦、增进健康职责的卫生技术人员。护士作为护理职业的从业人员，在医疗、预防、保健和康复工作中有着重要作用，

二、护士执业注册

护士执业，应当经执业注册取得护士执业证书。申请护士执业注册，应当具备下列条件：

1. 具有完全民事行为能力；

2. 在中等职业学校、高等学校完成国务院教育主管部门和国务院卫生主管部门规定的普通全日制3年以上的护理、助产专业课程学习，包括在教学、综合医院完成8个月以上护理临床实习，并取得相应学历证书；

3. 通过国务院卫生主管部门组织的护士执业资格考试；

4. 符合国务院卫生主管部门规定的健康标准。

护士执业注册申请，应当自通过护士执业资格考试之日起3年内向拟执业地省、自治区、直辖市人民政府卫生主管部门提出申请；逾期提出申请的，还应当在符合国务院卫生主管部门规定条件的医疗卫生机构接受3个月临床护理培训并考核合格。

护士执业注册有效期为5年。

三、护士的权利和义务

（一）护士的权利

1. 享受福利待遇的权利

护士执业，有按照国家有关规定获取工资报酬、享受福利待遇、参加社会保险的权利。任何单位或者个人不得克扣护士工资、降低或者取消护士福利等待遇。

2. 获得职业防护的权利

护士执业，有获得与其所从事的护理工作相适应的卫生防护、医疗保健服务的权利。从事直接接触有毒有害物质、有感染传染病危险工作的护士，有依照有关法律、行政法规的规定接受职业健康监护的权利；患职业病的，有依照有关法律、行政法规的规定获得赔偿的权利。

3．提升业务能力的权利

护士有按照国家有关规定获得与本人业务能力和学术水平相应的专业技术职务、职称的权利；有参加专业培训、从事学术研究和交流、参加行业协会和专业学术团体的权利。

4．获得履行护理职责的权利

护士在执业中应获得疾病诊疗、护理相关信息的权利和其他与履行护理职责相关的权利。

5．参与民主管理的权利

护士在执业中可以对医疗卫生机构和卫生主管部门的工作提出意见和建议。

6．获得表彰奖励的权利

国务院有关部门对在护理工作中做出杰出贡献的护士，应当授予全国卫生系统先进工作者荣誉称号或者颁发白求恩奖章，受到表彰、奖励的护士享受省部级劳动模范、先进工作者待遇；对长期从事护理工作的护士应当颁发荣誉证书。

（二）护士的义务

1．遵守法律、法规、规章和护理诊疗技术规范的义务。

2．护士在执业活动中，发现患者病情危急，应当立即通知医师；在紧急情况下为抢救垂危患者生命，应当先行实施必要的紧急救护。

3．护士发现医嘱违反法律、法规、规章或者诊疗技术规范规定的，应当及时向开具医嘱的医师提出；必要时，应当向该医师所在科室的负责人或者医疗卫生机构负责医疗服务管理的人员报告。

4．尊重、关心、爱护患者，保护患者的隐私。

5．参与公共卫生和疾病预防控制工作的义务。

四、法律责任

护士在执业活动中有下列情形之一的，由县级以上地方人民政府卫生主管部门依据职责分工责令改正，给予警告；情节严重的，暂停其6个月以上1年以下执业活动，直至由原发证部门吊销其护士执业证书：

1．发现患者病情危急未立即通知医师的；

2．发现医嘱违反法律、法规、规章或者诊疗技术规范的规定，未按规定提出或者报告的；

3．泄露患者隐私的；

4．发生自然灾害、公共卫生事件等严重威胁公众生命健康的突发事件，不服从安排参加医疗救护的。

护士在执业活动中造成医疗事故的，依照医疗事故处理的有关规定承担法律责任。护士被吊销执业证书的，自执业证书被吊销之日起2年内不得申请执业注册。

第三节　药师执业法律规定

一、概述

根据我国《执业药师注册管理暂行办法》的规定，执业药师为经全国统一考试合格，取得执业药师资格证书，并经注册登记，在药品生产、经营、使用单位执业的药学技术人员。

二、药师资格考试

执业药师资格考试属于职业资格准入考试，实行全国统一大纲、统一命题、统一组织的考试制度。

1. 参加考试必须具备的条件

（1）中华人民共和国公民和获准在我国境内就业的其他国籍的人员。

（2）学历和从事药学、中药工作的时间应符合以下要求：取得药学、中药学或相关专业博士学位者；取得药学、中药学或相关专业第二学士学位、研究生毕业的或取得硕士学位从事专业工作满一年者；取得药学、中药学或相关专业大学本科学历，从事专业工作满三年者；取得药学、中药学或相关专业的大专学历，从事专业工作满五年者；取得药学、中药学或相关专业的中专学历，从事专业工作满七年者。

2. 考试科目

药学专业知识（一）：该科目包括药理学、药物分析两部分内容；药学专业知识（二）：该科目包括药剂学、药物化学两部分内容，药事管理与法规、综合知识与技能 4 个科目。中药学类同样包括 4 个科目，分别是：中药学专业知识（一）：该科目包括中药学、中药药剂学（含中药炮制）两部分内容；中药学专业知识（二）：该科目包括中药鉴定学、中药化学两部分内容；中药学综合知识与技能和药事管理与法规。

其中，按照国家有关规定评聘为高级专业技术职务，并具备下列条件之一者，可免试药学（或中药学）专业知识（一）、药学（或中药学）专业知识（二）两个科目，只参加药事管理与法规、综合知识与技能两个科目的考试：

（1）中药学徒、药学或中药学专业中专毕业，连续从事药学或中药学专业工作满 20 年；

（2）取得药学、中药学专业或相关专业大专以上学历，连续从事药学或中药学专业工作满 15 年。

国家执业药师资格考试以两年为一周期。参加全部科目考试的人员须在连续两个考试年度内通过全部科目的考试，而参加部分免试科目的人员须在一个考试年度内通过应试科目。

执业药师资格考试合格者发给《执业药师资格证书》。

三、执业药师注册

执业药师实行注册制度。国务院食品药品监督管理部门为全国执业药师注册管理机构，省级药品监督管理部门为本辖区执业药师注册机构。执业药师按照执业类别、执业范围、执业地区注册。执业类别分为药学类、中药类；执业范围分为药品生产、药品经营、药品使用，执业地区为省、自治区、直辖市。执业药师只能在一个执业药师注册机构注册，在一个执业单位按注册的执业类别、执业范围执业。

1. 申请注册

（1）申请人必须同时具备以上 4 项条件：

① 取得《执业药师资格证书》。

② 遵纪守法，遵守职业道德。

③ 身体健康，能坚持在执业药师岗位工作。

④ 经执业单位同意。

（2）有下列情况之一者不予注册：

① 不具有完全民事行为之一者。

② 因受刑事处罚，自处罚执行完毕之日到申请之日不满 2 年的。

③ 受过取消执业药师资格处分不满 2 年的。

④ 国家规定不宜从事执业药师业务的其他情形的。

（3）注册有效期和变更　注册执业药师注册有效期为 3 年，有效期满前 3 个月，持证者须到原注册机构申请办理再次注册。变更注册执业药师在同一执业地区变更执业单位或范围的，须到原执业药师注册机构办理变更注册手续，

（4）注销注册　有下列情况之一的，予以注销注册：

①死亡或被宣告失踪的。

②受刑事处罚的。

③被吊销《执业药师资格证书》的。

④受开除行政处分的。

⑤因健康或其他原因不能从事执业药师业务的。

注销注册手续由执业药师所在单位在 30 个工作日内向注册机构申请办理，执业药师注册机构经核实后办理注销注册，收回《执业药师注册证》。

四、药师执业规则

1. 必须遵守职业道德，忠于职守，对药品质量负责，保证人民用药安全有效为基本准则在开展药学服务活动中，药师对患者的配药状况和治疗效果掌握着主动权，而患者则处于被动接受地位。这就要求药师在专业服务中必须树立敬业精神，恪守执业准则，履行药师的义务，尊重和关心患者，全心全意为患者服务，并以患者的利益为最高标准，竭力维护患者的合法权益。

2. 执业药师必须严格执行《药品管理法》及相关法规、政策，对违法行为或决定，有责任提出劝告制止、拒绝执行或向上级报告药师必须遵守法律、法规，遵守技术操作规范，必须廉洁正直，讲究诚实，树立严肃、严格、严密的作风。对于违反法律的行为，不得隐瞒和包庇。

3. 执业药师在执业范围内负责对药品质量的监督和管理，参与制定、实施药品全面质

量管理及对本单位违反规定的处理药师在提供专业服务的过程中，必须加强对药品质量的控制、检验、贮存和保管，认真执行查对工作，熟悉现行的国家药品标准的具体内容，做好药物不良反应的监测工作。

4. 执业药师负责处方上审核及监督调配，提供用药咨询与信息，指导合理用药，开展药物治疗的检测及药品疗效的评价等临床药学工作药师在调剂时必须发挥合理用药的指导作用，要熟悉处方制度，能准确地调配处方，并判定处方是否有效，剂量是否合适，有无配伍禁忌。能正确回答患者的咨询，介绍恰当的服用剂量、用药时间，提供相关的用药注意事项和药品可能产生的不良反应。

五、法律责任

1.《执业药师资格制度暂行规定》中对违法执业药师的相关罚则

①对未按规定配备执业药师的单位，应限期配备，逾期将追究单位负责人的责任。

②对已在需由执业药师担任的岗位工作，但尚未通过执业药师资格考试的人员，要进行强化培训，限期达到要求。对经过培训仍不能通过执业药师资格考试者，必须调离岗位。

③对涂改、伪造或以虚假和不正当手段获取《执业药师资格证书》或《执业药师注册证》的人员，发证机构应收回证书，取消其执业药师资格，注销注册。并对直接责任者根据有关规定给予行政处分，直至送交有关部门追究法律责任。

④对执业药师违反规定款的，所在单位须如实上报，由药品监督管理部门根据情况给予处分。注册机构对执业药师所受处分，应及时记录在其《执业药师资格证书》中的备注《执业情况记录》栏内。

⑤执业药师在执业期间违反《药品管理法》及其他法律法规构成犯罪的，由司法机关依法追究其刑事责任。

2.《执业药师注册管理暂行办法》中相关罚则

①执业药师注册机构工作人员，在注册工作中玩忽职守、滥用职权、徇私舞弊，由所在单位给予行政处分；构成犯罪的，依法追究刑事责任。

②凡以骗取、转让、借用、伪造《执业药师资格证书》、《执业药师注册证》等不正当手段进行注册人员，由执业药师注册机构收缴注册证并注销注册；构成犯罪的，依法追究其刑事责任。

③当执业药师在执业期间，违反《执业药师资格制度暂行规定》有关条款的，由所在地药品监督管理部门根据情况给予处分。

第四节 医技人员管理的法律规定

随着医疗技术的发展和临床科室需求的提高，医技科室在医院发展中起着越来越重要的作用。在一个现代化的医院中，要求医技科室与临床科室密切合作，为临床提供准确的检查依据和数据，使医疗工作得以有效地开展。1982 年 4 月 7 日，卫生部颁布的《医院工作人员职责》对检验、血库、同位素、放射、理疗和营养等医疗辅助科室技术人员的职责作了详细的规定，具体如下：

一、检验技师的主要职责

1. 认真执行各项规章制度和技术操作规程，亲自参加检验，核对检验结果，负责特殊检验的技术操作和特殊试剂的配制、鉴定，检查、定期校正检验试剂、仪器，严防差错事故。

2. 负责菌种、毒株、剧毒药品、贵重器材的管理和检验材料的请领、报销等工作。

3. 开展科学研究和技术革新，改进检验方法，不断开展新项目，提高检验质量。

4. 负责临床教学，搞好进修、实习人员的培训工作。

5. 负责开展对本专业质量控制工作。

二、血库技师（检验技师）职责

1. 负责献血队的组织和安排献血员的体检工作。

2. 督促检查各项规章制度和技术操作规程的执行，严防差错事故。

3. 经常检查血液质量，做好血液的储备工作。

4. 指导或参加采血、血浆制备和输血器具的清洗、消毒工作，研究和改进输血方法。

5. 指导或参加血型的鉴定，交叉配血试验和发血工作。

6. 负责药品器材的请领和管理，并经常与药房工作人员研究改进保养液的质量。

7. 主动深入临床科室，了解输血情况，密切配合临床需要，开展科学研究工作。

8. 开展业务学习、进修和实习人员的培训。

9. 检查或填写血库各项登记、统计，审签献血员营养品的供应和补助费的发放手续。

三、放射科技师职责

1. 在科主任领导和主治医师指导下进行工作。

2. 负责投照工作，参加较复杂的技术操作。

3. 负责本科机器的安装、修配、检查、保养和管理，督促本科人员遵守技术操作规程和安全规则。

4. 开展技术革新和科学研究。指导进修、实习人员的技术操作，并担任一定的教学工作。

5. 参加集体阅片和讲评投照质量。

四、同位素科技师职责

1. 在科主任领导和主治医师指导下，负责同位素技术工作。

2. 负责仪器的安装、使用、检查、保养和维修工作。

3. 负责同位素实验室的管理，督促检查各级人员遵守操作规程。

4. 建立机器使用档案，随时记录发生的故障及修理经过。

5. 负责同位素贮存、保管和放射线的监护工作，搞好安全防护。

6. 指导技士、见习员、进修人员的技术操作，解决技术上的疑难问题，必要时亲自参加。

7. 开展技术革新和科学研究，不断提高技术水平。

五、理疗科技师职责

1. 在科主任领导和主治医师指导下进行工作。

2. 负责本科理疗仪器的安装、保养和管理，并定期进行仪器的检修和鉴定。

3. 负责检查电源、线路，保证治疗与操作安全。

4. 积极开展技术革新，不断改进技术操作。

5. 根据需要，担任部分技术操作，参加进修、实习人员的培训。

六、营养技师职责

1. 按照治疗要求和病员的饮食习惯，计划和拟定各类食谱，规划数量，并计算营养价值。

2. 深入病房，了解营养治疗的效果和配膳情况，听取意见，改进工作。

3. 负责食品的鉴定，检查、督促、指导饮食制备和分发，并在开餐前进行尝检，使符合治疗原则、营养要求、卫生标准及制品应具备的条件。

4. 营养技师应协助医师规定营养治疗原则，遇有不符合营养治疗原则的问题时，可以提出改变意见。

5. 组织厨工、配餐员学习营养知识及饮食卫生知识，交流烹调技术，向病人进行宣教工作等。

6. 汇总第二天各种治疗饮食数目。

（陈健尔）

思 考 题

1. 执业医师的概念。
2. 参加执业医师资格考试人员的条件。
3. 执业医师的权利和义务。
4. 执业护士的权利和义务。
5. 参加执业药师资格考试人员的条件。
6. 执业药师的执业规定。

第二十一章　医学现代科技应用对法律的挑战

提要　人工生殖、基因工程和器官移植等医学现代科技在为人类创造和延长生命提供条件的同时，也冲击了传统的社会伦理观念，引发了新的卫生法律关系。本章主要讨论医学现代科学技术的进步对现行法律提出的挑战，介绍了国外的相关立法及我国有关卫生立法状况。

重点　人工生殖；基因工程与无性生殖；器官移植脑死亡；安乐死。

第一节　人工生殖法律问题

一、人工生殖的概念

人工生殖是指利用先进的仪器设备及其操作技术替代人类自然生殖的某一环节或全部过程的技术方法。它包括人工授精、体外授精和无性生殖。

（一）人工授精

人工授精是指运用人工技术将精子注入女性子宫内，以期达到受孕成功的一种方法。

人工授精按照提供的精液是否新鲜分为冻精液人工授精和鲜精液人工授精。根据精子的来源不同又可以分为夫精授精和供精授精以及混合授精三种。

人工授精具有社会价值和科学价值的同时，也对传统的道德观念与现行法律提出挑战。除以夫妻双方精卵结合的人工授精一般不引起法律纠纷外，其余形式均可能引起抚养、继承等法律问题。我国《婚姻法》对人工授精所生子女的法律地位没有明确规定，但在最高人民法院（91）民他字第 12 号《关于夫妻离婚后人工授精所生子女法律地位如何确定》的复函中，提出对在夫妻关系存续期间双方一致同意进行人工授精所生子女应视为夫妻双方的婚生子女，父母子女之间的权利义务关系适用《婚姻法》有关规定。

（二）体外授精

体外授精是指用人工方法使卵子和精子在试管内结合形成胚胎并植入子宫妊娠的一种生殖技术。用这种技术生育出来的婴儿称为“试管婴儿”。

自从 1978 年 7 月 25 日，人类历史上第一个试管婴儿路易斯·布朗诞生后，全世界已陆续诞生了数十万个的试管婴儿，其中有双胞胎、三胞胎、四胞胎。当试管婴儿在给不孕夫妇带来“礼物”的同时，也给人们带来了新的法律话题。受精卵和胚胎是不是人？“体外授精”是不是人体试验？浪费胚胎是不是浪费生命？胚胎的销毁是否构成杀人？冷藏的

"孤儿胚胎"的法律地位应当如何确定？我国对此尚无相关法律规定。据报道，美国22个州的法律禁止胚胎研究。德国颁布的《胚胎保护法》规定禁止人胚胎研究，不允许用已死亡人的精子和卵子进行体外授精，而且除患有严重遗传疾病危险的人外，不允许提前鉴定胎儿的性别。对于胚胎的冷藏和保管，英国《人工授精和胚胎学》法案规定，配子的最长保管期为10年，胚胎保管期为5年。法国《生命科学与人权》法案规定，冷冻胚胎的保存期为5年。5年后，胚胎的亲生父母因死亡、离婚而不再成为夫妻后，必须对其进行销毁，但也可以转赠其他夫妇。世界各国法律都规定禁止商业性获取胚胎。

（三）代孕生育

代孕生育是指运用夫妻自身的精子和卵子，经人工授精后请代孕母亲代为怀孕生育，或者夫妻只提供精子，借用代孕母亲的卵子授精，或采用他人的精子和卵子人工授精后，植入代孕母亲体内，在其代为生育后给付一定的报酬，也称"借腹生子"。

代孕母亲是指代人妊娠的妇女。一般是指用他人的受精卵植入自己的子宫妊娠，或用自己的卵子人工授精后妊娠，分娩后将孩子交给委托人的妇女。

"代孕生育"以金钱交易为基础，其虽给不育夫妇带来孩子，但同时也产生一系列相关的社会、伦理、法律问题。因供精、供卵、体外受精、代孕生育技术相结合，一个孩子可以有五个父母。两个父亲：供精者，养育者；三个母亲：供卵者、代孕母亲、养育者。那么，谁是孩子的父母？代孕生育的孩子质量如何保证？"代孕母亲"有何权利和义务？"代孕生育"是否把妇女看成生育的机器？"代孕生育"是不是对妇女尊严的侵犯？各国法律又是如何规定？

美国委托"代孕生育"，实施"借腹生子"现象已司空见惯。一名美国妇女为其他家庭代生了17个孩子，堪称"超级代孕母亲"。美国各州对"代孕生育"有不同的规定，某些州允许"代孕生育"作为一种商业行为，由此产生一系列社会问题和法律纠纷。为此，美国新泽西、密歇根等州的法律规定以契约确定亲子关系，委托人是婴儿的法律父母；而俄亥俄等州的法律规定生育婴儿的母亲及其丈夫是婴儿的法律父母。法国、德国禁止进行代孕生育。法国1992年通过的《生物伦理法律草案》规定，"代孕生育"为非法行为，那些已代人怀孕的妇女生下的孩子只能归己所有，否则要追究其法律责任。英国仅在治疗不孕症的条件下允许以此作为的医疗手段，1985年《代孕协议》法案明文规定禁止提供商业性代孕行为和刊登与代孕有关的广告行为，否则要进行刑事制裁。日本政府明确禁止代孕生育。1998年，一位曾经为一对非夫妻的男女进行了体外受精手术的医生被日本妇产科学会除名。

二、人工生殖技术婴儿的法律地位

人工生殖技术是现代医学生物科学技术发展的产物。但应当如何确定人工生殖技术婴儿的法律地位？谁才是孩子的父母？一系列的卫生法律问题也由此产生。

（一）夫精人工授精（AIH）

AIH所生子女与生母之夫存在着自然血亲关系，被视为婚生子女一般没有问题。但在丈夫死亡后，利用亡夫生前存于"精子银行"的冷冻精液怀孕所生子女是否具有同等的权利，现行法律没有明文规定。但《中华人民共和国继承法》有两项原则：第一，继承人与被继承人存在配偶、子女、父母关系的，均为第一顺序的继承人，享有同等的继承权。第二，继承从被继承人死亡时开始，如果遗产分割时被继承人的遗腹子尚未出生的，应当保留胎儿的继承份额。那么，按照继承法的第一项原则用亡夫精子怀孕分娩的子女若被视为婚生子女，那么他们应享有同样的继承权；按照第二项原则，他们在其父死亡时根本不存在，就不能享有继承权。传统的继承法对夫精人工授精的遗腹子在适用时发生了碰撞。

（二）供精人工授精（AID）

供精人工授精随着技术的广泛使用，法律发生了相应的变化。二十世纪五十年代，当供精人工授精技术首次应用时，美国法院曾裁定妇女犯有通奸罪（即使经过丈夫同意），该婴儿的出生也是非法的。1967 年，美国俄克拉何马州首次就 AID 出生婴儿的法律地位作了以下法律规定：凡由指定的开业医生进行的 AID，并附有夫妻双方同意书的而出生的婴儿具有婚生子女身份。此后，美国陆续有 25 个州制定了这样的专门法律。丹麦的《人工授精法案》规定，在丈夫同意下出生的 AID 子女，具有婚生子女的身份。在法国，根据亲子关系修正案的规定，对经丈夫同意而生的 AID 子女也视为夫之合法子女。英国、瑞典、澳大利亚、以色列都有类似的规定。从多数国家的发展趋势看，主张经过夫妻合意后出生的人工授精子女推定为婚生子女，与母之夫的关系视为亲生父母子女关系。采用 AID 方法出生的婴儿有两个父亲，一个是生物学（遗传学）父亲，即供精者，一个是社会学（养育者）父亲，即生母之夫。现大多国家的立法都认定后者为合法的父亲，承担相应的权利和义务。通过法律规定，合意进行人工授精的夫妇离婚后，养育父亲不能拒绝对 AID 出生子女履行抚养义务，AID 出生成年子女也不能拒绝履行赡养年老、无劳动能力的养育父亲。

（三）体外受精（IVF）

AID 提出谁是孩子的父亲问题同样适用 IVF，同时将同样的原则应用到卵子提供者身上，又产生了应当认定谁是婴儿的合法母亲的新问题。英国 1990 年的《人工授精和胚胎学》法案中规定一个由植入体内的胚胎或精子和卵子而孕育孩子的妇女应被视为该名孩子的母亲而非其他妇女。所以，即便采用 IVF 技术出生的孩子与准备充当孩子养育父母的夫妇双方毫无遗传和血缘关系，仍应确定这对夫妇为孩子的合法父母。通过 IVF 所生子女是他们的婚生子女，享有婚生子女的一切权利。因为孩子的遗传学父母仅 仅是分别提供了精子和卵子而已。

（四）代孕生育

代孕母亲的出现，关于“谁是代孕母亲所生婴儿的父母”的确定，世界各国法律规定不尽相同，主要有三种情况：第一，以遗传学为根据确定亲子关系。这是人类在漫长的历史中一直适用的最基本原则。第二，随着 AID 和 IVF 技术的应用，遗传母亲与孕育母亲不为同一人时，则应以生者为母。第三，按契约约定确定亲子关系。如美国、新泽西密执安等州法律规定，请人代生婴儿的夫妇，根据与代孕母亲签订的契约，为所生婴儿的养父母。

代孕母亲的出现存在以下法律的法律争议：①代孕母亲代生婴儿的归属问题。有时代孕母亲出于母爱，舍不得将孩子给委托的夫妇；或者由于所生婴儿存在某种缺陷，双方都不愿承担该孩子的抚养责任。②存在出租子宫收取酬金的现象。代孕母亲被当作生育机器，侵犯妇女的尊严。同时婴儿被当作商品，侵犯了婴儿的人权。③有的母亲替女儿代孕，祖母替孙女代孕，导致婴儿在家庭中地位的微妙，破坏了现行的亲属关系制度，又使婚姻管理中对近亲婚配的限制处于尴尬境地。由于这些问题的存在，世界上大多数国家如法国、英国、瑞典等都明文禁止代孕行为，代生协议无效。

三、我国人工生殖技术的立法状况

我国人工生殖技术的研究和应用比发达国家要晚，但发展相当迅速。为保证我国人工生殖技术能够安全、有效和健康的发展，规范人工生殖技术的应用和管理，2001 年卫生部发布了《人类辅助生殖技术管理办法》；2003 年 10 月 1 日，卫生部颁布了《人类辅助生殖技术规范》、《人类精子库基本标准和技术规范》和《人类辅助生殖技术和人类精子库伦理原则》。这些规定与办法确立了国家对人类辅助生殖技术和精子库技术实行的严格准入制度，规范了实施人工生殖技术的条件和程序，明确了我国人类辅助生殖技术的应用原则，并对人类精子库的管理和法律责任进行了规定。

第二节　基因工程法律问题

一、基因工程概述

（一）基因及基因工程的概述

基因是生物的遗传密码，是控制生物性状的遗传物质的功能和结构单位。

基因工程诞生于上世纪 70 年代。1976 年 6 月 23 日，为控制人类 DNA 重组的技术风险，美国制定《重组 DNA 分子实验准则》。此后，原联邦德国、法国、英国、日本先后公布了类似法规。前苏联、意大利、澳大利亚、巴西、墨西哥等 25 个国家也陆续起草或制定了这类法规。1980 年后，美国政府对《重组 DNA 分子实验准则》进行多次修正。

1982 年以来，随着基因工程的产业化、商业化的进展，基因工程的潜在性危害明显增加。为了防止重组 DNA 导致不测，一些西方国家和国际组织在重组 DNA 安全操作中制定了法规。1986 年通过了《国际生物技术产业化准则》，日本、澳大利亚等国制定了更为具体的《重组 DNA 技术工业化准则》、《重组 DNA 技术制造药品的准则》等。1989 年，原联邦德国政府批准的《基因技术法草案》确定了国家对基因技术的监督地位。上述法规对这些国家基因工程技术的研究和应用，起到了积极的推动作用。

（二）我国的基因工程立法

近年来，我国的生物技术发展较为迅猛，生物技术立法工作也逐步推进，《专利法》、《环境保护法》等法律中均涉及到一些生物技术的法律规定。国家科委于 1993 年 12 月 24 日发布的《基因工程安全管理办法》，对基因工程的适用范围、安全性评价、安全控制措施、申报和审批等方面做了规定。为了有效保护和合理利用我国的人类遗传资源，加强人类基因的研究与开发，促进平等互利的国际合作和交流，1998 年 9 月，经国务院批准，科技部、卫生部共同制定了《人类遗传资源管理暂行办法》。上述法律及相关办法对促进我国生物技术的研究和开发，加强基因工程工作及人类遗传资源的安全管理，保障公众和基因工程工作人员的健康，防止环境污染，维护生态平衡，都具有极其重要的意义。

二、基因诊断和基因治疗中的法律问题

（一）基因诊断

1．基因诊断

也称 DNA 诊断、DNA 探针技术或基因探针技术，是指通过直接探查基因的存在和缺陷对人体的状态和疾病作出判断。

最早的基因诊断是1976 年对珠蛋白生成障碍性贫血（又称地中海贫血）的产前诊断。目前基因诊断已广泛应用于疾病诊断，特别是在遗传病诊断方面成绩尤为显著。

2．基因诊断的法律问题

基因诊断会产生一系列法律问题：被诊断出遗传病的患者是否有要求医生保密的义务？如果医生为患者保密，是否损害了患者配偶或未来子女的利益？如果医生泄密，影响了患者的婚姻、就业、保险和教育，医生是否应负法律责任？由于一些通过基因诊断而查明遗传病的患者在社会上受到歧视，人们开始思考有关基因诊断的法律控制问题。因为从人权和人格尊严的角度，每个人的基因图谱是每个人的隐私。美国一些议员向美国议会提出了“人基因组隐私法”法案，突出了“非医疗急救和司法判案需要，遗传资料不得泄露”的内容，旨在保护人的隐私，维护人的尊严。

（二）基因治疗

基因疗法是改变人体活细胞遗传物质的一种医学治疗方法，即通过基因诊断出异常的基因后，用正常的基因代替异常基因，达到治疗目的。基因治疗一般分为：体细胞基因治疗、生殖细胞基因治疗、增强基因工程和优生基因工程。基因治疗为人类有效治疗遗传疾病提供了光明的前景。

基因治疗涉及改变人类的遗传物质，特别是生殖细胞基因治疗会对人类未来存在深远影响，在伦理、法律方面引发许多问题：人能否改变人？人的尊严何在？以什么标准来改变人？基因治疗是一项费用昂贵的医疗技术，哪些人有权享有这种技术？人体基因是否允许买卖？目前许多国家对基因治疗采取非常审慎的态度，从法律角度对此作出调整、规范和控制。1985 年美国公布的《基因疗法实验准则》，对人类基因治疗实行有条件的开放。

1993 年，我国卫生部制定了《人的体细胞治疗和基因治疗临床研究质控要点》，强调对基因体细胞治疗的临床试验要在运作之前进行安全性论证、有效性评价和免疫学考虑，同时还应注意社会伦理影响。

三、人类基因组计划及其相关法律规定

（一）人类基因组计划概述

破译基因可以破译我们生老病死的秘密。20 世纪 80 年代中期，美国人率先提出了测绘和排序人类基因组计划。1989 年，美国成立了国家人类基因组研究中心，英国、日本、法国、德国和中国科学家先后加盟，6 国科学家进行了广泛的科研合作。2000 年 6 月 26 日，

6 国 16 个中心联合宣布人类基因组“工作框架图”绘就，标志着人类科学史上又一个里程碑式的创举。

为了防止人类基因技术在使用中发生偏移与失控，1997 年 11 月 11 日，联合国教科文组织在第二十九届会议上一致通过了《世界人类基因组与人权宣言》，其确立了以下四项基本原则：①维护人类的尊严与平等；②科学家研究自由；③促进人类和谐；④加强国际合作。

（二）我国人类遗传资源的管理原则

我国人口众多，56 个民族形成了丰富的人类遗传资源，是研究人类基因组多样性和疾病易感性不可多得的材料。为了加强人类遗传资源的管理，科学技术部、卫生部联合制定了《人类遗传资源管理暂行办法》。

凡涉及我国人类遗传资源的采集、收集、研究、开发、买卖、出口、出境等活动，都必须遵守管理办法的规定，国家对人类遗传资源实行分级管理，统一审批制度。《办法》规定，对重要遗传家系和特定地区遗传资源实行申报登记制度，发现和持有重要遗传家系和特定地区遗传资源的单位或个人，应及时向有关部门报告。未经许可，任何单位和个人不得擅自采集、收集、买卖、出口、出境或以他形式对外提供。

凡涉及我国人类遗传资源的国际合作项目，应经批准后签约。我国研究开发机构对于我国境内的人类遗传资源信息，包括遗传家系和特定地区遗传资源及其数据、资源、样本等，享有专属持有权。获得上述信息的外方合作单位和个人未经许可不得公开、发表、申请专利或以其他形式向他人披露。有关人类遗传资源的国际合作项目应在遵循平等互利、诚实信用、共同参与、共享成果的原则基础上处理知识产权归属。合作研究开发成果属于专利保护范围的，应由双方共同申请专利，专利权归双方所有；合作研究开发产生的其他科技成果，其使用权、转让权和利益分享办法应由双方通过合作协议确定，所获利益按双方贡献大小分享。有关单位和个人违反人类遗传资源管理办法的规定，视情节轻重，给予行政处罚直至追究法律责任。

第三节　无性生殖法律问题

一、无性生殖概述

（一）无性生殖的概念

无性生殖，也称为“克隆”（clone），是指生物体没有阴阳结合过程，而是由同一个“祖先细胞”通过分裂方式繁殖而形成的纯细胞系，也就是一“群”“孙子”细胞。简言之，克隆就是生命的全息复制。

（二）“克隆人”引发的法律问题

克隆技术给人类带来是祸是福？人类是否应该通过法律禁止克隆人的出现？对此，有两种观点：

主张禁止的观点认为：生殖崇拜是人类的古老情结，有性繁殖是高等生物繁衍生命的自然规律。克隆人以无性繁殖代替有性繁殖，这一程式化的制造人的生命方式是传统和现行生殖观念所不能接受的。因为克隆人将给社会带来以下危害：①造成人种退化；②冲击法律观念；③带来社会动荡；④诱发社会失控。

另一种观点认为：发现和发明是科学发展的动力。人类最终将会承认创设人的生命的方式不只有性繁殖一种，应该允许无性繁殖作为一种补充方式。两种方式所创造出来的都是人的生命，同样是神圣的。克隆技术对人类的危害可以通过法律对人体的克隆试验研究阶段和克隆人的诞生阶段加以规范和控制。

二、克隆人的法律挑战

人的生命复制或无性生殖问题，不同于克隆技术在医学、农业等领域的运用，它将使人类面临巨大的伦理和法律挑战。

第一，从法律上讲，每个人都有自己的尊严和价值。如果允许用克隆的方法在实验室内去复制人或者大批复制同一个人，人的尊严、价值和权利又从何体现？

第二，从家庭法律关系来说，任何人的出生或诞生都在其家庭关系乃至社会关系中具有明确的法律身份和地位。作为克隆人同样不能例外，应当确认其法律身份，且标准应是同一的。但是，人的复制完全违背了人类生育和人类亲亲关系的基本准则。它不仅完全改变了人类自然的通过男女结合的生育方式，而且使“亲亲关系是一种以婚姻和血缘为纽带的社会关系”发生根本动摇。

第三，人的死亡是一个法律事实，一旦死亡，生命便不复存在。克隆人却产生这样一个法律问题：死人是否可以复制？复制的人是否是死去的人的延续？如果可以的话，死人的复制是否会使正常的或法律上的生与死的概念发生动摇与混乱？

三、国外相关立法

（一）概述

克隆人的设想在全球遭到抵制。1997 年 11 月 11 日，联合国教科文组织在巴黎通过了指导基因研究的道德准则性文件《世界人类基因组与人权宣言》，要求禁止克隆人等“损害人类权利和尊严的科研行为”。在日内瓦举行的第 55 届世界卫生大会通过的决议中严格禁止运用无性繁殖技术复制人类违背人的尊严和道德的行为。1998 年 1 月 12 日，法国、丹麦、芬兰等 19 个欧洲国家在巴黎签署了《禁止克隆人协议》，禁止用任何技术创造与任何生者或死者基因相似的人。1998 年 1 月 20 日，美国生殖医学会宣布一份禁止克隆人试验的法律文本。与此同时，统管美国医药研究的美国食品和药物管理局表示，他们拥有管制克隆人研究的权力；同年，总统克林顿也敦促国会通过一项在 5 年内禁止克隆人研究的决议。

（二）《联合国关于人的克隆的宣言》

2005 年 3 月 8 日，联合国根据第六委员会的报告通过了《联合国关于人的克隆的宣言》，郑重宣告如下：

（1）会员国应当考虑采取一切必要的措施在应用生命科学方面保护人的生命；

（2）会员国应当考虑禁止违背人类尊严和对人的生命的保护的一切形式的人的克隆；

（3）会员国还应当考虑采取必要措施，禁止应用可能违背人的尊严的遗传工程技术；

（4）会员国应当考虑采取措施防止在应用生命科学方面剥削妇女；

（5）会员国应当考虑毫不延迟地通过并实施国内立法以落实上文（a）段至（d）段；

（6）会员国也应当考虑在为包括生命科学在内的医学研究筹措资金时必须考虑到尤其影响到发展中国家的艾滋病病毒/艾滋病、结核病和疟疾等迫切的全球性问题。

四、国内对无性生殖的态度

（一）概述

在我国，克隆技术引起社会各界的关注。2001 年 7 月，面对全人类都普遍关心的克隆人的社会、伦理、道德等问题，中法两国的生物学家、法学家、医学家、社会学家和哲学家决定联手合作，共同探讨研究对克隆人的立法，旨在为两国政府进行克隆人立法提出建议。2002 年 2 月 26 日，在联合国关于反对克隆人国际公约特设委员会举行的会议上中国代表陈旭表示中国作为共同提案国积极支持尽早制定《禁止生殖性克隆人国际公约》。2002 年 3 月九届全国人大五次会议的代表们纷纷对克隆人问题表示关注，支持有关禁止生殖性克隆人的国际公约早日面世。

（二）共同建议

2004 年 4 月 27 日 ~29 日，在复旦大学召开第三次中法两国专家关于克隆人的法律与社会问题的多学科研讨会，并于 4 月 29 日由中法两国专家执笔起草《共同建议》，规定了克隆技术发展中需要遵循促进人权、促进科学技术、尊重历史文化及法律背景的多样化、有效实施、谨慎从事等基本原则。

（三）我国对无性生殖的态度

克隆技术是人类科学技术史上的一大进步，具有突破性的意义。我国虽然禁止开展克隆人的研究，但主张支持和保护科学家采用克隆技术探讨医学领域中的重大课题，也就是将治疗性克隆和生殖性克隆加以区别。我国对任何人以任何形式开展克隆人研究的态度是：不赞成、不支持、不允许、不接受。因为目前克隆哺乳动物试验还很不成熟，盲目开展会造成不可估量的后果。即使技术成熟后，克隆人也存在法律上和伦理上的难题。为此，我们必须预先制定相关法律，避免真的有一天一个克隆人站在人们面前，所有的人都不知所措。目前，国家人类基因组南方研究中心“伦理、法律与社会问题研究部”着重对我国遗传服务领域的伦理规范和准则、知情同意书的标准化、我国人类基因组资源保护和知识产权、治疗性克隆的伦理学问题、对复杂的遗传疾病基因服务伦理问题、人类基因多样性及其伦理等六个方面进行深入研究，探讨克隆人的法律、社会与伦理问题。

第四节　器官移植法律问题

一、器官移植的概述

（一）器官移植的概念

器官移植是指通过手术等方法，替换某些个体体内已损伤的、病态的或者衰竭的器官，使本来难以康复的患者得以康复，以挽救垂危的生命。

理论上，器官移植分为三大类：自体移植、同种移植和异种移植。临床上，器官移植包括脏器移植，组织移植和细胞移植三种类型。这三种类型不仅实施条件与难度相差甚远，而且在涉及伦理、法律上也有重大差别。由于脏器移植代表了当今器官移植的主体，且由于自体移植和异种移植不涉及供体权利的转移，较少发生法律问题。本节所讨论的器官移植仅指同种异体移植，即用手术方法，切取另一人体（活体或尸体）内的脏器，移植到另一人体内，替换其已损伤的、病态的或衰竭的器官。

（二）器官移植的意义

器官移植可以使许多本来难以康复的患者得以康复，使患有不治之症的患者有了生的希望，且相当程度上恢复了正常的工作和生活，继续为社会创造财富；同时，器官移植可以使有限的卫生资源发挥更大的效益，其社会意义是显而易见的。

二、国外器官移植的法律问题

器官移植的法律问题大致包括：供体的来源和采集；器官的法律地位和性质；受体手术后的身份；异种器官移植；脑移植；人工器官等。为了解决供体来源，国外许多国家用法律进行了一系列的规范，大致分为以下三类：

（一）自愿捐献

自愿捐献是指死者生前自愿或其家属自愿将死者器官捐献给受体。它采用完全主动自愿和知情同意（经宣传后同意决定捐献）两种原则。

美国 1968 年通过的《统一组织捐献法》中规定：①超过 18 岁的个人可以捐献他身体的全部或一部分用于教学、研究、治疗或移植；②死者生前未做出捐献声明，也没有足够证据证明其反对的，其近亲属有权作出捐赠表示；③如果死者生前已作出捐赠表示的，亲属或其他人除法律允许的特殊原因外，不得取消。

对于采集活体器官，许多国家的法律规定：①必须优先考虑供体利益，并预料对供体的健康不会发生损害；②该器官的移植足以挽救受体的生命或足以恢复或改善受体的健康状况；③没有任何第三者压力，知情同意是必经程序；④供体必须是已达法定年龄的成年人。

（二）推定同意

推定同意是指法律规定公民在生前未作出不愿意捐出器官表示的，都可被视为是同意捐献器官者，由政府授权的医务人员尸体中采集所需组织和器官。推定同意原则是针对人口中大多数既未表示同意，又未表示反对的人提出的。有以下两种：

1．医师推定同意

医师推定同意是死者生前未表示反对捐献器官，医生就可推定其同意捐献而不必考虑亲属的意愿。法国、匈牙利、奥地利、瑞士、丹麦、新加坡等国采取了这种做法。

1987 年新加坡颁布的《人体器官移植法》规定：所有新加坡公民和在新加坡长期居住的居民，年龄在 21 ~ 60 岁之间，在意外事件丧生后，如果死者生前没有不愿捐出肾脏表示的，都可推定为自愿捐赠者。

2. 亲属推定同意

亲属推定同意要求医师在明确死者亲属无反对意见，同意捐献尸体或器官时才可实施。其优点是避免死者家属诉讼，芬兰、希腊、瑞典、挪威等国的法律采用了这种形式。

（三）器官商业化

器官商业化是指把病人与科学研究所需要的器官作为商品，同时以经济运行方式作为准则，建立器官交易市场。由于可供移植的器官严重供不应求，刺激和引发了商业化行为。曾一度出现器官捐赠者变相收费和医生收取介绍器官捐献者费用的事件。

1983 年美国一名医生成立“国际肾脏交易所”购买穷人的肾脏。这些买卖或变相买卖人体器官的做法是贫富两种截然相反的利益选择，受到了公众舆论的普遍谴责。有钱人买器官移植受益，穷人迫于贫困出卖器官，甚至损害生命。这是医学科学技术的发展给社会带来不公正倾向。因此，WHO 呼吁制定一个有关人体器官交易的全球性禁令，并敦促其成员国制定限制人体器官交易的法律，以保证医学科学研究及应用的正常秩序。

三、我国器官移植法律问题

（一）我国器官移植立法现状

我国器官移植始于 20 世纪 50 年代，与国外相比起步较晚但近年来发展较快。迄今，我国的肾移植达到世界先进水平，胰岛移植、血管全脾移植、胎器官移植等国际领先。尽管如此，我国器官移植特别是大器官移植与发达国家相比，在移植例数、存活时间、生存质量上都还有较大差距。除了技术、药物等方面原因外，供体的匮乏与质量低下，相关法律不够完善也是阻碍器官移植技术有序发展的根本因素。

随着《上海市遗体捐献条例》、《广州市志愿捐献遗体管理暂行办法》、《深圳经济特区人体器官捐献移植条例》以及《贵阳市捐献遗体和角膜办法》等地方法规的相继出台，2007 年 3 月 21 日国务院第 171 次常务会议通过了《人体器官移植条例》，并与 2007 年 5 月 1 日起施行。

（二）《人体器官移植条例》

我国的《人体器官移植条例》明确指出：

1. 人体器官捐献遵循自愿无偿原则。公民享有捐献或者不捐献其人体器官的权利；任何组织或者个人不得强迫、欺骗或者利诱他人捐献人体器官。公民捐献其人体器官应当有书面形式的捐献意愿，对已经表示捐献其人体器官的意愿，有权予以撤销；公民生前表示不同意捐献其人体器官的，任何组织或者个人不得捐献、摘取该公民的人体器官；公民生前未表示不同意捐献其人体器官的，该公民死亡后，其配偶、成年子女、父母可以以书面形式共同表示同意捐献该公民人体器官的意愿。

2. 摘取尸体器官应在依法判定捐献人死亡后进行，相关医务人员不得参与死亡判定。

3. 医疗机构实施人体器官移植手术不得收取所移植器官费用。

4. 捐献人体器官的公民应当具有完全民事行为能力，未满 18 周岁公民活体器官不得摘取用于移植。

5. 未经移植技术临床应用与伦理委员会审查同意不得摘取人体器官。

6. 申请器官移植手术患者排序遵循“公平、公正、公开”原则。

7. 医务人员须对人体器官捐献人、接受人和申请移植手术患者个人资料保密。

8. 活体器官的接受人限于活体器官捐献人的配偶、直系血亲或者三代以内旁系血亲，或者有证据证明与活体器官捐献人存在因帮扶等形成亲情关系的人员。

9. 任何组织或个人不得以任何形式买卖人体器官。

《人体器官移植条例》遵循了世界公认的医学伦理准则和世界卫生组织关于人体器官移植的指导原则，借鉴了国外相关立法经验，与国际通行做法保持一致。《条例》对于规范人体器官移植管理，保证医疗质量和医疗安全，维护器官捐献者、患者、医疗机构及医务人员合法权益，均具有重要意义。

四、我国器官移植法律体系展望

虽然《人体器官移植条例》已经颁布并将施行，但我国器官移植的法律体系尚未完全建立。未来，我国器官移植法需要对以下几个方面的问题加以规制，包括：器官移植的目的、原则、法律责任、脑死亡、尸体捐献、器官移植技术的安全操作、供体器官的医学卫生标准等等。相应地，未来我国器官移植法律体系中亦应相应的包括有以下几个方面的法律或法规；具体而言，主要有：《器官移植法》、《脑死亡法》、《尸体捐献法》、《器官移植技术安全操作法》、《医用器官卫生标准》等等，上述立法将共同构成未来我国的器官移植法律体系，对于解决我国器官移植供体严重匮乏的状况，保障和监督医疗机构及其工作人员依法摘取人体器官，打击人体器官买卖或变相交易，制裁犯罪，促进器官移植医学科学发展发挥各自的作用。

第五节　脑死亡的法律问题

一、死亡的概念

死亡是自然人和生物生命活动的终止，是人和生物必须经历的客观现象。自然人的死亡同他（她）的出生、成长一样既司空见惯，又不是完全孤立的个体事件。科学地、准确地确定一个人的死亡时间，在医学上、法律上都具有极为重要的现实意义。

自古以来，死亡标准长期被心肺功能停止的传统观念所垄断。我国2000多年前的《黄帝内经》称：“脉短、气绝，死。”《中国大百科全书》中死亡的定义是：“自然人生命的终止，人体生理机能逐渐衰减以至完全停止的过程。”20世纪50年代美国著名的《布莱克法律词典》将死亡定义为：“血液循环完全停止，呼吸、脉搏停止。”然而，现代医学在抢救心跳、呼吸骤停以及心脏移植等方面的发展，使心跳、呼吸停止数小时乃至10余小时的病人起死回生，挑战了心肺作为死亡标准的权威性器官地位，脑死亡的概念应运而生。

二、脑死亡的概念与标准

（一）脑死亡的概念

脑死亡是指包括大脑、小脑、脑干在内的全部机能完全而不可逆的停止，即全脑死亡。脑死亡原发于脑组织严重外伤或脑的原发性疾病，其特征是脑功能不可逆地全部丧失，它同心跳和呼吸停止一样，是自然人生命现象的终止，是个体死亡的一种类型。

现代医学研究表明：死亡并不是瞬间来临的事件，而是一个物质变化的过程，同样也有着从量变到质变的规律。因此，世界各国医学专家已达成一个共识：死亡是一个“过程”，而不是一个“点”。即在死亡的过程中，人的机体的新陈代谢分解大于合成，组织细胞的破坏大于修复，各种脏器功能的丧失大于重建。一旦脑死亡确定，决定了机体各种器官在不久的将来必定出现死亡，并且这种现象是不可逆转的。脑死亡后即使心跳、血压仍可维持，但作为人所特有的意识、信念、感情、认知均已消失。因此，作为社会意义上的人也就不复存在。

（二）确立脑死亡的意义

脑死亡概念的提出是对死亡标准的重新认识，是生物医学技术发展的必然结果，其意义在于：

1．有利于开展器官移植

器官移植技术的发展，需要大量的新鲜组织脏器拯救那些因某一器官患有严重病态、或损伤、或衰竭的病人。在适宜的新鲜供体严重短缺的现状下，依靠先进的科学技术维持脑死亡者的呼吸和循环功能，使之可能成为医学上最理想的器官移植的供体以及天然的、极好的人体器官和组织的贮存库。医生可以根据移植的需要，从容地做好各项移植准备工作后，适时摘取供体器官，从而提高器官移植的成功率。脑死亡的确立为一大批新鲜供体的摘取提供了合法条件。

2．有利于医疗资源的合理利用

现代医疗行为的目的并不是盲目地延长毫无价值的生物意义上的生命，更不是延长人类痛苦的死亡过程。确定脑死亡的标准，可以适时终止对脑死亡者的医疗措施，缩短死者的死亡过程，减少因无效抢救而造成的巨大浪费，把有限的医疗卫生资源用于那些需要治疗而又能够达到预期效果的病人身上，以减轻社会负担，同时也减轻脑死亡者亲属的精神和经济负担。

3．有利于科学地确定死亡，维护生命尊严

对于一些因服毒、溺水或冻死的患者，特别是服用中枢神经抑制剂自杀的假死者，运用心跳、呼吸停止作为死亡的标准，很难鉴别假死状态，往往会放弃抢救时机。脑死亡标准的确立，为真假死亡的鉴别提出了科学依据，从而更好地维护人的生命尊严，更好的尊重人的生命价值。

4．有利于法律的正确实施

死亡对于法律的适用具有绝对重要的意义。主要体现在：死亡决定杀人罪的成立，民事权利的终止，继承的开始，侵权行为的构成，婚姻关系的消灭，保险金、赔偿金的取得，刑事责任的免除以及诸如合伙、代理等民事法律关系的变更和终止。随着医学科学技术的不断进步，传统的死亡标准已日益显现出局限性。因此，脑死亡标准的确立可以更加科学、准确地判断一个人的死亡时间，以利于正确适用法律，公平合理地处理案件。

（三）脑死亡的标准

脑死亡的标准最早出之于1968年美国哈佛医学院死亡定义审查特别委员会发表的一份报告，该报告第一次正式把脑死亡作为判断死亡的又一标准。其主要内容是：①不可逆深度昏迷，无感应性和反应性；②自主运动和呼吸停止；③脑干反射消失；④脑电波平直。上述状况在24小时内反复测试结果无变化，就可宣告该人死亡。但有两种情况除外：①体温过低（小于32.2℃）；②刚服过巴比妥药物等中枢神经系统抑制剂的病例。此后，世界各国先后提出30余种关于脑死亡的诊断标准，综合起来不外乎三个部分：①自主呼吸停止；②临床症状病人瞳孔散大，各种反射消失；③利用药品和器械对脑死亡进行验证。上述标准与"哈佛标准"没有多大区别。因此，目前世界上大多数国家还是采用哈佛医学院的诊断标准。

（四）国外有关脑死亡的法律规定

芬兰是世界上第一个在法律上确立脑死亡的国家。此后，美国的堪萨斯州在1970年通过了《死亡和死亡定义法》。1983年，美国医学会、美国律师协会建议各州采纳以下条款："任何人患有呼吸和循环不可逆停止或大脑全部功能不可逆丧失就是死人。死亡的确定必须符合公认的医学标准。"上述条款实际上是让传统死亡概念、标准和脑死亡概念、标准并存，避免了人们对死亡定义可能产生的误会。随后，加拿大、阿根廷、瑞典、澳大利亚、奥地利、希腊、意大利、英国、法国、西班牙、波多黎各等10多个国家也先后制定了脑死亡法律，承认脑死亡是宣布死亡的依据。比利时、德国、印度、爱尔兰、荷兰、新西兰、南非、韩国、瑞士和泰国等10个国家虽然在法律上没有明文规定，但临床上已经承认脑死亡状态并用来作为宣布死亡的依据。

为了保证和提高脑死亡诊断的准确性，防止偏差，有的国家规定脑死亡诊断应由两名内科医生作出，且同器官移植无关联。也有的国家规定，脑死亡的确定，应由两名医生独立进行检查，得出相同结论，或需经上级医生的核准；必要时，还需神经内科、神经外科、麻醉科以及脑电图专家会诊，无异议时方可确定脑死亡。

三、我国脑死亡立法的思考与现状

我国尚未制定统一的、正式的、具有法律权威的脑死亡标准。为了配合国家立法需要，国家卫生部组织专家审定在技术层面上起草的脑死亡判定标准和技术规范，2004年5月，在中华医学会第七届全国神经病学学术会议上，我国《脑死亡判定标准（成人）》和《脑死亡判定技术规范》已经通过医学专家审定。但由于脑死亡是医学界提出的判定死亡的一种方式，与现行判定死亡的标准不同。制定脑死亡判定标准和技术规范与实施脑死亡判定是两回事。实施脑死亡判定必须以相应的法律规范为前提，目前医疗机构还不能据此来实施脑死亡判定，也就是说上述标准和规范只有通过立法程序生效并公布后才能实施。

由于我国文化传统的影响，医学技术的发展状况不平衡，人们对脑死亡的认识还很模糊，短期内，要使全社会对脑死亡标准达到共识是不可能的。但是，随着医学科学的发展，通过法律确定脑死亡的标准，已成为十分现实的需要。为此，我们建议在脑死亡立法时注意以下几个方面：

（一）两种死亡标准并存

根据我国国情和根深蒂固的传统观念以及现有的医疗技术、诊疗水平，借鉴国外以及我国香港、台湾地区的脑死亡立法经验，可以采用传统死亡标准和脑死亡标准同时并存的制度。

（二）严格确定脑死亡的临床判断标准

脑死亡的判定是非常慎重的事。判定脑死亡除了检测各种神经反射活动是否消失外，还可以通过脑电图、脑超声图等测定方法来认定。将脑死亡作为确定死亡的标志之一，其临床判断要点：

①患者是否陷入不可逆深度昏迷；②脑干反射是否全部消失（包括瞳孔对光反射、角膜反射、咳嗽反射、头眼反射、前庭眼反射消失）等，脑循环是否完全停止，脑电图是否呈平直线；③患者有无自主呼吸，若靠呼吸机等人工方法维持，要停止使用呼吸机，然后给患者吸纯氧，观察其二氧化碳分压是否上升。若上升，可刺激呼吸中枢，其呼吸功能可能逆转，说明患者并未脑死亡。否则，可判定脑死亡；④患病原因（昏迷原因）已查明。

患者在符合上述临床标准后，只能作初步判定，并且需要间隔一定的时间进行复核。复核间隔时间美国为 12 小时、英国为 24 小时、日本为 6 小时，我国在尚未正式实施的《脑死亡判定标准（成人）》中定为 12 小时。

（三）确定脑死亡的程序

脑死亡的确定必须在县级以上具备相应的医疗设备条件的地、市级医院进行，在通过必要的检测手段后，由两名以上在神经内/外科、急诊科、麻醉科、和/或 ICU 中工作 10 年以上、具有高级职称、并且具备判定脑死亡资格证书的医师独立作出书面认定；确定病人脑死亡时，病人的原诊治医师应当回避。病人脑死亡事实一旦确定，由确定脑死亡的医疗组织签发死亡诊断书。

（四）法律责任

脑死亡立法应当明确规定违反脑死亡法律法规者所应承担的法律后果。对于不符合脑死亡标准的病人，由于确定医师的过错而导致事故的，应追究责任医师的民事责任或行政责任，构成犯罪的，依法追究刑事责任。

第六节　安乐死的法律问题

一、安乐死的概念

“安乐死”一词源自希腊语 euthanasia，原意是无痛苦死亡。现代意义上的安乐死是指为结束不治之症患者的痛苦，采用科学方法对人的死亡过程进行调节，使死亡状态安乐化，以维护人的死亡尊严。

安乐死是一种死亡过程中的良好状态和为达到这种状态而采取的方法，它并不是死亡的原因。

二、安乐死的历史与现状

安乐死的实践早在史前就已存在。在古希腊罗马，允许病人结束自己生命，并可请外人助死。17 世纪，弗兰西斯・培根在他的著作中多次提到“无痛致死术”。到 20 世纪 30 年代，欧美等国有人积极提倡安乐死，只是由于德国纳粹的介入，使得安乐死声名狼藉。到了 20 世纪 60～70 年代，随着医学生物科学技术的发展，销声匿迹的安乐死又成为医学界、法律界以及公众关注的热点。

由于安乐死不仅涉及伦理、哲学、医学等方面的问题，还涉及到人们对死亡的看法和理解，更会引发一系列的法律后果，因此，迄今为止，人们对安乐死仍褒贬不一。支持安乐死的人认为安乐死可以减轻病人痛苦，当病人因垂死而遭受病痛的折磨，感到生不如死时，死亡比生存对他们更人道。这样，既可以减轻病人家属的精神痛苦和经济负担，又可以节省有限的医药资源。他们提倡医学的根本任务是提升人的生死品质，在基本实现优生的前提下，医学也必须实现人的优死。反对安乐死的人认为，安乐死不仅与医生的职责相冲突，而且还可能被滥用，成为病人配偶、子女等亲属为减轻自己负担，或为瓜分遗产等其他原因变相杀人的借口。但经过半个多世纪的争论，时至今日，赞成安乐死的呼声愈来愈高。尽管如此，对于安乐死是否要制定法律予以保护，绝大多数国家持慎重态度。目前，在立法上有一定进展的国家，大多是对消极安乐死的认可。法国对是否实施安乐死进行了多年的讨论，终于在 2002 年 3 月公布了一项研究结果：在法国实施安乐死应该被视为“非法行为”，但是，在所有的医疗办法都无效的情况下，病人又强烈要求帮助解决无法忍受的痛苦时，实施安乐死是可以接受的。荷兰议会在 1993 年 2 月 9 日就通过了关于安乐死的法案，允许医生在严格的条件下，可以对病人实施安乐死。2001 年 4 月 10 日，荷兰国会一院（即上议院）以 46 票赞成 28 票反对的结果通过积极安乐死法案。同年 11 月 28 日，荷兰国会二院（即下议院）又以 104 票赞成 40 票反对的表决结果通过了一项法案。该法案规定，生患不治之症的病人，在考虑成熟后，应自愿提出结束生命的书面请求，主治医生则应向患者详细陈述实际病情和后果预测，并由另一名医生协助诊断和确诊，最后实施“安乐死”。法案还规定实施“安乐死”的手段必须是医学方法，这使荷兰成为世界上第一个把安乐死合法化的国家，也是迄今为止在安乐死方面最前卫的举措。

三、我国安乐死现状及立法思考

我国关于安乐死的讨论始于 20 世纪 80 年代，现行法律未对安乐死加以认可。然而，安乐死案件却多次出现，在发生纠纷无相关法律调整的情况下，全国人民代表大会的部分代表先后数次提出议案，建议制定安乐死法。由于安乐死是一种具有特殊意义的死亡类型，它既是一个复杂的医学、法学问题，又是一个极为敏感的社会、伦理问题。因此，全国人民代表大会法制委员会及卫生部在经过反复研究后认为，目前，我国制定安乐死法规的条件尚不成熟，但可以促请有关部门积极研究这一课题，为安乐死立法作准备。2011 年 1 月 10 日，我国台湾地区“立法院”通过《安宁缓和医疗条例》修正案。明确病患者经确诊为“末期病人”，有意愿执行“安乐死”的，必须先由两位医师诊断为不可治愈末期病人，且病人须自行签署意愿书。若已处于昏迷状态，则在不违背病人意愿的前提下，在最近亲属签署了《终止心肺复苏术同意书》后，通过医院的“医学伦理委员会”包含医学、伦理、法律专家及社会人士的审查，医师可以移除呼吸器，让病人安宁离去。但是，该条例可能使用的病患并不包括植物人，只有癌症、艾滋病末期、失智症（即痴呆）第四期意识昏迷、2～4周临终病患可适用。这意味着，安乐死立法在我国台湾地区迈出了制度化的一大步。

随着社会的不断发展，成熟的生命文化必将催生我国的安乐死立法，为此，我们认为在安乐死立法时，应当注意以下问题：

（一）安乐死的条件

适用安乐死必须符合以下条件：①自愿要求，即病人要有安乐死的真诚意愿，并亲自主动提出安乐死的要求；②严重痛苦，即病情导致病人肉体上、精神上无法抑制的严重痛苦；③濒临死亡；④施行方法正当，即执行安乐死的技术与方法必须是科学的、文明的、人道的。

（二）安乐死的程序

1. 申请

公民申请安乐死应当有本人亲自以书面形式主动提出，并附有身患绝症的医疗证明。特殊情况下，口头（包括录音）申请者必须由两名无利害关系的证人出具书面证明。对于陷入永久性昏迷状态、不能表达意愿的病人，可由其法定监护人代为提出。

2. 受理

安乐死的受理机关必须是符合安乐死施行条件的医疗机构。县级以上的医疗单位应当设立安乐科，负责对安乐死申请的审查和批准。对不符合安乐死条件的申请者，审查单位应当在法定期限内以书面形式告知，并说明理由。对符合条件的申请者，应当批准申请，并经公证机关公证后，安排施行。

3. 执行

安乐死申请经批准并公证后，病人所在医院应当按照批准的时间和地点指定医生执行安乐死。执行前，病人撤回申请或表示反悔的，应当立即停止执行。主管医生反对施行安乐死的，应当暂缓施行安乐死。

（三）法律责任

违反安乐死规定的行为主要有：①对不符合安乐死条件的病人施行安乐死；②擅自执行安乐死的；③不履行或不认真履行职责，造成重大医疗事故的；④采用诱惑、欺骗、胁迫或其他手段强制病人施行安乐死的；⑤在申请、代理、审查、执行中弄虚作假的；⑥违反有关保密规定的。凡违反安乐死规定的直接责任人员，要承担相应的民事责任或行政责任，构成犯罪的应当依法追究其刑事责任。

（张　静）

思 考 题

1. 如何确定人工生殖技术婴儿的法律地位？谁是IVF出生的孩子的父母？
2. 为什么基因诊断和基因治疗会产生一系列的法律问题？
3. 联合国关于人的克隆的宣言主要内容是什么？
4. 如何理解《人体器官移植条例》关于器官捐献自愿原则？
5. 确立脑死亡的意义有哪些？确定脑死亡应当规定哪些程序？
6. 安乐死立法时应当注意哪些主要问题？

第二十二章　传统医学法律制度

提要　传统医学是我国的优秀传统文化，是国家卫生事业的重要组成部分。传统医学法律制度是我国卫生法学的一个重要领域。目前我国已经针对以中医药为代表的传统医学制定了一系列法律、法规和规范性文件，形成了传统医学规范和发展的基本法律框架，但仍需不断健全和完善，以促进中医药事业与国家经济、社会协调发展。

重点　传统医学的概念、传统医学法律规范的渊源；中医医疗机构的设置、审批；中医执业人员的分类与资格取得；民族医学的法律地位。

第一节　传统医学法律制度概述

祖国的传统医学具有悠久的历史。几千年来，我国人民在同疾病作斗争的过程中积累了丰富的实践经验，形成了完整的医学理论体系，为中华民族的繁衍、健康、文明做出了巨大的贡献，在我国卫生事业中发挥着不可缺少、不可替代的重要作用，在当今世界传统医药领域独树一帜。

一、传统医学的概念

传统医学是指我国各族人民在几千年生产生活实践和与疾病作斗争中逐步形成并不断丰富发展的医学理论和诊疗方法，是我国独具特色的医学科学。传统医学包括以汉族人民医学实践为主形成的中医药学和以其他少数民人民医学实践为主形成的民族医药学。

传统医学是我国优秀的传统文化，其主要具有如下特点：

1. 传统医学具有鲜明的实践性，是我国各族人民成功医学经验的总结。
2. 传统医学受到我国传统哲学的深刻影响，崇尚自然、和谐的理念。
3. 传统医学以自然药物和独特的技法为主要诊疗手段。
4. 传统医学与药物学是密不可分的，二者是融为一体的医学科学。

二、传统医学法律规范的渊源

传统医学法律规范主要是指调整传统医学相关医疗机构、执业人员、药品管理等各种社会关系的法律、法规及其他规范性文件的总称。由于发展程度的差异，当前我国中医药法律制度相对比较完整，传统医学法律规范以中医药相关法律规范为主。

我国当前还没有以“传统医药法”或“中医药法”命名的传统医学基本法。传统医学法律规范的渊源主要有以下几类：

1. 法律

1982 年《中华人民共和国宪法》第 21 条规定，“国家发展医疗卫生事业，发展现代医药和我国传统医药，鼓励和支持农村集体经济组织、国家企业事业组织和街道组织举办各种医疗卫生设施，开展群众性的卫生活动，保护人民健康”，从而确立了传统医药学的法律地位，为传统医药的发展和法律制度建设提供了根本的法律依据。

此外，2001 年实施的《中华人民共和国药品管理法》、1999 年实施的《中华人民共和国执业医师法》等法律中都有传统医药的相关规定。

2. 行政法规

国务院为了发展和规范传统医学，制定了一系列行政法规。主要有 2004 年实施的《乡村医生管理条例》、2003 年实施的《中华人民共和国中医药条例》、1994 年实施的《医疗机构管理条例》及其实施细则、1992 年实施的《中药品种保护条例》等。

3. 部门规章

国务院卫生行政部门和中医药主管部门也发布了多项传统医学相关的部门规章。例如，早在 1989 年国家中医药管理局就曾发布《中医医疗机构管理办法（试行)》。1999 年卫生部发布了《传统医学师承和确有专长人员医师资格考核考试暂行办法》，2007 年又正式开始实施了《传统医学师承和确有专长人员医师资格考核考试办法》。

4. 地方性法规

我国大陆的各省、自治区、直辖市都依据本地实际制定了本地发展传统医学的地方性法规。例如，2001 年 6 月 22 日北京市第十一届人民代表大会常务委员会第二十七次会议通过了《北京市发展中医条例》。其他省份也都有相似立法。

这些规范性文件对传统医学的医疗、预防、保健、康复服务、教育科研、对外交流等各方面的管理活动都进行了规范，表明了祖国的传统医学已从“无法可依”转向“有法可依”，并且逐步形成了自身的法律体系框架，为我国的传统医药法制化管理奠定了良好的基础。

此外，国务院和各地方政府还适时的发布了一些促进以中医药为代表的传统医药发展的指导性文件，对传统医药事业的发展也起到了明显的促进作用。例如，2009 年，国务院发布了《国务院关于扶持和促进中医药事业发展的若干意见》，北京市 2008 年发布了《北京市人民政府关于促进首都中医药事业发展的意见》。

三、中医药管理部门

国家中医药管理局作为国务院中医药管理部门负责全国中医药管理工作。国务院有关部门在各自的职责范围内负责与中医药有关的工作。

县级以上地方人民政府负责中医药管理的部门负责本行政区域内的中医药管理工作。县级以上地方人民政府有关部门在各自的职责范围内负责与中医药有关的工作。

第二节　中医医疗机构法律制度

一、中医医疗机构的概念

中医医疗机构是指在中国境内依法取得《医疗机构执业许可证》，利用中医诊疗技术从事疾病诊断、治疗活动的医疗机构。包括中医医院、中西医结合医院、中医专科医院、中医门诊部、中西医结合门诊部、中医诊所等医疗机构。

根据《中华人民共和国中医药条例》规定，中医医疗机构从事医疗服务活动，应当充分发挥中医药特色和优势，遵循中医药自身发展规律，运用传统理论和方法，结合现代科学技术手段，发挥中医药在防治疾病、保健、康复中的作用，为群众提供价格合理、质量优良的中医药服务。

二、中医医疗机构的设立

1. 中医医疗机构的设立申请

按照《医疗机构管理条例》的规定，设立中医医疗机构，不设床位或者床位不满 100 张的，向所在地的县级人民政府卫生行政部门申请；床位在 100 张以上的按照省级人民政府卫生行政部门的规定申请。申请设置医疗机构，应当提交下列文件：

（1）设置申请书；

（2）设置可行性研究报告；

（3）选址报告和建筑设计平面图。

国家统一规划的中医医疗机构的设置，由国务院卫生行政部门决定。机关、企业和事业单位按照国家医疗机构基本标准设置为内部职工服务的中医医疗机构，报所在地的县级人民政府卫生行政部门备案。

2. 中医医疗机构的设立条件

设立中医医疗机构除应满足《医疗机构管理条例》对医疗机构设立的一般性规定外，还应符合下列条件：

（1）设立中医医院、中医专科医院、中医康复医院应至少设病床 30 张；医师 5 人，其中主治中医师以上 1 人、中医师不少于 2 人；护师、护士不少于 5 人；有相应的药剂、放射、检验等医技人员和诊断、治疗等仪器设备。

（2）设立中医门诊部应至少有医师 3 人，其中中医师至少 2 人；护师、护士 1 ~ 2 人；并有相应的医技人员和房屋设备。

（3）设立中医诊所应有 2 名以上中医师及相应的房屋设备。

（4）设立中医诊室应有 1 名以上中医师及相应的房屋设备。

经卫生行政部门审查合格的设立申请，由负责审批的部门向申请者签发《医疗机构执业许可证》，执业许可证的签发日期为中医医疗机构的设立日期。

三、中医医疗机构的登记与管理

（一）中医医疗机构的登记

1. 执业登记

中医医疗机构的执业登记，由批准其设置的人民政府卫生行政部门办理。执业登记的主要事项有：

（1）名称、地址、主要负责人；

（2）所有制形式；

（3）诊疗科目、床位；

（4）注册资金。

2. 变更登记

中医医疗机构改变机构名称、增减病床、变更科目、停业、迁移都必须报原批准开业的中医药、卫生行政部门审批登记。

3. 注销登记

中医医疗机构注销、停业、歇业都必须向原登记机关办理注销登记，经登记机关核准后，收缴《医疗机构执业许可证》。

（二）中医医疗机构的管理

1.《医疗机构执业许可证》的管理

床位不满100张的中医医疗机构，其《医疗机构执业许可证》每年校验1次；床位在100张以上的中医医疗机构，其《医疗机构执业许可证》每3年校验1次；校验由原登记机关办理。

《医疗机构执业许可证》不得伪造、涂改、出卖、转让、出借；遗失的，应当及时申明，并向原登记机关申请补发。

2. 中医医院管理

（1）医疗工作必须以四诊八纲，理、法、方、药，辨证论治为指导，在诊断、治疗、急救、护理、营养、病房管理等一系列问题上，充分发挥中医特长，并积极利用现代科学技术，不断提高诊疗水平。

（2）业务科室设置和病床分配比例，可根据中医专科的特色和各自的规模、任务、特长及技术发展情况确定，科室设置力求齐全。

（3）中医医院人员的编制，可按病床与工作人员的比例约为1∶1.3～1.7设置。医生和药剂人员要高于西医综合医院的比例，护理人员可低于西医综合医院的比例。在医生和药剂人员中，中医、中药人员要占绝对多数。

（4）加强中医文献的整理，采取措施，做好名、老中医学术经验总结、继承工作，提高学术水平，增强中医药人员的技术素质。

（5）中医医院在中药加工炮制、储藏保管、调剂煎熬配方等方面必须严格遵守操作规程和规章制度，保证药品质量。在坚持使用中药为主的前提下，应以饮片为主，中成药为辅，重治轻补，创造条件，开展中药剂型改革。

3. 中医专科管理

综合医院中的中医专科和专科医院的中医科在诊断治疗、护理、病历书写、病房管理等各个环节要保持和发扬中医特色。中医病床一般应占非中医医院病床总数的5%~10%。

其他各类中医医疗机构都应按照《医疗机构管理条例》及其实施细则的规定统一管理。

第三节　中医从业人员法律制度

一、中医从业人员的概念

中医从业人员是指具备法律法规规定的资格和条件，利用中医学知识与技能依法向社会提供医疗服务的专业人员。包括中医类别的执业医师、执业助理医师和提供中医医疗服务的乡村医生。

中医执业人员应当遵守相应的中医诊断治疗原则、医疗技术标准和技术操作规范。乡村医生应当具备中医药基本知识以及运用中医诊疗知识、技术，处理常见病和多发病的基本技能。

二、中医从业人员资格的取得

1. 医师资格考试

医师资格考试是评价申请医师资格者是否具备执业所必需的专业知识与技能的考试。医师资格考试分为执业医师资格考试和执业助理医师资格考试。考试类别分为临床、中医（包括中医、民族医、中西医结合）、口腔、公共卫生四类。考试方式分为实践技能考试和医学综合笔试。

医师资格考试实行国家统一考试，每年举行一次。考试时间由卫生部医师资格考试委员会确定，提前3个月向社会公告。

医师资格考试成绩合格，才能取得执业医师资格或者执业助理医师资格。

2. 中医执业医师资格的取得

通过中医类别执业医师资格考试，成绩合格的，可以取得中医执业医师资格。具有下列条件之一的，可以参加执业医师资格考试：

（1）具有高等学校医学专业本科以上学历，在执业医师指导下，在医疗、预防、保健机构中试用期满一年的；

（2）具有高等学校医学专科学历，取得执业助理医师执业证书后，在医疗、预防、保健机构中工作满二年的；

（3）具有中等专业学校医学专业学历，取得执业助理医师执业证书后，在医疗、预防、保健机构中工作满五年的；

（4）以师承方式学习传统医学满三年或者经多年实践医术确有专长，并经县级以上人民政府卫生行政部门确定的传统医学专业组织或者医疗、预防、保健机构考核合格并推荐的。

3. 中医执业助理医师资格的取得

通过中医类别执业助理医师资格考试，成绩合格的，可以取得中医执业助理医师资格。具有下列条件之一的，可以参加执业助理医师资格考试：

（1）具有高等学校医学专科学历或者中等专业学校医学专业学历，在执业医师指导下，在医疗、预防、保健机构中试用期满一年的；

（2）以师承方式学习传统医学满三年或者经多年实践医术确有专长，并经县级以上人民政府卫生行政部门确定的传统医学专业组织或者医疗、预防、保健机构考核合格并推荐的。

4. 乡村医生资格的取得

乡村医生是依法开办村医疗卫生机构，或者在乡村医疗卫生机构中向村民提供预防、保健和一般医疗服务的专业人员。乡村医生经注册取得乡村医生执业证书后，方可执业。

依据国务院发布的《乡村医生从业管理条例》的规定，在2003年8月5日前取得县级以上地方人民政府卫生行政主管部门颁发的乡村医生证书，并符合下列条件之一的，可以向县级人民政府卫生行政主管部门申请乡村医生执业注册，取得乡村医生执业证书：

（1）已经取得中等以上医学专业学历的；

（2）在村医疗卫生机构连续工作20年以上的；

（3）按照省、自治区、直辖市人民政府卫生行政主管部门制定的培训规划，接受培训取得合格证书的。

自2003年8月5日起，进入村医疗卫生机构从事预防、保健和医疗服务的人员，应当具备执业医师资格或者执业助理医师资格。不具备条件的地区，根据实际需要，依据由省、自治区、直辖市人民政府制定的办法，可以允许具有中等医学专业学历的人员，或者经培训达到中等医学专业水平的其他人员申请执业注册，进入村医疗卫生机构执业。

三、中医从业人员的注册

1. 执业注册制度

国家实行执业医师注册制度。取得中医执业医师资格或者中医执业助理医师资格的医务人员，可以向所在地县级以上人民政府卫生行政部门申请注册。经注册取得执业证书后，中医执业医师或者中医执业助理医师可在医疗、预防、保健机构中按照注册的执业地点及范围从事中医医疗、预防、保健业务。

2. 执业注册的内容

取得资格，申请执业的医师和助理医师应将其执业地点、执业类别、执业范围等内容进行注册。

3. 执业注册的条件

依据《中华人民共和国执业医师法的规定》，有下列情形之一的，不予注册：

（1）不具有完全民事行为能力的；

（2）因受刑事处罚，自刑罚执行完毕之日起至申请注册之日止不满二年的；

（3）受吊销医师执业证书行政处罚，自处罚决定之日起至申请注册之日止不满二年的；

（4）有国务院卫生行政部门规定不宜从事医疗、预防、保健业务的其他情形的。

4．注销注册

医师注册后有下列情形之一的，其所在的医疗、预防、保健机构应当在三十日内报告准予注册的卫生行政部门，卫生行政部门应当注销注册，收回医师执业证书：

（1）死亡或者被宣告失踪的；

（2）受刑事处罚的；

（3）受吊销医师执业证书行政处罚的；

（4）经考核不合格被责令停止执业，再次考核仍不合格的；

（5）中止医师执业活动满二年的；

（6）有国务院卫生行政部门规定不宜从事医疗、预防、保健业务的其他情形的。

5．个体行医的审批

中医医师可以申请个体行医。申请个体行医的执业医师，须经注册后在医疗、预防、保健机构中执业满五年，并按照国家有关规定办理审批手续；未经批准，不得行医。

四、中医执业人员的权利义务

中医执业人员在执业过程中享有特定权利，也承担着一定的任务。

1．中医执业医师的权利

医师在执业活动中享有下列权利：

（1）在注册的执业范围内，进行医学诊查、疾病调查、医学处置、出具相应的医学证明文件，选择合理的医疗、预防、保健方案；

（2）按照国务院卫生行政部门规定的标准，获得与本人执业活动相当的医疗设备基本条件；

（3）从事医学研究、学术交流，参加专业学术团体；

（4）参加专业培训，接受继续医学教育；

（5）在执业活动中，人格尊严、人身安全不受侵犯；

（6）获取工资报酬和津贴，享受国家规定的福利待遇；

（7）对所在机构的医疗、预防、保健工作和卫生行政部门的工作提出意见和建议，依法参与所在机构的民主管理。

2．中医执业医师的义务

医师在执业活动中应当履行下列义务：

（1）遵守法律、法规，遵守技术操作规范；

（2）树立敬业精神，遵守职业道德，履行医师职责，尽职尽责为患者服务；

（3）关心、爱护、尊重患者，保护患者的隐私；

（4）努力钻研业务，更新知识，提高专业技术水平；

（5）宣传卫生保健知识，对患者进行健康教育。

3．执业助理医师的执业

执业助理医师应当在执业医师的指导下，在医疗、预防、保健机构中按照其执业类别执业。

在乡、民族乡、镇的医疗、预防、保健机构中工作的执业助理医师，可以根据医疗诊治的情况和需要，独立从事一般的执业活动。

第四节 中药管理法律制度

一、中药的概念与分类

1. 中药的概念

中药是指在中医理论的指导下，运用独特的传统方法进行加工炮制并作用于疾病的预防、诊断和治疗，有明确的适应证和用法、用量的植物、动物和矿物质及其天然加工品等。

2. 中药的分类

依据不同标准对中药可以有不同的分类，从中药管理的角度，我们可以对中药做如下分类：

(1) 中药制剂 中药制剂是根据《中华人民共和国药典》、卫生部《药品标准·中药成方制剂》、《医疗机构制剂配制质量管理规范》等规定的处方，将中药加工或提取后制成具有一定规格，可以直接用于防病、治病的一类药品。中药制剂包括中药成方制剂、中成药、协定处方制剂及单味药制剂等。

(2) 医疗机构制剂 医疗机构制剂俗称院内制剂，是指医疗机构根据本单位临床需要经批准而配制、自用的固定处方制剂。医疗机构制剂是市场上没有供应的品种，它同其他药品一样，医疗机构配制的制剂必须按照规定和制剂标准进行质量检验，不合格的，不得使用。

(3) 中药饮片 根据《中药饮片注册管理办法（试行）》，中药饮片是指在中医药理论指导下，按照传统加工方法将中药材经炮制成一定规格供中医临床配方使用的制成品。

(4) 中成药 中成药是中药成药的简称，指以中药材为原料，在中医药理论指导下，按规定的处方和制法大量生产，规定有名称、功能主治、用法用量和规格的药品。包括处方药和非处方药。中成药应按法定程序向药品监督管理部门申报，获生产批准文号后方可生产。

二、中药品种保护

依据《中华人民共和国药品管理法》的规定，我国实行中药品种保护制度。

1. 中药品种保护的对象

在我国境内生产制造的中药品种，包括中成药、天然药物的提取物及其制剂和中药人工制成品等，没有申请专利，并且已列入国家药品标准的品种或是经国务院卫生行政部门认定，列为省、自治区、直辖市药品标准的品种，都可以申请保护。

2. 中药保护品种等级的划分

受保护的中药品种分为一、二级。

符合下列条件之一的中药品种，可以申请一级保护：

（1）对特定疾病有特殊疗效的；

（2）相当于国家一级保护野生药材物种的人工制成品；

（3）用于预防和治疗特殊疾病的。

符合下列条件之一的中药品种，可以申请二级保护：

（1）符合一级保护要求的品种或者已经解除一级保护的品种；

（2）对特定疾病有显著疗效的；

（3）从天然药物中提取的有效物质及特殊制剂。

3．中药品种保护期限

中药一级保护品种保护期限分为三十年、二十年、十年，中药二级保护品种保护期限为七年。在保护期届满前六个月，药品生产企业可以申请保护延期。一级保护品种的延期不得超过原保护期限，二级保护品种的延期不得超过七年。

在保护期限内，受保护的中药品种只能由获得《中药品种保护证书》的企业生产，其他企业一律不得生产。

4．申请中药品种保护的程序

（1）申请　中药生产企业对其生产的符合规定的中药品种，可以向所在地省、自治区、直辖市中药生产经营主管部门提出申请，经中药生产经营主管部门签署意见后转送同级卫生行政部门，由省、自治区、直辖市卫生行政部门初审签署意见后，报国务院卫生行政部门。

特殊情况下，中药生产企业也可以直接向国家中药生产经营主管部门提出申请，由国家中药生产经营主管部门签署意见后转送国务院卫生行政部门，或者直接向国务院卫生行政部门提出申请。

（2）审评　国务院卫生行政部门接到申请后，委托国家中药品种保护审评委员会负责对申请保护的中药品种进行审评。

国家中药品种保护审评委员会应当自接到申请报告书之日起六个月内做出审评结论。

（3）批准　根据国家中药品种保护审评委员会的审评结论，由国务院卫生行政部门征求国家中药生产经营主管部门的意见后决定是否给予保护。

批准保护的中药品种，由国务院卫生行政部门发给《中药保护品种证书》，并在指定的专业报刊上予以公告。

三、野生中药材资源保护

国家保护野生中药材资源，对野生药材资源实行保护、采猎相结合的原则，并创造条件开展人工种养。扶持濒危动植物中药材人工代用品的研究和开发利用，鼓励建立中药材种植、培育基地，促进短缺中药材的开发、生产。

1．野生药材物种分级保护

依据《野生药材资源保护管理条例》的规定，国家重点保护的野生药材物种分为三级：

一级：濒临灭绝状态的稀有珍贵野生药材物种；

二级：分布区域缩小、资源处于衰竭状态的重要野生药材物种；

三级：资源严重减少的主要常用野生药材物种。

2. 野生药材物种的采猎

对于一级保护野生药材物种，严格禁止采伐或狩猎。

采猎、收购二、三级保护野生药材物种的，应由县级以上医药管理部门会同同级野生动物、植物管理部门制定计划，并报上一级医药管理部门批准后方可按计划执行。采猎二、三级保护野生药材物种的，不得在禁止采猎区、禁止采猎期进行采猎，不得使用禁用工具进行采猎。

采猎二、三级保护野生药材物种的，在依法取得采药证后，还必须分别向有关部门申请采伐证或狩猎证。

3. 野生药材物种的经营

一级保护野生药材物种属于自然淘汰的，其药用部分由各级药材公司负责经营管理，但不得出口。

二、三级保护野生药材物种属于国家计划管理的品种，由中国药材公司统一经营管理；其余品种由产地县药材公司或其委托单位按照计划收购。二、三级保护野生药材物种的药用部分，除国家另有规定外，实行限量出口。

第五节　中西医结合法律制度

一、中西医结合的概念

中西医结合，是指从我国卫生事业和具体情况出发，根据我国人民群众防病治病的需要，由学贯中西医的医务人员，取中西两医二法之长，以达到更好的防病治病效果的一种与中、西医并立的医疗技术方法。

中西医结合是我国卫生事业的一大特点。自 1958 年 10 月 11 日毛泽东同志关于“西医离职学习中医”的指示以来，我国就中西医结合制定了一系列的方针和政策，并由此指导了在中西医结合领域进行的多种探索，在临床和实验研究中取得了较大成就。《中华人民共和国执业医师法》、《医疗机构管理条例》以及《中医药条例》等中医药法律法规都将中西医结合纳入了规范范围，将中西医结合的发展逐渐纳入了法制化的轨道。

二、中西医结合工作的指导思想

中西医结合工作认真贯彻党的中西医结合方针政策，积极利用现代科学技术，充分吸收中医、西医两种医学特长，发掘、整理、研究、阐释中医药学的经验真知和理论精华，以提高临床疗效和学术水平为核心，以基地建设为基础，以人才培养为重点，以研究中西医结合点为主线，积极探索，开拓创新，促进中西医结合不断发展，更好地为人类健康服务。

三、中西医结合医疗机构与执业人员

依据《中医药条例》的规定，中西医结合的医院等医疗机构都属于中医医疗机构。因此中西医结合医疗机构应按照《医疗机构管理条例》的统一规定设置和管理。

依据卫生部发布的《医师资格考试暂行办法》关于医师资格考试类别的规定，中西医结合属于中医类别。因此中西医结合执业人员应按照中医执业人员的相关规定取得资格和执业。

第六节　民族医药法律制度

一、民族医药的概念

民族医药，是指我国各少数民族在维护健康以及预防、诊断、改善或治疗疾病方面所使用的以不同民族文化所特有的理论和经验为基础的医学知识和诊疗技能。民族医药是对我国各少数民族传统医药的统称。

我国民族医药中，不同少数民族的医药发展差距较大，有的已经形成了较为完整的医疗体系和较为成熟的诊疗经验，有的还只是一些零散的医学知识或是一些零星的验方和诊疗技法。根据1983年《卫生部、国家民委关于继承、发扬民族医药学的意见》的指示，我国民族医药比较典型的代表有下列几种：

1．藏医药

藏医药学已有一千多年的历史，它是藏族人民在青藏高原与疾病作斗争的经验总结，至八世纪，出现了《月王药诊》、《四部医典》等著作。藏医主要分布在西藏、青海、四川、甘肃、云南等地。

2．蒙医药

蒙医药学以藏医《四部医典》为基础，结合自己的民族文化和医疗实践，逐步发展成为具有自己特点的蒙医药学。蒙医主要分布在内蒙、辽宁、吉林、黑龙江、青海、新疆等地。

3．维吾尔医药

维吾尔医药学是在总结天山南北、塔里木盆地人民群众防治疾病经验的基础上，吸收中外医学的长处，形成了自己的医学体系。维医主要分布在新疆的乌鲁木齐、喀什、和田、吐鲁番等地。

4．傣医药

傣医药主要分布在云南西双版纳傣族自治州和德宏傣族景颇族自治州，已有一千多年的历史，在用傣文刻写的古老的贝叶经上，即有医药、方剂、制剂的记载。西双版纳素称“瘴疠之区”，傣医利用当地丰富的草药资源与疾病作斗争，积累了丰富的经验。

各种民族医充分利用本地的药物资源，采取适合当地情况的行医方式，在治疗常见病、多发病、地方病方面有不少独到之处，深受当地群众的欢迎。

二、民族医药的法律地位

早在1997年，中共中央、国务院发布的《关于卫生改革与发展的决定》就指出："各民族医药是中华民族传统医药的组成部分，要努力发掘、整理、总结、提高，充分发挥其保护各族人民健康的作用。"2003年，国务院发布的《中医药条例》第38条第二款规定，"民族医药的管理参照本条例执行"。由此可见，民族医药与中医药共同构成了我国的传统医药，具有与中医药、现代医学平等的法律地位，国家保护其发挥作用和健康发展。

三、民族医医疗机构与从业人员

1999年卫生部发布的《医师资格考试暂行办法》第3条规定，民族医纳入到中医类别中参加医师资格考试。1994年卫生部发布的《医疗机构管理条例实施细则》第3条明确规定，民族医医院、民族医门诊部、民族医诊所都属于《医疗机构管理条例》中规定的医疗机构的类别。由此可见，民族医医疗机构应按《医疗机构管理条例》的规定设置和营业；民族医的从业人员应与中医药执业人员一样按照《中华人民共和国执业医师法》及其他相关法规的规定取得执业资格，开展执业活动。

（张继旺）

思考题

1. 简述我国传统医药法的渊源。
2. 简述中医医疗机构的开业审批程序。
3. 简述参加医师资格考试的基本条件。
4. 简述允许师承和确有专长人员参加医师资格考试的意义。
5. 谈谈你对民族医药作用的认识。

第二十三章　红十字会法律制度

提要　《红十字会法》是卫生法律制度的重要组成部分，红十字会法律制度为红十字事业的健康发展提供了重要的法律保障。通过本章的学习，了解红十字会的历史渊源，掌握红十字会的性质、组织形式，红十字会的职责以及红十字标志的使用，提高红十字会法律素养，致力于人类崇高而伟大的红十字事业。

重点　红十字运动的基本原则；红十字会的性质与组织；红十字会的职责；红十字标志的使用

第一节　红十字会法律制度概述

一、红十字会法概述

（一）红十字会的起源

国际红十字会创立于1863年，她的创始人是瑞士人亨利·杜南。十九世纪中叶，在意大利的北部索尔弗里诺，法、意、奥三国军队发生了激战，战后战场上尸体遍野，血染山冈，数不清的伤员躺倒在地上痛苦呻吟而无人问津。亨利·杜南目睹此状，便开始了民间伤员救护的宣传和组织工作，并呼吁各国成立救护团体。经过他的努力，1863年，在瑞士成立了“救援伤兵国际委员会”（International Committee for the Relief of the Wounded），此即为国际红十字运动的前身。1875年，救援伤兵国际委员会更名为红十字国际委员会（International Committee of the Red Cross），并向外扩张至伊斯兰国家，但由于十字是基督教的宗教符号，伊斯兰教徒不愿接受，1876年在奥斯曼帝国采用“红新月”标志，波斯帝国采用古老的狮子和太阳图案。1929年国际红十字会承认了这两个符号，1986年国际红十字运动改名为“红十字与红新月运动”，而红十字会联合会则于1991年改名为“红十字会与红新月会国际联合会”。

（二）红十字运动的组织机构

红十字运动，从1863年初成立的“救援伤兵国际委员会”，到1986年正式称为国际红十字与红新月运动，迄今已140年，组织机构逐渐发展，现已遍及全世界。本运动由三个部分组成，即：①红十字国际委员会（简称国际委员会）；②红十字会与红新月会国际联合会（简称国际联合会）；③国家红十字会或红新月会（简称各国红会）。这三个部分的职能所涉及的范围与事务虽然各有不同，但它们都是按照红十字运动的基本原则，朝着同一目标、同一方向前进的。因此，它们都不是单独的个体，而是互相关联的整体性组织。

一般而言，依照红十字会的“普遍”原则，几乎所有国家都有地区的红十字会或红新月会，而在“统一”原则下，一个国家只有一个红十字会。而原先由亨利·杜南创立的“红十字国际委员会”，目前依旧运作，并依照日内瓦公约及相关议定书的规定，提供战俘人道协助、监察战俘待遇。“红十字会与红新月会国际联合会”则负责协调各国红十字会、红新月会，跨国救援自然灾害的难民。红十字会与红新月会国际联合会及红十字国际委员会现在都是联合国的观察员。

（三）红十字运动的基本原则

1965年，第20届红十字国际大会正式通过了国际红十字运动（国际红十字与红新月运动）人道、公正、中立、独立、志愿服务、统一和普遍的7项基本原则。

人道（humanity）——红十字运动的宗旨是保护人的生命和健康，保护人类的尊严；促进人与人之间的相互了解、友谊和合作，促进持久和平。国际红十字与红新月运动的本意是不加歧视地救护战地伤员，不管是国际还是国内冲突，国际和国内两方面，努力防止并减轻人们的疾苦，不论这种痛苦发生在什么地方。

公正（impartiality）——红十字运动不因国籍，种族、宗教信仰和政治见解而有所歧视，仅根据需要，努力减轻人们的疾苦，优先救济困难最紧迫的人。

中立（neutrality）——为了继续得到所有人的信任，红十字运动在冲突双方之间不采取立场，任何时候也不参与涉及政治、种族、宗教或意识形态的争论。

独立（independence）——红十字运动是独立的。虽然各国红十字会是本国政府人道工作的助手并受本国法律的制约，但必须始终保持独立，以便任何时候都按本运动的原则行事。

志愿服务（voluntary service）——红十字运动是志愿救济运动，绝不期望以任何方式得到好处。

统一（unity）——任何一个国家只能有一个红十字会或红新月会。它必须向所有人开放，必须在全国范围内展开人道工作。

普遍（universality）——国际红十字与红新月运动是世界性的。在这个运动中，所有的红十字会和红新月会都享有同等地位，并负有同样的责任和义务去相互支援。

（四）红十字会法的概念

红十字会法是调整保护人的生命和健康，发扬人道主义精神，促进人类和平进步事业，保障红十字会依法履行职责活动中产生的各种社会关系的法律规范的总称。

二、中国红十字会及其立法

中国红十字会是国际红十字运动的重要成员，是从事人道主义工作的社会救助团体，是中华人民共和国统一的红十字组织，以弘扬“人道、博爱、奉献”的红十字精神，保护人的生命和健康，促进人类和平进步事业为宗旨。

（一）中国红十字会的诞生与历史沿革

1. 中国红十字会诞生的基础

中国红十字会的诞生，具有深厚的文化历史基础。

第一，西方红十字的“人道”理念传入中国后与中国传统的“仁爱”思想契合，为中国红十字会的诞生提供了社会基础。

第二，日俄战争引发的救护活动催生了中国红十字会。国际红十字运动诞生后，首先于19世纪80年代传到我国台湾。1894年7月甲午海战后，开始在中国大陆传播。旅日侨胞孙实甫，由于长期在日本经商，习见日人深获红十字会之益，感受到红十字会活动对中国苦难群众的重要和必要，遂与志同道合者翻译国外红十字组织的章程，广为传播西方“人道”理念。西方红十字的“人道”理念与中国博爱爱人、行善积德的传统道德思想异曲同工，一经传播，很快得到社会认同，使国人逐渐认识到红十字会的重要性，为中国红十字会的诞生奠定了社会基础。

2．中国红十字会的诞生

1904年2月（清光绪三十年），在我国东北旅顺口，日俄双方为争夺在中国的特权，爆发了日俄战争，数十万同胞处于水深火热之中。当时，在旅顺的外国侨民都由本国政府或红十字会出面，接运撤离战区。宣布中立的清政府也派船接运中国同胞，遭到俄国的拒绝，船只不准入港。为救护中国难民，上海海关道沈敦和等人出于义愤，发起成立“东三省红十字普济善会”。这是中国最早的和红十字有关联的组织。为得到国际上的承认，1904年3月10日，清朝商约大臣吕海寰、工部左侍郎盛宣怀等人在上海邀请中立的英、美、法、德代表，共同协商成立了“万国红十字会上海支会”。并于当年得到红十字国际委员会的承认。清政府得知后，立即予以承认，并拨白银10万两作经费（各地绅商及衙门也劝募20万两白银）。这是中国红十字会的前身。1907年更名为大清红十字会。1911年，辛亥革命爆发，中华民国成立，清政府灭亡。大清红十字会更名为中国红十字会。1912年1月，得到红十字国际委员会的正式承认。1919年7月，加入红十字会协会。1933年，更名为中华民国红十字会。

3．新中国的红十字事业

新中国成立后，中国红十字会于1950年进行了协商改组，周恩来总理亲自主持并修改了《中国红十字会章程》。1952年中国红十字会恢复了在国际红十字运动中的合法席位。建国初期，中国红十字会在协助政府履行《日内瓦公约》、处理战争遗留问题、开展民间外交、宣传卫生防病知识、保护人民生命与健康等方面做了大量卓有实效的工作。

十年“文革”期间，中国红十字事业被迫停顿。

改革开放以来，中国红十字事业取得了长足的发展。

1993年10月，中华人民共和国第八届全国人民代表大会常务委员会第四次会议通过了《中华人民共和国红十字会法》，使中国红十字事业有了法律保障。2004年中国红十字会召开的第八次全国会员代表大会，是中国红十字会发展史上的一个重要里程碑，大会聘请国家主席胡锦涛担任中国红十字会名誉会长，选举彭珮云继续担任中国红十字会会长，通过了《中国红十字事业2005～2009年发展规划》。

伴随着中国社会的剧烈变动和坎坷历史，中国红十字会应运而生，中国红十字会自成立之日起，始终根植于广大民众之中，并不断发展、壮大。

（二）中国红十字会立法

中国红十字会成立很早，立法却很迟（在我国台湾地区，1954 年 10 月便通过了“中华民国红十字会法”），这与中国红十字会在红十字运动中的地位极不相符。因此，为履行《日内瓦公约》的要求，适应红十字运动的发展趋势，使国内红十字事业的发展更好地为社会主义现代化建设服务，在国务院有关部门的支持和指导下，中国红十字会从 1990 年末开始把红十字立法列为一项中心工作。第四届理事会提出并做了一些立法准备工作，第五届理事会把立法工作摆上重要议事日程，并于 1991 年 6 月，将中华人民共和国红十字会法（草案）及说明报国务院法制局，法制局作为特例，当年征求外交部、民政部、解放军总政治部等 23 个有关部门的意见。

1992 年上半年，中华红十字总会两次组团赴瑞士、日本考察。1992 年 6 月，总会协助国务院法制局、全国人大法工委有关法律专家，共同对《草案》逐条逐句推敲修改，并两次征求有关部门的意见。

1993 年 6 月 11 日，国务院第五次常务会议审议并原则通过了《中华人民共和国红十字会法（草案）》。其后，经过进一步考察，对部分条款进行修改，1993 年 8 月提请八届全国人大常委会第三次会议审议，同年 10 月 31 日，经八届全国人大常委会第四次会议正式通过，同日，中华人民共和国主席以第十四号令公布施行。《中华人民共和国红十字会法》的公布施行具有划时代的意义，它结束了中国红十字事业长期没有法律保障的状态，标志着中国红十字事业进入了新的历史发展阶段。

1996 年 1 月 29 日，国务院、中央军事委员会发布了《中华人民共和国红十字标志使用办法》。

《中华人民共和国红十字会法》及其他相关法规的颁布实施，使中国红十字运动步入法制化建设的轨道，进一步推动了我国的红十字运动，为促进世界和平进步事业的发展做出了贡献。

（三）中国《红十字会法》的作用

中国《红十字会法》是国际人道法、红十字运动基本原则与中国宪法和相关法律相结合的产物，亦即国家依据国际人道法及有关规则，结合我国实际情况，制定的确保中国红十字事业发展的法律。为中国红十字会注入了新的生命力，开辟了广阔的发展道路。

一是明确规定中国红十字会的宗旨，是“为了保护人的生命和健康，发扬人道主义精神，促进和平进步事业”。这一法律规定把红十字工作的意义提到人类进步发展的高度，与当今世界的两大主题—和平与发展联系起来，揭示出红十字事业是一项崇高的社会事业，使人道主义成为我国社会生活中的一项重要的道德准则，从思想认识上为发展红十字事业开辟了道路。

二是明确规定“中国红十字会是中华人民共和国统一的红十字组织，是从事人道主义工作的社会救助团体”。这是根据国际和国内社会发展的新形势，对红十字会的地位和性质做出的新规定，大大拓宽了红十字会的活动范围，从“人民卫生救护”扩大到“从事人道主义工作的社会救助”，使中国红十字会成为国家法定的专门从事人道主义工作的社会救助团体。

三是明确规定“中国红十字会遵守宪法和法律，遵循国际红十字与红新月运动确立的基本原则，依照中国参加的日内瓦公约及其附加议定书和中国红十字会章程，独立自主地开展工作”。这就构成了红十字会既是国家的社会团体，又是国际组织成员的特性，从而对红十字会的独立自主权予以特别的法律保障。

四是明确规定红十字会与人民政府的关系。《中华人民共和国红十字会法》规定，“人民政府对红十字会给予支持和资助，保障红十字会依法履行职责，并对其活动进行监督；红十字会协助人民政府开展与其职责有关的活动。”红十字会与人民政府的关系同一般社会团体与人民政府的关系也有所不同，依据《红十字会法》的规定，中国红十字组织的一切活动，除了根据国家法律的有关规定，还根据国际人道法及中国批准、加入的其他国际法律文书。

中国是日内瓦公约的缔约国，中国红十字会是依据日内瓦公约的有关规定成立和发展的。每次召开的红十字国际大会，中国政府与中国红十字会均派代表团出席。因此，人民政府既有支持、资助红十字会工作，保障红十字会履行其职责的责任及义务，也有监督红十字会工作的权利。而红十字会最重要的就是支持和协助本国政府开展与人道主义有关的工作，这是成立红十字会的初衷，也是检验红十字会工作的标尺。但是，红十字会不是政府的一个部门。《中华人民共和国红十字会法》对此做出明确规定，对于发挥红十字组织的作用至关重要。

五是明确规定红十字会的组织体制。依据《中华人民共和国红十字会法》的规定，县级以上按行政区域建立地方各级红十字会，全国性行业根据需要可以建立行业红十字会。这就把红十字运动基本原则中的统一原则与普遍原则变成法律条款，使中国红十字会的组织建设有了法律保障。

第二节　红十字会的性质和组织

一、红十字会的性质

红十字会或红新月会都是同一性质的志愿的救护、救济团体，在世界上被认为是一个超越国界、超越时空的非政治、非宗教的人道主义团体。

中国红十字会是从事人道主义工作的社会救助团体。《中华人民共和国红十字会法》规定，中国红十字会是中华人民共和国统一的红十字会组织，是从事人道主义工作的社会救助团体。《中国红十字会章程》规定，中国红十字会以保护人的生命和健康，发扬人道主义精神，促进和平进步事业为宗旨。

中国红十字会是国际红十字运动的重要成员。《中国红十字会章程》规定，中国红十字会遵守宪法和法律，遵循国际红十字和红新月运动确立的人道、公正、中立、独立、志愿服务、统一和普遍七项基本原则，依照中国参加的日内瓦公约及其附加议定书和中国红十字会章程，独立自主地开展工作；中国红十字会根据独立、平等、互相尊重的原则，发展同各国红十字会和红新月会的友好合作关系。

二、红十字会的组织

（一）组织结构

《中华人民共和国红十字会法》规定，全国建立中国红十字总会，具有社会团体法人资格。县级以上按行政区域建立地方各级红十字会，根据实际工作需要配备专职工作人员。全国性行业根据需要可以建立行业红十字会。地方各级红十字会、行业红十字会依法取得社会团体法人资格。

上级红十字会指导下级红十字会工作。

（二）组织机构

《中华人民共和国红十字会法》规定了中国红十字会的权力机构及执行机构：

1．权力机构

中国红十字会的最高权力机构是全国会员代表大会；全国会员代表大会的代表由总会和地方红十字会推选的会员代表以及与有关部门协商产生的代表和特邀代表组成。

全国会员代表大会的职权：

（1）选举中国红十字会理事；

（2）修改《中国红十字会章程》；

（3）审查批准理事会的工作报告；

（4）批准理事会提交的工作规划；

（5）决定中国红十字会的重大事项。

2．执行机构

会员代表大会闭会期间由理事会执行其决议；理事会闭会期间由常务理事会执行其决议；驻总会机关的常务理事组成执行委员会，执行委员会对常务理事会负责。各级红十字会理事会由会员代表大会民主选举产生。理事会民主选举产生会长和副会长。中国红十字会总会设名誉会长和名誉副会长。名誉会长和名誉副会长由中国红十字会总会理事会聘请。

3．各级红十字会会员代表大会闭会期间，由理事会执行会员代表大会的决议。理事会向会员代表大会负责并报告工作，接受其监督。

（三）会员

依据《中华人民共和国红十字会法》的规定，中华人民共和国公民，不分民族、种族、性别、职业、宗教、信仰、教育程度，遵守《中华人民共和国红十字会法》，承认本章程，自愿缴纳会费的，可以申请加入红十字会。红十字会会员分为个人会员和团体会员。

公民以个人身份加入红十字会的为个人会员，在校学生加入红十字会的为红十字青少年会员；机关、企业事业单位及有关团体加入红十字会的为团体会员。个人入会由本人自愿申请，经所在地基层红十字组织批准，报县级以上红十字会备案，发给会员证，成为红十字会会员；对红十字事业做出较大贡献的单位和个人，县级以上红十字会可以直接吸收为会员。

机关、企业事业单位及有关团体加入红十字会，须提出书面申请，由县级以上红十字会批准，发给证书和标牌，成为红十字会团体会员；团体会员单位应有专人负责红十字会工作。

第三节　红十字会的职责与权利

一、红十字会的职责

各国红十字会成立之初，只为协助军队医务人员在战时救护伤病者。随着历史的发展，不论在战争时期或和平时期，其工作范围都得到扩展。各国红会根据各自的章程和本国立法积极从事符合本运动任务和基本原则的人道工作。

主要包括：救灾，备灾，卫生救护，社区服务，传播国际人道法，青少年活动，寻人工作；各国红会之间的相互支持和对国际委员会、国际联合会的支持。

根据《中华人民共和国红十字会法》和《中国红十字会章程》的规定，中华红十字会的主要职责是：

（一）平时履行的职责

1．开展救灾的准备工作，兴建和管理救灾备灾设施；在自然灾害和突发事件中，开展救护和救助，根据灾害和事件的具体情况，由中国红十字会总会向国内外发出呼吁，依法接受国内外组织和个人的捐款，及时向灾区群众和受难者提供急需的人道主义援助；

2．开展卫生救护和防病常识的宣传普及；在易发生意外伤害的行业和城镇居民委员会、农村、牧区，开展初级卫生救护培训，组织群众参加意外伤害和自然灾害的现场救护；

3．参与输血献血工作，推动无偿献血；协助各级人民政府开展无偿献血的宣传发动工作，对先进单位和个人进行表彰奖励；开展非血缘关系骨髓移植供者动员、宣传、组织和供髓者资料数据的储存、检索工作；

4．组织会员、志愿工作者开展社会服务活动；开展其他人道主义服务工作；

5．依法开展募捐活动；在机场、火车站、宾馆、商场、公园、货币兑换处等公共场所可设置红十字募捐箱并进行管理；

6．参加国际人道主义救援工作；开展与国际红十字组织和各国红十字会或红新月会的友好合作交流；

7．开展有益于青少年身心健康的红十字青少年活动；

8．宣传《日内瓦公约》及其附加议定书、红十字与红新月运动七项基本原则；宣传《中华人民共和国红十字会法》和《中华人民共和国红十字标志使用办法》并协助各级人民政府纠正滥用红十字标志现象；

9．兴办符合红十字会宗旨的社会福利事业和经济实体；

10．完成人民政府委托事宜。

（二）战时履行的职责

依据《日内瓦公约》及其附加议定书，红十字会战时履行以下职责：

1．组织红十字会救护队，参与战场救护；

2．在武装部队中依法开展传染病的防治工作；

3. 对战区平民进行救助；

4. 协助战俘、被监禁者及难民与家人取得联系，转交钱物，并为此建立必要的通信渠道；

5. 参与探视和见证交换战俘。

二、红十字会的权利

（一）物资处分权

红十字会有权处分其接受的救助物资；在处分捐赠物资时，应当尊重捐赠者的意愿。

（二）优先通行权和公共通讯工具优先使用权

在自然灾害和突发事件中受国家有关法律法规的保护，佩戴红十字标志的人员和标有红十字标志的物资、交通工具优先通行；为执行救助任务的需要，红十字会救助人员优先使用公共通信工具。

（三）履行职责时的法律保障权

执行人道主义救助任务的红十字会工作人员，在战争和武装冲突中受日内瓦公约及其附加议定书的保护；任何组织和个人不得拒绝、阻碍红十字会工作人员依法履行职责。在自然灾害和突发事件中，以暴力、威胁方法阻碍红十字会工作人员依法履行职责的，依照《中华人民共和国刑法》第二百七十七条的规定追究刑事责任；阻碍红十字会工作人员依法履行职责未使用暴力、威胁方法的，依照《中华人民共和国治安管理处罚法》第十九条的规定处罚。

（四）减税、免税权

红十字会兴办的社会福利事业按照国家有关规定，享受税收优惠政策。

红十字会接受的国（境）外组织和个人捐赠救灾物资，按照国家有关规定享受减税、免税优惠，有关部门优先安排运输和办理有关放行手续。红十字会开展活动和宣传工作，广播、电视、报刊、网络等新闻媒体应积极支持。

三、红十字会的经费来源与使用

（一）经费的来源

中国红十字会经费的主要来源是：①红十字会员缴纳的会费；②接受国（境）内外组织和个人捐赠的款物，红十字会为开展救助工作，可以进行募捐活动；③动产和不动产的收入；④人民政府的拨款。

（二）经费的使用监督

红十字会应建立经费审查监督制度，并接受人民政府的检查监督。

《中华人民共和国红十字会法》明确规定，红十字会的经费使用应当与其宗旨相一致。红十字会对接受的国（境）外捐赠款物，应当建立专项审查监督制度；

红十字会经费的来源和使用情况每年向红十字会理事会报告；

经费使用情况依照国家有关法律、法规的规定，接受上级部门的检查监督；

任何组织和个人不得侵占和挪用红十字会的经费和财产。

第四节　红十字标志的使用

一、红十字标志

红十字作为救护团体（即红十字会）识别标志，始于 1863 年 10 月，采用“白底红十字的臂章体为伤兵救护团体志愿人员的识别标志”。日内瓦公约将其具体化，明文指出红十字标志系掉转瑞士国旗的颜色而成。红十字标志通常是由五个大小相等的红色正方形拼合成，分别代表亚、欧、非、美、大洋洲世界五大洲。以红新月会取代红十字会的国家，其标志则为白底红新月。中国红十字会使用白底红十字标志。

二、红十字标志的作用

红十字标志是国际人道主义保护标志，是武装力量医疗机构的特定标志，是红十字会的专用标志。红十字标志具有保护作用和标明作用。

（一）保护性作用

红十字标志表明一个受国际人道法保护，不应受到攻击的人或物。依照日内瓦公约的规定，红十字标志战时作为战地医疗人员的保护标志，任何武装部队均不得攻击标志红十字的车辆、人员、设施，否则即为战犯。

（二）标志性作用

明与红十字运动有关的人或物。依照日内瓦公约的规定，红十字具有国际法上的效力，非战时仅有各国红十字会或国际委员会、国际联合会可以使用。

三、红十字标志的使用

红十字标志的正确使用，对于执行人道主义保护任务起着至关重要的作用。日内瓦公约的参加国，根据公约的要求制定了严格的国内立法，明确规定了红十字标志的使用方法。

（一）红十字标志的保护性使用

1. 保护性使用方法

红十字标志作为保护性标志使用时，不得在标志上添加任何内容；用在旗帜上的，红十字不得触及旗帜的边缘；用在臂章上的，红十字应当置于臂章的中间部位；用在建筑物上的，红十字应当置于建筑物顶部的明显部位；应当在尽可能远的地方或者不同的方向得以辨认；在夜间或者能见度低时，应当以灯光照明或者用发光物装饰。

2. 在武装冲突中可以使用保护性红十字标志的人员

①武装力量医疗机构的医疗人员和工作人员；②红十字会的工作人员和医务人员；③经国务院或者中央军事委员会批准的国际红十字组织和外国红十字组织的工作人员和医务人员；④军用的和民用的医务运输工具上的医务人员和工作人员；⑤经国务院或者中央军事委员会批准的国内外的志愿救助团体人员和民用医疗机构的医务人员。

使用保护性红十字标志的人员，必须随身携带国务院或中央军事委员会授权的部门签发的身份证件。

3．在武装冲突中可以使用保护性红十字标志的机构或者组织及其处所、物品、医务运输工具

①武装力量的医疗机构；②参加救助活动的红十字会；③经国务院或者中央军事委员会批准的国内外的志愿救助团体和医疗机构；④经国务院或者中央军事委员会批准的国际组织。

在上述红十字标志保护性使用的机构或者组织中，武装力量医疗机构的人员、处所及其物品、医务运输工具在和平时期也可以使用保护性红十字标志作为标志。

（二）红十字标志的标明性使用

1．标明性使用的方法

红十字标志作为标明性标志使用时，在红十字下方必须有红十字会的名称或者名称缩写，并不得将红十字置于建筑物顶部。红十字会的工作人员、会员和其他有关人员履行职责时，应当佩带标有红十字的小尺寸臂章；不履行职责时，可以佩带标有红十字的小尺寸胸针或者胸章。

2．可以使用标明性红十字标志的人员

①红十字会工作人员；②红十字会会员；③红十字青少年会员。

3．可以使用标明性红十字标志的场所

①红十字会使用的建筑物；②红十字会所属的医疗机构；③红十字会开展符合其宗旨的活动场所。

4．可以使用标明性红十字标志的物品、运输工具

①红十字会的徽章、奖章、证章；②红十字会的印刷品、宣传品；③红十字会的救灾、救护物资及运输工具。

在上述规定的人员、场所、物品、运输工具范围以外需要使用标明性红十字标志的，由红十字会总会批准。

（三）红十字标志的禁止使用

依照《中华人民共和国红十字会法》的规定，红十字标志不得用于下列情形：

①商标或者商业性广告；

②非红十字会或者非武装力量的医疗机构；

③药店、兽医站；

④商品的包装；

⑤公司的标志；

⑥工程设计、产品设计；

⑦红十字标志使用办法规定可以使用红十字标志以外的其他情形。

第五节　法律责任

一、阻碍红十字会工作人员履行职责的法律责任

《中华人民共和国红十字会法》规定，任何组织和个人不得拒绝、阻碍红十字会工作人

员依法履行职责。在自然灾害和突发事件中，以暴力、威胁方法阻碍红十字会工作人员依法履行职责的，依照刑法有关规定追究刑事责任；阻碍红十字会工作人员依法履行职责未使用暴力、威胁方法的，依照治安管理处罚条例的有关规定处罚。

《中华人民共和国刑法》第277条规定，在自然灾害和突发事件中，以暴力、威胁方法阻碍红十字会工作人员依法履行职责的，构成妨碍公务罪，处3年以下有期徒刑、拘役、管制或者罚金。

二、违反红十字标志使用办法的法律责任

《中华人民共和国红十字标志使用办法》规定，违反红十字标志使用办法，有下列情形之一的，红十字会有权予以劝阻，并要求其停止使用；拒绝停止使用的，红十字会可以提请人民政府按照有关法律、法规的规定予以处理：

①红十字会的工作人员、会员、红十字青少年会员以外的人员使用标明性红十字标志的；

②非红十字会使用的建筑物及其他场所使用标明性红十字标志的；

③非红十字会的医疗机构使用标明性红十字标志的；

④不属于红十字会的物品、运输工具等使用标明性红十字标志的；

⑤有违反红十字标志使用办法规定使用红十字标志的其他情形的。

违反红十字标志使用办法关于红十字标志的禁止使用规定，擅自使用红十字标志的，由县级以上人民政府责令停止使用，没收非法所得，并处1万元以下的罚款。

武装力量中的组织和人员有违反红十字标志使用办法规定行为的，由军队有关部门处理。

（于慧玲）

思　考　题

1. 红十字运动的基本原则是什么？
2. 红十字会的性质是什么？
3. 中国红十字会有哪些职责和权利？
4. 《中华人民共和国红十字标志使用办法》对红十字标志的使用是如何规定的？

第二十四章 医学教育和科学研究管理法律制度

提要 医学教育是国家教育事业的重要组成部分。随着医学模式的转变、社会的进步、科学技术的发展、卫生事业的改革，医学教育需要与时俱进、深化改革。医学教育管理制度的健全与完善是推进医学教育改革，提高医学教育质量的根本保障。医学科学研究是一种研究人体正常生理、病理、健康和疾病的科学研究工作，具有研究对象的特殊性、研究内容的多学科性等特点；医学科学研究管理既要强调“出成果，出人才，为实现医学科学现代化做出贡献”，又要强调尊重人的生命健康权益与尊严、尊崇公认的生命伦理道德原则、完善相关的法律制度。

重点 医学教育改革；医学科学研究的特点；人体生物医学研究法律制度。

第一节 医学教育管理法律制度

一、医学教育概述

医学教育（medical education）是指按着社会的需求有目的、有计划、有组织地培养各类卫生技术人才及卫生管理人才的教育活动。一般多指大学水平的医学院校教育，是国家教育事业的重要组成部分。

医学教育的历史源远流长。人类在与疾病斗争的过程中建立了医学，起初是以师带徒的形式传承医学知识与经验，随着知识量的扩大和对医务人员需要量的增加，学校形式的医学教育便应运而生。中国早在公元 443 年刘宋王朝时期就已设立了官方的医学教育机构。公元 9 世纪，意大利萨列诺医学校开始闻名于世。19 世纪后期，西方医学及其医学教育模式传入中国。1866 年美国教会在广州创办了博济医学校，1881 年清政府在天津开设医学馆，继之，1903 年在北京京师大学堂内增设医学馆。这以后全国各地建立许多医学院校。中华人民共和国成立以来，我国医学教育不断完善，当前已形成一套完整的、多学科、多层次的医学教育体系。在发展现代医学教育的同时，也奠定了中医药教育基础，发展了边疆和少数民族地区的医学教育。新中国成立 50 年来，我国的医学教育事业有了很大的发展，取得了显著成绩，通过实践逐步探索出医学教育的规律和特点，形成了医学教育的管理体制和运行机制，初步建立了包括学校基础教育、毕业后教育、继续教育的连续统一的医学教育体系。医学教育的规模、质量、效益有了明显提高。医学教育师资队伍不断加强，教学条件逐步改善。50 年来，医学教育为我国卫生事业输送了一大批合格的医药卫生人才。

每千人口医师数从建国初期的0.1上升到1.6，超过世界的平均水平1.4。这支队伍为满足人民群众的卫生服务需求、保证人民的身体健康、促进我国社会主义事业发展做出了重要贡献。

二、医学教育的分类

从不同的角度可对医学教育作不同的划分：

（一）按教育阶段划分

从教育的阶段，可分为院校医学教育、毕业后医学教育、继续医学教育。习惯上将院校医学教育称为专业性医学教育，毕业后医学教育和继续医学教育称为职业性医学教育。当前，我国已构建起初步的院校教育、毕业后教育和继续教育各阶段合理衔接的医学教育体系，今后，要进一步完善这一体系。

1. 院校医学教育

我国的院校医学教育包括中等医学教育与高等医学教育，其中高等医学教育又包括专科、本科、研究生医学教育，研究生医学教育又包括硕士研究生、博士研究生医学教育。院校医学教育是医学教育中的学历教育。

2. 毕业后医学教育

毕业后医学教育主要是指针对临床住院医师的培训。医学生在完成院校医学教育后，经过系统的住院医师培训（分通科培训和专科培训两个阶段），以获得独立医疗实践的能力，获得担任专科医师、参加专科学术团体的资格。借鉴国际的有益经验，加强临床医师的临床能力培养，完善毕业后医学教育体系，建立专科医师培养和准入制度，是医学科学发展和医学人才成长规律的必然要求，是促进卫生事业改革与发展和提高医疗服务质量的重要途径，是完善我国医学终身教育体系的重要组成部分。为加强住院医师的培养工作，1993年卫生部颁布了《住院医师规范化培训试行办法》，此后全国20余个省（市）2000余所医院先后开展了临床住院医师规范化培训工作，累计培训住院医师10余万人。但是，由于受到传统管理体制和机制的制约，我国住院医师的培养制度还存在较大缺陷，已有的培训要求未能得到很好的贯彻落实，培训工作覆盖面小，发展很不平衡，不能满足医疗工作的实际需求，与国际医学人才培养和使用的惯例也不相适应。为进一步加强和规范毕业后医学教育，2005年12月31日，卫生部根据《中华人民共和国执业医师法》，成立了卫生部毕业后医学教育委员会，该委员会在卫生部领导下，对全国毕业后医学教育工作进行研究、指导、协调和质量监控。

专科医师培训工作是一项复杂的系统工程，它不仅关系到教育培训管理工作，而且涉及到人事管理、社会保障、资金筹集等多方面。因此，要在试点工作中加强研究和探索，加强各部门之间的协调，不断完善相关配套政策和管理措施，逐步形成机会平等、竞争择优、合理流动的良好政策环境和人才工作机制。

3. 继续医学教育

继续医学教育是指医学学历教育毕业后，以学习新理论、新知识、新技术、新方法为主的一种连续性、全员性和终身性的医学教育。当前，继续医学教育已经成为医疗卫生单位增强核心竞争力和卫生技术人员提高能力素质的重要途径和手段，在卫生人才队伍建设中发挥了重要作用。卫生部通过制定继续医学教育“十五”、“十一五”规划使得我国的继续医学教育不断完善。

（二）按学科专业划分

从学科专业角度，可分为公共卫生专业、医学类专业、医学相关类专业、药学类专业。根据《中国医学教育改革和发展纲要》、《教育部、卫生部关于加强医学教育工作提高医学教育质量的若干意见》、《中共中央、国务院关于深化医药卫生体制改革的意见》等法律文件精神：遵循医学教育规律，今后医学教育的重点是加强公共卫生、农村卫生、城市社区卫生专业技术人员和护理人员的培养培训，加强全科医学教育，进一步减少专业数量，普通本科教育主要设置医学、口腔医学、中医学、药学、中药学和护理学专业；遵循中医药人才培养的特点和规律，进一步研究加强中医药教育。

（三）按人才培养层次划分

从培养人才的层次方面，可分为中等医学教育、高等医学教育（含专科、本科、研究生教育）。医学类专业以修业年限五年制为主体，现阶段适量保留三年制，控制长学制医学教育。根据相关法律文件精神，今后，医学教育将控制中等医学教育规模，削减中等医学教育招生比例，取消中等教育中的临床医学类专业。根据人民群众不断增长的卫生服务需求，逐步提高医学教育办学层次，积极探索建立科学合理并适应中国国情的医学学位体系。

（四）按人才培养目标划分

高等医学教育根据人才培养目标，又可分为提高型医学人才教育（7年制本、硕融通）、复合应用型医学人才教育（6年制双学士学位）、普通应用型医学人才教育（5年制）、专门应用型医学人才教育（5年或4年制）。其中：

1．提高型（7年制本、硕融通）培养目标

培养具有宽厚的自然科学知识和生物医学基础理论、较强的临床实践和人际交流能力、良好的职业道德和人文素养、强烈的创新创业精神及参与现代医学科学技术竞争的基本素质和良好发展潜质的高级医学人才。

2．复合应用型（6年制双学士学位）培养目标

培养具有扎实的临床医学与医学相关专业及其他自然科学知识、掌握医学与相关专业技术和技能、具有较强人际沟通能力、良好的职业道德、人文素养和创新创业精神，能够致力于医学相关专业的跨学科复合型人才。

3．普通应用型（5年制）培养目标

培养具有扎实的医学基础理论及其相关自然科学知识、较强的医学实践和人际交流能力、良好的职业道德、人文素养和创新创业精神，融医疗、预防、保健、康复为一体的应用型医学人才。

4．专门应用型（5年或4年制）培养目标

培养具有扎实的医学专业知识与相关自然科学知识、较强的专业实践技能和人际交流能力、良好的职业道德和人文素养及创新创业精神，能够通晓并运用医学专业技术的应用型专门人才。

三、医学教育的改革

尽管我国医学教育取得了较大的进步，但与社会的进步、科学技术的发展、卫生事业改革的需要仍不相适应。存在的主要问题是：对医学教育在社会经济发展中的重要作用及其特殊规律认识不足；医学教育的理念需要更新；医学教育的结构不合理，层次偏低，不能适应人民群众日益增长的卫生服务需求；医学教育现有办学条件与发展规模不符。随着高等教育管理体制改革和卫生改革的深化，也为医学教育的发展，提供了良好的机遇和广阔的空间。

（一）医学教育改革的背景

随着医学模式从传统的生物医学模式向现代的生物心理社会医学模式的转变，对医学教育提出新的要求，WHO 在 1992 年提出了“五星级医生（保健提供者、决策者、沟通者、社区领导者和管理者）”的概念，并于 2001 年和世界医学教育联合会（WFME）联合推荐了涵盖“教育计划”等 9 大领域的《本科医学教育国际标准》。此外，国际医学教育专门委员会（IIME）亦于 2002 年初出台了《全球医学教育最基本要求》，包括“职业价值、态度、行为和伦理”、“医学科学基础知识”、“沟通技能”等 7 个领域的 60 项反映教育结果的指标，在承认各国家、地区和医学院校自身教学计划特殊性的基础上强调了全球医学教育的核心内容。鉴于此，许多国家和地区都在不断地根据人才培养要求进行教育计划改革，大致可归纳为如下几方面：教育理念的更新、课程体系改革、教学内容改革、教学模式改革、教学方法改革。

为推进医学教育改革，我国也陆续颁布施行了相关法律文件，其中最为重要的有：卫生部、教育部于 2001 年 7 月 17 日颁布施行了《中国医学教育改革和发展纲要》（这是一份指导新世纪初我国医学教育改革和发展的纲领性文件），教育部、卫生部于 2009 年 02 月 20 日颁布施行了《关于加强医学教育工作提高医学教育质量的若干意见》，中共中央、国务院于 2009 年 4 月 6 日发布《关于深化医药卫生体制改革的意见》。这些法律文件涉及到医学教育理念的更新、教育模式的改革、课程体系的改革、教育内容的改革、教育方法的改革，以及医学教育规模、布局、层次、结构的调整等。下面重点探讨医学教育理念的更新。

（二）医学教育理念的更新——人文精神的树立

医学是认识人类生命活动规律、预防和治疗疾病、保护和增进人类健康的科学，医学实质上乃人学。由此观之，医学具有自然科学与人文科学之双重属性。因此，在医学教育中要处理好人文精神与科学精神、人文教育与科学教育的关系、职业素质与人文素养的关系。如果说科学精神的灵魂是实事求是，那么人文精神的灵魂则是以人为本；如果说科学精神是科学创新的动力，那么人文精神则是科学创新的伦理道德文化基础。医学教育乃是追求医学人文与医学科技的共生发展，崇尚人文精神与科学精神的和谐统一，正所谓“医乃仁术”。

自 20 世纪 70 年代以来，随着医学模式从传统的生物医学模式向现代的生物心理社会医学模式的转变，在医学科学教育中渗透人文精神，加强对医学生的人文素质教育已得到国内外医学教育界的认同，医学与人文的融合逐渐成为了医学教育发展的趋势。《中国医学教育改革和发展纲要》明确指出“医学研究与服务的对象是人，在医学教育的过程中必须加强文、理、医渗透和多学科的交叉融合，把医德和医术的培养结合起来，加强素质教育。”

另外，医学教育尚需确立研究性学习、创新性学习、终身教育以及健康教育的理念。

先进的教育理念是指引教育模式改革、课程体系改革、教育内容改革、教育方法改革的灵魂。

四、医学教育管理法律制度

（一）医学教育管理的概念

医学教育管理是指医学教育管理主体（包括教育、卫生行政部门及行业自律组织）依据法律与政策对医学教育的各个环节、各个层面实行计划、组织、指挥、协调和控制，以达到提高医学教育质量、推进医学教育改革、为社会培养各类卫生技术及管理人才、保障国民身心健康、促进经济社会卫生事业发展的社会实践活动。

（二）医学教育管理机构

我国医学教育由教育、卫生行政部门（或中医药管理局）共同管理。教育行政部门主要负责医学教育方针、政策、规划、规章、制度的制定，卫生行政部门主要负责管理医学教育的具体业务。今后，应进一步加强建立和完善教育、卫生行政部门医学教育宏观管理协调机制，充分发挥其对医学教育的宏观指导与管理的作用，及时研究解决医学教育工作中存在的新情况和新问题。以卫生需求为导向，促进医学教育事业健康发展。

（三）医学教育管理法律制度

《中华人民共和国宪法》第十九条：“国家发展社会主义的教育事业，提高全国人民的科学文化水平。……”。为了规范医学教育管理，进一步推动医学教育改革，自1980年迄今，国家有关部门依据《宪法》、《教育法》、《高等教育法》等颁布的规章、其他规范性文件及部分地方性规章近60部，涉及到医学教育的各个方面。其中综合性的医学教育法律文件有《中国医学教育改革和发展纲要》、《教育部、卫生部关于加强医学教育工作提高医学教育质量的若干意见》、《医学教育临床实践管理暂行规定》、《中共中央、国务院关于深化医药卫生体制改革的意见》（2009年4月6日发布）等；关于高等医学教育的法律文件有《关于七年制高等医学教育授予医学硕士学位的几点意见》、《普通高等医学教育临床教学基地管理暂行规定》、《关于举办高等医学教育的若干意见》等；关于中等医学教育的法律文件有《中等医学教育主要专业设置标准》、《中等医学教育结构调整指导意见》等；关于医学成人教育的法律文件有《九十年代医学成人教育发规划》、《医学成人高等学历教育暂行规定》等；关于全科医学教育的法律文件有《关于发展全科医学教育的意见》等；关于继续医学教育的法律文件有《卫生部关于扩大继续医学教育工作试点的通知》、《卫生部关于继续医学教育规定（试行）》、《卫生部继续医学教育“十五”计划》、《卫生部继续医学教育“十一五”规划的通知》等；关于加强少数民族地区医学教育的法律文件有《卫生部、国家民委、教育部关于加强少数民族地区医学教育工作的意见》、《关于内地省市对口支援少数民族地区发展医学教育试行方案》等；关于医学教育信息化的法律文件有《卫生部远程医学教育教学站和网站管理暂行规定》、《卫生部关于加强在职卫生技术人员现代远程医学教育工作的通知》等。这些法律文件的颁布实施，是我国医学教育、医学教育管理的制度保障，是我国卫生法制建设的重要成果。现就一些重要法律文件的主要内容介绍如下：

1.《中国医学教育改革和发展纲要》（卫科教发〔2001〕212 号，2001 年 7 月 17 日颁布施行）

这是一份由卫生部与教育部共同制定的新世纪初我国医学教育改革和发展的纲领性文件，是指导我国医学教育进行规模、布局、层次、结构调整的依据。

（1）《纲要》提出了医学教育改革与发展的方针　优化结构，深化改革，稳步发展，提高质量。其中，优化结构是指：优化医学教育的层次结构、专业结构、布局结构，以更好地适应卫生事业改革与发展的需要；深化改革是指：根据 21 世纪科技发展和卫生服务模式，深化医学教育管理体制改革，规范各类医学教育，改革医学教育的培养模式、课程体系、教学内容、教学方法和教学手段；稳步发展是指：调整医学教育总体规模，扩大高等医学教育，压缩中等医学教育，使其与人民群众卫生服务需求及卫生人力发展需要相适应；提高质量是指：根据医学的特点，加强医学生全面素质、创新精神和实践能力的培养，加强并完善毕业后教育与继续教育，不断提高卫生技术队伍的整体素质。

（2）《纲要》提出了医学教育改革与发展的目标　是至 2015 年：①建立起层次和专业布局合理、规模适当、开放的医学教育体系，实现医学教育现代化。②普通医学院校本专科和研究生招生规模进一步扩大，中等医学教育规模大幅度压缩；各层次医学教育招生规模所占比例，本专科教育（含高等职业技术教育）提高到 60%，研究生教育提高到 12%；中等教育减少到 25%。③进一步调整专业设置，普通本科主要设置医学、口腔医学、中医学、药学、中药学和护理学专业，高等职业技术教育和中等教育主要设置医学相关类专业。④形成具有中国特色的医学普通专业教育与医学职业技术并举，分工明确，互相沟通，彼此衔接的医学人才培养体系，以及专科医师与全科医师同步发展的培训制度，继续深化医学教育改革，使医学教育质量有明显提高。

（3）《纲要》提出了要调整医学教育的规模和结构　针对医学教育层次结构不合理愈显突出，调整层次结构的总体要求是：压缩中等教育，调整专科教育，积极发展本科教育，加速发展研究生教育。针对仍存在专业结构不合理、专业口径偏窄、社会适应性不强等问题，必须采取有力措施，调整专业结构，拓宽专业口径。

（4）《纲要》提出了要深化教育教学改革，完善医学教育体系　进一步完善包括学校基础教育、毕业后教育、继续教育在内的医学教育体系，完善全科医师培训制度。必须转变教育思想，更新教育观念。医学教育具有社会性、实践性和服务性的特点，医学研究与服务的对象是人，在医学教育过程中必须加强文、理、医渗透和多学科交叉融合，把医德与医术的培养结合起来，加强综合素质培养；医学教学中要加强实践教学环节；培养学生的服务意识与奉献精神。积极改革课程体系、教学内容、教学方法，促使学生综合素质提高，创新精神加强，个性得到发展。并强调加强高等中医药教育，加快农村人才培养。

2.《教育部、卫生部关于加强医学教育工作提高医学教育质量的若干意见》（教高

[2009] 4号，2009年2月20日颁布施行)

《意见》就今后一个时期加强医学教育工作提出以下十三项意见：

(1) 统一思想，充分认识医学教育在社会发展中的地位和作用；

(2) 提高质量，加快医学人才培养模式创新；

(3) 德育为先，促进医学生的全面发展；

(4) 加大投入，切实保障医学教育教学工作运行；

(5) 重视实践，加强医学生实践能力培养；

(6) 建设队伍，充分发挥教师教书育人的作用；

(7) 实施认证，保证医学教育教学质量；

(8) 创新管理，建立统筹协调的医学教育管理体制和运行机制；

(9) 完善体系，促进毕业后医学教育与继续医学教育工作稳步发展；

(10) 统筹规划，科学调控医学教育的发展规模与层次结构；

(11) 加强指导，规范医学教育学科专业设置管理；

(12) 强化措施，积极为农村培养适宜卫生人才；

(13) 狠抓落实，加强社区卫生人才培养工作。

3.《中共中央、国务院关于深化医药卫生体制改革的意见》(2009年4月6日发布)

《意见》就有关医学教育提出了如下意见：

(1) 加强医药卫生人才队伍建设　重点加强公共卫生、农村卫生、城市社区卫生专业技术人员和护理人员的培养培训。完善全科医师任职资格制度，健全农村和城市社区卫生人员在岗培训制度，鼓励参加学历教育，促进乡村医生执业规范化，尽快实现基层医疗卫生机构都有合格的全科医生。加强高层次科研、医疗、卫生管理等人才队伍建设。建立住院医师规范化培训制度，强化继续医学教育。加强护理队伍建设，逐步解决护理人员比例过低的问题。培育壮大中医药人才队伍。

(2) 调整高等医学教育结构和规模　加强全科医学教育，完善标准化、规范化的临床医学教育，提高医学教育质量。加大医学教育投入，大力发展面向农村、社区的高等医学本专科教育，采取定向免费培养等多种方式，为贫困地区农村培养实用的医疗卫生人才，造就大批扎根农村、服务农民的合格医生。

(3) 通过加强医德医风建设，重视医务人员人文素养培养和职业素质教育，大力弘扬救死扶伤精神，构建健康和谐的医患关系。

第二节　医学科学研究管理法律制度

一、医学科学研究的概念

医学科学研究是一种研究人体正常生理、病理、健康和疾病的科学研究工作。其任务是要揭示人体生命本质，揭示疾病发生、发展的现象和机制，认识人和环境的相互关系、健康与疾病相互转化的客观规律，从而为防治疾病，提高健康水平提供技术、方法和手段。

医学科学研究是兼有自然科学、社会科学与人文科学属性的综合性科学研究。

二、医学科学研究的特点

科学研究除了具有继承性、创造性、探索性等科学研究的基本特点外，还具有以下一些特点。

（一）研究对象的特殊性

医学科学研究是探索人类的生命本质及其疾病与健康关系的科学，以人为研究对象是医学科学研究的重要特点之一。因而，从事医学研究要尊重人的权益与尊严，尊崇公认的生命伦理道德原则。世界医学大会通过的《赫尔辛基宣言》和国际医学科学组织委员会颁布的《人体生物医学研究国际道德指南》以及各国相关法律文件（如我国颁布的《药品临床试验管理规范》等）都规定涉及人的生物医学研究要遵守如下的道德原则：所有以人为对象的研究必须符合公正、尊重人格、力求使受试者最大程度受益和尽可能避免伤害，这样的规定正是建基于医学科学研究对象的特殊性之上的（见后文）。

（二）研究内容的多学科性

现代科学发展高度分化又高度综合，医学科学研究尤其如此，医学科学研究是兼有自然科学、社会科学与人文科学属性的综合性科学研究。因此，开展医学科学研究必须重视对跨学科、跨系统联合攻关的管理，要大力促进学科间的交叉渗透，贯彻理工医人文结合、中西医结合、基础与临床结合的研究方针。

三、医学科学研究的分类

（一）按医学科学研究的目的分类

按联合国科教文组织对科技活动的研究类别进行分类：

1. 基础研究

基础研究是对新知识、新理论、新原理的探索，其成果不但能扩大科学理论领域，提高应用研究的基础水平，而且对于技术科学、应用科学和生产的发展具有不可估量的作用。医学基础研究是探索和认识生命活动的基本规律，探索和揭示疾病发生、发展和转归的一般规律，从而对医疗、预防的技术提供科学理论根据，指导医学科学实践。

2. 应用研究

应用研究是把基础研究发现的新知识、新理论用于特定目标的研究。如疾病诊断、治疗和预防方法的研究，新药物、新生物制品、新医疗技术及设备的研究等等。它是基础研究与开发研究之间的桥梁。

3. 开发研究

开发研究，又称发展研究，是指将基础研究和应用研究的成果直接用于生产实践的研究。如开发新材料、新产品、新设计、新流程和新方法，或对材料、产品、设计、流程和方法进行重大的、实质性改进。

以上三类研究互相补充、互相促进并互相转化。

（二）按医学科学研究的内容分类

1. 临床医学研究

包括诊断方法和治疗方法研究。诊断方法研究的目标是向早期、特异、无损伤、微量、准确、快速、简便方向发展，并逐步实现诊断技术的机械化、自动化。治疗方法研究包括药物、手术、放疗、化疗、理疗、体疗、精神心理治疗、营养治疗等，目的是安全方便，疗效可靠，且可重复，结合要准确。

临床医学研究还应重视中西医结合的研究工作，我国的中医药学是研究人类生命现象和病理现象的知识体系之一，它的独特理论和独到的防病治病、养生保健的手段，已引起全世界的关注。要努力发展具有中国特色的医药学，运用现代科学研究方法和技术，积极加速和提高中医药科研的进程和水平。

2. 预防医学研究

随着医学模式的转变以及“三级预防”学说的提出，医学研究应从单纯治疗型向预防治疗型转变。疾病的早期发现、早期诊断、早期治疗、感染监控、消毒隔离、防止交叉感染、减少合并症、防止急病慢性化以及社会预防、社会保健等都是医院预防医学研究的重要内容。

3. 基础医学研究

基础医学研究对于临床医学发展极为重要。如前所述，这些研究可为临床诊断、治疗和预防疾病提供科学的理论依据，它是新技术、新发明的源泉、后盾和先导。特别对承担教学任务的医院来说，基础研究对提高师资学术水平、更新教材、改造旧专业、建立新兴的交叉学科、促进研究生和本科生的培养等方面都起到十分重要的作用。

四、医学科学研究的管理

（一）医药卫生科研管理机构

我国医药卫生科学研究的管理机构是卫生部科教司。其职责是研究拟定国家重点学科医学科技发展规划，确定卫生科技优先发展领域；制定基础性研究、重大疾病研究、应用研究的政策和措施；组织协调国家重点医药科技攻关，指导医学科技成果的普及应用工作；组织研究医学卫生技术标准。各省、自治区、直辖市卫生行政部门设相应的职能机构，负责本地区医药卫生科学研究的管理工作，安排落实卫生部下达的科研任务。

（二）医药卫生科研机构的类型

根据卫生部发布的《医药卫生科学研究机构管理试行办法》（以下简称《办法》）的规定，医药卫生科学研究机构的基本任务是：贯彻党和国家有关发展科学技术的方针政策和卫生工作方针，出成果，出人才，为实现医学科学现代化做出贡献。该《办法》将医学科学研究机构分为独立研究机构和附设研究机构两类。

1. 独立性医药卫生科研机构

独立医学科研机构是指具有独立的财产，能以自己的名义从事民事活动，并以自己的名义承担法律后果，即具有法人地位的医学科研机构。根据《办法》的规定，凡直接隶属于各级卫生主管部门的为独立研究机构，如卫生部直属的中国医学科学院、中国预防医学科学院以及各地成立的地方性独立专业研究机构等。

2. 附设性医药卫生科研机构

附设性医学科研机构是指附设在某个地位内部的、不具有法人地位的医学科研机构。根据《办法》的规定，附设在医药院校及其他医药卫生机构的医学科研机构为附设性研究机构。

（三）医药卫生科研计划管理

医药卫生科研计划管理是指组织制定和实施国家、卫生部、科研单位的科研计划的活动。包括预测医药卫生科技发展的未来，确定目标和方针，制定和选择方案，综合平衡后的决策。

医药卫生科研计划管理方面的主要法律文件有卫生部发布的《医药卫生科学研究计划管理试行办法》、《医药卫生科学研究招标指南》以及《<医药卫生科学研究招标指南>中有关中医、中西医结合课题的细则说明》等。根据上述法律文件的规定，医药卫生科研计划管理主要涉及以下几个方面的问题：

1. 医药卫生科学研究计划的编制原则和指导思想

医药卫生科学研究计划的编制原则和指导思想是：逐步实行“专项管理，分级负责，同行评议，签订合同”的计划管理体制；贯彻“双百”方针，发扬学术民主，提倡不同学术思想的自由探讨，提高学术水平。

2. 医药卫生科学研究的招标管理

医药卫生科研的发展方向是：以应用研究为主，加强医学基础研究，重视开发研究。着重解决提高人口健康素质和防病治病中的关键性科学技术问题。突出重点，集中优势，组织攻关，力争在重大科研课题上有所突破，为提高防治疾病能力和医学科学水平，降低发病率和死亡率，延长寿命提供科学技术措施。

为充分发挥科研单位的动力和活力，调动科技人员的积极性和创造性，促进科技成果迅速转化为生产力，自1985年起，卫生部对全国医药卫生科研计划的管理，试行科研课题“招标”，科研经费实行“科研基金制”。科研课题的分配比例为：基础研究占20%~25%，应用研究占60%~70%，开发研究占10%~15%。招标形式为：对基础研究和应用研究的课题采用科研资金资助办法（基础研究要填写计划任务书，应用研究签订合同）。对技术开发和成果推广的课题采用合同办法（包括有偿合同）。

3. 医药卫生科研任务的安排与分级管理

根据前述医药卫生科研课题的比例安排，各医药卫生科学研究机构（以下简称研究机构）根据实际情况，定出本单位三类研究的合适比例。高等医药院校和大的研究所侧重基础理论研究和重大应用研究；其他医药卫生单位则侧重应用研究和发展研究。

医药卫生科学研究计划实行分级管理：①国家计划：指国家科委下达的、由国家科委管理的年度全国医药卫生科学研究重点项目。②部级计划：指卫生部下达的、由卫生部管理的年度全国医药卫生科学研究重点项目。③省级计划：指省、市、自治区，部直属单位及部属院下达的、由这些单位管理的年度重点研究项目。省、市、自治区卫生局和卫生部管理的研究机构首先要保证上级计划的完成。

上述重点研究项目是指在医药卫生科学技术发展上具有重大学术意义和实际价值的、

赶超国内外先进水平的重要课题。重点研究项目要逐步实行专项管理。

4. 科研计划的奖惩管理

相关主管部门要对科研计划和科研合同的执行情况进修定期检查，一般每年检查二次，半年小结，年终总结，按规定上报。采取群众性评议和自上而下相结合的方式进行，检查结果要向全体人员公布。每年至少举行一次学术报告会。凡执行计划和合同成绩显著的集体或个人，要给予表扬和奖励，并在条件上择优支持；对进展不大的，要认真分析原因，提出改进措施；对无故完不成计划和合同的，有弄虚作假欺骗行为的，要取消条件支持或撤销计划合同，直至追究经济责任、法律责任，或给予行政处分。

5. 医药卫生科研计划管理机构

医药卫生科研计划管理机构是指各省、市、自治区卫生局、各高等医药院校的科研处（科教处），这些机构要设专人管理科研计划。

（四）医药卫生科研成果管理

医药卫生科学研究成果是指在实践或理论上有创造性的、具有一定科学水平和实用价值的新技术、新方法、新器材、新药物、新发现、新认识等。科研成果应是经过实践的考核和检验，证明其结论或结果是可以重复的，并需经过鉴定。医药卫生科研成果管理方面的法律文件主要有卫生部发布的《医药卫生科学研究成果管理试行办法》、《重大医药卫生科技成果评审委员会章程》等。

医药卫生科学研究成果大致分以下几种：①医学基础理论研究成果：以认识生命现象和探索疾病的发生和发展规律为主要目的，通过科学实验所取得的具有一定学术水平，对推动医学发展有指导意义的新发现、新发展、新认识等。②应用研究成果：以解决当前医药卫生提出的实际问题为目的，通过系统研究所取得的具有一定学术水平、能更好地解决医疗卫生实际问题的新方法、新技术、新药械等。③技术研究成果：以提高预防、诊断、医疗效果和科学研究水平为目的，研制出具有使用和推广价值的新产品、新工艺、新材料等。④重大科学技术研究项目的阶段性成果：探索性的理论课题和重大的应用课题，在研究工作未全部结束前取得的并经过鉴定具有一定学术意义或可以独立应用的结果，属于阶段性科技成果。研究工作的一般性阶段进展不属于阶段性科技成果。

一切科研成果，都应当由组织鉴定部门或指定负责机构，结合有关方面，吸收同行科技人员参加，进行鉴定。对于意义重大、技术复杂的项目，还应按照项目成立专题鉴定委员会或鉴定小组进行审查或预备鉴定。鉴定合格后，由组织鉴定单位发给鉴定书。鉴定的要求是对科研成果质量、实际应用意义和学术水平做出评价。

对具有较高水平，在学术上有重要意义或在防病治病以及在科学研究上有明显贡献的科研成果，经过评定，按照国家有关规定给予适当的奖励。另外，应加强对科研成果的应用与推广。

第三节 人体生物医学研究法律制度

鉴于医药卫生科学研究具有以人为研究对象的重要特点，为规范涉及人的生物医学研究和相关技术的应用，保护人的生命和健康，维护人的尊严，尊重和保护人类受试者的合法权益，国际组织和各国政府都致力于相关伦理标准、道德原则与法律规范的制定与完善。下面主要围绕WHO国际医学科学组织委员会2002年8月修订的《人体生物医学研究国际伦理指南》，以及世界医学大会通过的《赫尔辛基宣言》2008年修正案（以下简称《宣言》），并结合我国相关立法，对有关人体生物医学研究的重要问题进行探讨。

一、人体生物医学研究之目的与意义

医学研究的意义在于推动医学进步从而促进及维护人类（包括参与研究者）之健康，而此研究终究必须仰赖于人体受试者，应当使医学研究中未被充分代表的人群（如儿童、怀孕妇女）有适当机会参与研究。故第6条规定："未能参与人体研究之族群应给予适当的机会参与研究。"第7条进一步指出："进行人体研究之首要目的，在于了解疾病之成因、及其发展过程和影响；并改善各种预防、诊断及治疗之方法。即便对目前已知之最佳治疗，也应不断地经由研究来评估其安全性、有效性、有用性、可近性及其品质。"

二、人体生物医学研究之伦理合理性与科学性

国际医学科学组织委员会2002年8月修订的《人体生物医学研究国际伦理指南》（以下简称《指南》）指出：人体生物医学研究的伦理合理性在于有望发现有益于人类健康的新方法。只有在研究的实施中尊重、保护和公平地对待受试者，并且符合研究实施所在社会的道德规范时，其研究才具有伦理学上的合理性。此外，将受试者暴露于风险而没有可能受益的非科学的研究是不道德的。因此研究者和申办者必须保证所提议的涉及人体受试者的研究，符合公认的科学原理，并有充分的相关科学文献作为依据。

《宣言》指出人体研究之伦理标准为：人体研究应以尊重生命，维护人类之健康及利益为依归，应保障受试者之生命、健康、尊严、品格、自决、隐私及个人资料之保密，对于特别之弱势受试族群必须有特别之保护；应考虑该国及国际上与人体研究有关之伦理、法律、相关法规及作业标准，但任何国家之伦理、法律、相关法规及作业标准，皆不应减损或忽视本宣言对受试者所宣示之保障。

《宣言》对人体生物医学研究的科学性也作了明确规定：涉及人体之医学研究，必须依循普遍接受之科学原则，并奠基于对科学文献之彻底了解，相关信息之掌握，及适当的研究数据及动物实验之结果；人体研究须由受过适当科学训练及认证的人员执行；除非医师已充分评估并有自信能充分掌控研究可能产生的风险，否则不应从事人体研究；一旦发现研究的风险高过其潜在利益，或已可得到正面或有益之结论时，医师应立即停止此研究。并指出实验动物之福祉也应予以尊重。

我国规范人体生物医学研究的两部重要部门规章《药品临床试验管理规范》（1999年颁布）和《药物临床试验质量管理规范》（2003年颁布）都规定：所有以人为对象的研究必须符合《赫尔辛基宣言》的道德原则；《药品临床试验管理规范》还规定，所有以人为对象的研究还必须符合国际医学科学组织委员会颁布的《人体生物医学研究国际道德指南》的道德原则。可见《宣言》和《指南》在我国已具有国内法效力。

三、人体生物医学研究受试者之权益保护

（一）受试者利益优先原则

2000 年《宣言》规定：“在进行人体医学研究时，应将受试者的利益置于科学及社会利益之上。”此次修正案进一步规定：“在进行有关人体之医学研究时，应将受试者之利益置于任何其他利益之上。”医学研究涉及到众多利益，原先“科学及社会利益”这一列举式规定并不能穷极除受试者利益之外的其他所有利益，难免会挂一漏万，为了最大限度地保护受试者的个人利益，修正案作了“应将受试者之利益置于任何其他利益之上”的概括式规定。

（二）受试者知情同意权的保护

对于所有的人体生物医学研究，研究者必须获得受试者自愿做出的知情同意，若在个体不能给予知情同意的情况下，必须根据现行法律获得其法定代理人的许可。免除知情同意被认为是不寻常的和例外的，在任何情况下都必须经伦理审查委员会批准。让受试者获取知情同意是申办者与研究者的职责。受试者对于是否参与研究有自主决定权，并且有权在任何时候退出研究而不会受到报复。《指南》对不同情形下的知情同意权（如前瞻性研究受试者必须知晓的信息等）作了具体规定。

对临床试验进行注册是受试者作出知情同意的前提条件。这一内容是自 1964 年以来首次规定在《宣言》中。《宣言》第 19 条规定，每项临床试验在招募第一个受试者之前应当在公众可进入的数据库中注册。目前，美国等一些发达国家已经建立了临床试验的数据库，公众可以通过互联网［如，美国国家健康研究机构临床试验（www. clinicaltrials. gov）］查询本国研究申办者在国内及世界其他国家进行的临床试验。临床试验数据库能够保证试验信息的公开透明，使潜在的受试者及公众更容易获得有关试验的准确信息。获取全面充分的试验信息是受试者作出知情同意的前提条件，临床试验的注册制度有力地保障受试者知情同意权的行使。

另外，《宣言》首次对使用人体组织及数据时的知情同意问题作出规定，“为医学研究而使用可辨识的人体组织（包括血液、器官组织和 DNA）或人体数据，医师通常应获得收集、分析、储存和（或）重新使用的同意”。第 32 条对安慰剂的使用情形作了更具体的规定，安慰剂只能在极有限的情况下使用，即接受安慰剂的患者不会遭受任何严重的或不能挽回的损害。这些新内容都是针对目前医学研究中出现的新问题和新形势作出的反应。

（三）受试者隐私权的保护

研究者必须采取安全措施，保护受试者研究数据的机密。应采取一切预防措施保护受试者的隐私及其个人信息保密性。受试者应被告知研究者保守机密的能力受到法律和其他规定的限制，以及机密泄露的可能后果。

（四）受试者经济补偿权与赔偿权的保护

受试者在参加一项研究中发生的收入损失、路费及其他开支可得到补偿；他们还能得到免费医疗。受试者，尤其是那些不能从研究中直接受益的，也可因带来的不便和花费的时间而被付给报酬或得到其他补偿。然而，报酬不应过大，或提供的医疗服务不应过多，

否则诱使受试者不是根据他们自己的更佳判断而同意参加研究（“过度劝诱”）。所有提供给受试者的报酬、补偿和医疗服务都必须得到伦理审查委员会的批准。

受试者因参加研究而受到伤害，研究者应保证其有权获得对这类伤害的免费医疗，以及经济或其他补偿作为对于造成的任何损伤、残疾或障碍的公正赔偿。如果由于参加研究而死亡，他们的受赡养人有权得到赔偿。受试者决不能被要求放弃获得赔偿的权力。

《宣言》规定，研究方案应包含对因参与研究而造成损害的受试者的治疗和（或）赔偿条款以及研究后的安排说明。

四、参加人体生物医学研究之风险最小原则

对于所有人体生物医学研究，研究者必须保证潜在的利益和风险得到了合理地平衡，应当采取一切预防措施，使研究对受试者的身体、心理及社会关系的完整性造成的影响降至最低。《指南》规定：

1. 提供给受试者的具有直接诊断、治疗或预防益处的干预措施或治疗过程的合理性在于，从可预见的风险和受益的角度，与任何可得到的替代方法相比至少是同样有利的。这种“有益的”干预措施或治疗过程的风险相对于受试者预期的受益而言必须是合理的。

2. 对受试者没有直接诊断、治疗、或预防益处的干预措施的风险，相对于社会的预期受益（可概括为知识）而言必须是合理的。这种干预措施的风险相对于将要获得的知识的重要性而言，必须是合理的。

五、涉及弱势人群之人体生物医学研究之特别保护

邀请弱势个体（如儿童、妇女、孕妇、智力或行为障碍者、资源有限的人群和社会等）作为受试者需要特殊的理由。如果选择他们，必须切实履行保护他们权利和健康的措施。

涉及贫困人群或其他弱势群体的医学研究，必须是对这些人群的健康需求和优先事项作出的反应，并且有合理的理由相信这些人群能从研究结果中受益，只有符合上述条件的研究才被认为是正当的。受试者为无（或限制）行为能力人，如果其具有同意表示能力，医师除必须获得其法定代理人同意外，还应征得其本人同意。如果无（或限制）行为能力的受试者不同意的，该不同意的表示应当受到尊重。同时，宣言还对无（或限制）行为能力人参加的研究本身进行限制，要求研究只具有最低风险及最小负担。另外，宣言还指出，应当使医学研究中未被充分代表的人群，如儿童、怀孕妇女等，有适当机会参与研究。

六、人体生物医学研究之伦理审查机构设置

《指南》规定，所有涉及人类受试者的研究计划，都必须提交给一个或一个以上的科学和伦理审查委员会，以审查其科学价值和伦理的可接受性。审查委员会必须独立于研究组，他们的审查结果不应视研究中可能得到的任何直接的财务或物质上的利益而定。研究者必须在研究开始以前获得批准或许可。伦理审查委员会应该在研究过程中，根据需要进一步进行审查，包括监察研究的进展。

我国卫生部于2007年1月11日发布并施行《涉及人的生物医学研究伦理审查办法

(试行)》(卫科教发〔2007〕17号,以下简称《办法》),从保护受试者权益和尊严的高度,就涉及人的生物医学研究伦理审查原则,伦理委员会的设置,伦理审查的程序、方法,以及审查的监督与管理等作了明确规定。强调伦理审查应当遵守国家法律、法规和规章的规定以及公认的生命伦理原则,伦理审查过程应当独立、客观、公正和透明。《办法》规定涉及人的生物医学研究伦理审查原则包括:①尊重和保障受试者自主决定同意或者不同意受试的权利,严格履行知情同意程序,不得使用欺骗、利诱、胁迫等不正当手段使受试者同意受试,允许受试者在任何阶段退出受试;②对受试者的安全、健康和权益的考虑必须高于对科学和社会利益的考虑,力求使受试者最大程度受益和尽可能避免伤害;③减轻或者免除受试者在受试过程中因受益而承担的经济负担;④尊重和保护受试者的隐私,如实将涉及受试者隐私的资料储存和使用情况及保密措施告知受试者,不得将涉及受试者隐私的资料和情况向无关的第三者或者传播媒体透露;⑤确保受试者因受试受到损伤时得到及时免费治疗并得到相应的赔偿;⑥对于丧失或者缺乏能力维护自身权利和利益的受试者(脆弱人群),包括儿童、孕妇、智力低下者、精神病人、囚犯以及经济条件差和文化程度很低者,应当予以特别保护。

七、中国人体生物医学研究之制度完善

为了进一步贯彻落实《宣言》及《指南》的精神,我国还应当建立以下制度:①临床试验注册制度,即对临床试验进行注册登记,将试验研究进展和管理信息等内容向公众开放,实现临床试验设计和实施的透明化,从而对临床试验的质量加以控制,并保障受试者的知情权,还有利于公众监督并参与研究过程。②受试者保护制度。近年来医学研究出现了国际化趋势,发展中国家承担了越来越多的人体医学试验,随之也出现了一些侵犯受试者权利的问题,如我国的"人参丸事件"和"上海东方医院人造心脏事件"。受试者权利保障问题应当得到政府及社会的广泛关注。首先,制定专门的受试者权利保护法,美国早在上世纪90年代就制定了受试者保护法(2005年修正),其中的伦理审查、知情同意及特殊群体保护等制度值得借鉴。其次,设立受试者保护机构,专门负责临床试验中受试者的权利保护问题,监督伦理委员会审查工作,对临床试验进行全程监督。

第四节 尸体解剖法律制度

一、尸体解剖概述

尸体解剖是通过对尸体进行系统解剖及病理学检查,以明确或证实诊断,查明或验证死亡原因的一种手段和依据。尸体解剖是一种特殊的人体实验。

尸体解剖可以直观人体病变情况,准确切取病变组织进行病理研究,从而不断总结经验,提高对疾病发生和发展规律的认识,提高诊疗水平,完善医学基础理论,促进医学教育和医学科学技术发展。另外,尸体解剖还是侦破某些刑事案件的必要手段。

尸体解剖的临床价值可以概括为"3C",即:确定诊断(confirming)、澄清疑问(clarifying）及校正错误（correcting）。据统计，即使在条件较好水平较高的医院，临床诊断与尸体解剖仍有 5%~40% 不符合或 8%~12% 遗漏了主要诊断。因此，在西方一些发达国家里，对死亡病人进行尸检已成为医院的一项常规制度，并得到国家法律的保护和死者亲属的合作，临床尸检率一直很高。但是，在我国，由于受传统习俗和道德观念的影响，以及立法的不完善，尸体解剖率较低，绝大多数医院常年不做尸检，少数大医院尸检率也不到10%。

二、尸体解剖法律制度

目前，我国规范尸体解剖的主要法律文件是 1979 年 5 月卫生部颁布的《解剖尸体规则》；另外，2002 年 4 月国务院颁布的《医疗事故处理条例》就“患者死亡，医患双方当事人不能确定死因或者对死因有异议”情况下如何进行尸体解剖作了规定。

（一）尸体解剖的种类

1．普通解剖

限于医药院校和其他有关教学、科研单位的人体学科在教学和科学研究时施行。凡死者生前有遗嘱或家属自愿供解剖者、无主认领的尸体，可收集作普通解剖之用。

2．法医解剖

限于各级人民法院、人民检察院、公安局以及医学院附设的法医科（室）施行。凡符合下列条件之一者进行法医解剖：①涉及刑事案，必须经过尸体解剖始能判明死因的尸体和无名尸体需查明死因及性质者；②急死或突然死亡，有他杀或自杀嫌疑者；③因工、农业中毒或烈性传染病死亡涉及法律问题的尸体。

3．病理解剖

限于教学、医疗、医学研究和医疗预防机构的病理科（室）施行。凡符合下列条件之一者进行病理解剖：①死因不清楚者；②有科学研究价值者；③死者生前有遗嘱或家属愿供解剖者；④疑似职业中毒、烈性传染病或集体中毒死亡者。上述①、②项的尸体，一般应先取得家属或单位负责人的同意。但对享受国家公费医疗或劳保医疗并在国家属医疗卫生机构住院病死者，医疗卫生机构认为有必要明确死因和诊断时，原则上应当进行病理解剖，各有关单位应积极协助医疗卫生机构做好家属工作。

（二）尸体解剖的管理

病理解剖科（室）只接受医疗、预防、科研、卫生行政机关和其他有关国家机关的委托进行尸体解剖。解剖尸体必须经过医师进行死亡鉴定，签署死亡证明后，方可进行。供普通解剖使用的无主尸体，应保存一个月后方使用。在此一个月内，如发现姓名及通讯地点时，应及时通知尸主，在限期内前为认领，逾期领者，在呈报主管机关或公安部门批准后，即可解剖。

实行病理解剖时，如发现有他杀或自杀可疑时，病理解解剖单位应报请公安局派法医进行解剖或由法医与病理医师共同解剖。

凡病理解剖或法医解剖的尸体，可以留有取部分组织或器官作为诊断及研究之用。但应以尽量保持外形完整为原则。如有损坏外形的必要时，应征得家属或死者生前所在单位的同意。

病理解剖或法医解剖，一般应在一个月内委托单位发出诊断报告，如发现其死因为烈性传染病者，应于确定诊断后十二小时内报告当地卫生主管部门。

病理解剖应尊重少数民族风俗习惯，要积极宣传病理解剖的科学意义，提倡风易俗。

凡开展病理解剖和法医解剖的单位，应建立解剖簿，并将解剖尸体情况（包括尸体解剖诊断），每年至少向其主管部门书面汇报一次。

《医疗事故处理条例》为防范、化解医疗纠纷，对尸检的时间、机构、参与程序及责任作了明确规定：患者死亡，医患双方当事人不能确定死因或者对死因有异议的，应当在患者死亡后48小时内进行尸检；具备尸体冻存条件的，可以延长至7日。尸检应当经死者近亲属同意并签字。尸检应当由按照国家有关规定取得相应资格的机构和病理解剖专业技术人员进行。承担尸检任务的机构和病理解剖专业技术人员有进行尸检的义务。医疗事故争议双方当事人可以请法医病理学人员参加尸检，也可以委派代表观察尸检过程。拒绝或者拖延尸检，超过规定时间，影响对死因判定的，由拒绝或者拖延的一方承担责任（见《医疗事故处理条例》第十八条）。

（苏玉菊）

思考题

1. 简述医学教育改革的背景与重要意义。
2. 医学教育改革的主要内容有哪些？
3. 简述医学科学研究的特点、分类与主要原则。
4. 谈谈我国人体生物医学研究之制度完善。
5. 请结合《解剖尸体规则》、《医疗事故处理条例》等法律规定谈谈尸体解剖的管理。

第二十五章　医疗损害侵权责任法律制度

提要　《侵权责任法》涉及生命权、健康权、隐私权、婚姻自主权、继承权等人身、财产权益，对公民民事权益作了全方位保护，是一部重要的保障性法律。该法对“医疗损害责任”、归责原则和赔偿标准等做出了规定，统一了现行相关法律中关于医疗纠纷责任范围、归责原则、赔偿标准、鉴定主体。解读《侵权责任法》关于医疗损害赔偿制度以及现行法律中关于医疗纠纷防范的法律规定，对维护医患双方合法权益、构建和谐医患关系具有重要意义。

重点　医疗损害责任构成要件；医疗侵权的归责原则。

第一节　侵权责任法律制度

随着全民法律意识的提高、维权意识的不断增强，基于医患关系产生的医疗损害赔偿纠纷案件成了社会各界关注的热点问题之一。引起医疗损害赔偿纠纷案件的医疗行为高技术高风险特点，加之目前医疗损害赔偿法律的不完善，导致该类案件成了人身损害赔偿案件中的难点。因此，就医疗损害责任进行立法，解决医疗纠纷，是当前亟待解决的问题。

一、侵权责任法概述

《中华人民共和国侵权责任法》（以下简称《侵权责任法》）已由中华人民共和国第十一届全国人民代表大会常务委员会第十二次会议于2009年12月26日公布，自2010年7月1日起施行。

（一）立法目的

《侵权责任法》第一条规定：为保护民事主体的合法权益，明确侵权责任，预防并制裁侵权行为，促进社会和谐稳定，制定本法。从本条规定可看出，侵权责任法的立法目的主要包括以下四个方面：

1. 保护民事主体的合法权益。
2. 明确侵权责任。
3. 预防并制裁侵权行为。
4. 促进社会和谐稳定。

（二）侵权责任法的概念、地位和特征

1. 侵权责任法的概念

侵权责任法是调整有关侵害他人财产、人身的行为而产生相关侵权责任关系的法律规范总和。侵权责任法具有以下特征：

（1）侵权责任法具有高度的概括性。

（2）侵权责任法具有复杂性。

（3）侵权责任法的内容完备、体系健全。

（三）侵权责任法的调整对象

亦即侵权责任法调整范围：

1. 绝对权

如物权、人身权、知识产权，受到侵害后可以请求侵权法保护。

2. 相对权

如债权，如果第三人故意侵害他人债权，使他人债权无法实现，造成损害，也可以通过侵权行为法来救济，确认它是侵权行为，要承担侵权责任。

3. 其他合法利益

《侵权责任法》第二条第二款规定，侵权责任法的适用范围包括：生命权、健康权、姓名权、名誉权、荣誉权、肖像权、隐私权、婚姻自主权、监护权、所有权、用益物权、担保物权、著作权、专利权、商标专用权、发现权、股权、继承权等人身、财产权益。

（四）侵权责任构成

1. 侵权行为归责原则和一般侵权行为构成要件

（1）过错责任（过错推定责任）　也叫过失责任原则，它是以行为人主观上的过错为承担民事责任的基本条件的认定责任的准则。行为人的行为造成损害并不必然承担赔偿责任，必须要看行为人是否有过错，有过错有责任，无过错无责任。

过错推定是指根据法律规定推定行为人有过错，行为人不能证明自己没有过错的，法律规定应当承担侵权责任的。

构成过错责任的条件：①行为人实施了某一行为。如打人、损坏物品等。②行为人行为时有过错。③受害人的民事权益受到损害。④行为人的行为与受害人的损害之间有因果关系。

（2）无过错责任　无过错责任是指不以行为人的过错为要件，只要其活动或者所管理的人或物损害了他人的民事权益，除非有法定的免责事由，行为人就要承担责任。

无过错责任的特征：①不考虑双方当事人的过错。②不能推定加害人有过错。③因果关系是决定责任的基本要件。④有法律的特别规定。

2. 共同侵权行为

（1）概念　是指数人共同不法侵害他人权益造成损害的行为。也称共同致人损害或共同过错、共同不法行为。

（2）共同侵权行为构成要件　①主体的复数性。必须是二人或二人以上。②共同实施侵权行为。包括共同故意、共同过失、故意与过失相结合。③侵权行为与损害后果之间有因果关系。④受害人具有损害结果。

（3）共同侵权行为的种类　①简单的共同侵权；②复杂的共同侵权教唆；③帮助他人

实施侵权行为；④共同危险行为；⑤无意思联络但承担连带责任的分别侵权行为；⑥无意思联络的分别侵权行为。

（4）共同危险行为 又称准共同侵权行为，是数人实施了共同危险行为，数人的危险行为均有可能造成损害结果，损害已经发生，但不能确定具体的加害人。

3．连带责任

这是一项重要的责任承担方式。连带责任对外是一个整体，其中的每个人都要对被侵害人承担全部责任。

（1）特征 ①连带责任对于侵权人而言是一种比较严重的责任方式。②连带责任对被侵权人的保护更为充分。③连带责任是法定责任。

（2）适用连带责任的7种情形 ①共同侵权人的连带责任。②教唆、帮助人与行为人的连带责任。③共同危险行为人的连带责任。④分别实施的行为足以造成全部损害行为人的连带责任。⑤网络服务提供者与网络用户的连带责任。⑥高度危险物所有人与管理人、非法占有人的连带责任。⑦建设单位与施工单位的连带责任。

4．侵权责任承担方式

《侵权责任法》固定的侵权责任承担方式的种类有8类：停止侵害、排除妨碍、消除危险、返还财产、恢复原状、赔偿损失、赔礼道歉、消除影响。

5．不承担责任和减轻责任的情形

不是所有的造成他人的人身、财产损害的行为都要承担侵权责任，在以下几种情况下行为人不承担责任或者可以减轻责任。

（1）过错相抵 被侵权人对损害的发生也有过错的，可以减轻侵权人的责任。

（2）受害人故意 损害是由受害人故意行为造成的，行为人不承担责任。

（3）第三人过错 损害是第三人造成的，第三人应当承担侵权责任。

（4）不可抗力 因不可抗力造成损害的不承担。法律有规定除外。如围墙倒塌致人死亡案，因围墙质量有问题单位要担责。

（5）因正当防卫造成损害的，不承担责任。正当防卫超过必要的限度，造成不应有的损害的，正当防卫人应当承担适当的责任。

（6）因紧急避险造成损害的，由引起险情发生的人承担责任 如果危险是由自然原因引起的，紧急避险人不承担责任或者给予适当补偿。紧急避险采取措施不当或者超过必要的限度，造成不应有的损害的，紧急避险人应当承担适当的责任。如严某骑摩托正常行驶时，一名小孩突然横穿，严某将小孩绊倒，后小孩奶奶见状，吓得心脏病突发致抢救无效死亡。严某行为系紧急避险，对老奶奶的死亡不承担责任。

二、医疗损害责任概念及侵权责任构成要件

（一）医疗损害责任概念

医疗损害责任是侵权责任法的基本内容之一，是指医疗机构及其从业人员在医疗活动中，未尽相关法律、法规、规章和诊疗技术规范所规定的注意义务，在医疗过程中发生过错，并因这种过错导致患者人身损害所形成的民事法律责任。《侵权责任法》第54条规定：

患者在诊疗活动中受到损害，医疗机构及其医务人员有过错的，由医疗机构承担赔偿责任。

医疗损害责任可以分为三类：

1. 医疗技术损害责任

医疗技术损害责任适用过错责任原则。医疗技术损害责任，是指医疗机构及医务人员从事病情的检验、诊断、治疗方法的选择，治疗措施的执行，病情发展过程的追踪以及术后照护等医疗行为，不符合当时既存的医疗专业知识或技术水准的过失行为，医疗机构应当承担的损害赔偿责任。

证明医疗机构及医务人员的医疗损害责任的构成要件，须由原告即受害患者一方承担举证责任，即使是医疗过失要件也由受害患者一方负担。

2. 医疗伦理损害责任

医疗伦理损害责任，是指医疗机构及医务人员从事各种医疗行为时，未对患者充分告知或者说明其病情，未提供病患及时有用的医疗建议，未维护患者与病情相关的隐私权，或未取得病患者同意，即采取某种医疗或停止继续治疗措施等，违反了医疗职业良知或职业伦理应遵守的规则的过失行为，医疗机构所应当承担的损害赔偿责任。

在诉讼中，对于责任构成的医疗违法行为、损害事实以及因果关系的证明，由受害患者一方负责证明。在此基础上实行过错推定，将医疗过失的举证责任全部归之于医疗机构，医疗机构一方认为自己不存在医疗过失，须自己举证，证明自己的主张成立，否则应当承担赔偿责任。

3. 医疗产品损害责任

医疗产品损害责任，是指医疗机构在医疗过程中使用有缺陷的药品、消毒药剂、医疗器械以及血液及血液制品等医疗产品，因此造成患者人身损害，医疗机构或者医疗产品生产者、销售者应该承担医疗损害赔偿责任。

（二）医疗损害责任构成要件

1. 行为违法性。

行为违法性是指医疗机构及其医务人员造成患者人身损害的行为违反了医疗卫生管理的法律法规、医疗护理规范或者常规。目前，我国已颁布的医疗卫生管理方面的法律、行政法规主要有：《执业医师法》、《传染病防治法》及其实施办法、《母婴保健法》及其实施办法、《献血法》、《职业病防治法》、《药品管理法》、《精神药品管理办法》、《麻醉药品管理办法》、《血液制品管理条例》、《医疗机构管理条例》等。卫生部门以及相关部门还制定了一大批部门规章和诊疗护理规范、常规。这些法律、法规、规章、规范是医疗机构和医务人员的工作依据和指南。医疗机构和医务人员在自己的有关业务活动中应当掌握相应的规定，并遵守规定，以确保其行为的合法。只有医疗机构及其医务人员违反了上述法律、法规、医疗护理规范、常规，才构成医疗侵权责任。

2. 医疗机构及其从业人员的医疗行为中存在医疗过错

医疗过错是医师违反其应尽的注意义务。注意义务可分为：一般的具体注意义务（简称一般注意义务）是指诊断过程中、检查过程中、手术过程中的注意义务等；特殊的具体注意义务（简称特殊注意义务）是指问诊、说明义务。特殊注意义务是从一般注意义务中分化出来的，因其注意义务在内容上有其特殊性，从而在医疗行为中占据了越来越重要的位置，直至最终被单独认定，从而形成独立的医生注意义务，与一般注意义务处于同一位阶之上。

3. 医疗过错导致患者人身损害

损害后果是医疗侵权责任的构成要件之一，就是指因医方违反义务的行为给患者造成的不利益的后果。必须具有客观性、真实性、确定性。

4. 医疗机构的医疗过错与患者人身损害后果之间存在因果关系

这是判定医疗侵权成立的重要因素。因果关系是过失行为与损害后果之间一种引起与被引起的关系。这种关系的判定，还关系到是否追究医疗机构和医务人员的责任，如何确定对患者的具体赔偿数额等。只有查明过失行为与损害后果之间存在因果关系时，才能确定损害责任。

（三）医疗损害责任的立法原则

1. 兼顾权益受损害的患者、医疗机构和全体患者之间的利益关系，这是规定医疗损害责任制度的基本要求。

（1）应当着重关注的是受害患者及受害患者一方　他们是权利受到损害的受害人，是最需要保护和关心的人群，立法的原则首先就是使权益受损害的患者一方受到的损害能够得到充分救济。

（2）应当考虑保护医疗机构的利益　我国医疗制度具有一定的福利性，任何医疗技术和医疗手段都具有风险性，而医疗损害发生的原因复杂，更重要的是医学需要通过医疗实践不断发展，才能以造福人类，因此，不能对医疗机构处以过重的赔偿责任，保护好医疗机构的正当利益，就是保护了广大患者的利益。

（3）应当保护全体患者的利益　医院的经费来源于国家投入和向患者收费，超过支付能力的高额赔偿，如得不到政府补充，医院最终必然会转嫁到全体患者身上，使全体患者的利益受到损害，是对全体患者共同享有的卫生资源的不合理平调。

2. 以过错责任原则来调整三者利益关系

侵权责任法规定医疗损害责任，应当坚持过错责任原则作为标准，妥善处理受害患者、医疗机构和全体患者利益关系。过错责任原则作为调整受害患者、医疗机构和全体患者之间的利益关系的最好标准，其作用表现在：①没有医疗过失，医疗机构就没有责任；②医疗机构仅就自己的医疗过失所造成的损害承担赔偿责任，对于他人的过失，医疗机构不承担责任；③基于医疗过失与其他侵权责任中的故意或过失相比的非严重程度，应当适当限制精神损害抚慰金的赔偿数额，不应超过“国家赔偿”额度。

3. 坚持民事诉讼平等原则

规定医疗损害责任，必须妥善处理诉讼机会、诉讼风险和诉讼利益的平衡。实体法要求民事主体的法律地位平等。反映在诉讼中，程序正义要求双方享有平等的程序权利，必须保证诉讼的双方当事人地位平等、机会平等和风险平等，这就是民事诉讼的平等原则。

三、侵权责任法关于医疗损害责任的具体规定

（一）医疗侵权赔偿责任的举证责任

医疗举证责任经历以下几个阶段：

1. 谁主张谁举证

《民事诉讼法》第六十四条规定：当事人对自己提出的主张，有责任提供证据。医疗侵权既列入民事赔偿，就应使用“谁主张谁举证”原则。

2. 举证责任倒置

2002 年 4 月 1 日，《最高人民法院关于民事诉讼证据的若干规定》开始实施。“因医疗纠纷引起的侵权诉讼，由医疗机构就医疗行为与损害结果之间不存在因果关系及不存在医疗过错承担举证责任。”在举证责任倒置原则下，医疗侵权行为引起的侵权诉讼，实行的是因果关系推定和过错推定。

（1）因果关系推定因果关系的要件上不必由受害人举证，而由法官实行推定。法官实行因果关系推定以后，如果医疗机构认为自己的医疗行为与损害结果之间不存在因果关系或者其医疗行为没有过错，需要举证证明自己的主张。如果证明成立，推翻因果关系推定，免除医疗机构的责任；如果医疗机构不能提出具有合理说服力、足以使人信赖的证据，医疗机构就要承担败诉的结果。

（2）过错推定实行过错责任推定，原告不承担证明医疗机构存在医疗过错的责任，法官直接推定医疗机构有过错。如果被告的医疗机构主张自己无过错，则必须自己举证说明。

3. 侵权责任法规定对医疗侵权的举证责任规定了三种情形：

（1）过错原则　《侵权责任法》第五十四条：规定“患者在诊疗活动中受到损害，医疗机构及其医务人员有过错的，由医疗机构承担赔偿责任。”此规定含义为：医方医疗行为中必须存在医疗过错，并因此过错导致医疗损害的，才会承提侵权赔偿责任，此即为《侵权责任法》实施以后医疗损害诉讼案件中，医方承担赔偿责任的前提。

（2）过错推定原则　《侵权责任法》第五十八条：规定“患者有损害，因下列情形之一的，推定医疗机构有过错：①违反法律、行政法规、规章以及其他有关诊疗规范的规定；②隐匿或者拒绝提供与纠纷有关的病历资料；③伪造、篡改或者销毁病历资料。”

在上述三种情况下，患方不需要证明医方医疗行为中存在医疗过错，只需要证明医方存在上述情况时，人民法院就应当推定医方存在医疗过错。

（3）无过错责任　《侵权责任法》第五十九条规定：因药品、消毒药剂、医疗器械的缺陷，或者输入不合格的血液造成患者损害的，患者可以向生产者或者血液提供机构请求赔偿，也可以向医疗机构请求赔偿。患者向医疗机构请求赔偿的，医疗机构赔偿后，有权向负有责任的生产者或者血液提供机构追偿。

上述规定，在医疗行为只要医方使用不合格医疗产品导致患方人身损害的，论其医疗行为中是否存在医疗过错，都应当承担赔偿责任。医疗机构的无过错赔偿有利于保护患者的合法权益，无过错的医疗机构的可追偿规定又有利于节约诉讼、减轻医疗机构的负担。

4.《侵权责任法》对医疗侵权诉讼的举证要求

（1）患者一方对接受了医学诊疗以及有损害后果进行举证。

（2）患方提出对医疗行为是否有过错进行鉴定，或者对医疗机构违反法律、行政法规、规章以及其他有关诊疗规范的规定以及伪造、篡改病历资料提供证明。（如果医疗机构有隐匿、销毁或者拒绝提供与纠纷有关的病历资料的行为，则免除了患者一方证明医疗机构存在医疗过错的证明责任。)

（3）医疗机构仍然需要对医疗行为与损害结果之间不存在因果关系及不存在医疗过错承担举证责任。

（4）被认定为存在医疗过错以及因果关系的还要对医疗行为的责任程度承担举证责任。

（二）《侵权责任法》规定的医师说明义务及患者知情同意权

1．患者的知情同意权

（1）知情同意权的定义　“知情同意权”（informed consent rights）是指患者对自己疾病的病因、诊断方法、治疗原则以及可能的预后等有知情的权利。患者的知情同意权的内容包括知情权、选择权、同意权、拒绝权。“知情同意权”贯穿整个医务工作中。因此，正确理解和行施“知情同意权”在医务工作中有着重要意义。

《医疗机构管理条例实施细则》第六十二条规定：“医疗机构应尊重患者对自己的病情、诊断、治疗的知情权，在实施手术、特殊检查、特殊治疗时应当向患者做出必要的解释，因实施保护性医疗措施不宜向患者说明情况，应当将有关情况通知家属。”《医疗事故处理条例》（以下简称《条例》）第十一条规定：“在医疗活动中，医疗机构及医务人员应当将病人的病情、医疗措施、医疗风险等如实告知患者，及时解答其咨询，但是应当避免对患者产生不利后果。”

（2）知情同意权的构成要件

知情同意权具有四个构成要件，缺一不可：①信息的告知。医务人员在一般诊疗活动中应当向患者说明病情和医疗措施；需要实施手术、特殊检查、特殊治疗的，医务人员应当及时向患者说明医疗风险、替代医疗方案等情况告知患者及其家属。并取得其书面同意；②信息的理解。医务人员像话者及其家属告知的信息，应该保证患者及其家属鞥够充分理解，不产生歧义；③同意的能力。被告知的患者及其家属应该具有民事权利能力和完全的民事行为能力；④自由表示的同意。被告知的患者及其家属应具有自由表示同意的状态，即处于完全清醒状态，而非麻醉、昏迷等无意识状态。

2．医师的告知义务是法定义务

医疗机构的告知义务是一种法定的合同义务，体现了法定性和意定性的交融。换言之，医疗机构的告知义务既是合同义务，也是法定义务。医疗机构告知义务的来源，是患者享有的知情权和自我决定权。正是由于患者享有知情权和自我决定权，医疗机构才应当对患者履行告知义务。

《侵权责任法》规定医务人员告知义务分为三种形式：

（1）一般告知义务　即医务人员在一般诊疗活动中应当向患者简要说明病情和医疗措施。《侵权责任法》第五十五条规定：“医务人员在一般诊疗活动中应当向患者简要说明病情和医疗措施。医务人员未尽到前款义务，造成患者损害的，应当承担赔偿责任。”

（2）特殊告知义务　即需要实施手术、特殊检查、特殊治疗的，医务人员应当及时向患者说明病情、医疗措施、医疗风险、替代医疗方案等情况，并取得其书面同意。《侵权责任法》第五十五条规定：需要实施手术、特殊检查、特殊治疗的，医务人员应当及时向患者说明病情、医疗措施、医疗风险、替代医疗方案等情况，并取得其书面同意。不宜向患者说明的，医务人员应当向患者的近亲属说明，并取得其书面同意。

（3）不宜告知的须向患者近亲属告知　不宜向患者说明的，医务人员应当向患者的近亲属说明，并取得其书面同意。医务人员应当按照上述规定，履行告知义务。《侵权责任法》第五十六条规定：“因抢救危急患者等紧急情况，难以取得患者或者其近亲属意见的，经医疗机构负责人或者授权的负责人批准，可以立即实施相应的医疗措施。”

3．医师告知义务须告知的内容

医疗机构及其医务人员告知义务的范围主要是对患者作出决定具有决定性影响的信息具体包括如下内容：

（1）就诊医疗机构和医务人员基本情况和医学专长包括医疗机构的基本情况、专业特长，医务人员的职称、学术专长、以往治疗效果等。

（2）医院规章制度中与其利益有关的内容。

（3）医疗机构及其医务人员的诊断手段、诊断措施。

（4）所采用的治疗仪器和药品等的疗效、副作用等问题。

（5）手术的成功率、目的、方法、预期效果、手术过程中可能要承受的不适和麻烦以及手术不成功可能想象到的后果、潜在危险等。

（6）患者的病情。

（7）患者所患疾病的治疗措施。即可能采用的各种治疗措施的内容、通常能够达到的效果、可能出现的风险等。

（8）告知患者需要的费用。

4．医务人员的注意义务

医务人员的注意义务是指医务人员在从事医疗活动中，应当对患者尽到应有的谨慎和注意，以免造成患者受到不应有的损害或的责任。

医务人员的注意义务是最基本的义务。要求医务人员在诊疗活动中积极履行其应尽的职责，对其实施的每一个环节所具有的危险性加以注意。《侵权责任法》第五十七条规定：“医务人员在诊疗活动中未尽到与当时的医疗水平相应的诊疗义务，造成患者损害的，医疗机构应当承担赔偿责任。”

（1）医务人员注意义务的内容　医疗机构及其医务人员对患者及家属有义务具备相同时间、地域等客观条件下医务人员通常所应具备的医学知识和技术；有义务使用相同时间、地域等客观条件下医务人员在诊疗同类疾病时所使用的技术；有义务在诊疗活动中做出最佳合理的判断。

（2）医务人员未尽注意义务的情形　医务人员在诊疗过程中出现未尽医疗活动中不良结果的预见义务或未尽医疗活动中不良结果的回避义务以及未尽医疗活动中的转诊、会诊义务等情形时，视为其未尽医师注意义务。

（三）患者隐私权的保护

1．隐私权相关概念

（1）隐私　不容许他人随意入侵的领域（有时也指患者患有某种特殊疾病或精神、心理处于某种特殊状态，不宜或不能向外界透露）。

（2）隐私权　对自己身体、精神享有独处的权利，包括隐私隐瞒权、隐私利用权、隐私维护权、隐私支配权四项基本权利。隐私可直接影响人的社会地位和尊严，一旦泄露隐私，可能为患者带来巨大的精神、生活压力，甚至更严重后果。

（3）保密权　控制一个人有关自己信息的权利。

（4）侵权　医务人员有意无意地（或迫于外部压力）泄露患者的秘密。

2.《侵权责任法》侵犯患者隐私权情形的相关规定

《侵权责任法》第六十二条规定："医疗机构及其医务人员应当对患者的隐私保密。泄露患者隐私或者未经患者同意公开其病历资料，造成患者损害的，应当承担侵权责任。"根据这一规定，侵犯患者隐私权的情形包括以下方面：

（1）超出诊疗需要的知情范围刺探患者的隐私。

（2）故意泄露、公开、传播、侵扰患者的隐私。

（3）以非诊疗需要知悉患者的隐私。

（4）直接侵入患者的身体侵犯其隐私。

（5）未经患者同意允许实习生观摩。

（6）未经患者同意公开其病历等有关资料等。

3．患者隐私权限制的情形

患者隐私权并不是不受限制的。患者行驶隐私权时，应受以下限制：

（1）公共利益的限制　比如传染病、职业病以及一些可能涉及刑事犯罪的病情，医疗机构不应当以保护隐私名义帮助患者隐瞒相关病情。

（2）与本人有密切联系的第三者利益的限制　患者病情隐私权只有在不危及他人合法权益的前提下，才能受到保护，否则，将不能被置于优先考虑的地位。

（3）特定情形下对患者疾病隐私权的限制　如对轻生患者的危机干预等。

4．侵犯患者隐私权的责任承担方式

医疗机构侵犯患者的隐私权的民事责任同一般侵权责任相同，主要包括停止侵害、恢复名誉、消除影响、赔礼道歉、赔偿损失，包括精神损害赔偿。

（四）医疗侵权责任的法定免责事由

医疗行为具有高技术性与高风险性，医疗过程中存在许多不可控制的因素，所以应该承认医疗结果具有不确定性和不可预见性。同时，医生不是"神仙"，现代医学技术发展有局限性，有许多未知领域需要探索。医学面对"人"这样一个复杂体，作为发展中的科学，仍然必须在实践中不断探索并寻找解除疾病的办法。而且，由于病人的个体性差异，治疗同一种疾病，即便医生采取相同的诊疗措施，所达到的效果也可能不尽一样。

另外，医学科学的发展必须以医务人员积极探索、大胆创新为前提。因此《侵权责任法》规定，对于某些复杂疾病，只要医疗机构及其医务人员尽到与当时的医疗水平相应的诊疗义务，就应当免除赔偿责任。这也是鼓励促进医学发展的需要。《条例》也规定了法定免责条文，但是《条例》与《侵权责任法》关于不构成医疗事故的若干情形规定不同，《侵权责任法》第六十条关于医疗机构免责的事由范围受到较大限制，仅包括三种情况：

1. 患者或者其近亲属不配合诊疗

（1）患者及其家属缺乏医疗卫生常识，经医务人员详细解释仍无效。

（2）患者及其家属不如实提供病史。

（3）患者及其家属不配合检查。

（4）患者及其家属不遵守医嘱。

（5）患者及其家属不服从医院管理。

在上述五种情形中，如果医疗机构及其医务人员也有过错时，不免除医疗机构及其医务人员的赔偿责任。

2. 医务人员在抢救生命垂危的患者等紧急情况下已经尽到合理诊疗义务

医务人员只要按照紧急救治措施的医疗操作规范实施诊疗行为，虽然没有按照平常规定尽到注意义务，也应当免责。免责需要具备两个条件：

（1）抢救生命垂危的患者等紧急情况　现行的医疗法规规章对于“紧急情况”的界定为：患者因疾病发作、突然外伤受害及异物侵人体内，身体处于危险状态或非常痛苦的状态，在临床上表现为急性外伤、脑挫伤、意识消失、大出血、心绞痛、急性严重中毒、呼吸困难、各种原因所致的休克等。

（2）医务人员在紧急情况下已经尽到合理的诊疗义务。

3. 限于当时的医疗水平难以诊疗的认定：

（1）当时的医疗水平为相对意义上的概念。即指本地区、本部门的，而非绝对意义上的。不得用现在的医疗科学技术认定过去的医疗行为是否有过错。

（2）因患者个体差异、疾病自然转归。

（3）并发症。即：继发在原发病之上，难以预见或虽能够预见但难以避免或防范的。

4. 不可抗力因素导致损害的责任认定

适用《侵权责任法》第二十九条之规定，即“因不可抗力造成他人损害的，不承担责任。法律另有规定的，依照其规定”。

（五）《侵权责任法》中的其他规定

1. 患者病历查阅权利的规定

法律意义病历本身是医院或医生的财产，但病历中的信息是患者本人的财产。按患者的要求，医生应把病历中的内容告诉患者或允许患者复印病历的内容。《条例》规定可以复制或复印的病历包括：门诊病历、住院志、体温单、医嘱单、化验单（检验报告）、医学影像检查资料、特殊检查同意书、手术同意书、手术及麻醉记录单、病理资料、护理记录以及国务院卫生行政部门规定的其他病历资料。《侵权责任法》第六十一条规定：“医疗机构及其医务人员应当按照规定填写并妥善保管住院志、医嘱单、检验报告、手术及麻醉记录、病理资料、护理记录、医疗费用等病历资料。患者要求查阅、复制前款规定的病历资料的，医疗机构应当提供。”

患者行使查阅、复印病历资料权利适应注意两点：①可查阅的范围：客观病历；②无民事行为能力人、意识障碍患者、死亡病人以及患者授权的，由其亲属或监护人代理行使权利。

2. 禁止过度医疗的规定

“过度诊疗行为”，相当于国外所谓“过度医疗”和“保护性医疗”。自20世纪90年代以来，过度诊疗行为逐渐成为影响和谐社会建设的严重社会问题。一些医务人员意图规避医疗损害责任或为了获得经济利益，对患者采取过度诊疗行为。“过度医疗”是指医疗机构或医务人员违背医学规范和伦理准则，不恰当、不规范甚至不道德地脱离病情需求而实施的医疗行为，一般包括过度检查、过度治疗、过度用药等。但在实践中何谓“过度医疗”却很难界定。

《侵权责任法》第六十三条规定：“医务人员应当根据患者的病情实施合理的诊疗行为，不得采取过度检查等不必要的诊疗行为。医疗机构违反前款规定，应当退回不必要诊疗的费用，造成患者其他损害的，还应当承担赔偿责任。”这条规定的含义有两个：①医务人员在诊疗活动中未尽到与当时的医疗水平相应的诊疗义务，造成患者损害的，医疗机构应当承担赔偿责任；②医疗机构及其医务人员不得违反诊疗规范实施不必要的检查。

四、承担侵权责任的方式

《侵权责任法》第十五条规定了侵权人承担侵权责任的八种方式。主要有：①停止侵害。②排除妨碍。③消除危险。④返还财产。⑤恢复原状。⑥赔偿损失。⑦赔礼道歉。⑧消除影响、恢复名誉。以上承担侵权责任的方式，可以单独适用，也可以合并适用。医疗侵权主要涉及的民事责任主要是赔偿损失责任，可由当事人协商解决。

（一）赔偿损失

侵权人承担赔偿损失包括侵犯他人人身权造成损害及侵犯他人财产权造成损害的赔偿。

1. 人身损害赔偿相关规定

《侵权责任法》第十六条规定，侵害他人造成人身损害的，应当赔偿医疗费、护理费、交通费等为治疗和康复支出的合理费用，以及因误工减少的收入。造成残疾的，还应当赔偿残疾生活辅助具费和残疾赔偿金。造成死亡的，还应当赔偿丧葬费和死亡赔偿金。该法第二十二条规定，受害人还可以请求侵权人承担精神损害赔偿。侵权人在侵权行为中死亡的，其近亲属有权请求侵权人承担侵权责任。近亲属的范围应当包括配偶、父母、子女、兄弟姐妹、祖父母、外祖父母、孙子女、外孙子女。

2. 精神损害赔偿的承担

该法第二十二条规定，侵害他人人身权益，造成他人严重精神损害的，被侵权人可以请求精神损害赔偿。据此，只有自然人的人身权益受到他人侵害，造成严重的精神损害的，被侵权人可以请求精神损害赔偿。法人、其他组织等组织不能请求精神损害赔偿，如果有人假冒其名称，可根据反不正当竞争法等法律主张权利。

3. 承担赔偿责任的公平原则

《侵权责任法》第二十四条规定，受害人和行为人对损害的发生都没有过错的，法律又没有规定适用无过错归责原则，可以根据实际情况，由双方分担损失。

（二）赔偿费用的支付

该法第二十五规定，损害发生后，当事人可以协商赔偿费用的支付方式。协商不一致的，赔偿费用应当一次性支付；一次性支付确有困难的，可以分期支付，但应当提供相应的担保。据此，受害人可以根据实际情况决定接受赔偿费用的支付方式、期限等。

（三）法律的公平体现

一直以来，我国在侵权领域实行城乡居民两元化的死亡、残疾赔偿原则。即城乡居民同命不同价。该法第十七条规定，因同一侵权行为造成多人死亡的，可以以相同数额确定死亡赔偿金。从此表明，我国法律确立了有条件的城乡居民同命同价的死亡赔偿规则。不同于过去城乡居民在死亡赔偿上完全同命不同价的规定，是一个很大的突破，彰显了立法的进步及法律的公平。但是，如果不是在同一侵权行为中造成多人死亡，而是不同的侵权行为造成不同的被侵权人死亡，如果甲、乙两人的其他条件相同，均是户籍性质不同，甲、乙各自的继承人获得的死亡赔偿金、残疾赔偿金需要按照相关法律或司法解释规定处理，有可能存在差异。

就医疗侵权责任方式而言，基本上是侵权损害赔偿责任，因此在确定医疗侵权责任上就不能不考虑赔偿责任的功能。医疗机构承担实际赔偿责任，一方面意味着这种赔偿处理具有补偿受害人损害的功能，而且还应有预防或者避免同类损害发生的功能，另一方面，实现对被害人的补偿功能，还应把侵权损害赔偿责任承担方式同设立医疗风险基金等多种方式相互补充。

五、医疗损害责任的赔偿

（一）医疗损害责任的赔偿标准：

该法第十六条规定：侵害他人造成人身损害的，应当赔偿医疗费、护理费、交通费等为治疗和康复支出的合理费用，以及因误工减少的收入。造成残疾的，还应当赔偿残疾生活辅助具费和残疾赔偿金。造成死亡的，还应当赔偿丧葬费和死亡赔偿金。《最高人民法院关于审理人身损害赔偿案件适用法律若干问题的解释》可向加害方提出下列损害赔偿的请求：

1. 受害人遭受人身损害的，因就医治疗支出的各项费用以及因误工减少的收入，包括医疗费、误工费、护理费、交通费、住宿费、住院伙食补助费、必要的营养费，赔偿义务人应当予以赔偿。

2. 受害人因伤致残的，其因增加生活上需要所支出的必要费用以及因丧失劳动能力导致的收入损失，包括残疾赔偿金、残疾辅助器具费、被扶养人生活费，以及因康复护理、继续治疗实际发生的必要的康复费、护理费、后续治疗费，赔偿义务人也应当予以赔偿。

3. 受害人死亡的，赔偿义务人除应当根据抢救治疗情况赔偿本条第一款规定的相关费用外，还应当赔偿丧葬费、被扶养人生活费、死亡补偿费以及受害人亲属办理丧葬事宜支出的交通费、住宿费和误工损失等其他合理费用。

4. 受害人或者死者近亲属遭受精神损害，赔偿权利人还有权向人民法院请求赔偿精神损害抚慰金。

5. 死亡赔偿金按照受诉法院所在地上一年度城镇居民人均可支配收入或者农村居民人均纯收入标准，按二十年计算。但六十周岁以上的，年龄每增加一岁减少一年；七十五周岁以上的，按五年计算。

6. 赔偿权利人举证证明其住所地或者经常居住地城镇居民人均可支配收入或者农村居民人均纯收入高于受诉法院所在地标准的，残疾赔偿金或者死亡赔偿金可以按照其住所地或者经常居住地的相关标准计算。

（二）医疗损害赔偿的特殊规定

1. 医疗损害赔偿是根据事故等级、情节和病员的情况给予一次性经济补偿，医疗单位不负责遗属的抚养和工作安置及户口迁移等工作。

2. 医疗损害赔偿是一种补偿而非实际损害的赔偿。

3. 病员及其家属的单位不得因给予了医疗损害赔偿而削弱病员或其家属依法应享有的福利待遇和生活补贴等。

4. 医疗损害赔偿的请求时效是1年。

（三）医疗损害责任与医疗事故责任赔偿的区别：

《条例》与该法对损害赔偿责任的构成要件规定不同。条例的规定，医方的赔偿责任以构成医疗事故为前提，该法抛弃了“医疗事故”这一概念，而以医方是否有过错作为承担赔偿责任的判断标准。

1.《侵权责任法》关于承担侵权责任的方式、造成人身损害的赔偿范围与标准、被侵权人死亡、近亲属有权请求侵权人承担责任、精神损害赔偿的规定等，都适用于医疗损害赔偿。《最高人民法院关于审理人身损害赔偿案件适用法律若干问题的解释》和《侵权责任法》规定医疗损害责任医疗机构应当承担死亡赔偿，而《条例》所规定的医疗事故责任则无死亡赔偿金。

被侵权人为单位，该单位分立、合并的，继承权利的单位有权请求侵权人承担侵权责任。

被侵权人死亡的，支付被侵权人医疗费、丧葬费等合理费用的人有权请求侵权人赔偿费用，但侵权人已支付该费用的除外。

2.《侵权责任法》第22条规定，侵害他人人身权益，造成他人严重精神损害的，被侵权人可以请求精神损害赔偿。而《条例》所规定的医疗事故责任则无精神损害赔偿说。

3.《条例》对各种赔偿费用规定了较为明确的计算标准相比，《侵权责任法》欠缺具有可操作性规定。

第二节　医疗纠纷处理法律规定

随着我国医疗卫生体制改革的深入和城镇基本医疗社会保障制度的逐步建立，医疗纠纷越来越成为普通百姓、医疗机构、社会各界关注的重要问题，也成为人身损害赔偿案件中的热点、难点。正确认识和理解医疗纠纷的法律含义及其法律性质，医疗纠纷处理的法律规定，对于防范和解决医患矛盾、医患冲突，减少和避免医疗纠纷，保障医患双方合法权益有着重大意义。

一、医疗纠纷处理法律规定概述

（一）医疗法律关系

医疗法律关系是指医务人员受患者的委托或其他原因，对患者实施诊断、治疗等行为所形成的法律关系。一般而言，医疗法律关系是患者与医疗机构或医务人员之间的契约关系，该关系由当事人的自由意愿而成立，即医疗契约或诊疗契约。由于医疗法律关系尚没有特定的法律关系的情况下，只能用特定的契约关系，而应用《中华人民共和国合同法》（以下简称《合同法》）调整。医疗契约的成立与一般契约的相同处，经过要约和承诺达成合意而成立，即患者提出医疗要约，医务人员接受要求即承诺，医疗契约便得以成立。

但是在《合同法》中所确定的合同种类中，医疗服务契约是不能对号入座的，因而属于特殊的合同。其特殊性表现：

1．合同双方地位不平等

订立合同时，作为合同当事人一方的患者具有选择权，而医疗机构却没有选择权。一旦患方选择了某个医疗机构就诊，医疗机构没有技术上的理由，不能拒绝提供医疗服务。但作为患方则可以自由选择医疗机构，甚至在其选择一家医疗机构之后，只要他履行了相应的法律义务，可以随意终止与该医疗机构的合同关系而重新选择医疗机构就诊。另一方面，医患双方对医学知识拥有的不平等。医疗机构对医学专门知识拥有绝对实力，无论是理论知识、技术技能，还是对患者病情、医疗手段以及医疗风险的理解和认识，都是患者所不能够达到的，这种特点决定了医疗机构在实施医疗行为的过程中具有绝对支配权，患方只有配合的义务。虽然目前日益强调的患方知情同意权在一定程度上增强患方的主动权，但医患双方的这种不平等地位是不可能改变。

2．合同形式的非特定性

在《合同法》所确定的合同种类中，没有类似的合同形式存在。在《执业医师法》、《医疗机构管理条例》等法律文件中，均没有医疗服务合同的规定。因而只能认定为一种事实上存在的合同。关于合同订立的时间和开始实施的时间没有明确规定，因而在实践中就会引发纠纷和争议。

关于医疗服务合同的订立，还有一些特殊情况存在。在医疗法律关系中，也包括因医疗机构或医务人员对患者事实上的医疗法律行为而产生的医疗法律关系，这种情形构成医疗机构或医务人员与患者问的无因管理关系。《民法通则》第 93 条规定："没有法定的或者约定的义务，为避免他人利益受损失进行管理或者服务的，有权要求受益人偿付由此而支付的必要费用。"没有法定或约定的义务，管理他人事务的行为，就是无因管理。医疗事务的无因管理，是指医疗机构或医务人员在没有约定义务和法定义务情况下，为避免患者的生命健康利益受到损害，自愿为患者提供医疗服务行为，因此行为在医患之间产生一种债权债务关系。医疗事务无因管理关系，主要是基于以下三种情形：①医务人员在医院外，发现患者而加以治疗；②对自杀未遂而不愿就医者，予以救治；③无监护人在场情况下，医院直接针对无行为能力的"非急危"患者进行诊疗。

还有一种医疗法律关系是国家基于医疗的特殊性和对国民生命和身体健康的维护，在法律上赋予医疗机构或医务人员以强制诊疗和患者的强制受诊义务。此为公权力的行使，医务人员仅为国家使用人。医疗法律关系即存在于国家和患者之间，这种医疗法律关系可称之为强制医疗法律关系。

3. 医方提供服务内容的特殊性

医疗服务行为是一种医疗服务特殊合同关系，就决定了该合同关系双方的权利和义务的特殊内容：没有固定的合同格式，没有合同文本，双方确立的权利和义务关系只能依据相关法律、法规和行政规定理解和执行。

与其他的服务业不同，医疗服务所提供的服务内容不是对患者疾病诊断和治疗的保证（即保证对患者的病情诊断清楚并保证治疗痊愈），只能尽己所能（医疗技术设备和经验水平）提供优质的医疗服务，尽可能保证所提供的医疗服务没有瑕疵和缺陷，但不能保证最后的诊治效果。因此，医疗服务合同终结之时，可能会出现患者病情诊断不清、疾病控制不住、甚至发生患者死亡的情况，因此，不能单纯依据结果认定医院违约。

（二）医疗纠纷与医疗事故的关系

1. 医疗纠纷概念与特殊性

（1）医疗纠纷概念　所谓医疗纠纷，泛指患者与医疗机构或医务人员在形成了医疗法律关系的基础上，就医疗法律行为的需求、采取的手段、期望的结果及双方权利义务的认识上产生分歧，要把握三个方面：①医疗纠纷的主体，医疗纠纷的主体为医患双方。矛盾不在医患之间的，不属于医疗纠纷的范畴。②客体主要为生命权或健康权。生命权，是指公民依法享有生命不受非法侵害的权利。健康权，是指对其躯体和精神的健康不受非法侵害的权利。医疗纠纷主要是以患方认为自己的生命权或健康权受到侵害为基础的。③医疗纠纷发生的前提是通过治疗行为形成医患间的医疗法律关系，是双方对其各自或对方的权利义务在认识上出现偏差或不一致导致医疗纠纷的产生。

（2）医疗纠纷的特殊性　医疗纠纷的特殊性表现在三方面：

第一，医疗工作是具有特殊风险的职业。由于个体差异，对某项疾病的认识程度、医疗手段的发展等决定了医疗工作的难度和风险。医源性伤害经常有其两面性的特点：抢救行为和危害行为；救护对象和损害对象事实上为同一主体；主观上的认真负责与事实上期望结果不可能实现经常交织在一起；医务人员无法在实施治疗行为前对所有风险进行预见，而且如果否定医务人员带有风险的抢救行为，将会延误病人的积极救治，同时也会挫伤医务人员知难而进的负责精神，结果将会阻碍医学科学技术的发展，最终损害大多患者的根本利益。

第二，临床治疗中没有绝对安全的药物和治疗措施，本身都存在不同程度的缺陷和亟待完善之处。这些缺陷和不完善所带来的损伤往往隐藏于实际治疗中，成为医疗纠纷的重要原因之一。

第三，医疗活动有赢利的成份，又有为人类健康不断探索的科研成份。

因此，医疗活动是一种特殊的科学实践活动，医患关系是一种特殊的权利义务关系，医疗纠纷是一种特殊的民事法律关系，不同于其他一般民事纠纷，需要特殊的法律规范。

2. 医疗事故的概念与构成要件

根据《条例》第二条规定：医疗事故是指医疗机构及其医务人员在医疗活动中，违反医疗卫生管理法律、行政法规、部门规章和诊疗护理规范、常规，过失造成患者人身损害的事故。医疗事故的构成要件：

（1）主体是医疗机构及其医务人员　医疗事故的行为主体只能为医疗机构及其工作人员，如果造成患者人身损害的行为主体不是医务人员，则属于“非法行医”。医疗机构，是指按照国务院《医疗机构管理条例》取得医疗机构执业许可证的机构。医务人员，是指依法取得执业资格的医疗卫生专业技术人员，如医师和护士等，他们必须在医疗机构执业。凡不具有合法资质而提供医疗服务的所谓“医疗机构和医务人员”，过失造成患者人身伤害的，决非医疗事故，而是“非法行医”的行为。此种行为是另一层法律关系。由此造成患者人身伤害的，也要追究其相应的民事责任、行政责任，造成较大危害的，还要追究其刑事责任。

（2）医疗事故行为发生在医疗机构及其医务人员的医疗活动中　这指明了医疗事故发生的场所和活动范围，即依法取得执业许可，或者执业资格的医疗机构和医务人员在其合法的医疗活动中发生的事故。

（3）行为的违法性　医疗事故是医疗机构及其医务人员因违反医疗卫生管理法律，行政法规、部门规章和诊疗护理规范、常规而发生的事故。

（4）过失造成患者人身损害的事故　医务人员因疏忽大意或过于自信的过失行为，造成患者人身损害。

（5）过失行为和损害后果之间存在的因果关系　这是判定医疗事故成立的重要因素。因果关系是过失行为与损害后果之间的一种引起与被引起的关系。如果医疗机构及医务人员虽然存在过失行为，但是并没有给患者造成损害后果，这种情况不应该被视为医疗事故；虽然存在过失，也存在损害结果，但是过失行为与损害后果互不关联，没有因果关系也不认定为医疗事故；虽然存在损害后果，但是医疗机构和医务人员并没有过失行为，也不能判定为医疗事故。这种因果关系的判定，还关系到是否追究医疗机构和医务人员的责任，如何确定对患者的具体赔偿数额等。只有查明过失行为与损害后果之间存在着因果关系时，才能确定为医疗事故。

3．医疗纠纷与医疗事故的关系

医疗纠纷不都是医疗事故，医疗事故也并不一定都会形成医疗纠纷。医疗事故与医疗纠纷既有联系又有区别。医疗纠纷是医患双方就医疗服务过程及质量产生的争议，并不意味着医院有医疗过失。医疗事故是对医疗纠纷争议事实的认定，即认定医疗机构及其医务人员在医疗服务过程中由于过失侵害了患者的人身权利并造成了损害。医疗事故是经过法定程序认定的结果，必然产生一定的法律后果，如对责任人员的行政处罚，对受害人的赔偿等。医疗纠纷是很常见的，但是最终认定构成医疗事故的只占其中很少一部分。

（三）医疗事故处理法制建设

医疗事故处理涉及到保护医患双方合法利益，维护医疗秩序，保障医疗安全，为社会各界所关注。为了维护医患双方的权益，保障医疗单位的工作秩序与社会安定，1987 年 6 月 29 日国务院发布了《医疗事故处理办法》，对卫生行政部门处理医疗事故做出了规定。

这是我国关于医疗事故认定与处理的最早立法。1988 年，卫生部相继制定了《关于 <医疗事故处理办法> 若干问题的说明》、《医疗事故分级标准（试行草案）》。各省、自治区、直辖市也先后制定了医疗事故处理办法实施细则。最高人民法院也多次做出司法解释。这些法律文件的制定和实施标志着我国对医疗事故的处理已进入了有法可循的法制阶段。

随着改革开放的不断深入和社会主义市场经济体制的逐步完善，该办法有关医疗事故的界定、鉴定程序和补偿规定等方面已经不能适应新形势的需要。因此，必须对该办法进行修改。

经过广泛征求各方面意见，广泛研究、深入探讨、论证，国务院制定了《条例》于 2002 年 4 月 4 日国务院第 351 号令公布，自 2002 年 9 月 1 日起施行。之前还颁布了《医疗事故技术鉴定暂行办法》（2002 年 7 月 31 日），关于印发《医疗事故争议中尸检机构及专业技术人员资格认定办法的通知（2002 年 8 月 2 日），卫生部国家中医药管理局关于做好实施《条例》有关工作的通知（2002 年 8 月 2 日），卫生部国家中医药管理局关于印发《医疗机构病历管理规定》的通知（2002 年 8 月 2 日），《医疗事故分级标准（试行）》（2002 年 7 月 19 日）等等。这些都标志着我国医疗事故处理法规日趋成熟、完善。

二、医疗事故的预防与处置

（一）医疗事故的预防

医疗事故对社会，对医患双方都造成不良影响，任何一方都不希望发生。但完全杜绝医疗事故又是不可能的，预防医疗事故发生，就需要做好以下工作：

1. 医疗机构及其医务人员在医疗活动中，必须充分认识到：医疗机构及其医务人员的一切医疗行为，都是法律行为，应严格遵守医疗管理法律、行政法规、部门规章和诊疗护理规范、常规，恪守医疗服务职业道德。

2. 医疗机构应当对其医务人员进行医疗卫生管理法律、行政法规、部门规章和诊疗护理规范、常规的培训和医疗服务职业道德教育。

3. 医疗机构应当设置医疗服务质量监控部门或者配备专（兼）职人员，具体负责监督本医疗机构的医务人员的医疗服务工作，检查医务人员执业情况，接受患者对医疗服务的投诉，向其提供咨询服务。

4. 医疗机构应当按照国务院卫生行政部门规定的要求，书写并妥善保管病历资料，允许患者复印或者复制病历资料，并提供相应证明。

5. 医疗机构及其医务人员应向患者履行如实告知的义务。

6. 医疗机构应当制定防范、处理医疗事故的预案，预防医疗事故的发生，减轻医疗事故的损害。

7. 医疗机构还应当不断加强对医务人员医学伦理和医师执业道德教育，提高人文素质，树立救死扶伤、治病救人，职业天职思想。

（二）病历资料的书写、保管、查阅、复制、和封存

1. 病历的定义

病历资料，又称病案，是对患者的疾病发生、发展情况和医务人员对患者的疾病诊断、

检查和治疗情况的客观记录，同时也是一种重要的书证，在医患之间就患者的诊断和治疗问题发生争议时，病历资料对于认定医疗机构是否存在医疗过失起着其他证据难以替代的证明作用。《条例》就病历资料的书写、保管、查阅、复制和封存进行了详细的规定，尤其是允许患者查阅并复制病历具有重大的意义，被人们视为对患者权益保护的最重要象征。

2．病历的知情权

根据《条例》规定，患者的医疗病历资料由医疗机构书写并由其加以保管。医务人员应当及时书写病历，但在抢救急危患者的情况下可以事后据实补记。严禁医务人员涂改、伪造、隐匿、销毁病历资料，否则将会受到行政处分，严重者将受到卫生行政部门吊销执业许可证或执业医师资格的行政处罚。与此同时，《条例》亦规定患者及其家属不得抢夺病历。

《条例》首次规定患者有权复印或者复制其部分病历资料，包括门诊病历、住院志、体温单、医嘱单、化验单（检验报告）、医学影像检查报告、特殊检查同意书、手术同意书、手术及麻醉记录单、病理报告单、护理记录以及国务院卫生行政部门规定的其他病历资料。

3．病历的封存

《条例》还首次明确规定发生医疗事故争议时，死亡病例讨论记录、疑难病例讨论记录、上级医师查房记录、会诊意见、病程记录应当在医患双方在场的情况下封存和启封。封存的病历资料可以是复印件，由医疗机构保管。

4．病历的书写

《病历书写基本规范（试行）》（2002 年 9 月 1 日起实施）规定。

除规定医疗活动同意书要由患者本人签字同意外，还规定在手术同意书的内容中必须向患者说明可能出现的并发症、风险等。患者自己签字才算数。由于“患者亲属签字同意医疗活动”而引起的医疗纠纷越来越受社会关注。患方称事前不知道要切除重要器官、不清楚手术可能导致严重并发症；患者配偶不认同子女签字，造成手术延误、患者病情加重等情况时有发生，令医疗机构工作陷入被动。所以医疗活动须取得患者书面签字同意。

（三）医疗事故的处置

1．医疗事故的报告制度

必要的报告制度，对于及时化解医患矛盾，保护双方当事人的利益，维护社会的稳定，全面掌握医患关系的动态，具有重大的意义。

发生下列情况时，医疗机构要在过失行为发生后的 12 小时内向所在地卫生行政部门报告：

（1）医疗过失行为导致患者死亡或可能为二级医疗事故的。

（2）医疗过失行为导致 3 名以上（含 3 人）患者人身损害后果的。

（3）卫生部或本省、自治区、直辖市卫生行政部门规定的其他情形。

《条例》规定医务人员在医疗活动中发现可能会出现医疗事故争议时，应当逐级上报，医疗机构的专职处理人员应当立即进行调查、核实并如实向机构负责人汇报，同时向患者通报、解释。对于重大医疗事故，还应向当地卫生行政部门报告。在医疗事故争议经人民法院判决或调解后。医疗机构应当自收到生效的人民法院的判决书或调解书之日起 7 日内，向当地卫生行政部门做出书面报告，并附具判决书或调解书。

2．可疑物品的封存与检验

在解决医疗纠纷过程中，尤其是在诉讼程序中，除了病历资料外，相关的物证亦有重要的作用。如可疑药物、容器、器械等物品。因此，《条例》规定：

（1）疑似输液、输血、注射、药物等引起不良后果的，医患双方应当共同对现场实物进行封存和启封，封存的现场实物由医疗机构保管；需要检验的，应当由双方共同指定的、依法具有检验资格的检验机构进行检验；双方无法共同指定时，由卫生行政部门指定。

（2）疑似输血引起不良后果，需要对血液进行封存保留的，医疗机构应当通知提供该血液的采供血机构派人到场。

（3）患者死亡，医患双方当事人不能确定死因或者对死因有异议的，应当在患者死亡后 48 小时内进行尸检；具备尸体冻存条件的，可以延长至 7 日。尸检应当经死者近亲属同意并签字。

（4）医疗事故争议双方当事人可以请法医病理学人员参加尸检，也可以委派代表观察尸检过程。拒绝或者拖延尸检，超过规定时间，影响对死因判定的，由拒绝或者拖延的一方承担责任。

3．尸体解剖

尸体解剖检查是确定患者死因的最佳选择。《条例》规定．在医患双方不能确定患者死因或者对死因有异议时，应当在患者死亡后 48 小时进行尸检，具备尸体冷存条件的，可以延长至 7 日。之所以规定尸体检查的时间，主要因为随着时间的推移，尸体有可能发生自溶或腐败现象，直接影响对死因的判断。任何一方拒绝或者拖延尸检超过规定时间而影响对死因判定时，由拒绝或者拖延的一方承担责任。为增加尸体检查的透明度，提高尸检结果的公正性和可信性，《条例》规定医患双方可以聘请法医病理人员参加尸检，也可以委派代表观察尸检过程。

三、医疗事故技术鉴定

医疗事故技术鉴定是医疗事故争议处理的核心问题。《条例》中设立专章规定医疗事故技术鉴定的组织、启动程序、实施程序及鉴定的文书和效力。同时，卫生部又在 2002 年 7 月 19 日出台了《医疗事故技术鉴定暂行办法》，进一步规范了医疗事故技术鉴定有关程序。

（一）医疗事故的技术鉴定的启动方式

1．卫生行政部门移交医学会鉴定。

2．医患双方共同委托医学会鉴定。

（二）医疗事故鉴定机构的设置和分工

《条例》规定，设区的市级地方医学会和省、自治区、直辖市直接管辖的县（市）地方医学会负责组织首次医疗事故技术鉴定工作。省、自治区、直辖市地方医学会负责组织再次鉴定工作。必要时，中华医学会可以组织疑难、复杂并在全国有重大影响的医疗事故争议的技术鉴定工作。中华医学会属于中介团体组织，具有很强的中立性，同时又对医疗行业十分了解，有利于组织医疗事故鉴定的专家组，又有利于保证医疗事故鉴定的独立性、中立性、客观性。选择医学会作为组织医疗事故技术鉴定工作的方案在现阶段是一种较好的解决方式。

（三）医疗事故技术鉴定专家库

负责组织医疗事故技术鉴定工作的医学会须建立专家库。专家库由具备一定条件的医疗卫生专业技术人员组成；他们有良好的业务素质和执业品德，须受聘于医疗卫生机构或者医学教学、科研机构并担任相应专业高级技术职务三年以上。《条例》再次明确规定了鉴定人员的回避问题。

（四）医疗事故鉴定的原则

1. 以事实为依据的原则

2. 独立进行鉴定原则

3. 民主集中制原则

鉴定专家组有单数成员组成，实行少数服从多数的民主集中制原则。

4. 保密原则

5. 终局鉴定原则

终局鉴定原则规定了市、省两局鉴定制，即保证了上诉权，又避免人力物力的浪费。规定终局鉴定，并不意味着医疗纠纷双方不能再保护自己的合法权益，争议双方还可以向人民法院申请诉讼，由人民法院启动鉴定程序。

（五）医疗事故鉴定的程序

《条例》规定，鉴定程序主要包含以下几方面：

1. 鉴定申请的提出与通知的送达。

2. 当事人提交材料。

3. 鉴定期限和调查取证。

4. 做出鉴定结论。

四、法律责任

（一）行政责任

1. 对卫生行政部门及其人员的行政处分

卫生行政部门违反规定，有下列情形之一的，由上级卫生行政部门给予警告并责令限期改正；情节严重的，对负有责任的主管人员和其他直接责任人员依法给予行政处分：

（1）接到医疗机构关于重大医疗过失行为的报告后，未及时组织调查的；

（2）接到医疗事故争议处理申请后，未在规定时间内审查或者移送上一级人民政府卫生行政部门处理的；

（3）未将应当进行医疗事故技术鉴定的重大医疗过失行为或者医疗事故争议移交医学会组织鉴定的；

（4）未按照规定逐级将当地发生的医疗事故以及依法对发生医疗事故的医疗机构和医务人员的行政处理情况上报的；

（5）未依照本条例规定审核医疗事故技术鉴定书的。

卫生行政部门的工作人员在处理医疗事故过程中违反规定，利用职务上的便利收受他人财物或者其他利益，滥用职权，玩忽职守，或者发现违法行为不予查处，造成严重后果，尚不够刑事处罚的，依法给予降级或者撤职的行政处分。

2. 对医疗机构及医务人员的行政处分

（1）医疗机构发生医疗事故的，由卫生行政部门根据医疗事故等级和情节，给予警告；情节严重的，责令限期停业整顿直至由原发证部门吊销执业许可证，对负有责任的医务人员，尚不够刑事处罚的，依法给予行政处分或者纪律处分。

（2）对发生医疗事故的有关医务人员除依照前款处罚外，卫生行政部门并可以责令暂停6个月以上1年以下执业活动；情节严重的，吊销其执业证书。

（3）医疗机构违反本条例的规定，有下列情形之一的，由卫生行政部门责令改正；情节严重的，对负有责任的主管人员和其他直接责任人员依法给予行政处分或者纪律处分：①未如实告知患者病情、医疗措施和医疗风险的。②没有正当理由，拒绝为患者提供复印或者复制病历资料服务的。③未按照国务院卫生行政部门规定的要求书写和妥善保管病历资料的。④未在规定时间内补记抢救工作病历内容的。⑤未按照本条例的规定封存保管和启封病历资料和实物的。⑥未设置医疗服务质量监控部门或者配备专（兼）职人员的。⑦未制定有关医疗事故防范和处理预案的。⑧未在规定时间内向卫生行政部门报告重大医疗过失行为的。⑨未按照本条例的规定向卫生行政部门报告医疗事故的。⑩未按照规定进行尸检和保存、处理尸体的。

（4）医疗机构或者其他有关机构违反本条例的规定，有下列情形之一的，由卫生行政部门责令改正，给予警告；对负有责任的主管人员及其他直接责任人员依法给予行政处分或者纪律处分；情节严重的，由原发证部门吊销其执业证书或者资格证书：①承担尸检任务的机构没有正当理由，拒绝进行尸检的；②涂改、伪造、隐匿、销毁病历资料的。

3. 对医疗事故技术鉴定工作人员违反规定的处罚。

参加医疗事故技术鉴定工作的人员违反规定，接受申请鉴定双方或者一方当事人的财物或者其他利益，出具虚假医疗事故技术鉴定书，造成严重后果，尚不够刑事处罚的，由原发证部门吊销其执业证书或者资格证书。

4. 对扰乱医疗秩序人员的处罚 以医疗事故为由，寻衅滋事、抢夺病历资料，扰乱医疗机构正常医疗秩序和医疗事故技术鉴定工作，尚不够刑事处罚的，依法给予治安管理处罚。

（二）医疗事故民事责任——医疗损害赔偿

1. 医疗损害赔偿的定义

医疗损害，是指医疗机构及其医务人员在提供医疗服务的过程中，由于其医疗过失而对患者造成的人身伤害后果，包括生理上的损害和精神上的损害，有患者死亡的情况下，还包括对患者家属造成的伤害。医疗损害包括医疗事故。尽管《条例》较之《办法》已扩大了医疗事故的外延，但是《条例》规定的医疗事故的概念并不能涵盖所有医疗损害的情形。同时，医疗事故是行政认定的结果，主要是用于各级卫生管理部门对医疗事故进行处理。因此，医疗损害与医疗事故并非同义语。但是，根据最高人民法院相关司法解释的规定，在人民法院审理此类案件时，可以医疗事故损害赔偿纠纷和医疗服务合同纠纷为案由。在全国民事审判工作会议上，最高人民法院提出要正确区分医疗事故责任与医疗过失损害赔偿责任的界限，包括严格审查有无侵权事实、损害后果及侵权人是否存在主观过错等。是否构成医疗事故，不是认定医疗过失损害赔偿责任的必要条件。因此，民事审判中所指的“医疗事故损害赔偿纠纷”就是指的“医疗损害赔偿纠纷”，这在最高人民法院后来的司法解释中得到确认。

2．医疗损害赔偿的原则

医疗事故案件是特殊的民事侵权案件。它所侵犯的客体是公民的生命权和健康权。承担民事侵权的法律责任，应对公民的财产损失进行赔偿。《条例》根据我国关于人身损害的民法原则提出了确定医疗事故赔偿具体数额的三个基本原则：

（1）医疗事故赔偿数额，应当与具体案件的医疗事故等级相适应的原则；

（2）医疗事故赔偿数额，应当与医疗行为在医疗事故损害后果中的责任程度相适应的原则；

（3）应客观考虑医疗事故损害后果与患者原有疾病状况之间的关系。

3．医疗事故赔偿的项目和标准

医疗事故赔偿，按照下列项目和标准计算：

（1）医疗费　按照医疗事故对患者造成的人身损害进行治疗所发生的医疗费用计算，凭据支付，但不包括原发病医疗费用。结案后确实需要继续治疗的，按照基本医疗费用支付。

（2）误工费　患者有固定收入的，按照本人因误工减少的固定收入计算，对收入高于医疗事故发生地上一年度职工年平均工资 3 倍以上的，按照 3 倍计算；无固定收入的，按照医疗事故发生地上一年度职工年平均工资计算。

（3）住院伙食补助费　按照医疗事故发生地国家机关一般工作人员的出差伙食补助标准计算。

（4）陪护费　患者住院期间需要专人陪护的，按照医疗事故发生地上一年度职工年平均工资计算。

（5）残疾生活补助费　根据伤残等级，按照医疗事故发生地居民年平均生活费计算，自定残之月起最长赔偿 30 年；但是，60 周岁以上的不超过 15 年；70 周岁以上的，不超过 5 年。

（6）残疾用具费　因残疾需要配置补偿功能器具的，凭医疗机构证明，按照普及型器具的费用计算。

（7）丧葬费　按照医疗事故发生地规定的丧葬费补助标准计算。

（8）被抚养人生活费　以死者生前或者残疾者丧失劳动能力前实际抚养且没有劳动能力的人为限，按照其户籍所在地或者居住地居民最低生活保障标准计算。对不满 16 周岁的，扶养到 16 周岁。对年满 16 周岁但无劳动能力的，扶养 20 年；但是，60 周岁以上的，不超过 15 年；70 周岁以上的，不超过 5 年。

（9）交通费　按照患者实际必须的交通费用计算，凭据支付。

（10）住宿费 按照医疗事故发生地国家机关一般工作人员的出差住宿补助标准计算，凭据支付。

（11）精神损害抚慰金 按照医疗事故发生地居民年平均生活费计算。造成患者死亡的，赔偿年限最长不超过6年；造成患者残疾的，赔偿年限最长不超过3年。

4. 医疗损害赔偿的方式

医疗事故赔偿费用，实行一次性结算，即医疗事故赔偿数额按照规定的标准和项目一次算清，医疗事故赔偿费用由医疗机构一次性支付。但有其他规定的. 按其他法律规定处理。

5. 医疗事故赔偿的特殊规定

（1）确定为医疗事故的，可根据事故等级. 情节和病员的情况给予一次性经济补偿，医疗单位不负责遗属的抚养和工作安置及户口迁移等工作。

（2）补偿而非赔偿。

（3）补偿费多少根据事故等级、情节和病员情况而定。

（4）病员及其家属的单位不得因给予了医疗事故的补偿而削弱病员或其家属依法应享有的福利待遇和生活补贴等。

（5）医疗事故的请求时效是1年。

（6）在现实的审判实践中，《条例》规定："不属于医疗事故的，医疗机构不承担赔偿责任。"这一条款已因违反上位法的规定而作废不用了，患者不应轻易放弃维权。

6. 非事故性医疗侵害，医疗机构不能免责

（1）医疗过程中的故意行为。

（2）医疗机构中的非法行医行为。

（3）医疗器械质量问题造成人身损害。

（4）医疗机构与医疗器械生产厂家共同进行手术过程中，非因医务人员的原因给患者造成的损害。

（三）刑事责任

1. 对卫生行政部门工作人员的刑事处罚

卫生行政部门的工作人员在处理医疗事故过程中违反本《条例》的规定，利用职务上的便利收受他人财物或者其他利益，滥用职权，玩忽职守，或者发现违法行为不予查处，造成严重后果的，依照刑法关于受贿罪、滥用职权罪、玩忽职守罪或者其他有关罪的规定，依法追究刑事责任。

2. 对医务人员的处罚

《刑法》第335条规定，医务人员由于严重不负责任，造成就诊人死亡或者严重损害就诊人身体健康的，处三年以下有期徒刑或者拘役。

3. 对医疗事故鉴定工作人员的处罚

参加医疗事故技术鉴定工作的人员违反本《条例》的规定，接受申请鉴定双方或者一方当事人的财物或者其他利益，出具虚假医疗事故技术鉴定书，造成严重后果的，依照刑法关于受贿罪的规定，依法追究刑事责任。

4. 对严重扰乱医疗工作正常秩序人员的处罚

以医疗事故为由，寻衅滋事、抢夺病历资料，扰乱医疗机构正常医疗秩序和医疗事故技术鉴定工作，依照《刑法》关于扰乱社会秩序罪的规定，依法追究刑事责任。

思 考 题

1. 医疗损害责任概念及构成要件是什么？
2. 《侵权责任法》关于医疗侵权规定了哪些原则？
3. 《侵权责任法》规定的医疗侵权的举证责任有几种？
4. 《侵权责任法》规定医疗机构免责的情形有哪些？
5. 医疗事故概念及构成要件是什么？
6. 医疗事故鉴定的原则是什么？

第二十六章　医事纠纷处理法律规定

提要　《侵权责任法》出台，《医疗事故处理条例》仍有存在的法律地位。医事纠纷是医疗损害纠纷的上位概念。医疗损害是一种特殊的民事损害事件，不同于其他民事侵害而具有特殊性质的医疗损害事件，需要有特别的法律规范——《医疗事故处理条例》进行调整。本文扼要阐述医事纠纷处理若干问题。

重点　医事纠纷；医疗损害；医疗事故鉴定机构；处理与监督；赔偿。

第一节　医事纠纷处理法律规定概述

《侵权责任法》出台具有划时代意义，其中《医疗损害责任》一章对医事纠纷已经做出了新的规定，并且已于2011年7月1日起正式实施。那么《医疗事故处理条例》（以下简称《条例》）这一行政法规还有必要存在吗？这一章之所以依然纳入该书就是回答了必要性。

《医疗损害责任》一章对医疗损害作出了新的法律规定，十一条内容规范了医疗损害中主要基本问题：规制了医事纠纷处理法律适用问题；规制了医事纠纷损害鉴定问题；规制了多头赔偿问题等等。医事问题尤其是医患关系问题是不能纳入单纯民事法律关系调整范围。医事纠纷与医疗损害不可能规制到自愿、平等、等价有偿的民事法律关系中，就患者而言，患病求医乃无奈之举，求医问药乃不得以而为之；而医疗机构及其医务人员救死扶伤、治病救人乃为其天职，医患之间就治病而言不存在是否自愿、平等，治一个病、救一条命价格多少的问题。人的生命乃无价之宝，绝不能把无限价值的人的生命纳入到价格体系的法律范畴中。医患之间的关系永远是信任、依赖、相互配合的关系，医患之间的纠纷在所难免，应当要有法律调整，当今《条例》在现有基础上做一些修改还是相对可行的。

一、医事纠纷处理法律规定

医事纠纷是指在以病人为中心的医疗实践活动中，因为对医疗活动的需求，采取的手段，知情同意及其期望的结果、原因，在认识和事实认定上，医患或患者家属等之间产生矛盾或对立，其中一方要求追索责任和赔偿损失，或一方要求给付医疗经费而引起的纠纷。

医事纠纷处理法律规定是调整解决医事纠纷、正确处理医疗损害，保障医事活动中医患双方合法权益，维护医疗单位正常工作秩序所产生的各种社会关系的法律规范的总和。

医事纠纷是医疗损害纠纷的上位概念，医疗损害并非都形成医事纠纷，医事纠纷则涵盖医疗机构及其医务人员与自然人、法人或其他组织之间，围绕医疗事件引起的纠纷部分或全部的内容。两者既有联系，又有所区别。常见的医事纠纷多与医疗事故有关。医疗损害是指医疗机构及其医务人员在医事活动中违反医疗卫生管理法律、行政法规、部门规章和诊疗护理规范、常规，过失造成患者人身损害的事故。如不能正确处理好医疗损害，必然会引起纠纷。因此，运用法律手段调整医患关系，制约纠纷蔓延扩大是十分必要的。为了维护医患双方的权益，保障医疗单位的工作秩序与社会安定，国务院于 2002 年 4 月 4 日颁发了《条例》现已历经十年，很有修改的必要。

二、医事纠纷是一种特殊的民事纠纷

积极预防和正确处理医事纠纷，最大限度减少医疗损害对于维护医患双方合法权益，发展医疗卫生和医学科学事业，有着重要意义。但是，由于医疗护理工作的特殊性和复杂性，加之认识能力和客观手段，要真正做到并非易事。医疗不可能像所有其他自然科学和工农业、企业产品生产那样，一经人们认识规律，即可以投入批量生产，乃至于卫星、火箭，都可以批量生产，而对人体生命健康的认识、修复，是永无止境的单体认识，不可能把一种医疗手段运用于一切人，一切疾病，使所有人终生得益。

首先，医疗工作是具有特殊风险的职业。既有深不可测的理论，又具有极强的科学实用。人体的差异，患病状况的认识和允许的时限，医疗的手段，迫切的程度等等，决定了医疗工作的难度和风险。其综合能力和水平，为国民人口的人均年龄所体现。医务人员保护人体健康，从事救死扶伤、延年益寿的职业活动，除因极少数医务人员对病员严重不负责任、失职等原因而造成了责任事故外，在许多情况下是很难驾驭的，医源性的伤害有着两重性的特点：抢救行为与危害行为、救护对象与损害对象事实上为同一主体；主观上认真负责与事实上期望结果不能实现交织于同一作为之中；不可逆转疾患和一线希望的抢救反映在极限的时间之内，等等。这必然给是非判断是科学、是认识、是未知、是责任等原因会产生不同认识。医疗实践无法要求医务人员对风险事先有一定预见，而后决定是否实施诊疗行为，这样显然否定了带有风险的抢救行为，延误了对病人的积极救诊时间；同时也会挫伤医务人员知难而进的负责精神，结果只能阻碍医学科学技术的发展，损害的是大多数病人的根本利益。

其次，随着科学的进步，许多高新诊疗技术得到开展，新的医学领域不断开拓，临床认识和治疗疾病的认识能力不断提高。但是，也增加了诊疗技术操作的高要求、高风险，带来了所谓“医学进步的疾病”，使得医疗事故发生的几率大为增加，而这种几率又与医务人能否勇于进取，敢于承担职业风险紧密相连。这一关系若是处理不当，必然会给医学科学、卫生事业发展造成负面效应，最终还是损害社会和大多数病人的利益。

再次，临床上没有绝对安全的药物和诊疗措施，其本身都存在着不同程度的缺陷或不完善之处，这也是目前科学还不能完全解决的问题。正因为如此，这些缺陷和不完善所包含的固有的损伤性、风险性往往隐藏在实施诊疗、护理、用药的过程中，因此成为医疗损害重要起因之一。

综上可见，医事活动是一种特殊的科学实践活动，医患关系是一种特殊的权利义务关系，医疗损害也可以看作是一种特殊的民事损害事件，不同于其他民事侵害而具有特殊性质的医疗损害事件，这就需要有特别的法律规范——《条例》进行调整。

第二节　医疗损害法律规定

一、医疗损害的概念及其特征

医疗损害是指医疗机构及其医务人员在医疗活动中，违反医疗卫生管理法律、行政法规、行政规章和诊疗护理规范、常规、过失造成患者人身损害的事故。

医疗损害与医患关系，不是医疗护理人员与患者之间单纯的个人与个人之间的关系，任何一个医护人员只是该医疗法人单位为患者提供医疗服务行为的组成部分之一，医患之间应当是医疗法人单位与患者之间特殊的民事法律行为关系，显然，医疗损害的责任主体，不应当只是具体的医护人员，而应当是该法人单位即医疗机构及其医务人员，特定的职业损害，就医疗损害的内涵和外延应当具备以下特点：

（一）必须发生在医疗活动中

医疗损害是医疗机构内行为人在履行职责的时间过程中，由于过失违反法律规定的行为，并且造成了危害患者身体损害的结果。

（二）责任主体是医疗机构及其医务人员

医疗损害的责任主体是为患者提供医疗服务合法（即按照国务院 1994 年 2 月发布的《医疗机构管理条例》取得《医疗机构执业许可证》）的医疗单位，行为人只承担与其职责行为相关的责任，而不是损害的全部责任。医疗机构应视其在为患者提供服务过程中是整体过失行为，还是个体过失行为而导致损害的不良后果。

（三）医疗损害的责任，在于过失

责任主体及其医务人员都有过失，或两者必有其一有过失。医务人员（即指依法取得执业资格的医疗专业技术人员，如医师和护士，并在该机构执业）只承担造成医疗损害由于自己过失的某一具体行为的法律责任，而不承担事故责任主体全部的法律责任。所谓过失显然不是故意，应从疏忽大意和过于自信的两个角度考察。实践证明两种过失既存在责任主体的过失，也存在医务某一具体行为人的过失。

医疗机构本应当调整或组织力量实施的紧急救治，因为没有通盘考虑，指派与疾病相适应的人员和技术力量，放任具体任务行为人任其所为，或行为人与自己相应岗位、责任、职称应当预见和可以预见，自己力所不及，或主观未能预见，失之有效防范，则应是疏忽大意而致使损害发生；或医疗机构疏于管理和考核，将超越行为能力人的医疗服务交给了与之技术不相匹配的医务人员，也或医务人员自身对于危害病人生命、健康的不当行为，应当作到有效防范，因为疏忽大意未能做到，致使损害结果发生。

过于自信的过失是指责任主体和行为人虽然预见到自己的行为可能给病员导致危害后

果，责任主体轻信客观环境、条件，和行为人的技术、经验；行为人轻信借助自己的技术、经验或自认有利的客观条件能够避免，结果未能避免，因而导致判断上和行为上的失误，致使对病员的损害结果发生。

此外，尚有因技术水平和经验不足造成对患者身体损害的过失，其主要是责任主体整体医疗水平及出于行为人经验、能力和技术水平不及，以致造成损害，导致病员的不良后果发生。这在医疗实践中应当别论。

医疗损害中的过失，有“作为”和“不作为”两种表现：“作为”是指法律、行政法规、部门规章和诊疗护理规范常规明令规定，或惯例公认必须禁止的行为，而行为人无视这些明令规定以积极作为的表现去实施自己的错误行为。如做无指征或有禁忌的手术、侵入性检查等，导致发生不良后果；不作为是指岗位责任制规定或公认惯例应该以积极作为的形式去履行职责义务，而行为人不履行或不认真履行。如对危重病人推诿拒治，或擅离职守等，致使患者损害后果发生的不良后果。

医疗过失能否成立，还取决于行为的违法性和危害性。违法性是指行为人在医疗过程中违法，但违法并不等于犯罪。危害性指不能因为行为人有一般过失行为就与医疗损害联系起来，必须视其行为实际上是否造成了对患者人身损害后果。

（四）医疗损害须有符合规定的损害程度

对患者造成的危害程度，是指必须符合法律规定的给患者造成死亡、重度残疾；造成患者中度残疾、器官组织损伤导致严重功能障碍；造成患者轻度残疾、器官组织损伤导致一般功能障碍的；造成患者明显人身损害的其他后果的。交由负责医疗事故技术工作的医学会组织鉴定，是医疗单位及其医务人员过失，定为医疗损害。无明显不良后果，不认定为医疗损害。

（五）医疗损害其危害行为和危害结果之间须有直接因果关系

因果关系是确认是否构成医疗损害的基本条件，非此，不能认定为医疗损害。在多因一果时，要综合分析患者的病性和个体差异，具体分析各个原因的不同地位和作用，避免以偏概全。临床上病人死亡、残疾或器官组织损伤导致功能障碍与疾病本身的自然转归常有密切关联。有的因疾病重笃、复杂或已处晚期，而责任者的过失行为只是处于非决定性的地位，甚至是处于偶合地位。这些都应当科学地、具体地、实事求是地分析，使之得到公正的认定。

二、不属于医疗损害的几种情况

（一）在紧急情况下为抢救垂危患者生命而采取紧急医学措施造成不良后果的；

（二）在医疗活动中由于患者病情异常或者患者体质特殊而发生医疗意外的；

（三）在现有医学科学技术条件下，发生无法预料或者不能防范的不良后果的；

（四）无过错输血感染造成不良后果的；

（五）因患方原因延误诊疗导致不良后果；

（六）因不可抗力造成不良后果的。

三、医疗损害的等级及分类

（一）医疗损害的等级

根据对患者人身造成的损害程度，医疗事故分为四级：

一级医疗事故：造成患者死亡、重度残疾的；

二级医疗事故：造成患者中度残疾、器官组织损伤导致严重功能障碍；

三级医疗事故：造成患者轻度残疾、器官组织损伤导致一般功能障碍的；

四级医疗事故：造成患者明显人身损害的其他后果的。

为了科学划分医疗损害等级，正确处理医疗损害争议，保护患者和医疗机构及其医务人员的合法权益，卫生部根据《条例》于 2002 年 7 月 19 日制定了《医疗事故分级标准(试行)》于同年 9 月 1 日起施行。

1. 一级医疗事故分为甲乙两等。甲等医疗事故，系指死亡；乙等医疗事故，系指重要器官缺失或功能完全丧失，其他器官不能代替，可能存在特殊医疗依赖，生活完全不能自理。

2. 二级医疗事故，又分二级甲等、乙等、丙等、丁等四个等级。

3. 三级医疗事故又分为三级甲等、乙等、丙等、丁等、戊等共五个等级。

4. 四级医疗事故系指造成患者明显人身损害的其他后果的医疗事故。其中规定了符合 15 种情形之一的均属四级，在四级中未再分等级。

第三节　医疗损害的预防与处置

医疗损害是不可避免的，但绝非是必然发生的。如何预防医疗事故的发生，不仅是卫生行政部门、医疗机构及医务人员合力共创的事情，更是医患双方合力共同对付疾病的事情。

作为医疗活动，医疗机构及其医务人员必须学法、懂法、用法，依法工作（包括法律、法规、规章、规范、常规），恪守以人为本的职业道德，必须充分认识，医疗机构及其医务人员的一切医疗行为都是法律行为，因为你从事的职业是执掌着人的生命健康。卫生行政部门、医疗机构还应当进行上述方面的教育。同时，还应设置相应的质量监控部门或者配备专（兼）职人员负责监督、检查，接受投诉、向患者提供咨询服务。

一、加强病历资料管理

病历是医务人员在医疗活动过程中形成的文字、符号、图表、影像、切片等资料的总和，含有门（急）诊病历和住院病例。病历属于医药卫生科技档案，是国家档案的重要组成部分，依据国家档案法及档案法实施办法，和医药卫生档案管理暂行办法的规定，统一领导，分级管理。

（一）病历管理制度

医疗机构应建立病历管理制度、配置专（兼）职人员，具体负责病历和病案的保存与管理工作。凡建有门（急）诊病历档案的，病历由医疗机构保管，对没有在医疗机构建立门（急）诊档案的，门（急）诊病历由患者负责保管，住院病历由医疗机构负责保管。

（二）管理原则

1. 医疗机构应严格病历管理，严禁任何人涂改、伪造、隐匿、销毁、抢夺、窃取病历。

2. 对非因实施医疗活动的医务人员及服务质量监控人员外，其他任何机构和个人不得擅自查阅该患者的病历。

3. 确因科研、教学需要查阅病历的，需经就诊医疗机构同意，查阅后立即归还，不得泄露患者隐私。

4. 对建有门（急）诊病历档患者的病历，患者转治或多科室就诊的，或因化验（检验报告、医学影像检查资料）需用的，应在医疗机构指定专人送达后续就诊科室，在诊疗活动结束后24小时内病历应当收回。

5. 住院病历在患者出院后，医疗机构设置的新的部门或者专（兼）职人员集中，统一保管与管理。住院病人带出病历应由病区指定专人负责携带和保管。

（三）病历使用

病历是患者在医疗机构中接受问诊，查体、诊断、护理等医疗过程中有记载的所有医疗文件资料，包括医务人员对患者病情发生，发展、转归的分析、医疗资源和费用支付情况的原始记录，且是医务人员收集、整理、加工后形成具有科学性、逻辑性、真实性的患者医疗档案；是诊治疾病的重要依据，和转科多科诊断时的参考依据；是保险机构为保险合同提供的法定证明材料；也是处理医患纠纷的法定证明材料；是公安、司法机关办理案件所要采集的证据的法定证明。

（四）病历的分类

病历分主观病历和客观病历两类。依照《责任》第61条规定应当做到“客观、真实、准确、及时、完整、规范”12个字。

二、医疗损害的预防

医疗机构应当制定防范、处理医疗事故的预案、预防医疗事故的发生，减轻医疗事故的损害。预防医疗事故应做到：

（一）尊重患者的知情同意权。

医疗机构及其医务人员应当将患者的病情、治疗措施、医疗风险等如实告诉患者，及时解答其咨询，避免对患者产生不利后果。

1. 发现情况及时报告

2. 防止损害扩大

3. 封存病历资料，封存现场实物

（二）保护患者隐私权

因诊治疾病的需要，患者应如实向医务人员陈述疾病的部位和症状，凡可能涉及隐私的陈述或隐私的部位，医务人员有义务严格为患者保密，非因传染病或疑似传染病，必须依照《传染病防治法》向有关部门报告的，其他未经患者请求，不得向他人暴露或渲染。否则，引起的医患纠纷，则由引起方承担法律责任。

第四节 医疗事故的技术鉴定

一、医疗损害应当由医疗事故鉴定机构来确认

如何认定，或由谁来确认是否属于医疗损害，统一由《条例》规定。医疗事故技术鉴定由负责组织医疗事故技术鉴定工作的医学会组织专家鉴定组，经依法鉴定确认。

（一）专家库的规定

医疗损害鉴定工作法律授权，医学会应当建立专家库，专家库人员应当具备：①有良好的业务素质和执业品德；②受聘于卫生机构或者医学、科研机构并任相应高级技术职务3年以上；③具备高级技术任职资格的法医可以受聘入专家库，医疗卫生专业技术人员和法医进入专家库，不受行政区域的限制。

医疗卫生专业技术人员和法医有义务受聘进入专家库，并担任医疗事故技术鉴定工作。

（二）专家鉴定组的规定

参加医疗损害技术鉴定的相关专家，由医患双方在医学会主持下，从专家库中随机抽取，组成专家鉴定组，专家鉴定组人数为单数，涉及主要学科的专家不得少于鉴定成员的二分之一。专家鉴定组依法适用医学科学原理和专业知识，独立进行鉴定，对医疗事故进行鉴别和判定，实行合议制。涉及死因、伤残等级鉴定的，应当从专家库中随机抽取法医参加专家鉴定组。

二、医疗事故技术鉴定专家组的性质、任务

（一）性质

医疗损害技术鉴定专家组是法律授权医学会，依照法律规定具备一定条件的医疗卫生专业技术人员，受聘进入专家库，承担医疗事故技术鉴定工作，在实施鉴定时，依据不同学科由医学会依法成立专家组。专家鉴定组依法独立进行医疗事故技术鉴定，任何单位或者个人不得干扰医疗事故技术鉴定工作，不得威胁、利诱、辱骂、殴打专家鉴定组成员。

设区的市级地方医学会和省、自治区、直辖市直接管辖的县（市）地方医学会负责组织首次医疗事故技术鉴定工作。省级地方医学会负责组织再次鉴定工作。对疑难、复杂并在全国有重大影响的医疗事故争议，中华医学会可以组织进行技术鉴定工作，对各级进行的鉴定和审核，为处理医疗事故争议提供医学依据。

依据只是一种证据，对鉴定结论持有异议的，人民法院有重新委托司法鉴定的情况存在，有因参加鉴定的专家组成员不能出庭质证，因而法院有不采信技术鉴定结论的现象。

（二）任务

专家鉴定组认真审查双方当事人提交的材料，听取双方当事人的陈述及答辩并进行核实，在事实清楚、证据确凿的基础上，综合分析患者的病情和个体差异，做出鉴定结论，

制作医疗事故技术鉴定书。

三、医疗事故技术专家鉴定组的活动原则

（一）以事实为依据，以法律为准绳是专家鉴定组对医疗事故技术鉴定的首要原则

医疗损害技术鉴定是一项科学性、技术性、专业性很强的工作。《条例》规定，要运用医学科学原理和专业知识，依据医疗机构提交的有关医疗事故技术鉴定的材料、病历档案，以及有如尸检报告等相关的材料。向医患双方当事人调查求证的材料，以及双方当事人陈述、答辩，依据医疗卫生管理法律、行政法规、部门规章和诊疗护理规范、常规进行鉴定，做出结论。

（二）独立进行医疗事故技术鉴定的原则

《条例》规定，设区的市级地方医学会和省、自治区、直辖市直接管辖的县（市）地方医学会负责首次鉴定，省级地方医学会组织再次鉴定，对疑难、复杂并在全国有重大影响的医疗事故，中华医学会可以组织鉴定。

任何单位或者个人不得干扰医疗事故技术鉴定工作，不得威胁、利诱、辱骂、殴打专家鉴定组成员。非医学会聘任进入专家库的人员，不具有参加医疗事故技术鉴定资格，不得参与鉴定。

（三）民主集中制原则

专家鉴定组进行医疗事故技术鉴定是由医学会建立的专家库中随机抽取相关专业的专家参加鉴定或者函件咨询，涉及主要学科的专家一般不得少于鉴定成员的二分之一，鉴定时实行合议制，鉴定结论，以专家鉴定组成员的过半数通过，鉴定过程应当如实记载，对持有不同的鉴定意见，应如实记录在案。

（四）利害关系相关的当事人应当回避的原则

被随机抽取的鉴定组专家成员如遇下列情形的，应当回避，当事人也可以口头或书面的方式申请其回避：

（1）是医疗损害的当事人或者当事人的近亲属；

（2）与医疗损害争议有利害关系的；

（3）与医疗损害争议有其他关系，可能影响公正鉴定的。

（五）合理交费的原则

申请医疗损害技术鉴定的双方当事人应当有一方支付鉴定费用：属于医疗损害的，鉴定费用由医疗机构支付；不属于医疗损害的，鉴定费用由提出医疗损害处理申请的一方支付。鉴定费标准由省级地方政府物价部门会同卫生行政部门制定。

对“卫生行政部门接到医疗机构关于重大医疗过失行为的报告或者医疗事故争议当事人要求处理医疗事故争议的申请后，对需要进行医疗损害技术鉴定的，应当交由负责医疗损害技术鉴定工作的医学会组织鉴定”（《条例》第二十条），卫生行政部“交由”鉴定，“交由”鉴定如何收取鉴定费，依照法律，政府交办的事，是不应当收取自然人、法人或其他组织费用的，《行政许可法》对行政收费许可有了更明确规定。

（六）医疗损害技术鉴定专家组是法律授权鉴定，不以盈利为目的，由政府规定收发

费，不受市场价格调节。

四、医疗损害技术鉴定

（一）鉴定的提起

医患双方当事人协商解决医疗事故争议，需进行医疗损害技术鉴定的，共同书面委托一所医疗机构所在地负责首次医疗事故技术鉴定工作的医学会进行医疗损害技术鉴定。县以上地方人民政府卫生行政部门接到重大医疗过失行为的报告或者争议当事人要求处理医疗损害争议的申请，对需要进行鉴定的，书面移交负责首次鉴定的医学会组织鉴定。

（二）鉴定的受理

受理鉴定的医学会，自受理鉴定之日起 5 日内通知双方当事人，按《条例》第二十八条规定提交鉴定所需的材料。

当事人自收到“通知”之日起 10 日内提交有关鉴定材料、书面陈述及答辩。

对不符合受理条件的，遇有下列情形之一的医学会不予受理，但应说明理由：

（1）当事人一方直接向医学会提出鉴定申请的；

（2）争议涉及多个医疗机构，其中一所医疗机构所在地的医学会已经受理；

（3）争议已经人民法院调解达成协议或判决的；

（4）当事人已向人民法院提起民事诉讼的（司法机关委托的除外）；

（5）非法行医造成患者身体健康损害的；

（6）卫生部规定的其他情形；

对有下列情形之一的，医学会终止组织鉴定：

（1）当事人未按规定提交有关鉴定材料的；

（2）提交的材料不真实的；

（3）拒绝缴纳鉴定费的；

（4）卫生部规定的其他情形。

（三）鉴定

自接到双方当事人提交的鉴定材料、书面陈述及答辩之日起 45 日内组织鉴定，并应在实施鉴定 7 日前，将鉴定的时间、地点、要求等书面通知双方当事人，双方当事人按通知要求参加鉴定，参加鉴定的双方当事人每一方人数不超过 3 人，任何一方当事人无故缺席、自行退席或拒绝参加鉴定的，不影响鉴定的进行。

医学会对随机抽取的专家组成员，应当在决定鉴定的 7 日前通知参加，专家当接到通知后认为自己应当回避的，在接到通知时及时提出书面回避申请，并说明理由，因其他原因无法参加医疗事故技术鉴定的，应及时书面告知医学会。对因故无法参加鉴定的成员，医学会应当按《条例》规定程序候补成员参加鉴定。因不可抗力原因，医疗事故技术鉴定可以延期进行。

鉴定组组长由鉴定成员推选产生，也可以由所涉及的主要学科专家中有最高专业技术职务任职资格的专家担任。鉴定由鉴定组长主持，并按程序进行。鉴定书应当根据鉴定结论做出，其文稿由专家鉴定组组长签发，同时要盖有医学会医疗事故技术鉴定专用章，及时将鉴定书送达移交鉴定的卫生行政部门，经卫生行政部门审核，对符合规定，及时送达双方当事人；对双方当事人共同委托的，直接送达双方当事人。鉴定书内容有统一规范要求，鉴定书格式由中华医学会统一制定。

鉴定组在做出鉴定结论时应当综合分析医疗过失行为在导致医疗损害后果中的作用、患者原有疾病状况等因素，判定医疗过失行为的责任程度分为①完全责任；②主要责任；③次要责任；④轻微责任等四种。

（四）鉴定应注意的事项：

（1）参加鉴定会的工作人员，应如实记录鉴定会过程和专家的意见；

（2）如因当事人拒绝配合、无法进行鉴定，应当终止鉴定，向移交的部门或双方当事人说明不能鉴定的原因；

（3）如鉴定的程序不符合规定，人员资格和专业类别不符合规定，可由原鉴定组进行重新鉴定；

（4）对重新鉴定的，不得收取费用；

（5）当事人对鉴定结论无异议，医学会应当将收取到的鉴定材料中病历资料原件退还当事人，保留复印件即可，对于提出再次鉴定的，组织首次鉴定的医学会应将收到的鉴定材料移交到再次鉴定的医学会。对鉴定书文稿和复印或复制的有关病历资料存档，保存期限不得少于 20 年。

（6）对委托鉴定的双方当事人，在做出鉴定结论前，其中双方或任何一方当事人提出停止鉴定的，医疗损害技术鉴定终止。

第四节　医疗损害的处理与监督

一、卫生行政部门对发生医疗事故所承担的行政责任

《条例》加大了卫生行政部门行政责任和法律责任。

1. 调查、判定

在接到关于重大医疗过失行为报告后，除责令医疗机构采取必要的医疗救治措施，防止损害扩大，应当组织调查、判定是否属于医疗事故，在收到申请之日起 10 日内进行审查做出是否受理的决定。对符合《条例》规定予以受理需要进行鉴定的，应当在做出受理之日起 5 日内交由首次鉴定，并书面通知申请人，对不符《条例》规定，不予受理，书面通知申请人并说明理由。对首次鉴定结论有异议，申请再次鉴定的卫生行政部门，自收到申请之日起 7 日内交由省级地方医学会组织再次鉴定。

2. 移交、鉴定

对不能判定是否属于医疗损害的，移交负责医疗损害技术鉴定工作的医学会组织鉴定。

3. 受理申请

发生医疗损害争议，当事人申请卫生行政处理的，在当事人自知道或者应当知道其身体受到损害之日起 1 年内，卫生行政部门应当受理申请。当事人申请卫生行政部门处理，医疗机构所在地的县级（或者区、县）人民政府卫生行政部门受理。

4. 及时报告

对应当报告上一级人民政府卫生行政部门处理，在事故争议处理申请之日起 7 日内移交，如：

①患者死亡；

②可能为二级以上医疗事故；

③国务院卫生行政部门和省、自治区、直辖市人民政府卫生行政部门规定的其他情形。

二、卫生行政部门对发生医疗损害的行政监督

（一）审查鉴定资格、程序

卫生行政部门对提出医疗损害申请，在完成上述工作外，对负责组织医疗损害技术鉴定工作的医学会出具的鉴定书，卫生行政部门应当对参加鉴定的人员资格、专业类别、鉴定程序进行审核。

（二）组织调查，听取意见

必要时，可以组织调查，听取医疗损害争议双方当事人的意见。

（三）依法处理

卫生行政部门依法律、行政法规、部门规章的规定，对发生医疗损害的医疗机构和医务人员做出行政处理，并按规定将处理的情况，上报国务院卫生行政部门。

第六节 医疗损害的赔偿

一、赔偿方式

医疗损害的赔偿当事人双方可以协商解决，不愿协商或者协商不成的，可向卫生行政部门提出调解中结，也可以向人民调解委员会或医疗纠纷第三方调解机构申请调解，还也可以直接向人民法院提起民事诉讼。

进行协商解决争议的应当制作协议书。就原因及双方共同认定的损害等级以及协商确立后赔偿数额等在协议书上签名，以示各自认可。

医疗事损害偿数额依《条例》的规定计算，如果调解达成协议的，制作调解协议书，如因调解不成或达成调解又事后一方有反悔的，卫生行政部门不再调解。赔偿数额确定应有以下因素决定：

（一）医疗损害等级；

（二）过失在损害后果中的责任程度；

（三）损害后果与患者原有疾病之间的关系；

（四）不属于医疗损害的，医疗机构不承担赔偿责任。

二、赔偿项目和标准计算

赔偿项目和标准计算都依《侵权责任法》规定。第二十五章已有阐述，本章不再重复。

三、医疗赔偿的时限依据

《条例》规定，医疗损害赔偿费用，实行一次性结算，由承担医疗损害责任的医疗机构支付。

第七节 法 律 责 任

《条例》不仅规定了医疗机构及其医务人员，因违反法律、法规等过失造成医疗损害的法律责任，同时规定卫生行政部门及其工作人员、专家鉴定组工作人员的法律责任。这就形成了预防医疗损害发生的合力。而且，还规定了社会、自然人、法人及其他组织的法律责任。

一、卫生行政部门及其工作人员的法律责任

1. 卫生行政部门违反《条例》规定：

（1）接到医疗机构关于重大医疗过失行为的报告后，未及时组织调查的；

（2）接到医疗损害争议处理申请后，未在规定的时间内审查或者移送上级人民政府卫生行政部门处理的；

（3）未将重大医疗过失行为或者医疗损害争议移交医学会组织鉴定的；

（4）未按规定将当地发生的医疗损害以及依法对发生医疗事故的医疗机构和医务人员的行政处理情况上报的；

（5）未按《条例》规定审核医疗损害技术鉴定书的。

如有以上情形之一的，上一级卫生行政部门给予警告，并责令限期改正，情节严重的，对负有责任的主管人员和其他直接责任人员依法给予行政处分。

2. 卫生行政部门工作人员违反《条例》规定

工作人员在处理医疗损害中如有违反《条例》规定下列行为的，将视不同情节给予处理。

（1）不同情节

①利用职务上的便利收受他人财物或其他利益；

②滥用职权；

③玩忽职守；

④发现违法行为不予查处，造成严重后果的。

（2）处理

①依照刑法关于受贿罪、滥用职权罪、玩忽职守罪或其他有关罪的规定，依法追究刑事责任②尚不够刑事处罚的，依法给予降级或者撤职的行政处分

二、医疗机构的法律责任

（1）医疗机构发生医疗损害，根据事故等级和情节：①给予警告；②限期停业整顿；

③吊销执业许可证。

(2) 医疗机构因违反《条例》规定十种情形之一的，由卫生行政部门责令改正；情节严重的，对负有责任的主管人员和其他直接责任人员依法给予行政处分或者纪律处分。

三、医务人员法律责任

(1) 对负有医疗损害责任的医务人员依照刑法关于医疗损害罪的规定，依法追究刑事责任；尚不够刑事处罚的，依法给予行政处分或者纪律处分。

(2) 对发生医疗损害有关医务人员，除依照前款处理，卫生行政部门并可以责令其暂停6个月以上1年以下执业活动；情节严重的吊销执业证书。

四、参加医疗损害鉴定的工作人员法律责任

参加医疗损害技术鉴定工作的人员，违反《条例》规定，接受申请鉴定双方或者一方当事人的财物或者其他利益，出具虚假医疗损害技术鉴定书，造成严重后果的，依照刑法关于受贿罪的规定，依法追究刑事责任，尚不够刑事处罚的，由原发证部门吊销其执业证书或者资格证书。

五、医疗机构或有关机构违反《条例》的法律责任

医疗机构或者其他有关机构违反《条例》规定，对①承担尸检的机构没有正当理由，拒绝进行尸检的；②涂改、伪造、隐匿、销毁病历资料的等情形之一的，由卫生行政部门责令其改正，给予警告；对负有责任的主管人员和其他直接责任人员，依法给予行政处分或者纪律处分；情节严重的，由原发证机关吊销其执业证书或者资格证书。

六、社会应承担的法律责任

以医疗损害为由，寻衅滋事、抢夺病历资料，扰乱医疗机构正常秩序的医疗损害鉴定工作，依照刑法关于扰乱社会秩序罪的规定，依法追究刑事责任；尚不够刑事处罚的，依法进行治安管理处罚。

（吴崇其）

思　考　题

1. 医疗损害处理条例存在的必要性。
2. 医事纠纷与医疗事故。
3. 医疗损害的分级规定。
4. 医疗损害技术鉴定的机构、鉴定、程序。
5. 医疗损害的赔偿。
6. 处理医疗损害的行政责任。
7. 医疗损害的法律责任。

第二十七章 国际卫生法

提要 作为协调国际卫生事务的法律规则，国际卫生法的范围和影响正日益扩大。其法律渊源包括卫生领域的各项国际条约、逐步形成的国际习惯以及国际“软法”。世界卫生组织等国际组织在国际卫生法的发展中起到了“中枢”作用。国际卫生法应逐步确立若干基本原则。

重点 国际卫生法的渊源；世界卫生组织与国际卫生法

第一节 国际卫生法的兴起与概念

一、国际卫生法的兴起

早在1851年，欧洲国家便召开了第一次国际公共卫生大会，通过了有关海上交通与鼠疫、霍乱与黄热病控制的一系列公约与规则。这可以说是国际卫生法的源头。此后的半个多世纪，欧洲和美洲国家近乎每隔几年便要召集国际公共卫生会议，缔结或征订相关的条约，以应对十分棘手的传染病跨境传播问题。例如，1892年和1903年《国际公共卫生公约》（International Sanitary Convention）、1905年《泛美洲公共卫生公约》（Inter-American Sanitary Convention）等。这些国际卫生条约确立了传染病国际控制的一些基本制度，如检疫协调与监测。

1948年世界卫生组织（WHO）成立后，国际卫生法进入了新的发展时期。其领域由跨境传染病控制发展到动植物检疫、职业卫生、烟草控制、器官移植、抗生素抗性、饮用水质量等。近年来，受到经济全球化的影响，日益频繁的人口流动、各种新发现传染病的传播以及不断增长的烟草、动植物和食品贸易量等也进一步促进了卫生问题的全球化。这给人类健康带来了更加严重的风险，也使得各国在卫生方面更加相互影响与依靠。因此，公共卫生也成为了人类共同关注的重大事项。国际卫生合作显得越来越重要。相应地，国际法上的一个古老而崭新的分支——国际卫生法迅速发展，应受到国际社会高度重视。

二、国际卫生法的概念

所谓国际卫生法，主要是指调整国际法主体（主要是国家、国际组织）之间在协调卫生事务中所产生的有约束力的原则、规则和规章、制度。由于国际法与国内法相互之间的紧密联系，国际卫生法对各国的卫生法律与政策产生了日益突出的影响，因此国际卫生法也是各国卫生法的重要方面。

在现代国际法上，卫生与国际贸易历来联系紧密。其中，世界贸易组织《卫生与动植物检疫措施适用协定》确立了采取卫生检疫措施的各项原则。《与贸易有关的知识产权协定》影响到药品和疫苗的研发与分配。其次，卫生也与人权紧密联系。尊重、保护和履行人权不仅是国际人权条约所确立的各国的国际义务，也是促进公共健康的重要策略和方法。再次，国际环境条约不仅将保护人类健康作为重要目标，也为全球公共卫生问题的解决提供了重要的制度基础。此外，国际人道法、国际海事法、国际劳工法等，都与公共卫生相互渗透。正如 WHO 法律顾问阿吉拉姆指出，“国际卫生法包含了人权、食品安全、国际贸易法、环境法、战争与武器、人类生殖、器官移植等；所以，现在应该树立广义的国际卫生法概念，而不能局限于狭义的、只包括疾病控制和医疗卫生保健的概念。”

第二节 国际卫生法渊源

国际法渊源，是指国际法作为有效法律规范所由形成的方式，有时也包括国际法规范第一次出现的地方。国际法渊源的形成和确立有赖于国际社会的实践。作为公认的关于国际法渊源的权威定义，1945 年《国际法院规约》第 38 条规定：

“一、法院对于陈述各项争端，应依国际法裁判之，裁判时应适用：（子）不论普通或特别国际协约，确立诉讼当事国明白承认规定者。（丑）国际习惯，作为通例之证明而经接受为法律者。（寅）一般法律原则为文明各国所承认者。（卯）在第 59 条规定之下，司法判例和各国权威最高之公法学家学说，作为确定法律原则之辅助资料者。二、前项之规定不妨碍法律经当事国同意本‘公允及善良’原则裁判案件之权利。”

国际卫生法作为国际法的一个分支，其渊源与国际法的渊源基本上是一致的。据此，我们可以说，国际卫生法的渊源包括条约、习惯、一般法律原则、作为决定法律规则辅助手段的判例和国际法学家的学说以及“公允及善良”原则。当然，“软法”的大量存在及其重要功能，构成了国际卫生法的一大特点。

一、国际卫生条约

现代国际法最主要的渊源是条约，这一特点在国际卫生法中体现得特别明显。不仅 1951 年世界卫生组织通过了《国际公共卫生条例》（1972 年更名为《国际卫生条例》），2005 年签署了《烟草控制框架公约》；而且其他许多国际组织也发起缔约了大量直接涉及人类健康与安全的国际条约。如，1972 年联合国大会通过的《生物武器控制公约》、1981 年世界劳工组织《职业安全与卫生公约》、1995 年世界贸易组织《卫生与动植物检疫措施适用协定》。此外，还有《生物多样性公约》及其《卡塔赫纳生物安全议定书》、《气候变化框架公约》及其《京都议定书》等大量间接涉及卫生问题的国际环境条约，以及 1966 年《公民和政治权利国际公约》、《经济、社会与文化权利国际公约》和 1989 年《联合国儿童权利公约》等国际人权条约。在红十字国际委员会促成下，1949 年各国缔结了《关于战时保护平民的日内瓦公约》，成为确立处理战争伤亡者的行为规范（包括防止细菌感染与传播）的前导。

事实上，国际卫生条约已经成为解决全球卫生问题、调整国际卫生关系的主要法律依据。虽然调整不同问题的卫生条约之间有很大差别，但它们在总体上也体现出一些共同的特点。其一，就其主要内容而言，基本上都有关于人类健康保护与促进的实施措施、监督机制、条约修改程序、行动计划、合作机制和机构等方面的规定。卫生条约中常见的实施措施主要有，要求各国有效控制病原体或致病物质的产生、转移和传播等。其二，鉴于卫生问题的全球性和长期性等特征，多数卫生条约都会就本条约所调整的对象制定行动计划和方案。其三，国际合作是全球公共卫生安全的根本保障，也是国际卫生条约的主要内容。各项卫生条约中大都包括了关于缔约国在财政援助、技术转让和信息通报等方面进行合作的规定。

二、卫生领域的国际习惯

由于国际社会没有一个超国家机构制定有普遍拘束力的规则，国际习惯在一个相当长的时期内一直是国际法的主要渊源。但是，国际卫生法的渊源中，国际习惯法并不多见。在国际卫生法中逐步得到确认的、为数不多的习惯法规则中，比较重要的有：

（一）公共卫生主权权利

这项习惯法规则得到《世界卫生组织章程》与《国际卫生条例》等的反复确认："根据联合国宪章和国际法的原则，国家具有主权权利根据其卫生政策立法和实施法规"；《烟草控制框架公约》也写明："每一缔约方宜考虑其有关烟草控制的国家卫生目标，并酌情采取或维持价格政策措施。"这显然是为了尊重国家主权而做出的表态。1996 年国际法院"关于世界卫生组织提请的威胁适用或适用核武器的合法性的咨询意见"，也再次确认了各国采取自主政策的主权权利；此后，在世界贸易组织在"美国诉欧盟牛肉激素案"的裁决中，也强调成员国拥有为保护人体和动植物健康而采取措施的主权权利。

（二）尊重、保护和履行健康权

1946 年《世界卫生组织章程》指出："享有尽可能高的健康水平是每一个人的基本人权，无论种族、宗教、政治信仰、经济或社会条件。"这是国际社会第一份关于健康权（right to health）的法律文件。1948 年《世界人权宣言》第 25 条提出，人人有权享有为维持本人和家属的健康和福利所需生活水准，包括食物、衣着、住房、医疗和必要的社会服务。更重要的是，《经济、社会与文化权利国际公约》第 12 条所确立的"享有可能达到的最高标准的健康的权利"。2000 年联合国经济、社会和文化委员会关于健康权发表的"第 14 号一般性意见"进一步强调，健康权不包括"获得健康的权利"，而是"获得一种提供人民享有可能达到的最高健康水平的均等机会的健康保护的体制的权利"。如今，各项国际人权条约与法律文件对健康权的一再确认，包括在国际法和国内法层面上的反复援引与适用，使健康权成了一种习惯法意义上的人权义务。诚然，绝大多数国家从宪法层面确认了健康权。

（三）及时通报疫情

1903 年《国际公共卫生公约》便明确了有关通报疫情的规则，即缔约国应"即刻向其他各国政府通报其领土上出现的首例鼠疫或霍乱确诊病例”。此后，无论《国际公共卫生公约》还是《泛美卫生法典》或《国际卫生条例》，均确立了即刻通报制度。然而，长期以来，疾病通报的义务未能有效履行。但是，2003 年的“非典”事件彻底改变了这一状况。国际社会深刻意识到，通报疫情极端重要。不仅修订后的《国际卫生条例（2005 年）》规定，缔约国应当以现有最迅速的通讯方式通报突发公共卫生事件外，还要求各国加强和保持通报的核心能力。从晚近国际社会发生的几次重大疫情来看，通报疫情已经成为各国自觉履行的义务。可以说，通报疫情已成为了一项具有习惯法地位的义务。

三、卫生领域的国际“软法”

由于卫生问题往往涉及到复杂的专业科学与技术问题，公共卫生学的变化往往难以预测，医药科抚育的发展更十分迅猛，各个国家、地区的自然地理条件与环境卫生状况又迥然相异。因此，在国际卫生领域存在大量的决议、建议、指南、标准，虽然不像国际条约和国际习惯一样具有法律拘束力，而由成员国自愿遵守，但明显带有规范化的影响，存在一定的法律效力。实际上，在暂时无需或无法达成条约时，以这种“软法”的方式对有关问题做出一种界定，不仅填补了国际法上的“真空”地带，也有利于引导各国实践逐步朝着符合科学准则和国际潮流的方向迈进。

现在，“软法”涉及到公共卫生的所有重要方面。例如，WHO《基本药品标准目录》列入对治疗一般疾病最有效、安全和符合成本疗效的药物和治疗重点疾病的基本药物；《饮用水水质准则》成为了各国制订国家“生活饮用水水质标准”的基础；《儿童发育标准》则为国际社会衡量婴幼儿是否健康成长提供了最新的依据。1978 年发布的《阿拉木图宣言》在国际公共卫生合作上具有重要意义。它重申，“健康不仅是疾病与体虚的匿迹，而是身心健康社会幸福的总体状态，是基本人权，达到尽可能高的健康水平是世界范围的一项最重要的社会性目标，而其实现，则要求卫生部门及其他多种社会及经济部门的行动。”为加强全球伙伴关系，促进获得负担得起的基本药物，2000 年联合国发布的《千年发展目标》和评估报告等一系列文件，将卫生列为发展目标的核心，对各国的卫生政策与行动有着重大的影响。此外，国际劳工组织、国际原子能机构、国际海事组织、国际航空组织、世界动物卫生组织及国际食品法典委员会等颁布的有关标准、指南也具有重要的法律影响力。

一些非政府组织也发布了大量的“软法”文件。例如，在 1956 年国际护士协会大会通过了《护士伦理学国际法》中。该项文件提出：护士护理病人，担负着建立有助于健康的、物理的、社会的和精神的环境，并着重用教授和示范的方法预防疾病，促进健康；该法典固有的基本概念是：护士相信人类的本质的自由和人类生命的保存。此外，“抗生素慎用联盟”、“无国界医生组织”和“扶轮国际”、“国际婴儿食品行动网”也活跃在公共卫生的各个领域，提出并倡导了大量的卫生行为守则。

第三节　政府间国际组织与国际卫生法

早在 19 世纪国际社会就建立了专门性的国际卫生机构，较有代表性的有：巴黎公共卫生办事处、国际联盟卫生组织和泛美卫生署。随着卫生问题在国际关系和全球事务中的重要性日益增强，越来越多的政府间国际组织涉及或介入国际卫生合作。它们为各国就有关医疗、卫生和安全等事项开展交流、磋商提供了非常便利的场所，并可就专门性、技术性的卫生领域充当管理者、协调者、决策者甚至立法者的角色，成为国际公共卫生合作的“神经中枢”，推动国际卫生法的发展。其中，较突出的有：

一、世界卫生组织（WHO）

1946年7月经联合国经社理事会决定召开国际卫生会议，并签署《世界卫生组织章程》。1948年4月组织法经26个国家批准而生效，WHO正式成立。该组织的决策机构为世界卫生大会；执行理事会是最高执行机构；秘书处为日常工作的执行机关。根据该组织章程规定，WHO以“使各国人民达到尽可能高的健康水平”为宗旨；其职权包括：①作为有关国际卫生工作指导和协调的权威；②激励和推动传染病、地方病和其他疾病的根除；③促进营养、住房、卫生、保健或工作条件与环境卫生的其他方面的改善；④提出有关国际卫生问题方面的公约、协定和条例的建议；⑤确立和修订疾病、死因与公共卫生实践的国际术语；⑥诊断程序的标准化；⑦发展、确立和促进有关食品、生物与药品和同类产品方面的国际标准，等等。因此，WHO在全球公共卫生事务中肩负关键使命。但是，自WHO曾长期重视医疗技术，而轻视法律的作用。面对当今公共卫生全球化给世界各国带来的挑战，WHO正大力促进国际卫生法的发展：

（一）通过《烟草控制框架公约》

2003年5月，在日内瓦召开的第56届世界卫生大会上，《烟草控制框架公约》获得一致通过。这是针对草烟问题达成的第一个世界范围的多边协议。迄今为止，包括中国在内的167个国家在公约上签字。《烟草控制框架公约》明确指出，吸烟会引起上瘾，吸烟和被动吸烟会导致“死亡、疾病和丧失机能”，并且对目前吸烟儿童和青少年日益增多、烟草广告和促销手段产生影响表示警惕。根据其规定，各缔约国须严格遵守公约的各项条款主要包括：

第一，提高烟草的价格和税收。对烟草制品实施税收政策并在适宜时实施价格政策，以促进旨在减少烟草消费的卫生目标，禁止或限制销售免税烟草。酌情禁止或限制向国际旅行者销售和/或由其进口免除国内税和关税的烟草制品。

第二，广泛禁止所有的烟草广告、促销和赞助。禁止采用任何虚假、误导或欺骗或可能对其特性、健康影响、危害或释放物产生错误印象的手段，推销烟草制品。

第三，消除烟草非法贸易。监测和收集关于烟草制品跨国界贸易，包括非法贸易的数据。通过适当的处罚和补救措施，打击包括假冒和走私卷烟在内的烟草制品非法贸易。

第四，禁止向未成年人出售香烟。要求所有烟草制品销售者在其销售点内设置关于禁止向未成年人出售烟草的清晰醒目告示，并且当有怀疑时，要求每一购买烟草者提供适当证据证明已达到法定年龄或18岁以上。

第五，烟草制品包装和标签不得以任何虚假、误导、欺骗或可能对其特性、健康影响、危害或释放物产生错误印象的手段推销一种烟草制品，其可包括“低焦油”、“淡味”、“超淡味”或“柔和”等词语。而且，在香烟盒上用至少30%的面积标明“吸烟危害健康”的警示。

第六，积极促进采取和实行有效的措施，以防止在室内工作场所、公共交通工具、室内公共场所，适当时，包括其他公共场所接触烟草烟雾。

（二）修订《国际卫生条例》

1951年世界卫生大会通过的《国际卫生条例》是世界范围的惟一的专门关于传染病控制的国际条约，共有194个缔约国。在艾滋病、“非典”等全球公共卫生危机的冲击下，2005年通过了新修订的《国际卫生条例（2005年）》，主要在以下方面进行了重大改进：

第一，确立了控制疾病国际传播的基本原则，包括：①充分尊重人的尊严、人权和基本自由；②在联合国宪章和《世界卫生组织章程》的指导下执行；③以保护世界上所有人民不受疾病国际传播之害为目标指导；④国家具有主权权利根据其卫生政策立法和实施法规，并遵循本条例的目的。

第二，强化通报义务。缔约各国应当通过国家归口单位以现有最迅速的通讯方式向世界卫生组织通报突发公共卫生事件及应对措施；卫生行政部门在通报后应当继续及时向世界卫生组织递送准确和充分详细的流行病学信息；如果有证据表明存在可能构成突发公共卫生事件时，不论其起源或来源如何，即应向世界卫生组织提供所有相关的公共卫生信息。

第三，明确WHO的职权。它应当通过监测活动收集有关事件的信息，并评估事件引起疾病国际传播和干扰国际交通的可能性；应当通过目前最有效的途径尽快秘密向所有缔约国并酌情向相关政府间组织发送收到的有关公共卫生风险的信息；应当保存收到的通报和向它提供的其他信息，进行核实、评估和援助，并提出临时建议和长期建议。而且，世界卫生组织可考虑除官方通报或磋商以外其他来源的报告。

第四，强调公共卫生能力建设。它规定，每个国家的卫生行政部门应加强和保持发现、报告和应对公共卫生突发事件的核心能力，包括在国家归口单位、指定机场、港口和陆地过境点以及基层单位的核心能力。

第五，要求各国应当在入境口岸提供日常的检查与控制活动，并限制采取超过条例规定限度的卫生措施，确保迅速、透明和无歧视。

二、其他国际组织

（一）国际动物卫生组织

世界动物卫生组织（OIE）的前身是1924年成立的国际兽疫局，目前有168个成员。该组织在由各成员国政府委派的常驻代表组成的国际委员会的授权和管理下开展工作，其职能由中央办公署具体实施。中央办公署执行由选举产生的委员会草拟的决议。这些委员会包括：管理委员会、区域性委员会、专家委员会。世界动物卫生组织的职能包括：①通报和管理全球动物疫情和人畜共患病疫情，促进各国疫情透明化；②收集、整理和通报最新兽医科技进展和信息；③协调各国动物疫病防控活动并提供技术支持；④世界贸易组织框架下制定国际动物及动物产品贸易卫生标准和规则，促进贸易发展；⑤提高各国兽医立法和兽医体系服务水平，并提供有关能力建设技术援助；⑥促进动物产品安全和动物福利水平。

世界动物卫生组织发布的国际标准有：有关哺乳动物、鸟类及蜜蜂的国际动物卫生法典；诊断检验及预防接种标准手册；国际水生动物法典；水生动物疾病诊断手册；国际参考标准试剂；国际动物卫生组织动物疾病名单：A 类动物疾病、B 类动物疾病，等。这些标准的宗旨是，通过详细规定进出口国家兽医当局采取的卫生措施，防止传播动物或人的病原体，确保动物及动物产品国际贸易的卫生安全，并促进国际贸易。这些标准和规则被世界贸易组织所采用。

（二）国际食品法典委员会

世界卫生组织与联合国粮农组织联合于 1963 年成立的国际食品法典委员会（CAC）作为政府间组织。该组织的主要职能有：①保护消费者健康并确保公平的食品贸易；②协调使国际政府和非政府组织所承担的食品标准工作的协调一致；③指导草案标准的制定工作；④批准由以上第 3 条已制定的标准，并与其他机构（以上第 2 条）已批准的国际标准一起，再由成员国政府接受后，作为世界或区域标准予以发布；⑤根据制定情况，在适当审查后修订已发布的标准。食品法典委员会主要的决策机构是全体成员国大会，负责审议并通过食品卫生与安全国际标准和相关事项。

根据该委员会的“程序手册”规定，“委员会应作一切努力，就以协商一致方式通过或修改的标准达成协定。只有在这种达成一致意见的努力失败的情况下，才可通过投票作出通过标准的决定”。投票是根据出席会议人员表决的简单多数票。由该组织制定的“食品标准、准则和建议”是一本由委员会通过并以一种统一形式提出的、国际公认的国际食品标准汇集，包括食品卫生、食品添加剂、农药残留、污染物、标签及其说明以及分析和取样方法等方面的规定，并涉及到微生物、细菌等指标。这些食品卫生方面标准和规则同样被世界贸易组织所采用。

（三）联合国艾滋病规划署

作为联合国系统新机制的尝试者和改革的先行者，成立于 1996 年 1 月的联合国艾滋病规划署通过其六个发起组织并以他们的名义开展工作。这六个发起组织是：联合国儿童基金会、联合国开发计划署、联合国人口基金、联合国教科文组织、世界卫生组织和世界银行。总部设在瑞士日内瓦。联合国艾滋病规划署是全球范围内组织、推广及协调世界艾滋病运动的机构。规划署旨在唤起全球对艾滋病的认识并作出承诺，其目的在于充分发挥联合国系统的多样性，使其成为全球 150 多个国家强有力的和独特的合作伙伴，以减缓艾滋病流行及减轻其对发展造成的影响。

联合国艾滋病规划署的主要任务是领导、加强和支持对艾滋病病毒和艾滋病的积极对抗，包括预防其传播、对感染病毒的人群提供支持和照顾、降低 HIV 对个人和社群的感染性，以及减轻病症对社会及个人的影响。该组织发布的《艾滋病与人权国际准则》对各国艾滋病防治立法产生了重要影响。它还组建了妇女、女童、社会性别和艾滋病病毒工作队并制定执行计划，致力于把性别平等和人权纳入到适应当地疫情的预防策略中，以及系统地推动性和生殖健康与权利。

（四）国际劳工组织

1919 年国际劳工组织作为国际联盟的附属机构成立。1946 年 12 月 14 日成为联合国的一个专门机构，总部设在瑞士日内瓦。该组织宗旨是：促进充分就业和提高生活水平；促进劳资双方合作；扩大社会保障措施；保护工人生活与健康；主张通过劳工立法来改善劳工状况，进而获得世界持久和平建立社会正义。

职业安全与卫生是国际劳工组织工作的最重要和最活跃的领域之一。在该领域内，国际劳工组织已创造将近 60 个国际标准，通过了 21 项有关职业安全与卫生议题的国际条约。在国际劳工组织之范围内，职业安全与卫生部负责监督这一与国际劳工组织之国际标准设置活动有关领域的事务。国际劳工组织将职业安全与卫生公约分为三类：①引导国家政策与行动向一个安全与健康环境，及维护劳工福祉与尊严的公约，包括使用危险机械与设备时适当监管与安全程序；②保护劳工免于危险物质（如石棉射线与化学物品等）、机械及其他特定工作环境风险的公约；以及③处理职业安全与卫生议题的公约，尤其是经济活动领域，例如建筑、矿场及船坞工作等。例如，根据《职业安全和卫生及工作环境公约》（第 155 号公约），各国政府应要求雇主在合理可行的范围内保证其控制下的工作场所、机器、设备和工作程序，及化学、物理和生物物质与制剂，不会对健康发生危险，并在必要时提供适当的保护服装和保护用品。

（五）国际红十字委员会

国际红十字委员会原是一个医疗慈善机构，1863 年 2 月 9 日由瑞士慈善家亨利·杜南创建，初名“救援伤兵国际委员会”，1880 年改为“红十字国际委员会”。红十字国际委员会由大会（最高管理机构），大会理事会（大会的附属机构，具有在某些方面代表大会的职能）和指导委员会（执行机构）共同管理。现在，红十字国际委员会是一个独立、中立的组织，其使命是为战争和其他暴力局势的受害者提供人道保护和援助。该组织在“保护人的生命和健康”、“努力防止并减轻人们的疾苦”方面贡献巨大。

红十字国际委员会性质复杂。作为一个根据《瑞士民法典》设立的民间组织，其创立本身并不是由政府授权的。然而它为冲突受难者提供保护和援助的职能和活动却是国际社会中的各国所赋予的，并以国际法，特别是世界上获得最广泛批准的条约之一的《日内瓦公约》为基础。为使红十字国际委员会公正、独立和中立的工作原则得到尊重，红十字国际委员会的特权和豁免权都受到各国和国际组织表示了它们对这些原则的尊重。红十字国际委员会具有一项国际社会所赋予的法律职责。根据 1949 年《日内瓦公约》，红十字国际委员会承担以下任务：探视被关押者；组织救援行动；帮助离散家庭重新团聚以及在武装冲突期间进行类似的人道活动。

第四节　国际卫生法的基本原则

国际卫生法是国际法上的一个急需完善的领域。根据国际社会多年来的实践，确立国际卫生法的基本原则，能够统领和指导相关法律制度、规则的协调一致，从而朝着有利于实现人类公共卫生安全的方向发展：

一、负责任的公共卫生主权原则

诚然，国家主权平等仍是现代国际法的基石。主权主要表现为国家在其领土上的包括立法、行政、司法权限在内的管辖权。如前所述，各国采取何种措施来保护公共健康，属于国家主权范围；《世界卫生组织章程》、《国际卫生条例》和《卫生与动植物检疫措施适用协定》等卫生条约一再重申了各国采取公共卫生措施的主权权利。然而，现代国际法否认绝对主权观。特别是，在经济全球化背景下，病原体、人员和货物的流动使公共健康更多地体现为人类共同利益，需要各成员国以负责任的方式行使主权权利，促进国际卫生合作，维护人类健康。因此，各国在制订并实施卫生法规和政策时，不得损害其他国家和人类公共卫生安全的整体利益。同样，在确立各国行使卫生领域的主权权利时，也要求它们履行国际卫生法所确认的各项法律义务，遵守各项行为准则和程序要求。

二、共同但有区别的责任原则

国际卫生法必须建立在公平和正义的基础上。《世界卫生组织章程》序言强调，各国在促进卫生与疾病尤其是传染病控制上的不平等的发展是一种共同危险。根据《国际卫生条例（2005 年）》规定，WHO 和发达国家应向缺乏基本公共卫生能力的家提供财政和技术援助；《2005 年烟草控制框架公约》指出，烟草控制规划可能在某些发展中国家和经济转轨国家造成的中、长期社会和经济困难，并认识到它们需要在国家制定的可持续发展战略的框架下获得技术和财政支持。2005 年世界贸易组织《与贸易在关的知识产权协定》以永久修正案的形式，确认发展中国家在公共卫生危机情况下使用“强制许可”等例外条款的权利。因此，共同但有区别的责任原则也适用于国际卫生法，目的是实现有关公共卫生的权利和义务、资源和责任分配方面的全球正义。这意味着，首先，应主要由发达国家承担医药研发、提供和公共卫生防备的责任；其次，发达国家及有关国际组织应承担提供卫生援助的义务；再次，发展中国家也有义务不断提高公共卫生治理水平，参与国际合作。

三、尊重、保护和促进人权原则

从根本宗旨上来说，国际卫生法是为了保障全人类的生命、健康和安全。在长期的公共卫生实践中，国际社会逐步认识到，公共卫生和个人权利是一致的和相互促进的。如前所述，《经济、社会和文化权利国际公约》要求各国尊重、保护和实现健康权；《国际卫生条例（2005 年）》所确立的第一项原则便是：“充分尊重人的尊严、人权和基本自由”；联合国《艾滋病与人权国际准则》等“软法”文件，则直接提出了以尊重人权的方式控制艾滋病的国际标准。根据《公民和政治权利国际公约》规定，人身自由与安全权、迁徙自由、结社权、言论自由等基本权利都可能受到政府公共卫生措施的影响；虽然政府为保护公共健康或在突发公共卫生事件下，可以采取限制与克减公民和政治权利的措施，但权利的限制与克减必须依据《锡拉库扎原则》，即，符合法定程序，构成出于合法目标所必需的措施，与试图保护的公共卫生利益相称。欧洲议会通过的《人权与生物医药公约》提供了公共卫生领域保护个人权利与自由的共同框架：首先，各国应无歧视地尊重人的尊严、权利与基本自由；其次，人的利益与福祉优于社会或科学的单个利益；再次，确保公平获得适当质量的卫生保健的健康权；第四，卫生领域的干预必须以符合职业责任与准则的方式进行。

四、依据科学准则和证据

《卫生与动植物检疫措施适用协定》规定，成员国应依据科学原理、科学的风险评估来采取卫生措施。与之相协调，《国际卫生条例（2005 年）》也要求：无论 WHO 在决定是否构成国际关注的公共卫生突发事件时，还是各国在采取卫生措施时，均须依据科学原理、可获得的科学证据和科学信息。《艾滋病与人权国际指南》等国际人权文件表明，在判断影响人权与自由的公共卫生措施的“必要性”时，应结合科学原理进行科学分析和论证，尤其是依据医学与公共卫生学的研究结论。与其他国际事务不同，卫生本身是一个高度技术化、专业化的领域。而且，在当今风险社会背景下，对公共卫生风险的规制应该首先而且最主要地建立在对科学事实理解的基础之上。因此，依据科学准则和科学证据正逐步被接受为判断各国政府公共卫生措施合法性的依据和基础。

（龚向前）

思　考　题

1. 为什么说国际卫生法应确立“尊重、保护和促进人权原则”？

第五编 医疗药品供应保障法律体系

第二十八章 医疗资源规划管理法律规定

提要 卫生资源是卫生发展的基本要素，对卫生资源实行法制化规划管理是现代卫生管理的基本要求。本章内容介绍了卫生资源规划管理的法制概况，区域卫生规划制度、医用设备规划管理和医药相关资源保护的法律规定。

重点 卫生资源规划管理基本要素；区域卫生规划；卫生资源配置标准；医用设备规划管理法律规定；医药相关资源保护法律规定。

第一节 卫生资源规划管理法律概述

一、卫生资源规划管理概述

（一）卫生资源的规划管理

1．卫生资源的含义及其要素

卫生资源是指在一定的经济条件下，社会卫生服务所需的全部要素的总和。它既包括卫生人力、财力、物力等有形资源，也包括卫生信息、卫生科技、医学教育、卫生政策与法规、卫生管理等无形资源。

卫生资源通常划分为硬资源和软资源两大类：卫生人力、卫生经费、卫生设施、卫生装备、卫生专用产品、药品等有形资源属于硬资源；卫生信息、卫生科技、卫生教育、卫生服务能力、卫生政策法规、卫生管理等无形资源属于卫生软资源。由于卫生软资源的有效表示比较困难，在定量研究中涉及到的卫生资源限于卫生硬资源。在卫生资源规划管理中，可根据卫生资源的类别实行定量、定性或者定量定性综合方法予以研究论证并组织实施。

在传统的卫生资源规划管理中，主要局限于卫生人力、物力、财力等硬资源，随着现代卫生的发展，科学技术、网络信息、卫生管理等卫生软资源的作用已占据了极其重要的地位。现代卫生资源的基本要素有卫生经费、卫生机构、医院床位、卫生人力、卫生设备、卫生科技与教育、卫生信息、卫生管理方法以及医药相关资源等。

2. 卫生资源的规划管理

卫生资源规划是对未来卫生资源全部要素的需要量、供应量、拥有量进行分析与预测，以求得未来供应与需求之间的平衡，使得卫生资源的各要素在卫生服务过程中发挥最佳效能。卫生资源规划是国家卫生发展计划的重要内容，必须与国家社会经济发展和居民健康需求相协调。卫生资源配置是实施卫生资源规划的具体内容。卫生资源配置包括两层含义：一是卫生资源的分配，称为初配置，其特点是卫生资源的增量分配，例如当年计划投入的卫生经费、计划购置的设备及新建业务用房、计划引进的技术人才等；二是卫生资源的流动称为再配置，其特点是卫生资源的存量调整，其目的是改变不合理的现状，以达到优化配置的状态。

卫生资源管理是对资源各要素的系统运动、发展和变化进行有目的、有意识的调节和控制的活动。卫生资源管理的目的是要通过对卫生资源进行调查预测、制订目标、编制计划、组织落实、监督评价、实施对策等一系列步骤，对卫生资源各要素实行统筹规划、合理配置、科学利用，以求改善和提高卫生服务的综合能力和卫生资源的利用效率，保持卫生服务与需求之间的平衡。

一般而言，在一定条件下，卫生资源的总量和存量是有限的。卫生资源的拥有量，是衡量一个国家或地区卫生与经济发展水平的客观标准，卫生资源的有效利用程度反映着一个国家和地区卫生服务的社会效益和经济效益。对卫生资源的科学有效利用，是取得良好的卫生经济效益，实现卫生可持续发展的重要条件，对卫生资源的公平合理配置是实现卫生社会效益，保障人权和人人健康的基本前提。加强对卫生资源的规划管理，科学开发利用，合理规划配置是当今卫生事业管理发展所面临的重要课题。

（二）卫生资源的优化配置

1. 卫生资源配置的原则与手段

卫生资源配置即指将卫生资源的全部要素在卫生行业或部门内的分配与转移。卫生资源配置的基本要求是满足社会人群健康对医疗卫生保健的需求，卫生资源配置应遵循需要、公平和效益三个基本原则，在需要和公平的前提下，重视效益原则。其一，需要原则，是指根据需要来配置卫生资源。“需要”是指人群健康的需要，而不局限于有支付能力的需求，这是卫生资源配置的基本原则。其二，公平原则。即人人都能享受到医疗卫生保健服务，至少是基本医疗卫生保健服务，实现卫生服务公平是卫生事业性质和宗旨所决定的，也是卫生资源配置的基本准则。其三，效益原则，是在需要和公平的前提下，重视和提高卫生资源利用效率和效益，这是社会主义市场经济的标志。

卫生资源配置的基本手段有市场调节、计划调节和复合调节。市场调节是以市场需要和市场机制来配置卫生资源的方式。由于市场调节较多地体现了卫生服务的商品性和公平性，因而是卫生资源优化配置的基础手段，也称为微观调节或一级调节。计划调节是以政府行政计划手段为主的卫生资源配置方式，主要表现为统一分配卫生资源，统一制定发展规模等，由于计划调节从全局与整体利益出发来配置卫生资源，能较好地体现卫生事业发展的整体性和卫生服务的公益性，计划调节是卫生资源优化配置的重要手段，称为宏观调节或二级调节。复合调节是指市场和计划相结合的资源配置方法，它是以市场调节为基础，计划调节为主导的资源配置手段。

2. 卫生资源优化配置措施及标准

卫生资源优化配置包括二层含义（或二级目标）：一是实现卫生服务供需平衡，这是卫生资源配置的一级优化，称为合理配置。二是实现效率效益最大化，即在卫生服务供需平衡基础上，实现有限卫生资源的充分有效利用，获得最大的卫生服务效益，这是卫生资源配置的二级优化，称为优化配置。卫生资源合理配置实现卫生服务供需平衡，是卫生资源优化配置的基本要求，是卫生资源优化配置的第一目标或近期目标。实现卫生服务效率和效益最大化，是卫生资源优化配置的进一步要求，是卫生资源优化配置的第二目标或最终目标。卫生资源合理配置是卫生资源优化配置的基础，实现卫生服务效率效益最大化是卫生资源优化配置的最终目标。

实施区域性规划是以满足区域内全体居民的基本卫生服务需求，保护与增进健康为目标，对机构、床位、人员、设备、经费等卫生资源进行统筹规划、合理配置的政策措施，其目标是构建与国民经济和社会发展相适应的有效、经济的服务体系，改善和提高卫生综合服务能力和资源利用效率。卫生资源合理配置是区域性规划的核心，实施区域卫生规划是我国现阶段或今后相当长一段时期卫生改革与发展的方向。

卫生资源配置标准是政府对卫生事业发展和人民健康职责和行为的规范和指标，也是政府宏观调控卫生事业发展的手段。区域卫生规划资源配置标准，就是以规划期内社会经济发展水平和人民健康需求为依据，规范卫生事业发展的规模、速度和比例。与传统计划经济相比，区域卫生资源配置标准是按区域内的市场需求统筹配置卫生资源，并通过经济、法律和行政手段保障全体居民得到基本卫生服务并享有健康。区域卫生规划资源配置标准的制订，既要体现政府保障人民健康和发展卫生事业的职责，又体现了市场经济条件下政府卫生管理模式的转变。

二、卫生资源规划管理法概述

（一）卫生资源规划管理的发展

建国以来，党和政府一直高度重视卫生资源的规划管理工作。根据不同历史时期社会经济发展水平和人民群众健康需求状况，及时制定了相应的政策法规，以促进卫生资源的发展。

20世纪50、60年代，我国卫生工作确立了“面向工农兵”、“预防为主”、“团结中西医”、“卫生工作与群众运动相结合”的四项原则，将有限的卫生资源重点放在预防和控制急性传染病上，建立了城乡医疗、卫生保健机构，特别是农村基层卫生保健网，基本上改变了我国农村缺医少药的局面，新办医学教育事业、开展医药科研活动，使我国卫生机构、卫生人力以及药品和医疗器械等卫生资源得到了迅速发展。这一时期尽管我国卫生资源仍严重不足，但卫生资源的利用和卫生服务却取得了最大化的效率和效益。

自80年代以来，我国卫生资源的发展经过了三个阶段：80年代供应不足，发展速度较快；90年代前期总量增加，增长速度放慢；90年代后期总量低速增长，部分地区卫生人力和床位出现负增长。这一时期，卫生资源得到了空前的发展，但也和世界许多国家普遍存在的现象一样，卫生资源配置出现了严重的不合理现象，并成为了阻碍卫生事业发展的主要因素。进入90年代，我国开始转变卫生资源的规划管理模式，由原来单纯的行政计划调控逐步转变为以经济、行政、法律相结合的综合调控方式，推行区域卫生规划，稳步实施卫生体制的系统改革，以努力实现卫生资源的优化配置。2001年，我国正式加入WTO，应对开放的国际卫生服务市场和统一的服务贸易规则、实现卫生资源管理的法治目标、建立健全与国际卫生规则相匹配的卫生资源规划管理体系已成为我国21世纪卫生改革与发展的重要战略任务。

（二）卫生资源规划管理立法概况

卫生资源规划管理法是调整卫生资源的开发利用和规划管理过程中所形成的各种社会关系的法律规范的总称。

目前，我国尚无一部系统的卫生资源管理法，但已基本形成了以《宪法》为龙头，全国人大颁布的法律和国务院颁布的行政法规为基础，卫生部颁布的行政规章、地方人大制订的地方性法规以及大量的规范性文件为主体的法律体系。主要内容涉及卫生人力、财力、物力、卫生产品、医药科研、卫生信息等资源要素的各个领域。应用法律手段来规范政府、社会和个人对卫生资源各要素的配置和流转行为，对于科学利用和合理分配卫生资源、发展社会卫生事业、保障人民健康、促进经济和社会发展具有重要作用。我国现有的卫生资源规划管理法大致分为以下几个部分：

1. 卫生资源规划法

1994年2月26日，国务院颁布了《医疗机构管理条例》，规定了我国实行医疗机构规划制度，此后，卫生部又陆续颁布了《医疗机构管理条例实施细则》、《医疗机构设置规划指导原则》、《医疗机构基本标准（试行）》、《医疗机构诊疗科目名单》等作为医疗机构规划制度的配套法规。

1995年7月7日，卫生部制定发布了《大型医用设备配置与应用管理暂行办法》；1999年3月15日，国家计委、卫生部、财政部等联合发布了《关于开展区域卫生规划工作的指导意见》，以保障和完善区域卫生规划制度。2000年2月，国务院办公厅转发了《关于城镇医药卫生体制改革的指导意见》，进一步强调了加强卫生资源配置的宏观管理，并作出了总体规定。2000年5月15日，卫生部、对外贸易经济合作部发布了《中外合资、合作医疗机构管理暂行办法》，为规范外商投资、引进国外卫生资源提供了法律依据。

2. 卫生机构与人力资源管理法

1982年以来卫生部先后发布了《全国医院工作条例》、《医院工作制度》、《村卫生管理条例》、《疗养院管理条例》、《急救站管理条例》、《血站管理条例》以及《医院工作人员职责》、《外国医师来华短期行医暂行管理办法》、《护士管理办法》等管理规章。1994 年 3 月，人事部和国家医药管理局发布了《执业药师资格制度暂行规定》以及系列配套措施，1995 年 7 月又联合颁布了《执业中医师资格制度暂行规定》及配套措施。1999 年卫生部、国家药品监督管理局重新修订了《执业药师资格制度暂行规定》和《执业药师资格考试实施办法》，1998 年 6 月全国人大常委会颁布了《执业医师法》。2010 年（《卫生部、国家中医药管理局"关于开展乡镇执业助理医师资格考试试点工作的通知"》卫医政发【2010】33 号），探索解决中西部地区乡镇卫生院解缺乏执业助理医师的有效途径，提高农村地区医疗服务的可及性。这一系列法律规定的颁布与实施，促进了卫生机构与人力资源管理的法制化。2010 年在江西、贵州、云南和甘肃四省开展乡镇职业助理医师资格考试（以下简称考试）试点工作。考试是在现行执业助理医师资格考试中增设的，针对乡镇卫生院在岗行医但无执业助理医师资格人员的单独考试。该考试与国家医师资格考试统一组织，单独命题，单独划定合格线，考试合格发给执业助理医师资格证书，限定在乡镇卫生院职业。该试点根据《执业医师法》、《医师资格考试暂行办法》、《医师执业注册暂行办法》和《中共中央国务院关于深化医药卫生体制改革的意见》等组织实施。

3．医药资源管理法

第六届全国人大常务委员会于 1984 年 9 月颁布了《药品管理法》，2001 年 2 月作了新的修订和完善。期间，国务院相继制定并颁布了《药品管理法实施办法》、《麻醉药品管理办法》、《医疗用毒性药品管理办法》、《精神药品管理办法》、《放射性药品管理办法》、《野生药材资源保护管理条例》、《中药品种管理条例》、《血液制品管理条例》等法规。卫生部、国家医药管理局相继制定了《生物制品管理规定》、《生物材料和医疗器械监督管理办法》、《预防用生物制品生产管理办法》、《麻醉药品生产管理办法》。1998 年以后国家药品监督管理局先后颁布了《药品生产质量管理规范（1998 年修订）》、《戒毒药品管理办法》、《麻黄素管理办法》、《新药审批办法》、《新生物制品审批办法》、《新药保护和技术转让的规定》、《仿制药品审批办法》、《进口药品管理办法》、《处方药与非处方药分类管理办法》等一系列卫生规章及规范性文件。1999 年，社会劳动保障部、卫生部等部门还修订公布了最新《国家基本药物目录》，以后将每两年修订一次。此外，国家科学技术部、卫生部联合制定了《人类遗传资源管理暂行办法》，对我国遗传物质资源保护作出了法律规定。

4．医学科学研究管理法

1979 年以来，国家陆续颁布了《医学科学研究计划管理试行办法》、《医学科学研究机构管理试行办法》、《附设性医学科学研究机构管理暂行办法》、《医学科学研究成果管理试行办法》、《医学科学技术档案管理办法》、《医学科研基金制试行条例》、《医学科学研究招标指南》、《卫生系统保护涉外知识产权暂行规定试行》、《中国与世界卫生组织合作中心管理办法》、《卫生部所属国家重点实验室管理细则》、《关于医学科学技术体制改革的意见》等法规，为我国医学科学研究管理提供了较为系统的法律依据。

5．加强卫生应急体系建设，加快提升卫生应急能力

卫生应急体系是国家应急体系的重要组成部分，承担着有效应对和处置突发公共卫生

事件、开展公共卫生紧急医学救援、维护群众生命安全和经济、社会稳定的重要使命。近年来，我国各类突发公共卫生事件有增无减，每年报告的突发公共卫生事件在2 000起以上。其中，鼠疫、人感染高致病性禽流感、甲型H1N1流感等突发急性传染病对我国公共卫生安全构成严峻挑战；洪涝、台风、地震和泥石流等自然灾害频发；各类安全生产事故时有发生。因此，一要系统规划，分步实施，坚持近期建设和长远发展相结合、常态运行与应急处置相结合；二要突出重点，注重实效，重点规划实施提升应急能力的关键性项目；三要因地制宜，整合资源，做到资源共享、机制健全，避免重复投资、重复建设；四要科学设计，规范建设。到2015年，建设并完善“一支队伍、一套机制和五个系统”，专业化卫生应急队伍，组织管理、指挥决策、监测预警、物资储备和调运、科技支撑五个系统。统一指挥、布局合理、反应灵敏、运转高效、保障有力的突发公共事件卫生应急体系，管理综合能力显著提高，能够满足预防准备、监测预警、应急处置和回复评估的需要。完善突发公共事件卫生应急体系建设纳入本地区卫生事业“十二五”发展规划和应急体系建设规划，加强突发公共事件预测预警、日常准备、应急处置等方面的卫生应急能力建设，有重点、分步骤推进和完成相关建设目标和任务。县级以上、乡镇、街道等，按照科学布局、资源共享、分步实施、分级完善的原则，依托国家公共通信网络，完善卫生应急指挥决策平台，满足卫生应急监测预警、应急值守、信息沟通、指挥协调、专家研判和视频会商等基本功能，实现对各类突发公共事件卫生应急的统一指挥协调。应急管理人员、各类专业技术人员在2015年前，初步实现各级各类卫生应急队伍装备专业化、规范化。

建立健全全国紧急医学救援网络，依托现有医疗卫生资源，逐步建立综合与专项医学救援兼顾，陆地、海上（水上）与空中医疗救援相结合的全国紧急医学救援基地网络；逐步实现规范化准入、网络化运行、系统化管理、标准化评估。

进一步完善卫生应急物资储备和调运系统。重点加强自然灾害、重大传染病、职业中毒、化学中毒、和核辐射突发事件、群体性伤亡灾害事故等所需药品、疫苗、医疗卫生器材和设备等的实物储备或生产能力储备，合理确定储备种类、数量和方式；进一步会同有关部门建立卫生应急物资的快速调用程序，健全地区间、部门间、军地间卫生应急物资调运机制。建立健全各级医疗卫生机构应急物资储备制度、提高卫生应急物资供应的时效性。

建立完善卫生应急科研支撑系统。重点按抓好突发公共卫生事件发生、发展和演变规律的研究，推进快速准确的检测技术和监测技术的研发和应用，提高突发公共卫生事件的风险识别、风险评估、预测预报、事件确认和控制水平。

6. 医学实验动物管理法

1988年11月国家科委颁布了《实验动物管理条例》；1991年4月国家医药管理局颁布了《国家医药管理局实验动物管理办法》和《国家医药管理局实验动物管理实施细则（试行草案）》；1992年卫生部颁布了《医学实验动物管理实施细则》、《卫生部实验动物管理委员会工作条例》和《卫生部实验动物管理委员会合格证管理办法》；1998年1月卫生部又发布了新的《医学实验动物管理实施细则》，对医学实验动物的管理作了较全面的规定。

7. 卫生信息管理法

1992年，卫生部制定了《卫生系统计算机应用发展规划纲要（1991～2000）；1993年发布了《卫生系统计算机软件鉴定规定（试行）》；1995 年，卫生部提出了《关于建设“金卫”工程的几点意见》；1996 年制定了《卫生系统计算机软件评审办法》；1997 年，卫生部制定了《卫生系统信息化建设九五规划及 2010 年远景目标（纲要）》、《医院信息系统软件评审管理办法（试行）》；1998 年发布了《关于进一步加强卫生信息化建设的函》，使卫生信息管理逐步趋于规范。

按照《电子病历基本规范（试行）》（卫医政发〔2010〕24 号）、《电子病历基本架构与数据标准（试行）》（卫办发〔2009〕130 号）和《卫生系统电子认证服务规范（试行）》等文件要求，建立完善电子病历应用管理制度、工作模式、运行机制以及质量评估和持续改进体系；建立健全基于电子病历的医疗质量和医疗安全管理模式；探索医院现有医疗信息系统的集成方法；提高医疗机构信息化管理水平。

第二节　区域卫生规划法律规定

一、区域卫生规划概述

（一）区域卫生规划的含义、性质及作用

区域卫生规划是指以保护和增进区域内全体居民的健康为目的，以满足区域内全体居民的基本卫生服务需求为目标，针对区域内主要的卫生问题，统筹规划与合理配置卫生资源，使卫生资源和卫生服务需求保持平衡而有计划地采取一系列决策、程序和措施的卫生管理模式，也是政府对卫生发展实行宏观调控的重要手段。

区域卫生规划，就其性质而言，既是国际社会卫生发展的先进思想，又是现代卫生规划管理的先进模式。在五、六十年代，西方一些发达国家的卫生事业发展相当迅速，大批的社会医疗机构和卫生教育、科研机构纷纷面世，医学科技进步使新技术、新设备层出不穷，同时带来了卫生费用以超过经济增长的速度迅速攀升，卫生资源分配和利用不合理，严重偏离了卫生社会的“公平”与“效率”原则，卫生发展处于无序状态，已无法适应疾病谱和医学模式变化状态下群众健康需求的客观情况。面对全球卫生发展的新问题，WHO 致力于开拓卫生服务与发展的新模式，谋求卫生资源配置与卫生服务“公平”和“效率”的实现途径，在广泛组织世界各地专家研究、总结经验教训的基础上，孕育了“区域卫生规划”的卫生发展思想，并积极向世界各国倡导推行“区域卫生规划”这一新型的卫生规划管理模式。九十年代，我国政府为了解决卫生服务与发展过程中的种种矛盾，开始接受了“区域卫生规划”的管理理念，并在 1994 年颁布的《医疗机构管理条例》当中率先规定了对医疗机构实行区域规划，1999 年发布的《关于开展区域卫生规划工作指导意见》进一步完善了区域卫生规划制度体系。

“区域卫生规划”模式，体现着卫生发展观念的转变，要求现代卫生从以疾病和医疗为中心的“小卫生观”转变为“以人为本”、“以提高全民健康水平为中心”和“为全民健康服务”的“大卫生观”。“区域卫生规划”卫生管理模式，标志着卫生工作职能的转变，要求政府从“办卫生”向“管卫生”，实行卫生全行业管理的转变，要求政府采取法律、经

济、行政相结合的复合手段对卫生发展实行宏观调控。区域卫生规划是国家卫生发展的基础，也是卫生资源合理配置的基础，它构成区域卫生经济与社会发展的重要组成部分。

（二）区域卫生规划的目标、内容和原则

1. 区域卫生规划的目标

区域卫生规划的总体目标是以满足区域内全体居民的基本卫生服务需求为目标，对机构、床位、人员、设备等卫生资源进行统筹规划和合理配置，构建与国民经济和社会发展水平相适应，有效、经济、公平的卫生服务体系和管理体制，改善和提高卫生综合服务能力和资源利用效率。2011 年我国人年均基本公共卫生服务经费标准由 15 元提高至 25 元，各级财政投入资金总额达 300 多亿元。新增费用主要用于扩大覆盖人群、提高服务质量和增加服务项目与内容等三个方面，具体：将儿童健康管理服务对象由 0～3 岁扩大到 0～6 岁，每年新增人群约 4800 万人；新增管理高血压患者 1000 万人、糖尿病患者 600 万人，将排查发现的约 300 万名重性精神疾病患者全部纳入管理范围；增加孕产妇和 65 岁以上老年人体检项目，提高疾病早期筛查水平；增加健康教育服务内容，提高基层医疗卫生机构开展健康教育活动的频次。

2. 实施区域卫生规划的主要内容

（1）规划卫生区域，以市（地）行政区域为基本规划单位，直辖市、计划单列市、省会城市为特殊规划单位，由政府负责统一规划卫生区域，制订区域卫生规划目标。区域卫生规划的周期一般为 5 年。

（2）改变原有按部门和行政隶属关系形成的条块分割、布局不合理的卫生服务体系，按照区域卫生规划的总体要求，对区域内卫生资源进行规划、审批、调整、监督和评价，依法实行卫生全行业管理。

（3）区域内各部门、各行业以及军队对地方开放的卫生资源全部纳入卫生规划范围，个体行医以及其他所有制形式的卫生资源配置，必须服从规划的总体要求，并根据实际情况分类指导、分流改向。

（4）在卫生资源供给大于需求的地区，严格控制卫生资源增量，调整存量；在供给小于需求的地区，采取适宜政策，促进发展。

（5）在资源调整方向上，引导卫生资源向预防保健、社区和农村流动，加强社区卫生服务和农村卫生服务能力。

3. 开展区域卫生规划的基本原则

（1）要从国情出发，与区域内国民经济和社会发展水平相适应，与人民群众的实际健康需求相协调。

（2）要优先发展和保证基本卫生服务，大力推进社区卫生服务。重点加强农村卫生和预防保健，重视和发挥传统医药在卫生服务中的作用。

（3）要符合成本效益，提倡资源共享，提高服务质量和效率。通过改革，认真解决资源浪费与不足并存的矛盾。

（4）要加快卫生管理体制和运行机制改革，对区域内所有卫生资源实行全行业管理。

（5）要解放思想、实事求是、因地制宜，敢于冲破现有条条框框的束缚，边规划，边调整。

（三）区域卫生规划编制的依据、特点和步骤

1．区域卫生规划编制的依据

区域卫生规划编制是通过对区域内社会、经济环境、人口增长、居民健康水平与疾病状况等卫生服务需求的科学分析，对卫生资源各要素及其利用效率进行综合分析和基本预测，做出客观公正的判断。分析预测影响健康的环境因素；主要疾病谱；医疗卫生需求；卫生资源的供需平衡状况；卫生费用增长趋势及财政与社会承受能力；影响卫生事业发展的主要障碍因素；区域经济、人口、疾病发展趋势等，为制订规划目标、政策措施和经费预算提供科学依据。

2．区域卫生规划编制的特点

（1）以居民主要卫生问题为规划的依据，而不是以机构发展规划为依据。

（2）以优化资源配置为核心，以增进人群健康为目标，规划资源总量，调整存量，优化增量。

（3）以产出决定投入，符合成本效益原则，用人类发展指标取代过去单纯用人均国内生产总值指标来衡量社会经济发展。

（4）以提高卫生综合服务能力为着眼点构建合理的卫生服务体系。

3．区域卫生规划编制的步骤

（1）形势分析　包括社会经济状态、健康状况和卫生服务需求，卫生资源及供给状况的分析。

（2）确定问题　包括重点疾病、高危人群和主要危险因素，找出主要卫生问题和资源配置方面的问题。

（3）制定目标　包括主要健康指标、卫生服务利用指标和卫生资源合理配置指标。可分近期和远期目标。

（4）对策措施　包括发展战略和干预策略，应突出预防保健、农村卫生和中医药等3个战略重点。

（5）组织实施、监督和评价　包括规划的法律效力、组织领导、相关部门的责任、实施过程的监督和评价程序等。

（6）上级审批　区域卫生规划经市（地）人民政府审定后，报省级区域卫生规划领导小组审查、修改和通过后，报市（地）级人民代表大会常务委员会审议，批准颁布后实施。

二、卫生资源配置标准的内容

（一）卫生机构配置

卫生资源包括各级各类卫生机构、人员、床位、设备、经费和信息等。

卫生机构设置是资源配置标准的重点，要从构建精简、效率、便捷的卫生服务体系出发，控制结构总体规模，调整区域内设置重叠、职能交叉、效率不高的卫生机构，逐步使卫生机构设置趋向合理。各省、自治区、直辖市原则上依据三部委（国家发展计划委员会、财政部、卫生部）《关于开展区域卫生规划工作的指导意见》卫生机构资源设置遵循以下

原则：①机构设置应根据实际需要，体现卫生服务可及性和公平性，并充分考虑服务半径、人口和交通便利程度，贴近和方便群众；②在确定卫生机构功能和职责基础上，分层分级。首先应满足社区层次居民需求，体现社区卫生服务综合性，在此基础上规划社区以上卫生机构，形成以社区卫生服务为基础，规模适宜、能级清晰、责任明确、功能互补的卫生服务体系（由倒三角逐步变为正三角）；③在确定卫生机构的结构和布局上应突出预防保健、农村卫生、中西医结合的卫生工作战略重点；④卫生机构建设重点为改善内涵，提高质量和效率，都相应地制定了适合本地区社会经济发展的卫生资源配置标准。

1. 基层医疗卫生机构

基层医疗卫生机构以社区、家庭为服务对象，负责管辖区域内居民健康管理和健康咨询，一般常见病、多发病的诊断治疗，传染病和慢性非传染病预防，妇幼卫生保健和计划生育技术服务，社区康复等。医疗上既可向上级医院转诊患者，也能接受上级医院回诊患者，对居民或患者的服务是连续性的。城市基层医疗卫生机构应当以街道为一个社区卫生服务单位，直接向社区居民提供医疗、预防、保健和康复综合服务；农村以乡村为一个社区，中心乡镇卫生院重点要提高疾病诊治能力和医疗服务质量，一般乡镇卫生院应根据实际情况，调整服务方向，重点加强预防保健和健康教育等工作，在建立和完善合作医疗保障制度的基础上，积极探索乡村一体化管理。有条件的地区要逐步推进电子信息化进程，将健康档案、基本医疗服务、基本公共卫生服务、新农合即时结报等功能整合，实现资源共享。对于健康教育、预防接种、传染病防治、孕产妇健康管理和儿童健康管理等传统服务项目，要在原来工作的基础上与《国家基本公共卫生服务规范（2009 版）》要求实行对接。对于高血压、2 型糖尿病患者管理和老年人健康管理等新增服务项目，要组织力量重点突破。按照《关于促进基本公共卫生服务逐步均等化的意见》中健全公共卫生经费保障机制的要求，尽快落实项目配套经费，按照《国家基本公共卫生服务规范（2009 版）》的要求，组织开展好 2010 年农村基本公共卫生服务项目的培训，切实提高乡、村两级实施基本公共卫生服务项目的技能。社区内个体行医及其他形式的卫生组织，可作为社区卫生服务的补充。

2. 县及县以上医疗机构

县（市区）医疗机构承担辖区常见病、一般疑难性疾病以及基层医疗机构转诊患者的门诊、住院和手术治疗，并扩大社会卫生服务功能，协助基层卫生组织开展社区卫生服务。市级医疗机构主要从事危急重症和疑难杂症的诊治，结合临床实践开展医学教育和科研工作，成为区域医疗、教学、科研相结合的技术中心，提供专科和综合性医疗卫生服务。应通过建立严格的双向转诊制度，运用价格和补贴政策，分流患者就诊层次。城市应按照适宜人口和城市功能控制大型医疗机构的数量，一般市（地）原则上只需在市区设置 1 ~ 2 所相当规模和能级的中心医院和若干所专科医院（包括中医院），设急救中心（或挂靠在一所医院内）；市（地）所在地的行政区，应弱化区医院建设，加强社区卫生服务建设；县级设一所二级综合医院，有条件可设中医院，未建中医院的县可加强综合医院中医科，不设其他专科医院和急救中心；区域内应选择 2 ~ 3 所综合医院设立区域检验、影像中心，减少和避免重复投资。

3．疾病控制机构

疾病控制机构的设置应提倡综合性，改变现有一病设一机构（如职业病、结核病、性病、麻风病、吸血虫病等）的状况。原则上一般市（地）级只设一所疾病预防控制机构，确有必要设立专科疾病防治机构，须报省卫生行政部门批准；市（地）所在地的市区可不设区疾病控制机构，其功能由市（地）疾病控制机构承担；县设一所疾病控制机构，不设专科疾病防治机构。市（地）级疾病控制机构要强化技术指导和监测能力，对辖区内各类急、慢性疾病预防控制和健康促进等工作进行全面规划管理和技术指导；县级疾病控制机构要重点加强基本预防服务、传染病和慢性疾病监测与控制、健康促进和公共卫生管理的能力。

4．妇幼保健机构

根据实际需要，市（地）、县可设立妇幼保健机构。市（地）级妇幼保健机构要强化妇幼保健技术指导和监测能力，对辖区内妇幼保健工作统一规划、监督和评价，开展市区内或地段内妇幼保健工作；县级妇幼保健机构要完善围产期保健、婴幼儿保健和妇女卫生工作，逐步扩大孕产妇和儿童管理覆盖面，提高妇幼卫生保健能力和质量。如设有妇幼专科机构，妇幼保健工作应附设在该机构，不再另设妇幼保健机构。

（二）医院床位的配置

医院病床指乡镇（街道）卫生院及以上各级各类医院病床的统称（不包括疗养院和预防保健机构床位数）。医院病床配置标准是区域卫生规划的主要指标，也是确定各医疗机构规模的重要指标，由此决定各医疗机构的性质、机能、科室设备、人员配备、器械装备、技术等级、设施建设和资金投入等。影响医院病床需要或需求的因素很多，包括自然环境、社会经济发展程度和收入水平、人口规模及其年龄、文化结构、健康状况、医疗保障制度和卫生服务能力等。其配置依据有：①居民医院病床需要量、需求量和潜在需求量；②医院病床使用效率和合理利用度；③医院病床合理布局和结构比例；④城市地区人口流动因素和基层病人逐级转诊住院治疗、边远农村地区地广人稀的状况。

（三）卫生人力的配置

卫生人力在不同地区、不同层次、不同类型、不同专业和学历等方面均有具体要求。在医疗服务方面，以医生规划和配置为重点，在此基础上，按有关标准进行其他卫生技术人员的配置。医疗机构医生配置的依据有：①居民就诊医生需要、需求量和潜在需求量；②医生结构、工作负荷、医生标准工作量和合理利用程度；③城市地区人口流动因素和基层病人逐级转诊住院治疗、边远农村地区地广人稀的状况。

（四）基本配置需求

基本配置需求是根据区域居民卫生服务的需要量和需求量，确定医疗机构医生和病床总量后，然后根据①《医疗机构管理条例》及相应配套文件、②门诊患者和住院病人的流向、以及③门诊和住院患者的疾病种类和严重程度确定不同能级医疗机构医生和病床的分配比例，按病床数或医生数配置其他人员或房屋建筑面积。

不同能级医疗机构医生和医院病床分配比例的基本要求：

1．初级医疗机构

每张病床至少配置0.7名卫生技术人员；每个初级医疗机构至少有3名医师（其中至少有1名主治医师及以上）、5名护士和相应的药剂、检验、放射和防保人员；每床建筑面积不少于45平方米。

2. 二级医疗机构

每张病床至少配置0.88名卫生技术人员；每床至少配备0.4名护士；每个二级医疗机构至少有3名具有副主任医师及以上职称的医师；每床建筑面积不少于45平方米。

3. 三级医疗机构

每张病床至少配置1.03名卫生技术人员；每床至少配置0.4名护士；各专业科室主任应具有副主任医师及以上的职称；每床建筑面积不少于60平方米。

（五）卫生经费配置

卫生经费配置在卫生资源优化配置中有举足轻重的地位，应充分发挥政府卫生资金配置的导向作用。根据国际国内的经验，在确定卫生经费配置标准时，应充分考虑以下几点：

1. 必须确立卫生资源的供给占国民生产总值（GDP）的比例。随着高新技术发展、人口数量增长和老年化、流行病学因素引发需求变化，单位医疗成本增加，消费者需求上升或提供者诱发的消费造成利用率变化等因素，进一步加剧卫生资源的紧张程度。因此，一个国家必须不断地增加其对卫生资源的投入，同时也必须采用一种有效的方法来控制卫生费用不合理上升趋势。

2. 必须确定以什么样的方式来合理分配有限的卫生资源，保证具有福利和公益性的卫生事业在国家或地区财政支出的比例。每个地区必须根据供求关系来决定是否提供卫生服务和卫生服务的减免程度。

3. 必须确定相应卫生经济政策，保证卫生服务部门在劳动过程中获得效益。这里包含两个因素：第一是卫生设施、组织和自主权的性质；第二是补偿机制，包括给卫生服务提供者的补偿方式和补偿水平。

三、世界贸易组织（WTO）原则与区域卫生规划对策

（一）WTO基本原则

1. 最惠国待遇

各成员国给予任何成员的服务和服务提供者的优惠措施，必须自动地给予所有缔约方。也就是各成员国之间应当公平对待，一视同仁，对一个国家的政策就是对所有成员国的政策。

2. 国民待遇原则

也就是对等互利原则。除了通过谈判确定的限制外，各成员给予任何成员服务和服务提供者的待遇，应不低于其给予本国服务和服务提供者的待遇。

3. 市场准入原则

指一成员给予其他成员服务和服务提供者的待遇，不应低于其在“减让表”中同意给予的待遇，除非在“减让表”中说明，不允许实施下列6个方面的限制：①服务提供者的数量；②服务交易或资产总金额；③服务业务总量；④雇佣自然人总数；⑤法律主体形式；

⑥外资份额。

4．消除贸易壁垒

各成员应尽力消除各种“贸易壁垒”，如资格要求、许可程序、技术标准等。各成员还应通过双边或多边谈判，相互承认在各国学历、工作经历以及颁发的许可证。

5．例外原则

各成员可援引的例外措施，如政府对服务业的补贴，应通过谈判制定必要的多边规则，以避免补贴对服务的扭曲作用；应允许发展中国家灵活地运用服务业补贴规则，但服务业补贴范围和数量等资料应予公布。

6．透明度原则

各成员应将其所制定的涉及服务贸易的有关法律、法规、政策或措施（包括其参加的国际协定等），最迟在其生效前公布。各成员还要尽快建立起提供这些法律条款咨询义务的相关机构。

7．贸易逐步自由化原则

要求所有成员定期进行连续的多边谈判，以使服务贸易自由化达到较高水平。自由化进程应适当尊重各成员国政策目标及其总体水平和部门发展水平。

8．发展中国家优惠原则

这一原则对发达国家与发展中国家分别提出了要求。发达国家应承担更多的义务，促进商业性技术转让，提高发展中国家服务业的效率和竞争力，促使其更多地参与世界贸易。而发展中国家应有适当的灵活性，可以先开放较少的服务部门，放开较少类型的交易，采取符合其发展状况的方式，逐步扩大市场准入。

（二）中国开放卫生服务市场的承诺

1999 年 11 月 15 日中美谈判达成“中国服务贸易承诺减让表”。其中，中国政府承诺开放医疗和牙医两个卫生服务部门，并就跨境交付、境外消费、商业存在和自然人流动方面作出了以下具体承诺：

1．跨境交付

即一成员在自己的领土向任何其他成员领土内提供服务。在市场准入和国民待遇方面没有限制。

2．境外消费

即在一成员国的领土内，向任何其他成员的服务消费者提供服务。在市场准入和国民待遇方面没有限制。

3．商业存在

即一成员的服务提供者，通过在任何其他成员领土的商业存在（实体性的机构、组织等）提供服务。其中，①允许外国服务提供者与中外合作伙伴一起设立中外合营合作医院和诊所，允许外方控股。按现行规定，外商投资卫生部门的合营机构的资本相当于资本总额的 25%~75% 之间。同时，根据中国的实际需要，有数量的限制。②要求合营医院或诊所中，医生和医务人员的大多数为中国公民。

4．自然人流动

即一成员的服务提供者，通过在任何其他成员领土内的自然人提供服务。例如，允许具有本国颁发的专业证书的外国医生，在获得卫生部的许可以后，在中国提供短期的医疗服务。短期的医疗服务时间为 6 个月，并可以延长至 1 年。

（三）区域卫生规划的对策

面对 WTO 的机遇与挑战，积极完善我国区域卫生规划制度，加快区域卫生规划的实施进程是我国卫生改革与发展的战略策略。在同时实施市场开放与区域卫生规划的进程中，还应当考虑以下具体对策：

1. 加强同 WTO 有关部门的沟通与协作，积极参与制定国际服务贸易的游戏规则。充分利用 WTO 有关保护发展中国家的优惠待遇和例外条款，实施积极稳妥、分步开放的政策，有计划、分步骤地扩大开放范围。

2. 加强区域卫生规划，合理调整和配置卫生资源，完善和修订卫生资源配置标准，并加快实施步伐。

3. 建立现代医院制度，加快后勤服务社会化步伐，理顺价格关系，优化价格结构。

4. 完善卫生法律体系，使医疗服务市场准入、执业医师考试与考核、医疗质量评估、医疗安全、医疗收费等方面有法可依；强化卫生全行业管理，增强卫生行政执法职能。

第三节　医用设备规划管理法律规定

一、医用设备的计划管理规定

医用设备计划管理是通过计划管理，做到在购置医疗设备时，先调查研究、收集信息；搞好成本效益分析，作好适宜性、可行性论证；通过科学分析，决策优选方案，并严格组织实施，以达到经济上合算、技术上先进、临床上实用的目的。

（一）制定医用设备计划的原则

1. 实用原则

根据医院的规模、任务、现状、发展规划和卫生技术人员的水平，优先保证常规设备齐全，保证医院具有与其医疗、教学、科研相适应的必须设备，既要达到有关规定的标准，又要防止和克服盲目攀比和片面追求高、精、尖。

2. 经济原则

就是要使有限的财力资源发挥最大的经济效益。尽可能装备为医院多创造利润的设备，优先装备投资回收期短、投资效益高的设备，降低购置成本。

3. 可行原则

购置设备必须有医院的事业计划和财务预算作为依据。财务预算是事业计划的经费保证，设备购置计划是事业计划的物质保证，又是财务计划的具体执行，三者必须一致，互相衔接。

4. 统筹原则

制定设备计划时，既要考虑兼顾一般，又要分清主次缓急，抓住关键环节，重点解决好影响全局的设备，保证重点专科的发展。

（二）制定计划的程序

1．收集信息，调查研究

收集上年度设备计划的实行情况、存在问题，本年度各科室设备购置意向，原有设备的情况，欲购设备的市场供需和价格等情况。调查所得信息必须真实、具体、全面。

2．确定目标、拟定方案

设备主管部门根据调查的有关数据和资料，确定医院年度医疗设备计划的总体目标、重点、措施和实施步骤等设想并拟定各种设备的备选方案。

3．技术咨询，论证评估

组织有关领导和医疗设备管理委员会的专家，对各种备选方案的优缺点进行比较，作好适宜性可行性论证，寻求以较小的耗费达到最大效益的方案。

4．综合平衡，选定方案

分管领导对医疗设备计划进行综合平衡，统筹安排，并从需要性、技术性、可能性等方面进行审议，做出决策，选定方案。

5．编制预算，批准实施

由设备主管部门会同财务部门编制财务预算，最后提交院长办公会或院务委员会审议批准，并组织实施。

（三）医用设备计划论证和审批

根据卫生部发布的《医疗卫生机构仪器设备管理办法》和《综合医院分级管理的基本标准》规定，医疗机构购置大型设备须进行计划论证并按审批权限和有关规定审批。计划论证的主要内容有：

1．合理布局

弄清医院现有同类设备的台数、每台的功能利用情况、使用率、完好率，合理布局新购设备。

2．需求评价

对申购的设备在本单位医、教、研工作中的作用作出评价。

3．效益预测

对医用设备使用年限、每周使用时数、收费标准、年经济收入、年维修及消耗费用估计、计划启用日期等，作出成本效益分析和预测。

4．配套条件

对房屋、水、电条件，零配件，消耗品来源和供应要求，排污放射问题的解决措施及其他特殊要求作出分析论证。

5．使用技术

对科室人员配备、培训情况及其在使用技术上能否保证该仪器设备正常运行作出论证。

6．维修条件

对该设备维修技术力量的保证和维修途径作出论证。

7．设备选型

与其他厂商同类产品进行比较，说明购买该厂商型号仪器设备的理由。

8．设备技术现状评价

评价该设备性能的先进性、可靠性。

9．资金来源

论证购置设备资金的解决途径及其落实情况。

二、大型医用设备配置管理规定

合理配置与有效使用大型医用设备，是实施区域卫生规划，合理配置卫生资源，控制卫生费用过快增长，维护患者合法权益，促进医疗卫生事业持续、协调、健康发展的一项重要工作，事关医药卫生体制改革的方向和效果。违规装备大型医用设备，不但扰乱正常配置管理程秩序，造成卫生资源浪费，而且容易导致质量不合格，应用安全无保障的设备流入医疗机构，存在严重的医疗安全隐患，损害患者利益。因此，要切实加强对违规装备清理排查处理工作的组织领导，依托专业机构，成立由临床、医学工程、影像技术等专业专家和行政管理人员等组织成的班子，实行专人负责。设备性能和影像质量均合格且相关技术人员具有上岗资质的，按规定发放临时配置证，逐步纳入大型医用设备配置规划，严格管理；设备质量不合格的，要坚决淘汰；设备质量虽然合格但技术人员不具备上岗资质、应用质量没有保证的，封存设备，暂停使用，待相关人员参加培训取得上岗资质后再按要求纳入配置规划管理。

（一）大型医疗设备配置制度

大型医疗设备的配置是区域卫生规划的重要内容，卫生部第一批公布的大型设备有：X射线计算机断层扫描装置（CT）、磁共振成像装置（MRI）、爱克司刀（X-刀）、伽玛刀（γ-刀）。

我国对大型医用设备配置实行计划审批制度。国家卫生行政部门根据国家和不同地区的社会经济发展制定总体配置计划、区域性额度分配制度，省、自治区、直辖市人民政府卫生行政部门根据国家卫生行政部门的计划结合本地区的情况制定地区性大型医用设备配置规划和年度分配计划，并报国家卫生行政部门后组织实施。

我国实行大型医用设备配置许可证制度。只有具备大型医用设备配置许可证的医疗机构，具备常规X射线设备和相应人员、技术等条件，方可购置　大型医用设备。申请配置者须填写《大型医用设备配置申请表》，向医疗机构所在的省、自治区、直辖市人民政府卫生行政部门提出申请。省、自治区、直辖市人民政府卫生行政部门根据核准的大型医用设备年度配置计划，予以审批并报国家卫生行政部门备案，由国家卫生行政部门采取公开招标、集中采购的方式购置设备，颁发大型医用设备配置许可证，定期公布全国指导装配机型。

（二）大型医疗设备配置标准

不同能级的医疗机构设备配置须根据《医疗机构开业基本标准》规定的设备配置要求，遵循分级、适宜、资源共享原则来确定配置标准。我国当前对大型设备配置的指导原则是：

1．严格控制高科技设备在一般医疗卫生机构普遍使用。

2. 所有大型设备应纳入管理范围，规定总量，合理规划和布局。新增加更换大型医疗设备应报省级主管部门批准。

3. 对于超过配置标准的地区，应通过控制大型医疗设备的更新换代，实现总量调整和控制。

4. 适当降低大型医疗设备检查定价，扭转盲目购置和过度使用倾向。

近期国家计委、财政部和卫生部从宏观上控制大型设备增长，制订了大型设备配置的具体标准并要求各地根据这一标准来设置：

CT：国家每年按6%增长，在2000年全国计划增加到2 600台，按人口比例计算，每百万人口2台；根据人均国民产值情况，前10位的省、自治区，每百万人口可装备2.5台，其中省会城市每百万人口不超过3.5台；第11位至22位的省、自治区，每百万人口可装备2.0台，其中省会城市每百万人口不超过2.5台；第23位至30位的省、自治区，每百万人口可装备1.5台，其中省会城市每百万人口不超过2.5台；三个直辖市每百万人口不超过5台。计划单列市装备数量可参照省会市。

MRI：国家标准每年按6%增长，在2000年全国计划增加到390台。按人口比例计算；每百万人口0.3台；根据人均国民产值情况，前10位的省、自治区，每百万人口可装备0.4台，其中省会城市每百万人不超过1.0台；第11位至22位的省、自治区，每百万人口可装备0.3台，其中省会城市每百万人口不超过0.9台；第23位至30位的省、自治区，每百万人口可装备0.2台，其中省会城市每百万人口不超过0.8台；三个直辖市每百万人口不超过1.5台。计划单列市装备数量可参照省会市。

X-刀：前10位的省、自治区省级以上医疗机构，每省、区可装备3台；第11位至22位的省、自治区、每省、区2台；每23位至30位的省、自治区，每省、区可装备1台；三个直辖市可装备5台，计划单列市可装备1台。

γ-刀：国家保持目前装备数量，不再发展。

（三）法律责任

未取得大型医用设备配置许可证而擅自购买大型医用设备的，责令停止使用，并可处以购买价格10%以下的罚款；对该医疗卫生机构主要负责人与经办人给予行政处分。

三、大型医疗设备应用管理规定

（一）大型医用设备应用管理制度

我国对大型医用设备实行应用合格证制度。大型医用设备在投入使用前，须经省大型医用设备应用技术评审委员会进行技术评审，评审合格，发给大型医用设备配置合格证后方可使用。评审每2～3年进行一次，以保证大型医用设备的性能和安全性。

国家卫生行政部门认定和制定大型医用设备应用安全、卫生防护、应用质量管理标准，报国家技术监督部门备案。凡是配置和使用大型医疗设备的医疗卫生机构必须执行卫生行政部门发布的标准，并制定相应的规章制度和操作规程，建立岗位责任制。

国家和省、自治区、直辖市人民政府卫生行政部门分别成立“大型医用设备应用技术评审委员会”，负责全国或本行政区域内的大型医用设备应用技术评审工作。

卫生行政部门会同国家物价管理部门制定大型医用设备应用收费原则。省、自治区、直辖市人民政府卫生行政部门会同地区物价管理部门制定大型医用设备应用收费标准。

（二）大型医用设备人员管理制度

我国实行大型医用设备上岗人员技术合格证制度。应用大型医用设备的操作人员实行技术考核、上岗资格认证制度，即经专门考核，取得《大型医用设备上岗人员技术合格证》，并在省级人民政府卫生行政部门登记注册后方能上岗执业。国家卫生行政部门制定大型医用设备使用人员的考核标准和办法，省、自治区、直辖市人民政府卫生行政部门组织本地区大型医用设备使用操作人员技术考核和资格认证工作。

（三）法律责任

未取得大型医用设备上岗人员技术合格证的人员，擅自使用操作大型医用设备的，责令其停止使用操作，并对当事人与主管人给予行政处分。

未取得大型医用设备应用质量合格证而擅自启用的大型医用设备，责令停止使用；对当事人与主管人员给予行政处分。情节严重者，吊销其大型医用设备配置许可证；经复审检查应用质量不合格的大型医用设备，责令停止使用，并吊销其大型医用设备配置许可证。

第四节　医药相关资源保护法律规定

一、药物药材资源保护法律规定

（一）药物管理法律规定

1．基本药物管理制度规定

国家基本药物制度是国家定期确定公布疗效确切、毒副反应清楚，价格较廉、使用方便的药物的制度。建立基本药物管理制度的目的是配合医疗保障制度的改革，保证人民群众防病治病的基本需要，控制医药费用，减少药品浪费和不合理用药。

国家于《国家基本药物目录（基层医疗卫生机构配备使用部分）》（2009 年版）已于 2009 年 8 月 17 日卫生部部务会议讨认通过，自 2009 年 9 月 21 日起施行。分化学药品和生物制品（205 种）、中成药（102 种）、中药饮片（颁布国家药品标准的中药饮片为国家基本药物）等 3 部分。卫生部、国家法改委工业和信息化部、检察部、财政部、人力资源和社会保障部、商务部、国家食品药品监督管理局、国家中医药管理局等九部委办于二00 九年八月十八日印发《关于建立国家基本药物制度的实施意见》（卫药政发【2009】78 号）。2、医药储备制度规定医药储备制度是为满足战备、灾情、疫情、传染病、急救等用药的需要，以国家指令计划的形式建立的国家重要物资储备制度。

医药储备规定已形成制度，是国际上许多国家的一贯作法，我国自 70 年代开始建立医药储备制度。自 1997 年始，我国开始建立国家、地方两级储备制度，即在国务院统一领导下，国家医药行政管理部门和各省、自治区、直辖市医药行政管理部门分别承担中央和地方医药储备的组织实施工作。医药行政管理部门负责储备品种、规模、计划的制定和下达，以及储备药械的调度，储备计划落实情况的监督检查。承担医药储备任务的企业，负责计划的落实，做好储备药械的采购、储存、调运和财务结算。企业内其政策性储备资金与业务性生产经营资金实行财务分开，独立核算。

（二）野生药材资源保护法律规定

1．重点保护的野生中药材物种

《药品管理法》规定，国家保护野生药材资源，鼓励培育中药材。国家重点保护的野生药材物种名录是国家医药管理部门根据全国药材资源的情况会同国务院野生动物、植物管理部门制定公布的。在国家保护的野生药材物 种名录之外的，各省、自治区、直辖市人民政府可根据本地的药材情况，确定本省的重点保护野生药材资源目录，报国家医药管理部门备案。国家重点保护的野生药材物种分为三级：

一级：濒临灭绝状态的稀有珍贵野生药材物种（简称一级保护野生药材物种）；

二级：分布区域缩小，资源处于衰竭状态的重要野生药材物种（简称二级保护野生药材物种）；

三级：资源严重减少的主要常用野生药材物种（三级保护野生药材物种）。

2．一级野生药材资源保护规定

一级保护野生动物药材物种属于自然淘汰的，其药用部分由各级药材公司负责经营管理，但不得出口。非法猎捕、杀害珍贵、濒危野生动物或非法收购、运输、出售珍贵、濒危野生动物和珍贵、濒危野生植物制品的，依法追究刑事责任。

3．二、三级野生药材资源保护规定

（1）实行采药证和狩猎证制度　采猎二、三级保护野生药材物种的，必须向县级以上医药管理部门和同级野生动物、植物管理部门申办采药证。采药证中应明确采猎物种、采猎期、数量、地域范围以及有关注意事项和有效期。采伐保护野生药材物种的，必须同时具有采药证和采伐证。狩猎保护野生动物药材物种的，应同时具有采药证和狩猎证。采集不属于以上两类保护野生药材物种的，必须持有采药证。采伐证和狩猎证的申办按有关法律规定办理。.

（2）建立国家或地方野生药材资源保护区的规定　县以上地方人民政府可以建立地方野生药材资源保护区，国务院可以建立国家野生药材资源保护区。如果是在国家或地方自然保护区内建立野生药材保护区，必须征得国家或地方自然保护区主管部门的同意。进入野生药材资源保护区从事科研、教学、旅游等活动的，必须经该保护区管理部门批准。

（3）二、三级保护野生药材的经营规定　二、三级保护的野生药材资源中的国家计划管理品种，即指国家指令性计划管理品种，已成为商品的中药材的计划管理品种，不是指物种，由中国药材公司统一经营管理。目前中药材计划管理的品种有四种：麝香、甘草、杜仲、厚朴。其余品种由产地县药材公司或委托单位按照计划收购。二、三级保护野生药材物种的药用部位除国家另有规定外，实行限量出口。

（4）法律责任　县以上医药管理部门会同同级野生动物、植物管理部门可确定禁止采猎区、禁止采猎期和不得使用的禁用工具进行采猎，违反上述规定，情节严重的，依法追究刑事责任。

二、遗传物质资源管理法律规定

人类遗传资源是指含有人体基因组、基因及其产物的器官、组织、细胞、血液、制备物、重组脱氧核糖核酸（DNA）构建体等遗传材料及相关信息资料。我国实行人类遗传资源的登记报告制度、国际合作项目的批准制度和知识产权的分享制度。

（一）国际合作项目的申报规定

人类遗传资源管理办法规定，凡涉及我国人类遗传资源的国际合作项目，应经批准后签约。由中方合作单位填报申请书并附合同文本草案、人类遗传资源材料提供者及其亲属的知情同意证明等有关材料，中央所属单位按隶属关系报国务院有关部门，非中央所属单位报所在地的地方主管部门，经上述部门初步审查同意后，向中国人类遗传资源管理办公室提出申请。

（二）研究开发项目的知识产权规定

我国研究开发机构对于我国境内的人类遗传资源信息，包括遗传家系和特定地区遗传资源及其数据、资源、样本等，享有专属特有权。获得上述信息的外方合作单位和个人未经许可不得公开、发表、申请专利或以其他形式向他人披露。

有关人类遗传资源的国际合作项目应当遵循平等互利、诚实信用、共同参与、共享成果的原则处理知识产权归属和分享。合作研究开发成果属于专利保护范围的，应由双方共同申请专利，专利权归双方所有；合作研究开发产生的其他科技成果，其使用权、转让权和利益分享办法应由双方通过合作协议确定，所获得益按双方贡献大小分享。

（三）法律责任

我国单位和个人违反人类遗传资源管理办法的规定，未经批准私自携带、邮寄、运输人类遗传资源材料出口、出境的，由海关没收其携带、邮寄、运输的人类遗传资源材料，视情节轻重，给予行政处罚直至移送司法机关处理；未经批准擅自向外方机构或者个人提供人类遗传资源材料的，没收所提供的人类遗传资源材料并处以罚款；情节严重的，给予行政处罚直至追究法律责任。

国（境）外单位和个人违反人类遗传资源管理办法规定，未经批准，私自采集、收集、买卖我国人类遗传资源材料的，没收其所持有的人类遗传资源材料并处以罚款；情节严重的，依照我国有关法律追究其法律责任。私自携带、邮寄、运输人类遗传资源材料，视情节轻重，给予处罚或移送司法机关处理。

人类遗传资源管理部门的工作人员和参与审核的专家有为申报者保守技术秘密的责任。玩忽职守、徇私舞弊，造成技术秘密泄露或人类遗传资源流失的，视情节给予行政处罚直至追究法律责任。

三、医学实验动物管理法律规定

医学实验动物是指来源清楚（遗传背景及微生物控制），用于科学研究、教学、医疗、生产、鉴定及其他科学实验的动物。根据卫生部医学实验动物质量标准，医学实验动物和实验动物设施分为四级：一级为普通级；二级为清洁级；三级为无特定病原体（SPF）级；

四级为无菌级。

（一）医学实验动物管理制度

全国医学实验动物工作实行三级管理，即卫生部医学实验动物管理委员会、省级医学实验动物管理委员会、单位医学实验动物管理委员会或小组。卫生部对医学实验动物质量实行两级管理制度，即卫生部医学实验动物质量检测中心和省级医学实验动物质量检测中心的管理。医学实验动物质量检测机构应当严格执行卫生部《医学实验动物标准》、《医学实验动物监测手册》，统一医学实验动物质量检测方法，保证质量检测的可靠性、准确性、可比性及公正性。

（二）医学实验动物的保护规定

卫生部医学实验动物保种中心负责全国医学实验动物的保种和种用动物供应，提供的种用动物应当有保种单位负责人签发的标明品种、品系、遗传背景、微生物控制的动物等级资料，有义务根据引种单位的情况提出引种的指导意见。

种用实验动物由卫生部医学实验动物保种中心负责统一引进。单位及个人引进的种用实验动物、新发现的实验动物品系应当报卫生部实验动物保种中心备案。引进种用实验动物应当具备完整的品种、品系名称、遗传背景、微生物控制等有关资料。引种单位有义务向供种单位反馈引入种用动物的繁育和生产供应等有关资料。

从事医学实验动物饲养、生产供应的单位，应当取得当地省级相应医学实验动物管理委员会核发的《医学实验动物环境设施合格证书》和《医学实验动物合格证书》。医学实验动物饲养、生产人员应当持有《医学实验动物技术人员岗位资格认可证书》。医学实验动物饲养、生产供应单位必须建立严格的管理制度、操作规程，并有相应的监督保证措施。医学实验动物生产供应单位提供的实验动物应当具有相应级别的合格证书，保证动物质量。

（三）医学动物实验的应用规定

医学实验与研究应当根据不同目的，选用相应合格的医学实验动物，并在合格的相应级别动物实验环境设施内进行。普通实验动物（一级）只能用于教学实验和某些科研工作的预实验。部级课题及研究生毕业论文等科研实验必须应用二级以上的实验动物。

从事医学动物实验和药品、生物制品、保健食品、化妆品等安全评价实验的单位，必须取得相应医学实验动物管理委员会颁发的《医学实验动物环境设施合格证书》。进行动物实验的研究课题在进行动物实验前，应当向同级医学实验动物管理委员会提出研究报告，经专家论证后方可进行。运输医学实验动物的器具应当安全可靠，符合微生物控制的等级要求，不得将不同品系、不同等级的动物混装。进行各种动物实验时，应当按动物实验技术要求进行。

（四）医学实验动物检疫的规定

引进医学实验动物，应当遵守《进出境动植物检疫法》和《进出境动植物检疫法实施条例》。引进野生动物时，应当遵守《野生动物保护法》。引进单位在原地进行检疫，确认无人畜共患病并取得当地卫生防疫部门的证明后方可引进。实验动物发生异常死亡时，应及时查明原因并记录在案，分别情况，妥善处理。

四、卫生信息化管理法律规定

信息是经济发展的战略资源和独特的生产要素，信息化水平的高低，已成为各国综合国力的重要标志。建立一个高效率、高质量的全国卫生信息网，是国家卫生改革和发展的重要内容，也是国家卫生系统的一项基础性建设。

（一）卫生信息化建设的原则

卫生信息化建设的目标是要建立一套以科学管理为基础，以计算机、网络、信息技术为手段的现代化国家卫生信息系统，从而为国家、卫生管理部门、社会及大众提供信息管理及信息服务。卫生信息化建设的原则是：市场牵引、政府调控；政企分开、有序竞争；维护主权、保证安全；重视人才、强化创新；讲究实效、因地制宜；以法制业、加强管理。

（二）卫生信息化建设的目标

卫生信息化建设的“九五”目标为建成以科学管理为基础，以计算机及网络技术为手段，具有一定规模，具有中国特色的包括卫生服务、医疗保障、卫生监督执法的与卫生体系相适应的卫生信息系统奠定坚实的基础。到2010年建成一个相当规模的、健全先进的卫生信息化体系。卫生信息资源开发的深度和广度有明显的进步；卫生信息化服务发展迅速，老少边穷地区的卫生信息化水平也有一定程度的改善和提供；卫生系统具有一批高素质的、复合型卫生信息化人才；基本建立一套符合我国国情的卫生信息化标准及其制度体系。2010年9月28日 卫医政发【2010】85号文“关于开展电子病历试点工作的通知”，决定在北京市等22个省（区、市）部分区域和医院开展电子病历试点工作。

（吴崇其）

思　考　题

1. 卫生资源的含义及其要素是什么？
2. 卫生资源配置的原则和手段是什么？
3. 简述区域卫生规划的目标、内容和原则。
4. 简述卫生资源配置标准的主要内容。
5. WTO有哪些基本原则？
6. 我国开放卫生服务的具体承诺有哪些？
7. 医用设备规划管理有哪些主要法律制度？
8. 医药相关资源保护有哪些主要法律规定？

第二十九章　医疗机构管理法律规定

提要　医疗机构管理法律的颁布实施，对现行医疗机构管理体制、方式和行为以及重新调整医疗机构内部与外部各方面的利益关系作了规定，推动了卫生服务的对外开放，进一步完善了医疗机构的法制建设。

重点　医疗机构的概念和特征。医疗机构登记校验制度。医疗机构的权利和义务。院前急救转运系统的设置。预防保健机构的管理。社会民办医疗机构的性质和任务。中外合资、合作医疗机构的设置审批与登记。

第一节　医疗机构管理法律规定概述

一、医疗机构的概念、特点及分类

（一）医疗机构（medical institution）的概念

医疗机构是指依法设立并取得《医疗机构执业许可证》，以保护人体健康为宗旨，从事疾病的预防、诊断、治疗和康复活动的专业组织。

（二）医疗机构的特点

1. 医疗机构必须依法成立

医疗机构必须依据《医疗机构管理条例》及其实施细则的规定设立和登记，医疗机构在依法取得行政许可的前提下才能执业从事诊断、治疗的活动。

2. 医疗机构是从事疾病诊断和治疗活动的卫生机构

医疗机构是卫生机构中的重要组成部分。医疗机构分为医院、保健院、卫生院等十二类。卫生防疫、国境卫生检疫、医学科研和教学等机构在本机构业务范围之外开展诊疗活动以及美容服务机构开展医疗美容业务的，必须依据法律法规的规定，申请设置相应类别的医疗机构。

3. 医疗机构必须有适合名称、组织机构、设施和专业卫生技术人员，有从业场所、确定的诊疗科目、必要的经费和相应的规章制度，并能够独立承担民事责任。

（三）医疗机构的分类

按照不同的划分角度，医疗机构可以划分为不同的类别：

1. 根据医疗机构的功能、任务、规模的不同，医疗机构可分为以下类别：①综合医院、中医医院、中西医结合医院、民族医医院、专科医院、康复医院；②妇幼保健院；③

中心卫生院、乡（镇）卫生院；④疗养院；⑤综合门诊部、专科门诊部、中医门诊部、中西医结合门诊部、民族医门诊部；⑥诊所、中医诊所、民族医诊所、卫生所、医务室、卫生保健所、卫生站；⑦村卫生室（所）；⑧急救中心、急救站；⑨临床检验中心；⑩专科疾病防治院（所、室）；⑪护理院（站）；⑫其他诊疗机构。卫生防疫、国境卫生检疫、医学科研和教学等机构在本机构业务范围之外开展诊疗活动以及医疗美容服务机构开展的美容业务，应根据法律规定，申请批准设置相应类别的医疗机构。

2．根据医疗机构的性质、社会功能及其承担任务的不同，医疗机构可分为营利性和非营利性两类：

（1）营利性的医疗机构　营利性医疗机构是指医疗服务所得收益可用于投资者经济回报的医疗机构。政府不举办营利性医疗机构。

（2）非营利性医疗机构　非营利性医疗机构是指为社会公众利益服务而设立和运营的医疗机构，不以营利为目的，其收入用于弥补医疗服务成本，实际运营的中的收支结余只能用于自身的发展，如改善医疗条件、引进技术、开展新的医疗服务项目等。

二、医疗机构管理的法律调控

建国以来，党和政府十分重视医疗卫生事业的建设与发展，本着“先普及，后提高，以加强基层卫生组织建设为重点”的原则，在大力兴办医疗卫生事业、解除患者病痛的同时，加强了规范性管理，先后颁布了一些医疗机构管理方面的法规。如1951年1月3日当时的政务院批准颁布我国第一个医疗机构管理方面的行政法规《医院诊所管理暂行条例》，随后国务院及卫生部又陆续制定了一系列有关医疗机构管理的行政法规和部门规章，使医疗机构依法从事诊疗活动有了相应的遵循。

党的十一届三中全会以来，与人民生命健康息息相关的医疗卫生事业得到了长足的发展，医疗机构管理的法制建设也进一步得到加强。卫生部先后制定了《综合医院组织编制原则（试行草案）》（1978年12月2日）、《全国医院工作条例》（1982年1月12日）、《医院工作制度》（1982年4月7日）、《医师、中医师个体开业暂行管理办法》（1988年11月21日）、《医院分级管理办法（试行）》（1989年1月29日）、《医院工作制度补充规定（试行）》（1992年3月7日）等。

1994年，国务院《医疗机构管理条例》（后简称《条例》）的颁布实施，标志着我国医疗机构管理进一步走向法制化、标准化、规范化和科学化。它所规范的内容涉及现行医疗机构管理体制、方式和行为，重新调整医疗机构内部与外部各个方面的利益关系。此后，卫生部陆续颁布了《医疗机构管理条例实施细则》（后简称《细则》）、《医疗机构监督管理行政处罚程序》、《医疗机构设置规划指导原则》、《医疗机构基本标准（试行）》、《医疗机构诊疗科目名录》等规定。2000年2月国务院办公厅转发了《关于城镇医药卫生体制改革的指导意见》。为配合建立新的医疗机构分类管理制度，国务院有关部委相继发布了《关于城镇医疗机构分类管理的实施意见》、《关于医疗卫生机构有关税收政策的通知》、《国家计委、卫生部印发关于改革医疗服务价格管理的意见的通知》等规范性文件。2000年5月15日，卫生部、对外经济贸易合作部发布了《中外合资、合作医疗机构暂行管理办法》，推动了卫生服务的对外开放，进一步完善了医疗机构的法制建设。

2000 年 12 月 29 日，卫生部印发了《城市社区卫生服务机构设置原则》、《城市社区卫生服务中心设置指导标准》和《城市社区卫生服务站设置指导标准》。2007 年 1 月 1 日起新实施了《医疗广告管理办法》。2008 年 5 月 13 日，卫生部在总结《医院管理评价指南（试行）》实施 3 年来经验的基础上，对《评价指南（试行）》进行了修订，修订为《医院管理评价指南（2008 年版）》。卫生部在 2004 年修改了《卫生机构基本标准》，在 2009 年重新颁布了医疗机构设置规划指导原则，即《医疗机构设置规划指导原则（2009 年版）》。

三、医疗机构属地化和全行业管理

医疗机构属地化和全行业管理的总体目标是实现所有医疗卫生机构，不论所有制、投资主体、隶属关系和经营性质，均由所在地卫生行政部门统一规划、统一准入、统一监管。主要是针对我国现行医疗卫生管理体制存在条块分割，资源布局不合理，各类医疗与疾病预防控制机构之间不能有效联通等问题。

实现医疗机构属地化和全行业管理，应从以下方面入手：一是明确各级政府举办公立医疗机构的责任。中央和省级政府除保留少数具有特殊功能的医疗机构外，其余医疗机构由市为主要层级负责举办，县（市）主要负责举办县级医院、乡村卫生和社区卫生机构。二是强化区域卫生规划。完善区域卫生规划，提高规划的刚性约束，充分利用和优化配置现有医疗卫生资源，对不符合规划要求的医疗机构要逐步进行整合。新增卫生资源重点投向农村和社区卫生等薄弱环节。实现医疗资源的合理配置，充分发挥医疗资源的整体效益。三是加强区域卫生规划与城乡规划、土地利用总体规划等的衔接，加强相关部门间的协调，确保卫生规划落到实处。四是加大监管力度，提高全行业管理的权威与效能，切实履行卫生行政部门对于医疗卫生机构的行业监管职能。

四、医疗机构设置规划和设置审批制度

（一）医疗机构设置规划

《条例》规定：“县及以上地方人民政府卫生行政部门应根据本行政区域内的人口、医疗资源、医疗需求和现有医疗机构的分布状况，制定本行政区域医疗机构设置规划。”

《医疗机构设置规划》由县级以上地方卫生行政部门依据《医疗机构设置规划指导原则》制定，经上一级卫生行政部门审核，报同级人民政府批准，在本行政区域内发布实施。《细则》规定：“医疗机构不分类别、所有制形式、隶属关系、服务范围，其设置必须符合当地医疗机构设置规划。”县以上卫生行政部门应当依据卫生部颁布的《医疗机构设置规划指导原则（2009 年）》，把区域内社会经济情况、居民健康水平、医疗服务需求、医疗服务利用和医疗卫生资源调查清楚，坚持预防为主，防治结合，注意中西医并重，建立和完善分级设置医疗体系，以合理配置、合理利用医疗资源，公平地向居民提供医疗服务，把医疗机构设置规划纳入区域卫生发展规划和城乡建设发展总体规划。

（二）设置审批

《条例》规定，“设置医疗机构应当符合《医疗机构设置规划》和《医疗机构基本标

准》”。任何个人或单位必须按照规定的程序和要求向县级以上地方人民政府卫生行政部门提出申请批准后方可向有关部门申请办理其他手续。审批时必须符合法定审批程序，个人或单位申请设置医疗机构时向所在地的省级（100 张床以上和专科医院）或县级卫生行政部门申请，提交的文件包括：设置申请书；设置可行性研究报告；选址报告和建筑设计平面图。卫生行政部门有权对符合医疗机构设置规划和医疗机构基本标准的医疗机构进行统一规划、统一布局、统一管理；对不符合规划要求的医疗机构，根据医疗机构设置规划进行调整、注销。避免医疗机构重复设置和医疗资源浪费。

有下列情形之一的，不得申请设置医疗机构：

1. 不能独立承担民事责任的单位；
2. 正在服刑或者不具有完全民事行为能力的个人；
3. 医疗机构在职、因病退职或者停薪留职的医务人员；
4. 发生二级以上医疗事故未满五年的医务人员；
5. 因违反有关法律、法规和规章，已被吊销执业证书的医务人员；
6. 被吊销《医疗机构执业许可证》的医疗机构法定代表人或者主要负责人
7. 省、自治区、直辖市政府卫生行政部门规定的其他情形。

有前款第 2、3、4、5、6 项所列情形之一者，不得充任医疗机构的法定代表人或者主要负责人。

在城市设置诊所的个人，必须同时具备下列条件：

1. 经医师执业技术考核合格，取得医师执业证书；
2. 取得医师执业证书或者医师职称后，从事五年以上同一专业的临床工作；
3. 省、自治区、直辖市卫生行政部门规定的其他条件。

在乡镇和村设置诊所的个人的条件，由省、自治区、直辖市卫生行政部门规定。县级以上地方卫生行政部门依据当地《医疗机构设置规划》及本细则审查和批准医疗机构的设置。

申请设计医疗机构有下列情形之一的，不予批准：

1. 不符合当地《医疗机构设置规划》；
2. 设置人不符合规定的条件；
3. 不能提供满足投资总额的资信证明；
4. 投资总额不能满足各项预算开支；
5. 医疗机构选址不合理；
6. 污水、污物、粪便处理方案不合理；
7. 省、自治区、直辖市卫生行政部门规定的其他情形。

卫生行政部门应当在核发《设置医疗机构批准书》的同时，向上一级卫生行政部门备案。上级卫生行政部门有权在接到备案报告之日起三十日内纠正或者撤销下级卫生行政部门做出的不符合当地《医疗机构设置规划》的设置审批。

五、医疗机构名称管理制度

医疗机构名称管理制度是为了规范医疗机构名称、方便病人和保护医疗机构对名称的占有权而拟定的一项法律制度。

医疗机构名称管理制度规定了医疗机构名称的组成和命名原则、关于医疗机构命名的禁止性规范；医疗机构名称的核定与适用；医疗机构名称的争议和处理。《细则》规定：医疗机构的名称由识别名称和通用名称组成，通用名称为：医院、门诊部等；识别名称为行政区划或者地名、医学学科、专业、专科、和诊疗科目的名称。医疗机构的名称的确定不得违背设定原则，并须经有权的卫生行政部门核准。医疗机构名称中含有外国国家（地区）名称及其简称、国际组织名称；设有“中国”、“中华”、“全国”、“国家”等字样以及跨省地域名称；各级地方人民政府设置的医疗机构的识别名称中，不含有行政区划名称的设置申请，须经卫生部核准。属于中医、中西医结合和民族医医疗机构的设置申请，由中医药管理局核准。

医疗机构的命名是由设置医疗机构服务项目、内容来确定。命名的医疗机构名称应符合规范：必须名副其实，并与医疗机构的类别或者诊疗项目相适应，不得用损害国家、社会、公共利益和他人利益的名称，不得使用含有“疑难病”、“专家”或者同类含义的宣传、暗示疗效和误导病人就医的名称。命名应体现医疗机构的特征，识别通俗方便，便于就诊者寻找。对于名称争议问题，实行“登记在先”原则，确认首先登记医疗机构名称的申请的名称使用权。

六、医疗机构登记校验制度

医疗机构在执业期间，应按规定定期向登记机关办理校验，医疗机构登记校验制度又称为医疗机构执业许可制度。具体内容包括：①登记机关和登记管辖权的划分：医疗机构执业必须登记，领取《医疗机构执业许可证》。② 受理登记的条件：有设置医疗机构批准书；符合医疗机构的基本标准；有适合的名称、组织机构和场所；由与其开发的业务相适应的经费、设施、设备和专业卫生技术人员；有相应的规章制度；能够独立承担民事责任。③ 登记程序：由批准设置的卫生行政部门办理。④ 登记事项：名称、地址、主要负责人；所有制形式；诊疗科目、床位；注册资金。⑤医疗机构改变名称、地址、场所、主要负责人；诊疗科目、床位，必须向原登记机关办理变更登记。⑥医疗机构歇业，必须向原登记机关办理注销登记，经登记机关核准后收缴《医疗机构执业许可证》。⑦校验：床位不满100 张的医疗机构，其《医疗机构执业许可证》每年校验一次；床位在 100 张以上的医疗机构其《医疗机构执业许可证》每 3 年校验一次。⑧《医疗机构执业许可证》不得伪造、涂改、出卖、转让、出借、遗失的应当及时声明，申请补发。

七、医疗机构分级管理和评审制度

（一）分类分级管理

医疗机构分级管理是指从地区医疗保健供求现状出发，制定区域卫生规划，适当调整原有医疗机构，并根据地区内医院的不同功能、任务、规模、服务面大小和技术条件等，划分为一定的类别、级别和等次，按相应的医院分类分级管理，实行标准化、目标化管理的制度。一般医院分为综合性医院和专科医院两类，目前，根据需要与可能，在综合性医院里重点加强 1 ~2 个医疗科的建设，使其领先发展并将其办成该地区该科的技术中心，即所谓重点专科综合医院。按所有制分为公立、私立医院；按学科性质分为中医医院、西医医院、中西医结合医院、民族医院；按隶属关系分为卫生系统、医学院校、工矿企业、军队所属的医院；根据划区分级的原则及其服务范围的不同，又分为国家、省（市、自治区）、县（区）、企业医院。由于各种类型的医院划分之间标准不同，有的医院同时兼有几种类型。

《医疗机构基本标准》将现行的医院分级标准分三部分：基本标准、分级标准、分等标准。按医疗技术水平及服务层次，城市三级医疗网由一级、二级、三级医院组成。一级医院是直接为社区提供医疗、预防、保健、康复等综合服务的基层医院，二级医院是提供医疗卫生服务的地区性医院和地区性医疗预防技术中心，三级医院主要由城市大医院和医学院校的附属医院组成，它们是医疗、科研和医学教学中心。

新的医疗机构分类管理制度，把医院分为营利性和非营利性两类进行管理。非营利性医疗机构以为社会公众利益服务为宗旨，不以营利为目的，收入用于弥补医疗服务成本，实际运营中的收入节余只能用于自身发展，改善医疗条件，引进技术，开展新的医疗服务等。定为非营利性医疗机构的有：由政府出资举办承担基本医疗任务，代表区域性或国家水平的医疗机构（经县以上人民政府核定）；由社会捐资兴办的医疗机构；企事业单位设立的为本单位职工服务的医疗机构；社会团体和其他社会组织举办的医疗机构（可自愿选择并经县以上卫生行政部门核定）；国有、集体资产与医疗机构职工集资合办的（包括联合诊所），经自愿选择并经卫生行政和财政部门核准可转为非营利性医疗机构，也可改造为股份制、股份合作制形式成为营利性医疗机构。

营利性医疗机构是指医疗服务所得收益可用于投资者经济回报的医疗机构。可定为营利性医疗机构的有：除现有由政府举办的承担基本医疗任务，代表区域性或国家水平以外的医疗机构，可自愿选择经核定为其他非营利性医疗机构，也可申请和定位营利性医疗机构；由企事业单位设立的为本单位职工服务的医疗机构，如对外开放，可自愿选择并经县以上卫生行政、财政部门核定，由非营利性转为营利性医疗机构；城镇个体诊所、股份制、股份合作制和中外合资、合作医疗机构。

（二）医院评审

医疗机构评审是由有关专家组成的医疗机构评审委员会，依照《医疗机构评审办法》和《医疗机构评审标准》及《医疗机构基本标准》，对医疗机构的执业活动、服务质量和管理水平等进行综合评价的专业技术性活动，包括周期性评审和不定期重点检查。各级各类医疗机构均应按本办法参加评审。县级以上卫生行政部门负责医疗机构评审工作的组织与领导；医疗机构评审委员会负责医疗机构评审的具体实施，并向被评审的医疗机构提出改进工作的指导意见。省级以上卫生行政部门可根据各评审周期当时的医疗工作重点、医疗机构管理中的实际情况和卫生政策导向，调整各类评审指标的权重。三级特等医院、急救中心和省级以上临床检验中心的评审由卫生部组织与领导，同级医疗机构评审委员会负责具体实施。三级医院、二、三级妇幼保健院、疗养院、省级专科疾病防治机构、市（地级）临床检验中心的评审由省级卫生行政部门组织与领导，同级医疗机构评审委员会负责具体实施。二级医院和康复医院评审的组织、领导与实施由省级卫生行政部门规定。一级妇幼保健院、市辖区的妇幼保健所、设区的市级专科疾病防治机构、急救站、护理院的评审由设区的市级卫生行政部门组织与领导，同级医疗机构评审委员会负责具体实施。一级医院、卫生院、县级专科疾病防治机构、门诊部、诊所、村卫生室（所）、卫生所（室）、医务室、卫生保健所、护理站、卫生站等的评审由县级卫生行政部门组织与领导，同级医疗机构评审委员会负责具体实施。卫生行政部门认为必要时，可请下级、上级或辖区外的医疗机构评审委员会实施对辖区内特定医疗机构的评审工作。上级卫生行政部门应对下级卫生行政部门的评审工作进行监督、检查和指导。医院、妇幼保健院、疗养院、卫生院、急救医疗机构、临床检验中心、专科疾病防治机构、护理院及床位数在 20 张以上的其他医疗机构的评审周期为三年；其他医疗机构的评审周期为二年。

（三）评审机构及成员

医疗机构评审委员会由有关方面专家组成，委员会按照医疗机构评审办法和评审标准，医疗机构的执业活动、医疗服务质量等进行综合评价。医疗机构评审办法和评审标准由国务院卫生行政部门制定。县以上卫生行政部门根据评审委员会的评审意见，对达标的医疗机构发给合格证书，对未达标的提出处理意见。

八、医疗机构监督管理制度

医疗机构监督管理制度是为维护医疗机构的执业垄断权、取缔无证行医，同时保证医疗机构遵纪守法、履行法定义务依法执业制定的法律制度。国务院卫生行政部门负责全国医疗机构的监督管理工作。县级以上人民政府卫生行政部门负责本行政区域内医疗机构的监督管理工作，具体工作一般由设立在医政处的医疗机构监督管理办公室负责。各级卫生行政部门对医疗机构监督管理的职权有：①负责医疗机构的设置审批、执业登记和校验；②对医疗机构的执业活动进行检查指导；③负责组织对医疗机构的评审；④对违反《条例》的行为给予处罚。随着社会法制化的进程，对医疗机构的技术管理、行政管理、财务管理、人才管理等监督管理制度正在不断完善。

《医疗技术临床应用管理办法》将医疗技术分为三类，第一类医疗技术由医疗机构根据功能、任务、技术能力实施严格管理，第二类、第三类医疗技术由省级卫生行政部门和卫生部审批，实行第三方技术审核制度，技术审核机构建立审核工作制度，制定并公布医疗技术临床应用能力技术审核程序，并根据工作需要建立专家库。对具有不同专业技术职务任职资格的医师开展不同级别的手术进行限定，并对其专业能力进行审核后授予相应的手术权限。

《细则》对医疗机构出具虚假证明文件、任用非卫生技术人员从事医疗卫生技术工作、超出本机构登记的诊疗科目范围从事诊疗活动、未取得《医疗机构执业许可证》擅自执业、逾期不校验，出卖、转让、出借《医疗机构执业许可证》、未取得医疗执业许可证擅自展开诊疗活动等行为明确了处罚规定。

《大型医用设备配置与使用管理办法》对医疗机构引进大型医用设备做了相关规定。大型医用设备是指列入国务院卫生行政部门管理品目的医用设备，以及尚未列入管理品目、省级区域内首次配置的整套单价在500万元人民币以上的医用设备。大型医用设备管理品目分为甲、乙两类。甲类大型医用设备，由国务院卫生行政部门管理，乙类大型医用设备，由省级卫生行政部门管理。大型医用设备的管理实行配置规划和配置证制度。甲类大型医用设备的配置许可证由国务院卫生行政部门颁发，乙类大型医用设备的配置许可证由省级卫生行政部门颁发。配置大型医用设备必须适合我国国情、符合区域卫生规划原则，充分兼顾技术的先进性、适宜性和可及性，实现区域卫生资源共享，不断提高设备使用率。

《中华人民共和国药品管理法实施条例》对医疗机构的药剂管理做了相关规定。医疗机构设立制剂室，应当向所在地省、自治区、直辖市人民政府卫生行政部门提出申请，经审批、验收合格的发给《医疗机构制剂许可证》。医疗机构配制的制剂不得在市场上销售或者变相销售，不得发布医疗机构制剂广告。医疗机构购进药品，必须有真实、完整的药品购进记录，记录要符合国务院药品监督管理部门规定。医疗机构向患者提供的药品应当与诊疗范围相适应，并凭执业医师或者执业助理医师的处方调配。计划生育技术服务机构采购和向患者提供药品，其范围应当与经批准的服务范围相一致，并凭执业医师或者执业助理医师的处方调配；个人设置的门诊部、诊所等医疗机构不得配备常用药品和急救药品以外的其他药品。

在强化外部监管的同时，医疗机构也要苦练内功，强化院务公开监督考核，采取日常监督和定期考核相结合，医疗机构内部科室、部门及职工进行内部监督；加强人员准入管理，严格把关医师处方权限，杜绝医务人员超范围执业、跨专业、无证执业；加强临床护理工作，实施护士分层管理制度，规范护理行为。

九、医疗机构的权利和义务

（一）为医师执业提供各种保障条件：

1．医疗机构取得《医疗机构执业许可证》后方能开展诊疗活动；

2．为医师提供执业活动相当的医疗设备基本条件；

3．为医师从事医学研究、学术交流，参加专业学术团体提供条件或方便；

4．组织医师参加专业培训，接受继续医学教育，受卫生行政部门委托，可承担对有关医师进行定期考核，并向准予注册的卫生行政部门报告考核结果；

5．提供工资报酬、津贴和国家规定的福利待遇；

6．依法按程序审核批准医师所要进行的实验性临床医疗；

7．可以为《医师法》颁布前符合国家有关规定的具有临床医学专业技术职称和医学专业技术职务的人员，集体申报资格认定和办理注册手续；

8．发现注销医师执业注册的情形，在30日内向卫生行政部门报告。

（二）对医疗机构和工作人员的管理

1．按照核准登记的诊疗科目开展诊疗活动；

2．工作人员上岗工作，必须佩戴标牌；

3．不得使用非卫生技术人员从事卫生技术工作；

4．发生医疗事故，按照国家有关规定处理；

5. 对传染病、精神病、职业病等患者，按照国家有关法律、法规的规定处理；

6. 加强药品管理；

7. 按规定收取医疗费用详列细项，出具收据；

8. 承担相应的预防保健工作，承担县级以上卫生行政部门委托的支援农村、指导基层基层医疗卫生工作等任务；

9. 发生重大灾害、事故、疾病流行或者其他意外情况时，服从调遣；

10. 与具备执业资格的医师建立聘任、聘用关系；

11. 对危重病人应当立即抢救，不能诊治的病人及时转院；实行手术、特殊检查或者特殊治病时，必须征得患者或家属的同意、签字；

12. 实行手术、特殊检查或者特殊治病时，必须征得患者或家属的同意、签字；

13. 未经医师亲自检查病人，不得出具疾病诊断书、健康证明书、死亡证明书；

14. 未经医师、助产人员亲自接产，不得出具出生证明书或者死亡报告书。

医疗机构的权利和义务不断在法律框架中有所体现，例如，2002 年卫生部为防范重大医疗过失行为和医疗事故的发生、正确处理医疗事故、不断提高医疗服务质量，根据《医疗事故处理条例》和《条例》制定了重大医疗过失行为和医疗事故报告制度的规定，该规定要求医疗机构应当建立健全重大医疗过失行为和医疗事故报告制度。医疗机构发生或发现重大医疗过失行为后，应于 12 小时内向所在地县级卫生行政部门报告。

十、医疗广告管理

医疗广告是指利用各种媒介或者形式直接或间接介绍医疗机构或医疗服务的广告。

2006 年 11 月国家工商行政管理总局、卫生部公布了新的《医疗广告管理办法》，并于 2007 年 1 月 1 日开始实施，内容主要有三个方面：

一是明确了医疗广告发布前的审查制度，工商行政管理机关负责医疗广告的监督管理。卫生行政部门、中医药管理部门负责医疗广告的审查，并对医疗机构进行监督管理。由省级卫生行政部门对广告内容进行成品审查，取得《医疗广告审查证明》后方可发布。

二是限制了医疗广告内容，限于医疗机构第一名称、医疗机构地址、所有制形式、医疗机构类别、诊疗科目、床位数、接诊时间、联系电话等 8 项内容；同时，规定医疗广告不得出现以下八项内容，即涉及医疗技术、诊疗方法、疾病名称、药物的；保证治愈或者隐含保证治愈的；宣传治愈率、有效率等诊疗效果的；淫秽、迷信、荒诞的；贬低他人的；利用患者、卫生技术人员、医学教育科研机构及人员以及其他社会社团、组织的名义、形象作证明的；使用解放军和武警部队名义的；法律法规规定禁止的其他内容。并规定禁止利用新闻形式、医疗资讯服务类专题节（栏）目发布或变相发布医疗广告。

省级卫生行政部门、中医药管理部门应当自受理之日起 20 日内对医疗广告成品样件内容进行审查。卫生行政部门、中医药管理部门需要请有关专家进行审查的，可延长 10 日。对审查合格的医疗广告，省级卫生行政部门、中医药管理部门发给《医疗广告审查证明》，并将通过审查的医疗广告样件和核发的《医疗广告审查证明》予以公示；对审查不合格的医疗广告，应当书面通知医疗机构并告知理由。

省级卫生行政部门、中医药管理部门应对已审查的医疗广告成品样件和审查意见予以备案保存，保存时间自《医疗广告审查证明》生效之日起至少两年。《医疗广告审查证明》的有效期为一年。到期后仍需继续发布医疗广告的，应重新提出审查申请。

三是加大了对违法医疗广告的处罚力度，对于发布严重违法广告的广告主和广告经营单位，工商行政管理机关可以经济处罚的同时并处暂停发布医疗广告、直至取消广告经营单位的医疗广告经营和发布资格的处罚，卫生行政部门和中医药管理部门可以责令医疗机构停业整顿、吊销有关诊疗科目，直至吊销医疗机构执业许可证。未取得医疗机构执业许可证发布医疗广告的，按非法行医处罚。

十一、法律责任

医疗机构违反《医疗机构管理条例》及其实施细则，应受处罚的行为及内容主要有以下几项：

（一）未取得《医疗机构执业许可证》擅自执业

由县级以上人民政府卫生行政部门责令其停止执业活动，应受非法所得和药品、器械，并出 3 000 元以下的罚款。有下列情形之一的，责令其停止执业活动，没收非法所得和药品、器械，处以 3 000 元以上 1 万元以下的罚款；

1. 擅自执业曾受过卫生行政部门处罚；
2. 自执业的人员为非卫生技术专业人员；
3. 自执业时间再三个月以上；
4. 患者造成伤害；
5. 用假药、劣药蒙骗患者；
6. 以行医为名骗取患者钱物；
7. 自治区、直辖市卫生行政部门规定的其他情形。

（二）逾期不校验医疗机构执业许可证仍从事诊疗活动

医疗机构逾期不校验医疗机构执业许可证仍从事诊疗活动的，由县级以上人民政府卫生行政部门责令其限期补办校验手续；拒不校验的，吊销其医疗机构执业许可证。

（三）出卖、转让、出借医疗机构执业许可证

医疗机构出卖、转让、出借医疗机构执业许可证的，由县级以上人民政府卫生行政部门没收非法所得，并可以处以 5 000 元以下的罚款；情节严重的，吊销其医疗机构执业许可证。

（四）诊疗活动超出登记范围

医疗机构诊疗活动超出登记范围的，由县级以上人民政府卫生行政部门予以警告、责令其改正，并可以根据情节处以 3 000 元以下的罚款；情节严重的，吊销其医疗机构执业许可证。

（五）使用非卫生技术人员从事医疗卫生技术工作

使用非卫生技术人员从事医疗卫生技术工作的，由县级以上人民政府卫生行政部门责令其限期改正，并可以处以 5 000 元以下的罚款；情节严重的，吊销其医疗机构执业许

可证。

（六）出具虚假证明文件

医疗机构出具虚假证明文件的，由县级以上人民政府卫生行政部门予以警告；对造成危害后果的额，可处以1 000元以下的罚款；对直接责任人员由所在单位或者上级机关给予行政处分。当事人对行政处罚决定不服的，可以依照国家法律、法规的规定申请行政复议或者提起行政诉讼。当事人对罚款及没收药品、器械的处罚决定未在法定期限内申请复议或者提起诉讼又不履行的，县级以上人民政府卫生行政部门可以申请人民法院强制执行。

第二节 急救医疗机构管理法律规定

一、急救医疗机构的概念及特点

急救医疗体系是当今国际上新出现的一种先进急诊医疗服务结构，包括院前急救、医院急诊室和监护病房三个既各有独立职责和任务，又有相互紧密联系的、有严密组织和统一指挥的急救网络。

急救医疗机构是指为应对紧急医疗事件的发生，在各级卫生行政部门的统一领导下实施急救工作的医疗组织，包括各级急救站和医院的急诊科。

院前急救转运系统起源于战争，多次战争使院前处理战伤的能力不断提高。第一次世界大战，伤员从负伤到接受治疗经历为12～18小时，死亡率为10%～12%，到越战期间美军医疗系统使之降到2小时和1%的死亡率。我国城市院前急救转运系统的建设与管理包括通讯、急救转运手段和急救转运队伍等三大基本要素。1980年卫生部颁发了《关于加强城市急救工作的意见》，其后，许多地方相继建立各种急救中心或急救站，开始从单纯转运发展到转运及紧急处理并重。1983年颁布了《城市医院急救科（室）建设方案》，1986年和1987年卫生部又先后发布了《关于进一步加强急诊抢救工作的补充规定》及《关于加强急诊抢救和提高应急能力的通知》，从而对建立健全医疗急救网络，提高急救工作质量和水平有了进一步要求。1995年卫生部发布了《灾害事故医疗救援工作管理办法》，对灾害报告、现场医疗急救、部门协调和培训等工作作了明确的规定。2004年卫生部下发《关于加强院前急救网络建设及“120”特服号码管理的通知》，要求各地卫生行政部门要加强对急救资源的管理，科学组建院前急救网络，规范医疗急救电话号码的设置，保证“120”电话安全畅通。

我国目前急救医疗机构主要是由各级急救站（急救中心）和医院的急诊科（室）来共同组成，他们在各地卫生行政部门的统一领导下共同完成急救医疗工作。各级急救站（急救中心）主要承担院前急救、指挥、调度等工作，医院急诊科（室）主要承担病人的医疗救治、现场急救和转运等工作，二者共同组成院前－院内急救网络。

急救医疗事件的发生是难以预料的，因此，急救医疗系统必须24小时都处于运转状态，要有高度的机动性，其救助程序必须是快速敏捷的。发生紧急医疗事件时，急救中心接到求助信息（可以是电话或其他方式），要迅速对此做出反应，通知离事件最近的能提供急救医疗的相关单位去现场接应病患者并做出应急性的医疗处理，同时将病患者送到急救医疗机构进行救治。整个过程要完整迅速，不能有丝毫的懈怠。

二、院前急救转运系统的设置

院前急救转运系统已成为现代急救医疗的重要组成部分，更直接、更广泛地包括了对病人的现场处理、快速转运及途中处理等。

（一）建立当地急救指挥调度中心及相应的通信联络系统，形成城乡院前急救转运网络

首要目标是建立和健全当地的现代化急救通讯网络。1986 年卫生部和邮电部共同颁发文件规定全国免费急救呼叫电话号码为“120”。急救指挥调度中心接受“120”呼叫电话后，与各分站联系并下发院前急救指令。同时，外出运行的救护车与急救指挥调度中心及各分站取得双向联系，与各医院急诊科之间保持双向联系。

（二）急救转运手段

目前我国院前急救转运均属陆路转运。主要靠救护车运行，空中急救转运系统尚未形成，个别地区的医院已有空中直升机救护。救护车分为普通型和危重病监护型。普通型救护车配备担架、供氧装置和普通急救器材；重病监护型救护车加配心电监护设备、除颤起搏设备、人工辅助呼吸设备、吸引设备及心脏复苏挤压设备等。急救指挥调度中心的调度员，可根据急诊病人情况派车。

（三）急救转运队伍

院前急救小组一般由 1 ~2 名急救医师、1 名担架员和 1 名驾驶员组成，急救医师要经过专业培训，掌握院前急救转运的基本理论和基本技能。其他随车人员也要懂得急救常识并熟练掌握相关技能。目前有关院前急救医师的教育培训内容、体系及学历要求尚未规范化。

三、承担急诊急救工作的医院网络

院内急救即病人到医院后，医院组织急诊室（科）、监护室等科室精干的医务人员，优良的设备、药品，充分利用现有条件，全力搞好抢救。

（一）城市急救医疗组织

根据卫生部《关于城市急救工作的意见》城市应建立健全急救站、医院急诊科相结合的急救医疗网。省市级综合医院、专科医院的急诊室和中心急救站为三级急救医疗组织；区级综合医院、专科医院急诊室和急救分站为二级急救医疗组织；街道卫生院、红十字卫生站为一级急救医疗组织。

（二）农村急救医疗组织

县医院为二级急救医疗组织；乡镇卫生院为一级急救医疗组织；村卫生所担负群众自救互救任务。

（三）城乡急救医疗网

建立由自下而上的病人转诊关系和由上而下的业务指导关系。

急救医疗机构是一个随机服务系统，在完成平时急救医疗任务的前提下，也要为战时

或临时自然灾害等特殊情况下做好医疗救护的准备工作，包括抢救的物资准备和人员的训练、总务供应。

四、急救医疗机构的任务

我国独立急救站（中心）的主要任务是：①中心急救站在市卫生行政部门的直接领导下，统一指挥全市日常急救工作，分站在中心急救站领导下担负一定范围内的抢救任务；②以急救医疗为中心，负责各种危重患者和意外灾害事故现场和护送途中的抢救治疗；③在基层卫生组织和群众中宣传普及急救知识，有条件的急救站可承担一定的科研教学任务；④接受上级指定的临时救护任务。

城市急诊科（室）的任务是：①迅速准确地诊断和治疗从基层医院、急救站转来的急诊病人；②根据城市急救中心的指挥，排除医务人员和车辆到现场抢救伤病员。

第三节 预防保健机构管理法律制度

一、预防保健机构概念

预防保健机构是指在卫生行政部门统一领导下为病人及社会健康人群提供卫生服务的卫生组织，包括卫生防疫、专业保健机构和社区卫生服务中心、初级卫生服务站以及医疗机构的预防保健科。预防保健机构以医疗保健维护人民健康为主要工作任务，并随着社会进步和发展不断充实和完善其任务。

我国目前尚未进行关于预防保健机构管理的专门立法，但始终坚持“预防为主”的卫生工作方针，积极主动地对传染病（包括新出现的传染病）、寄生虫病、地方病、职业病及其他严重危害人民健康的因素进行预防性监督。例如，为了规范职业卫生技术服务行为，加强对职业卫生技术服务机构的管理，2002 年 7 月 19 日经卫生部根据《中华人民共和国职业病防治法》，制定发布了《职业卫生技术服务机构管理办法》。职业卫生技术服务机构是指为实施职业病防治法服务的职业卫生技术机构。职业卫生技术服务包括建设项目职业病危害评价、职业病危害因素的检测与评价、化学品毒性鉴定、放射卫生防护检测与评价、职业病防护设施与个人职业病防护用品效果评价、放射防护器材和含放射性产品检测等项目。

随着科学技术的发展，人类对自身的认识和对各种疾病的认识不断深化，人们在获得健康知识，预防和减少疾病发生，促进康复，提高生命质量等方面的需求日益增强，保障公民健康成为整个社会的需要和责任。继 1997 年 1 月《中共中央、国务院关于卫生改革与发展的决定》后，卫生部提出了《关于开展区域卫生规划工作的指导意见》和《关于发展城市社区卫生服务的若干意见》，从调整城市卫生资源配置，发展社区卫生服务着手，来加强预防保健服务体系建设。2000 年国务院批转《关于城镇医药卫生体制改革的指导意见》，提出了改革预防保健体系的任务。2002 年由卫生部牵头，国家计委、财政部、农业部和国家环保总局联合发布了《中国农村初级卫生保健发展纲要（2001 ~ 2002 年）》，为以后 10

年的农村卫生初级保健工作明确了方向。为了有效预防和控制传染性非典型肺炎（严重急性呼吸综合征）的发生与流行，保障公众的身体健康和生命安全，卫生部根据《中华人民共和国传染病防治法》和应急条例的有关规定，针对当时非典型肺炎防治亟需解决的问题，制订了《传染性非典型肺炎防治管理办法》该办法规定了各级卫生行政部门、疾病预防控制机构、卫生监督机构和医疗机构的职责。2006 年卫生部公布了《城市社区卫生服务机构管理办法（试行)》，2006 年 6 月 30 日，卫生部和中医药管理局联合制定了《城市社区卫生服务中心基本标准》和《城市社区卫生服务站基本标准》。2007 年十七大召开，明确要“加强农村三级卫生服务网络和城市社区卫生服务体系建设，深化公立医院改革。开展爱国卫生运动，发展妇幼卫生事业”。在《2010 年工作要点》中指出 2010 年要加强疾病预防控制机构能力建设和绩效考核，建立健全岗位责任制；加快《传染病防治法实施办法》修订工作；大力促进扩大国家免疫规划工作等预防保健任务。随着卫生改革的深入，各地不断完善预防保健工作的具体政策和措施，力求构筑适合我国医疗制度改革和老龄化社会的预防保健新模式。

二、预防保健机构的设置

疾病预防控制体系建设，应遵循“统筹规划、整合资源，明确职责、提高效能，城乡兼顾、健全体系”的原则，坚持基础设施建设与完善运行管理机制相结合，加强疾病预防控制机构和队伍建设，建立稳定的经费保障体系，保证疾病预防控制工作落实。我国的疾病预防控制机构分为国家级、省级、设区的市级和县级四级。各级疾病预防控制机构应当根据疾病预防控制专业特点与功能定位，以及本地区疾病预防控制的具体实际，明确职责和任务，合理设置内设机构。必须健全机制，规范管理，认真履行自身的职责，在各自的职责范围内开展疾病预防控制工作。

1953 年全国建立了县一级卫生防疫站，以后又相继建立了结核病防治研究所（站)、职业病防治研究所、鼠疫防治站（所)、血吸虫病防治所（站)、寄生虫病防治研究所（站)、皮肤病、性病防治所（站)、地方病防治所（站)、乡镇预防保健站（所）等预防机构。1979 年 10 月 15 日，卫生部颁布了《全国卫生防疫工作条例》对各级卫生防疫站（所）的性质、机构设置和职责范围、队伍建设、工作内容、方法、有关政策作了规定，按照行政区划和产业系统设置卫生防疫站，分别负责企业、辖区内的卫生防疫工作，并对医疗机构也做出了设置预防保健科，乡镇卫生院设有卫生防疫组的要求，与各自的业务相结合，积极开展预防保健工作。医疗机构的预防工作通常将消毒隔离、卫生处置、防止院内交叉感染与卫生知识宣传等工作结合起来进行。2000 年 1 月 19 日，卫生部又下发了《关于卫生监督体制改革的意见》，在卫生防疫站基础上组建卫生监督所和疾病控制中心。

随着筹集、分配和使用卫生保健资金为人民提供预防保健服务方式的变化，原有的卫生防疫、专业保健机构和医疗机构分工承担预防保健任务的局面开始发生变化。根据国务院批转《关于城镇医药卫生体制改革的指导意见》，各地正在积极改变目前城市一、二、三级医院卫生资源分配、利用的不合理状况，构建两级医疗服务体系，大力发展社区卫生服务，建立面向社区全体居民群体的、集医疗、康复、预防、保健、健康教育和计划生育指导综合服务“六位一体”的社区卫生服务机构。变单个病人服务为社区居民群体服务，从坐等病人上门看病转为主动上门为老人、居民服务，通过布局合理的社区卫生保健服务网络建设，使得居民的常见病、多发病的预防，日常的身体保健、康复均能在社区内得到解决。同时，调整医院的服务功能和任务，解决社区卫生服务不及的各种预防保健工作，承担有关科研、教学、培训任务，并对社区卫生服务给予指导和帮助。

1997 年 1 月《中共中央、国务院关于卫生改革与发展的决定》指出：“合作医疗对于保证农民获得基本医疗服务，落实预防保健任务，防止因病致贫具有重要作用。”农村三级卫生保健要分级管理、分步实施、分类指导、社会参与、共同协调发展。要把农村三级卫生保健网络功能按照新思路重新定位，实现基层医院功能转制、服务模式转换，探索有中国特色的发展平衡、覆盖面广、布局合理、筹资保险、服务便利、监督规范的预防保健机构。2000 年以来，在卫生监督体制改革进程中，各地按照区域卫生规划，积极稳妥地推进预防保健机构改革和发展，遵循“区域覆盖”和“就近服务”的原则，将设置分散、服务对象单一的预防保健机构科学合理地精简归并，形成综合性预防保健机构，充分发挥其社区卫生服务功能，使社区居民人人享有预防保健服务，促进卫生事业的深入发展。

三、预防保健机构的管理

卫生部会同有关部门负责全国疾病预防控制体系建设的规划与指导，负责国家疾病预防控制机构的管理，指导各级疾病预防控制机构的建设工作。县级以上地方人民政府卫生行政部门负责辖区疾病预防控制体系建设的规划指导，管理疾病预防控制机构，提高疾病预防控制和突发公共卫生事件应急处置能力。疾病预防控制机构在同级卫生行政部门的领导下开展职能范围内的疾病预防控制工作，承担上级卫生行政部门和上级疾病预防控制机构下达的各项工作任务。城乡基层预防保健组织接受所在辖区疾病预防控制机构的指导，具体落实疾病预防控制任务。疾病预防控制机构实行以岗位责任制为中心的综合目标管理责任制和自查、抽查与考核相结合的定期考核制度。基层疾病预防控制工作可由政府举办的卫生机构提供，并按其服务数量与质量，予以合理经费补助；也可向符合条件的其他医疗机构或者乡村医生和个体开业医生按照服务的数量与质量购买，所需经费列入卫生经费预算。乡村医生和个体开业医生承担预防保健任务的报酬，由县级卫生行政部门或者乡（镇）卫生院等机构根据其承担的工作任务和绩效考核结果给予补助。

对于社区卫生服务机构的管理，《城市社区卫生服务机构管理办法（试行）》规定社区卫生服务中心登记的诊疗科目应为预防保健科、全科医疗科、中医科（含民族医学）、康复医学科、医学检验科、医学影像科，有条件的可登记口腔医学科、临终关怀科，原则上不登记其他诊疗科目，确需登记的，须经区（市、县）级政府卫生行政部门审核批准，同时报上一级政府卫生行政部门备案。社区卫生服务站登记的诊疗科目应为预防保健科、全科医疗科，有条件的可登记中医科（含民族医学），不登记其他诊疗科目。疾病预防控制中心、妇幼保健院（所、站）、专科防治院（所）等预防保健机构在职能范围内，对社区卫生服务机构所承担的公共卫生服务工作进行业务评价与指导。政府卫生行政部门建立社区卫生服务机构评审制度，发挥行业组织作用，加强社区卫生服务机构的服务质量建设。

第四节　社会民办医疗机构管理法律制度

社会民办医疗机构，是社会个人以自有资金投资开办的各类医院、疗养院、门诊部、诊所、卫生所（室）以及在医药商品附设的坐堂行医点等医疗机构的总称。社会民办医疗机构是我国医疗卫生事业的重要组成部分，是医疗卫生服务体系不可缺少的重要力量。发展社会民办医疗机构，对于加快建立符合社会主义市场经济要求、更具活力、更加开放的医疗卫生体制，构建以公有制为主体、多种所有制医疗机构共同发展的新型医疗卫生服务体系，满足人民群众多层次的医疗保健需求，具有十分重要的意义。

一、社会民办医疗机构的特点和任务

由于社会民办医疗机构是民办的，所以与公立医疗机构相比有其特殊性。一是所有制性质为非公有制经济，投资主体为政府以外的组织、团体和个人；二是大多数社会民办医疗机构以营利为目的；三是社会民办医疗机构规模一般较小，以突出专科特色为主要运行模式；四是社会民办的医疗机构形式多种多样。

建国以来，国家允许少数符合个体开业条件的医师行医。1963 年卫生部发布了开业医师暂行管理办法；1988 年 11 月 21 日卫生部、国家中医药管理局联合发布了《医师、中医师个体开业暂行管理办法》，对个体开业医师的开业资格、执业管理等作了明确规定；1989 年 5 月 3 日国家中医药管理局又发布了《中医人员个体开业管理补充规定》，1994 年 2 月 26 日，国务院《医疗机构管理条例》及其实施细则对个人设置医疗机构作了规定。1998 年 6 月 26 日，第九届全国人大常委会第三次会议通过的《中华人民共和国执业医师法》对执业医师申请个体行医以及管理作了明确规定。2000 年 12 月 5 日民政部、卫生部联合发布了《关于城镇非营利性医疗机构进行民办非企业单位登记有关问题的通知》，规定了城镇非营利性医疗机构申请民办企业单位的条件和程序。

社会民办医疗机构的任务是：贯彻预防为主的方针，承担卫生行政部门规定的初级卫生保健工作。许多地方通过深化改革，一方面鼓励个体开业，另一方面对社会民办医疗机构作进一步规范管理，使其在承担一些符合全体公众利益的基本医疗、预防保健任务过程中能够发挥积极作用。个体开业医师、中医师等在执业活动中必须遵守国家法律、法规、医疗卫生工作制度和技术操作规程，遵守职业道德规范，钻研业务技术，保证医疗质量。同时接受行业性监督、管理和业务培训。个体开业医师直接面向人群提供执业范围内的各种服务，依法行医，其行为受到国家法律的保护。

二、开业资格及注册登记

（一）个体行医

根据执业医师法的规定，执业医师申请个体行医，须经注册后在医疗、预防、保健机构中执业满五年，并按照国家有关规定办理审批手续；未经批准，不得行医。

（二）城镇非营利性医疗机构进行民办非企业单位登记注册

《关于城镇非营利性医疗机构进行民办非企业单位登记有关问题的通知》中规定了城镇非营利性医疗机构进行民办非企业单位的登记对象为：

1．社会捐资兴办的非营利性医疗机构；

2．社会团体和其他社会组织举办的非营利性医疗机构；

3．企事业单位设立的对社会开放的，且其总财产中的非国有资产份额占三分之二以上的非营利性医疗机构；

4．国有或集体资产与医疗机构职工集资合办的，且其总财产中的非国有资产份额占三分之二以上的非营利性医疗机构；

5．自然人举办的合伙或个体非营利性医疗机构。

在本通知下发之前已经取得《医疗机构执业许可证》的非营利性医疗机构，应当按照民政部《关于开展民办非企业单位复查登记工作的意见》的要求，参加民办非企业单位复查登记；新成立城镇非营利性医疗机构须首先按照《医疗机构管理条例》，在卫生行政部门领取《医疗机构执业许可证》，再到同级民政部门进行民办非企业单位登记。登记管理机关对符合登记条件的依法核准登记，分别发给《民办非企业单位（法人）登记证书》、《民办非企业单位（合伙）登记证书》、《民办非企业单位（个体）登记证书》，并予以公告。对不符合登记条件的，登记管理机关不予登记。

三、法律责任

县级以上人民政府卫生行政部门应当按照国务院卫生行政部门的规定，经常对个体行医进行监督检查。凡发现医师注册后有下列情况之一的，应当及时注销注册，收回医师执业证书：

1．死亡或被宣告失踪的；

2．受刑事处罚的；

3．受吊销医师执业证书行政处罚的；

4．依照执业医师法有关规定，定期考核不合格暂停执业活动期满，再次考核仍不合格的；

5．中止医师执业活动满 2 年的；

6．有国务院卫生行政部门规定不宜从事医疗、预防、保健业务的其他情形的。

对于城镇非营利性医疗机构进行民办非企业单位违反有关法律规定，卫生行政部门作出吊销某医疗机构的行政处罚决定后，应及时通知相应的民办非企业单位登记管理机关；民办非企业单位登记管理机关接到通知后，应及时对该机构撤销登记并予以公告。

第五节　中外合资、合作医疗机构管理法律规定

一、中外合资、合作医疗机构的概念

中外合资、合作医疗机构是指外国医疗机构、公司、企业和其他经济组织，按照平等

互利的原则，经中国政府主管部门批准，在中国境内（香港、澳门及台湾地区除外）与中国的医疗机构、公司、企业和其他经济组织以合资或者合作形式设立的医疗机构。

二、立法现状

我国医疗服务市场属于对外开放较早的领域。1989 年，我国的第一所中外合资医院诞生。1989 年，卫生部和对外经济贸易部（1993 年更名为对外贸易经济合作部，2003 年更改为商务部）联合制定了《关于开办外宾华侨医院诊所和外籍医生来华执业行医的几条规定》；1992 年，卫生部又制定了《外籍医生来华短期行医管理办法》；1997 年，对外贸易经济合作部和卫生部又制订了《关于设立外商投资医院的补充规定》，进一步规范了外商投资医疗机构的审批工作。2000 年 5 月 15 日，卫生部和对外贸易经济合作部又联合制定了《中外合资、合作医疗机构暂行管理办法》。2007 年 12 月 30 日，卫生部和商务部对《中外合资、合作医疗机构暂行管理办法》中有关香港和澳门服务提供者在内地设立合资、合作医疗机构投资总额作了一定的补充。2008 年卫生部在中国加入 WTO 以后，进一步开放了医疗服务市场，为了加强卫生领域的对外交流与合作，规范中外合资、合作医疗机构的建设和发展，卫生部办公厅制定了《卫生部办公厅关于加强中外合资合作医疗机构审批管理的通知》（卫办医发〔2008〕110 号）。为做好香港、澳门、台湾医师短期行医审核和资格认定工作，2008 年 3 月 1 日开始实施的《香港、澳门特别行政区医师在内地短期行医管理规定》和《台湾地区医师在大陆短期行医管理规定》，卫生部又于 2009 年 4 月 15 日，卫生部、中医药管理局公布了《香港和澳门特别行政区医师获得内地医师资格认定管理办法》和《台湾地区医师获得大陆医师资格认定管理办法》。

三、中外合资、合作医疗机构的设置审批与登记

中外合资、合作医疗机构是我国卫生行业对外开放的形式之一，它的设立可以引进国外的资金、技术、设备以及先进的管理经验。根据目前的规定，我国不设外商独资医疗机构。

（一）中外合资、合作医疗机构的设置条件

中外合资、合作医疗机构的设置和发展必须符合区域规划，并执行《医疗机构基本标准》。申请设立的中外合资、合作医疗机构的中外双方必须是能够独立承担民事责任的法人。合资、合作的中外双方应当具有直接或间接从事医疗卫生投资与管理的经验，并符合下列要求之一：

1．能够提供国际先进的医疗机构管理经验、管理模式和服务模式；

2．能够提供具有国际领先水平的医疗技术和设备；

3．可以补充或完善当地在医疗服务能力、医疗技术、资金和医疗设施方面的不足。

设立的中外合资、合作医疗机构应当符合以下条件：

1．必须是独立法人；

2．投资总额不得低于 2 000 万元人民币，香港、澳门服务提供者在内地设立的合资、合作医疗机构，其投资总额不得低于 1 000 万元人民币；

3．合资、合作中方在中外合资、合作医疗机构中所占的股份比例或权益不得低于30%；

4．合资、合作期限不超过20年；

5．省以上卫生行政部门规定的其他条件。

合资、合作中方以国有资产参与投资（包括作价出资或作为合作条件），应当经过主管部门批准，并按国有资产评估管理的有关规定，有国有资产管理部门确认的评估结果方可。

为促进香港、澳门与内地建立更紧密经贸关系，鼓励香港、澳门服务提供者在内地设立商业企业，2009年1月1日起开始实施的《〈中外合资、合作医疗机构管理暂行办法〉的补充规定二》规定：

1．香港、澳门服务提供者在广东省可以独资形式设立门诊部，门诊部投资总额不作限制；

2．对香港、澳门服务提供者在广东省与内地合资、合作设立的门诊部投资总额不作限制，双方投资比例不作限制；

3．香港、澳门服务提供者申请在广东省以独资或合资、合作形式设立门诊部的，由广东省卫生行政部门负责设置审批和执业登记；

4．申请人在获得广东省卫生部门设置许可后，向广东省商务主管部门提出申请，由广东省商务主管部门审批。

（二）中外合资、合作医疗机构的设置审批与登记

设置中外合资、合作医疗机构，应准备《中外合资、合作医疗机构管理暂行办法》所规定的材料，先向所在地设区的市级卫生行政部门提出申请；市级卫生行政部门提出初审意见，按规定报所在地省级卫生行政部门审核；省级卫生行政部门审核后报卫生部审批。申请人在获得卫生部设置许可后，提交相关材料，按有关法律、法规的规定向外经贸部提出申请。予以批准的，发给外商投资企业批准证书。获得批准设立的中外合资、合作医疗机构，应自收到批准证书之日起一个月内，凭该证书到国家工商行政管理部门办理注册登记手续，并应按《医疗机构管理条例》和《医疗机构管理条例实施细则》关于医疗机构执业登记所规定的程序和要求，经所在地省级卫生行政部门规定的卫生行政部门申请执业登记，领取医疗机构执业许可证。根据《中外合资、合作医疗机构管理暂行办法》规定，中外合资、合作医疗机构目前不得设置分支机构。

四、合资、合作医疗机构的变更、延期和终止

已设立的中外合资、合作医疗机构变更机构规模（床位、牙椅）、诊疗科目、合资、合作期限等，当向核发医疗机构执业许可证的卫生行政部门（以下称登记机关）申请，逐级报卫生部批准。中外合资、合作医疗机构因股权转让或变更等导致设置人（合作方）发生变化，应当向登记机关申请变更医疗机构设置人（合作方），逐级报卫生部批准后办理相应的变更手续。中外合资、合作医疗机构涉及合同、章程有关条款的变更，由所在地外经贸部门转报外经贸部批准。

中外合资、合作医疗机构合资、合作期20年届满，因特殊情况确需延长合资、合作期

限的，合资、合作双方可以申请延长合资、合作期限，并应当在合资、合作期限届满的90天前申请延期。延期申请经省级卫生行政部门和外经贸行政部门审核同意后，报请卫生部和外经贸部审批。审批机关自接到申请之日起45个工作日内，作出批准或者不予批准的书面决定。

经批准设置的中外合资、合作医疗机构，应当在审批机关规定的期限内办理完有关登记注册手续；逾期未能完成的，经审批机关核准后，撤销该合资、合作项目。

中外合资、合作医疗机构拟终止中外合资、合作，应当向登记机关提出终止合作的申请，逐级报卫生部批准后由登记机关注销医疗机构执业许可证。

五、合作医疗机构的执业

《中外合资、合作医疗机构管理暂行办法》规定，中外合资、合作医疗机构作为独立法人实体，自负盈亏，独立核算，独立承担民事责任。中外合资、合作医疗机构在执业过程中，应当执行《医疗机构管理条例》和《医疗机构管理条例实施细则》关于医疗机构执业的规定；必须执行医疗技术准入规范和临床诊疗技术规范；遵守新技术、新设备及大型医用设备临床应用的有关规定；发生医疗事故，依照国家有关法律、法规处理；聘请外籍医生、护士按《中华人民共和国执业医师法》和《中华人民共和国护士管理办法》等有关规定办理；发生重大灾害事故、疾病流行或其他意外情况时，也要服从卫生行政部门的调遣；发布医疗广告，按照《中华人民共和国广告法》、《医疗广告管理办法》办理；医疗收费价格、税收政策按照国家有关规定办理。

六、合资、合作医疗机构的监督管理

根据《中外合资、合作医疗机构管理暂行办法》，卫生部和对外贸易经济合作部（现为商务部）在各自的职责范围内负责全国中外合资、合作医疗机构管理工作。对于违反《中外合资、合作医疗机构管理暂行办法》的中外合资、合作医疗机构，县级以上地方人民政府卫生行政部门和对外经济贸易行政部门（商务局）可根据相关法律、法规和规章予以处罚。任何未经卫生部和对外经济贸易部（商务部或商务局）批准，成立中外合资、合作医疗机构并开展医疗活动或者以合同形式经营诊疗项目的，视同非法行医，按有关规定予以处罚。中外合资、合作医疗机构的医疗机构执业许可证每年校验一次，医疗机构执业许可证的校验由医疗机构执业登记机关办理。未经卫生部批准，中外合资、合作医疗机构擅自更改卫生部核准事项，按照《医疗机构管理条例》有关规定处理。

《中外合资、合作医疗机构管理暂行办法》明确了中外合资、合作医疗机构的监督管理主体的职责和责任。地方卫生行政部门和外经贸行政部门（商务局）违反《中外合资、合作医疗机构管理暂行办法》规定，擅自批准中外合资、合作医疗机构设置和变更的，依法追究有关负责人的责任。

七、港澳（台）医师在内地（大陆）医师资格认定和短期行医的管理

《香港和澳门特别行政区医师获得内地医师资格认定管理办法》中的香港和澳门特别行

政区医师，是指具有香港和澳门特别行政区合法行医资格并且是上述地区永久性居民的中国公民。

《台湾地区医师获得大陆医师资格认定管理办法》中的台湾地区医师，是指具有台湾地区合法行医资格并且是台湾地区永久性居民的医师。

港澳（台）医师在内地（大陆）获得医师资格必须同时具备下列条件并符合《中华人民共和国执业医师法》及其有关规定的香港、澳门特别行政区永久性居民（台湾地区永久性居民的中国公民），可申请内地（大陆）医师资格认定：

1. 2007年12月31日前已取得香港、澳门特别行政区（台湾地区）合法行医资格满5年的香港和澳门特别行政区（台湾地区）永久性居民；

2. 具有香港、澳门特别行政区（台湾地区）专科医师资格证书；

3. 在香港、澳门特别行政区（台湾地区）医疗机构中执业。

港澳医师在内地短期行医，是指港澳医师应聘在内地医疗机构从事不超过3年的临床诊疗活动。台湾医师在大陆短期行医，是指台湾医师应聘在大陆医疗机构从事不超过3年的临床诊疗活动。

港澳（台）医师在内地（大陆）短期行医的执业注册机关为医疗机构所在地设区的市级以上地方人民政府卫生行政部门和中医药管理部门，可以申请的执业类别为临床、中医、口腔三个类别之一，执业范围应当符合《执业医师法》和卫生部有关执业范围的规定。

负责受理港澳医师短期行医执业注册申请的执业注册机关应当自受理之日起20日内进行审核。对审核合格的予以注册，并发给港澳医师短期行医执业证书。港澳医师短期执业证书有效期最长为3年。有效期满后，如拟继续执业的，应当重新办理短期行医执业注册手续。

省级卫生行政部门负责台湾地区医师申请大陆医师资格认定的受理、审核和认定工作。省级卫生行政部门对审核合格的，予以认定，授予执业医师资格，并颁发卫生部统一印制的医师资格证书。省级中医药管理部门负责台湾地区中医医师（包括中医、民族医、中西医结合）申请大陆医师资格认定的受理、审核和认定，由省级卫生行政部门颁发卫生部统一印制的医师资格证书。取得大陆医师资格证书的台湾地区居民申请在内地执业注册的，按照《医师执业注册暂行办法》（卫生部令第5号）执行。

（葛建一）

思 考 题

1. 医疗机构如何办理执业登记？
2. 全行业管理对医疗机构法制建设的影响？
3. 院前急救转运系统。
4. 如何设置预防保健机构？
5. 如何规范社会民办医疗机构的发展？
6. 中外合资、合作医疗机构设置的条件是什么？

第三十章　药品管理法律制度

提要　药品的概念、用途、功能、用法、用量、种类、特性，研制、生产、经营、使用等全面的法律规定，及其对药品的监管以及违反《药品管理法》的法律责任。

重点　本章主要阐述《药品管理法》及其实施条例的相关内容，涉及药品生产、流通、医疗机构药事、特殊药品、血液制品、药品价格和广告的管理，药品不良反应和药品召回制度以及药品监督法律责任等。

第一节　概　　述

一、药品管理法的概念

《药品管理法》是调整药品监督管理、确保药品质量、增进药品疗效、保障用药安全、维护人体健康活动中产生的各种社会关系的法律规范总和。

药品是用于预防、治疗、诊断人的疾病，有目的地调节人的生理功能并规定有适应证、用法和用量的物质。它包括中药材、中药饮片、中成药、化学原料及其制剂、抗生素、生化药品、放射性药品、血清疫苗、血液制品和诊断药品等。药品作为一种商品，具有一般商品的共同属性。但是由于药品直接关系到每一个人的生命健康和社会共同利益，它又是一种特殊的商品。

（一）药品作用的双重性

药品的作用和功能在于预防和治疗疾病，维护人体健康，使病体恢复到圆满状态，并进一步提高人的抵抗疾病的能力。但多数药品在不同程度上具有毒副作用，对人体具有一定的侵袭性。人体生理机能的复杂性和差异性，同一药品用于不同人体，其治疗效果可能出现差异，甚至在特异人体中出现正常情况下不会出现的副作用。因此，必须加强药品的监督管理，使之管理有方，用之得当，尽可能地发挥药品治病救人、保护健康的功能，降低其可能带来潜在危害。

（二）药品使用的专门性

由于药品直接作用于人体，其使用必须慎重，对于非处方药尤为如此。在通常情况下，人们只有通过医生的检查、诊断，并在医生的指导下合理使用药品，有的甚至要在医护人员的监护下服用，才能达到防病治病和保护健康的目的。药品的用途具有专门性，即用于预防和治疗疾病，而一般情况不能用于非医疗途径。

（三）药品质量的严格性

药品直接关系到疾病治疗的效果，关系到患者的身体健康和生命安危。药品必须符合质量标准要求。为此，国家制定了一系列的法律法规和技术标准，加强对药品质量的监督管理。

（四）药品鉴定的科学性

药品具有很强的专业性和技术性，对于药品的质量和疗效，必须由专门的技术人员和专门的机构，依照法定的标准和技术方法作出鉴定或评价。

药品的特殊性要求国家必须强化对药品的监督管理，尤其是要加强对药品管理立法，使药品监督和管理走上法制化轨道。

二、我国的药品管理立法

建国以来，党和政府十分重视药品的法律管理，并先后制定了一系列的药品管理法律法规，为我国药品管理走上法制化轨道奠定了制度基础。早在 1950 年 11 月，为配合禁止鸦片烟毒工作和解决旧中国遗留的伪劣假冒药品充斥市场的情况，经政务院批准，卫生部颁布《麻醉药品管理暂行办法》，这是我国药品管理的第一个行政法规。1963 年经国务院批准，卫生部、化工部、商业部联合发布了我国药品管理的第一个综合性法规《关于加强药政管理的若干规定（草案）》，对药品的生产、经营、使用和进出口管理起到了重要作用。

随着社会主义经济建设的发展和人民生活水平的提高，为加强药品监督管理，保证药品质量，增进药品疗效，保障人民用药安全，维护人民身体健康，1984 年 9 月 10 日第六届全国人大常委会第七次会议通过了《中华人民共和国药品管理法》。这是建国以来我国第一部药品管理法律，它把党和国家有关药品监督管理的方针政策和原则用法律的形式确定下来，将药品质量与安全置于国家和人民群众的严格监督之下，为人民群众合理有效用药提供了法律保证。随着我国政治、经济和社会生活发展变化，在药品管理方面出现了许多新情况和新问题，也发生了一些新的违法犯罪行为，原来的《药品管理法》中的有些规定难以适应现实的需要。因此，2001 年 2 月 28 日，第九届全国人大常委会第 20 次会议对《药品管理法》进行了重大的修改，并于 2001 年 12 月 1 日施行。

为了保证《药品管理法》的有效实施，国务院先后制定和颁布了《中华人民共和国药品管理法实施办法》、《医疗用毒性药品管理办法》、《放射性药品管理办法》、《麻醉药品和精神药品管理条例》等行政法规。卫生部、原国家医药管理局、国家中医药管理局、食品与药品监督管理局等部门还颁布了《药品生产质量管理规范》、《医院制剂注册管理办法》、《药品注册管理办法》、《药品说明书和标签管理规定》、《药品流通监督管理办法》、《药品广告审查发布标准》、《药品广告审查办法》、《药品注册管理办法》、《药品召回管理办法》、《中药注册管理补充规定》等诸多部门规章。各省、自治区、直辖市也相应制定了一系列有关药品管理的地方性法规和规章，从而形成了比较完备的药品监督管理法律体系，使药品监督管理有法可依。

三、药品管理法的调整对象

《药品管理法》的调整对象是：①一切从事药品的研制、生产、经营、使用活动的单位或者个人，包括有关的科研机构、各类企业、医疗机构及个人。需要指出的是，所谓药品的“使用”，主要是指医疗机构为临床治疗使用药品的活动，而不包括患者本身的直接用药行为。患者本身直接用药的行为不属于《药品管理法》调整范围。②对药品的研制、生产、经营、使用活动实施监督管理的政府药品管理部门和其他有关部门。

四、药品管理的指导原则

药品管理指导的基本原则是：

（一）维护人民身体健康和用药的合法权益

维护人民身体健康和用药的合法权益是药品管理立法最根本的目的。药品管理法首先是要保证人民用药的安全、有效，使药品真正发挥其预防、治疗、诊断的作用；其次，还要保证人民能够在合理、公平的条件下，真正能够最大限度地享受到安全、有效的药品，从而最大限度地维护和实现人民的健康利益。

（二）保证药品的质量

药品管理法的众多规定和制度都是围绕如何保证和提高药品质量展开的，这是维护人民身体健康的前提条件，也是药品管理的重要内容。如对药品生产经营企业资质的管理、药品生产经营的质量管理、新药的审批管理以及药品的进出口管理等。通过法律的规定，将保障药品质量作为药品生产经营企业、医疗机构等单位的强制性义务，并对违反该义务的主体给予严厉的制裁。

（三）保障人体用药安全

药品直接作用于人体，对人体具有一定的侵袭性，如使用不当可能对人体造成不必要的损害；药品本身具有一定的毒副作用，只有合理规范是使用药品才能最大程度的降低其对人体的伤害。因此，如何保障人体用药安全，维护人民健康是药品管理立法的重要目的。对此，药品管理法对药品的研制、开发、生产、经营、储存、使用进行了严格的规范，在确保药品质量的前提下，最大程度的维护人们的用药安全。

（四）加强药品监督管理

加强对药品的监督管理是保证药品质量，维护人们的用药安全和身体健康的重要保障。药品监督管理，主要包括药品监督管理部门对从事药品研制、生产、经营、使用各项活动的监督管理工作，以及与药品有关的部门对与药品有关的事项进行监督管理的工作。药品管理法为药品监督管理机关加强药品监督管理提供了法律依据和法律手段，同时也规定了药品监督管理部门的行政执法权力和行政管理职责，为有效进行药品监督管理，维护社会秩序和公共利益提供了制度保障。

加强药品监督管理，保证药品质量，保障人体用药安全，维护人民身体健康和用药的合法权益是药品管理法的重要目的，其相互联系、不可分割、缺一不可，其中维护人民身体健康是最核心的目的。可以说，要维护人民身体健康，就必须保障人体用药安全；要保障人体用药安全，就必须保证药品质量；为了保证药品质量，就必须加强药品监督管理。反之，没有严格的药品监督管理，就不能保证药品的质量，也就无法保障人体用药安全。总之，维护人民身体健康和用药的合法权益是药品管理立法的出发点和落脚点。

第二节 药品生产和经营管理

一、药品生产企业管理

药品生产企业，是指生产药品的专营企业或者兼营企业。加强对药品生产企业的管理是保证药品质量的中心环节，也是加强药品管理的第一道环节。为搞好药品生产企业的管理，除了药品管理法及其实施办法作了专门规定之外，国家药品监督管理部门也专门制定了一系列的部门规章和技术标准，如《药品生产质量管理规范》、《药品生产监督管理办法》等。《产品质量法》、《消费者权益保护法》、《反不正当竞争法》等有关法律法规也作出了相应的规定。

（一）开办药品生产企业的条件

开办药品生产企业必须具备以下条件：①具有依法经过资格认定的药学技术人员、工程技术人员及相应的技术工人；②具有与其药品生产相适应的厂房、设施和卫生环境；③具有能对所生产药品进行质量管理和质量检验的机构、人员及必要的仪器设备；④具有保证药品质量的规章制度。

开办药品生产企业（包括各种形式的联营、中外合资企业以及外资企业），必须由企业或者企业的上级部门提出申请，并经所在省级人民政府药品监督管理部门批准并发给《药品生产许可证》，凭许可证到工商行政管理部门办理登记注册。无《药品生产许可证》的，不得生产药品。药品生产许可证有效期为5年，到期重新审查发证。企业破产或关闭，许可证由原发证部门撤销。

（二）开办药品生产企业的申请与审批

开办药品生产企业，须经企业所在地省、自治区、直辖市人民政府药品监督管理部门批准并发给《药品生产许可证》，凭《药品生产许可证》到工商行政管理部门办理登记注册。无《药品生产许可证》的，不得生产药品。《药品生产许可证》有效期为5年。有效期届满，需要继续生产药品的，持证企业应当在许可证有效期届满前6个月，按照国务院药品监督管理部门的规定申请换发《药品生产许可证》。其申请与审批程序如下：

1. 应当向拟办企业所在地省、自治区、直辖市（食品）药品监督管理部门提出申请，并提交相关材料。

2. 省、自治区、直辖市（食品）药品监督管理部门收到申请后，申请材料齐全、符合形式审查要求应当予以受理，并在收到申请之日起30个工作日内，作出决定。经审查符合规定的，予以批准，并自书面批准决定作出之日起10个工作日内核发《药品生产许可证》。

3. 在取得《药品生产许可证》后，申请人可向当地工商行政管理部门申请营业，取得《营业执照》后便可在营业执照所规定的经营范围内，按照国务院药品监督管理部门依据《药品管理法》制定的《药品生产质量管理规范》组织生产。

（三）药品生产的质量管理

1. 按照《药品生产质量管理规范》组织生产

《药品生产质量管理规范》（Good Manufacture Practice，GMP）是世界各国对药品生产全过程监督管理普遍采用的法定技术规范。GMP是20世纪70年代中期发达国家为保证药品生产质量管理的需要而产生的，是保证药品质量和用药安全有效的可靠措施，是药品生产企业组织生产的标准。它的推行有利于保护人民群众的用药安全和身体健康，有利于从整体上提高我国制药企业的素质，也是行政部门调控、克服药品生产低水平重复的重要措施。我国80年代初引进了GMP，并于1992年颁布的了《药品生产质量管理规范》。

2．药品生产工艺规范

药品生产的全过程中，生产工艺规程是药品生产诸多方面中的重要问题之一，规程的合理性和可行性直接影响所生产药品的质量以及生产效率。药品监督管理部门为了保障人民用药安全，必须严格规范药品生产企业和药品品种的生产工艺规程，并制定相应的技术标准。对此，《药品管理法》第10条规定，药品（不包括中药饮片的炮制）必须按照国家药品标准和国务院药品监督管理部门批准的生产工艺进行生产，生产记录必须完整准确。药品生产企业改变影响药品质量的生产工艺的，必须报原批准部门审核批准。

3．中药饮片炮制规范

中药饮片作为药品中极其特殊的一类，也是最具中国传统中医药学特色的代表。由于中药具有较强的地域特色，各地的用药习惯、炮制方法存在着一定的差异，难以对所有中药饮片制定统一的生产标准。因此，必须分析每个品种的具体实际，本着实事求是、加强监管的原则分阶段、分品种逐步实施，对于条件成熟的中药材、中药饮片品种，由国务院药品监督管理部门会同国务院中医药管理部门确定公布实施批准文号管理品种目录，同时公布其国家药品标准。对国家标准中没有规定的中药饮片品种，由省、自治区、直辖市人民政府药品监督管理部门制定、修订其炮制规范。药品生产企业所生产的中药饮片，有国家标准的，必须按照国家药品标准炮制；国家药品标准没有规定的，必须按照省、自治区、直辖市人民政府药品监督管理部门制定的炮制规范炮制。

4．生产药品所需的原料、辅料必须符合用药要求

药品的原料是指形成药品的主要有效成分和制剂处方中包含的包括辅料在内的各种初始物料；辅料则是生产药品和调配处方时所用的赋形剂和附加剂。所需的原料、辅料都是直接组成药品的物料部分，必须符合用药要求，经过加工、处理等一系列的生产过程，成为药品成品，这对药品本身的治疗作用以及药品质量均起着决定性的作用。

5．药品的质量检验

为保证合格的药品投入市场，药品生产企业必须加强内部质量管理和控制，严格药品生产中和出厂前的质量检测制度，对于不符合国家药品标准或者不按照省、自治区、直辖市人民政府药品监督管理部门制定的中药饮片炮制规范炮制的，不得出厂。

6．委托生产药品

委托生产药品，是指持有药品证明文件的委托方委托其他药品生产企业进行药品生产的行为。药品生产企业接受委托生产药品，这一行为目前在国际上已被普遍认可和采纳，而且也已经被医药行业以外的各种生产行业所普遍认可和采纳。但如何规范和监督这一行为也成为监管部门面临的新问题。实践中，加强药品委托生产行为的审批和监管环节就显

得更重要。因此，《药品管理法》第13条规定，委托生产药品需经国务院药品监督管理部门或者国务院药品监督管理部门授权的省、自治区、直辖市人民政府药品监督管理部门批准，从而建立起事前审批制度。

（四）药品包装管理

药品包装是保护药品质量和方便医疗使用的重要措施。因此，《药品管理法》规定：①直接接触药品的包装材料和容器，必须符合药用要求，符合保障人体健康、安全的标准，并由药品监督管理部门在审批药品时一并审批。药品生产企业不得使用未经批准的直接接触药品的包装材料和容器。②药品包装必须适合药品质量的要求，方便储存、运输和医疗使用。发运中药材必须有包装。在每件包装上，必须注明品名、产地、日期、调出单位，并附有质量合格的标志。③药品包装必须按照规定印有或者贴有标签并附有说明书。

《药品说明书和标签管理规定》规定，药品说明书和标签的文字表述应当科学、规范、准确。非处方药说明书还应当使用容易理解的文字表述，以便患者自行判断、选择和使用。药品外标签应当注明药品通用名称、成分、性状、适应证或者功能主治、规格、用法用量、不良反应、禁忌、注意事项、贮藏、生产日期、产品批号、有效期、批准文号、生产企业等内容。适应证或者功能主治、用法用量、不良反应、禁忌、注意事项不能全部注明的，应当标出主要内容并注明“详见说明书”字样。药品的内标签应当包含药品通用名称、适应证或者功能主治、规格、用法用量、生产日期、产品批号、有效期、生产企业等内容。包装尺寸过小无法全部标明上述内容的，至少应当标注药品通用名称、规格、产品批号、有效期等内容。药品说明书应当包含药品安全性、有效性的重要科学数据、结论和信息，用以指导安全、合理使用药品。药品说明书应当充分包含药品不良反应信息，详细注明药品不良反应。

麻醉药品、精神药品、医疗用毒性药品、放射性药品、外用药品和非处方药品等国家规定有专用标识的，其说明书和标签必须印有规定的标识。

二、药品经营企业管理

（一）开办药品经营企业应具备的条件

药品的经营由药品专营企业和药品兼营企业从事，因此药品经营的管理制度主要是药品经营企业的管理制度。2004年2月国家食品药品监督管理局发布的《药品经营许可证管理办法》对开办药品批发企业和药品零售企业的条件作了具体规定。

1. 开办药品批发企业的条件

开办药品批发企业，应符合省、自治区、直辖市药品批发企业合理的布局要求，并符合以下设置标准：①具有保证药品经营质量的规章制度。②企业、企业法定代表人或企业负责人、质量管理负责人无《药品管理法》第76条、第83条规定的情形。③具有与经营规模相适应的一定数量的执业药师。质量管理负责人具有大学以上学历，且必须是执业药师。④具有能够保证药品储存质量要求的、与其经营品种和规模相适应的常温库、阴凉库、冷库。仓库中具有适合药品储存的专用货架和实现药品入库、传送、分检、上架、出库现代物流系统的装置和设备。⑤具有独立的计算机管理信息系统，能覆盖企业内药品的购进、储存、销售以及经营和质量控制的全过程；能全面纪录企业经营管理及实施《药品经营质量管理规范》方面的信息；符合《药品经营质量管理规范》对药品各环节的要求，并具有可以实现接受当地（食品）药品监督部门（机构）监管的条件；⑥具有符合《药品经营质量管理规范》对药品营业场所及辅助、办公用房以及仓库管理、仓库内药品质量安全保障和进出库、在库储存与养护方面的条件。

2. 开办药品零售企业的条件

开办药品零售企业，应符合当地常住人口数量、地域、交通状况和实际需要的要求，符合方便群众用药的原则，并符合以下设置规定：①具有保证所经营药品质量的规章制度；②具有依法经过资格认定的药学技术人员。经营处方药、甲类非处方药的药品零售企业，必须配有执业药师或者其他依法经过资格认定的药学技术人员。质量负责人应有1年以上（含1年）药品经营质量管理工作经验。经营乙类非处方药的药品零售企业，以及农村乡镇以下地区设立药品零售企业的，应当按照《药品管理法实施条例》第15条的规定配备业务人员，有条件的应当配备执业药师。企业营业时间，以上人员应当在岗；③企业、企业法定代表人、企业负责人、质量负责人无《药品管理法》第76条、83条规定情形的；④具有与所经营药品相适应的营业场所、设备、仓储设施以及卫生环境。在超市等其他商业企业内设立零售药店的，必须具有独立的区域；⑤具有能够配备满足当地消费者所需药品的能力，并能保证24小时供应。药品零售企业应备有的国家基本药物品种、数量由各省、自治区、直辖市（食品）药品监督管理部门结合当地具体情况确定。

开办药品批发业务的企业，须经企业所在地省级药品监督管理部门审核批准，并发给《药品经营许可证》。开办药品零售业务的企业，须经企业所在地县级以上地方药品监督管理部门批准并发给《药品经营许可证》。凭许可证到工商行政管理部门办理登记注册。无《药品经营许可证》，不得经营药品。药品经营许可证有效期为5年，到期重新审查发证。企业破产或者关闭，许可证由原发证部门予以撤销。

（二）药品经营企业的质量管理规范

药品经营企业必须按照国务院药品监督管理部门制定的《药品经营质量管理规范》经营药品。《药品经营质量管理规范》（GSP）对于规范药品经营企业行为、保证药品的安全性、有效性和稳定性具有重要意义。药品经营企业必须按照《药品经营质量管理规范》的要求从事经营活动。

1. 执行进货检查验收制度

药品经营企业购进药品，必须建立并执行进货检查验收制度，验明药品合格证明和其他标识；不符合规定要求的，不得购进。

2. 具有真实完整的购销记录

药品经营企业购销药品，必须具有真实完整的购销记录。购销记录必须注明药品的通用名称、剂型、规格、批号、有效期、生产厂商、购（销）货单位、购（销）货数量、购销价格、购（销）货日期及国务院药品监督管理部门规定的其他内容。

3. 正确调配处方

药品经营企业销售药品必须准确无误，并正确说明用法、用量和注意事项；调配处方必须经过核对，对处方所列药品不得擅自更改或者代用。对有配伍禁忌或者超剂量的处方，应当拒绝调配；必要时，经处方医师更正或者重新签字，方可调配。

4. 制定和执行药品保管制度

药品经营企业必须制定和执行药品保管制度，采取必要的冷藏、防冻、防潮、防虫、防鼠等措施，保证药品质量。药品入库和出库必须执行检查制度。

5. 药品经营企业必须从具有药品生产、经营资格的企业购进药品，但是，购进没有实施批准文号管理的中药材除外。

（三）药品流通管理

国家食品药品监督管理局于2006年颁布的《药品流通监督管理办法》规定，药品购销人员必须接受相关的法律、法规和专业知识培训，药品生产企业只能销售本企业生产的药品，不得销售本企业受委托生产的或者他人生产的药品；销售药品时，必须出示有关证件。医疗机构和计划生育技术服务机构不得未经诊疗直接向患者提供药品。医疗机构不得采用邮售、互联网交易等方式直接向公众销售处方药。

药品经营企业应当按照《药品经营许可证》许可的经营范围经营药品，未经药品监督管理部门审核同意，药品经营企业不得改变经营方式。药品生产、经营企业不得在经药品监督管理部门核准的地址以外的场所储存或者现货销售药品。禁止非法收购药品。进口药品国内销售代理商必须在国家药品监督管理局备案并遵守相关法律规定。

（四）禁止药品购销中的违法行为

禁止药品生产、经营企业和医疗机构在药品购销中账外暗中给予、收受回扣或者其他利益；禁止药品的生产、经营企业或者其代理人以任何名义给予使用其药品的医疗机构的负责人、药品采购人员、医师等有关人员以财物或者其他利益。医疗机构的负责人、药品采购人员、医师等有关人员也不得以任何名义收受药品生产企业、药品经营企业或者其代理人给予的财物或者其他利益。

为了加强医疗机构管理，规范医疗机构采购药品、医用设备和医用耗材，制止非法交易活动，打击商业贿赂行为，2006年6月第十届全国人大常委会第22次会议通过的《刑法》修正案（六）将商业贿赂犯罪的主体扩大到公司、企业以外的其他单位的工作人员。卫生部2007年1月制定了《关于建立医药购销领域商业贿赂不良记录的规定》，要求各省级卫生行政部门应当建立本行政区域医药购销领域商业贿赂不良记录，在卫生行政部门网站上公布。这意味着发生在医疗机构的药品、器械采购中的商业贿赂行为，如收取药品回扣、赞助费、新药推荐费等；数额较大的，也将以商业贿赂犯罪被追究刑事责任。

第三节　医疗机构药事管理

一、医疗机构药事管理的概念

医疗机构药事工作是医疗工作的重要组成部分。医疗机构药事管理，是指医疗机构内以医药学为基础，以临床学为核心，促进临床科学、合理用药的药学技术服务和相关的管理工作。

（一）药事管理组织

《医疗机构药事管理办法》规定，医疗机构根据实际工作需要，应设立药事管理组织。二级以上的医院应成立药事管理委员会，其他医疗机构（诊所、中医诊所、民族医诊所、卫生所、医务室、卫生保健所、卫生站除外）可成立药事管理组。药事管理委员会（组）监督、指导本机构科学管理药品和合理用药。

三级医院药事管理委员会委员由具有高级技术职务任职资格的药学、临床药学、医院感染管理和医疗行政管理等方面的专家组成。二级医院的药事管理委员会，可以根据情况由具有中级以上技术职务任职资格的上述人员组成。其他医疗机构的药事管理组，可以根据情况由具有初级以上技术职务任职资格的上述人员组成。

（二）药学部门

医疗机构（诊所、中医诊所、民族医诊所、卫生所、医务室、卫生保健所、卫生站除外）应根据本机构的功能、任务规模，在保质保量完成医疗机构药事工作的基础上，按照精简高效的原则设置相应的药学部门。药学部门在医疗机构负责人领导下，负责本机构药事管理，按照《药品管理法》及相关法律、法规监督、管理本机构临床用药和各项药学服务。药事管理委员会（组）的日常工作由药学部门负责。

二、医疗机构的临床药学管理

临床药学是研究临床合理用药，并使药物发挥最大疗效的综合性学科。我国医疗机构临床药学工作应面向患者，在临床诊疗活动中实行医药结合。临床药学专业技术人员应参与临床药物治疗方案设计；建立重点患者药历，实施治疗药物监测，开展合理用药研究；收集药物安全性和疗效等信息，建立药学信息系统，提供用药咨询服务。

医疗机构要逐步建立临床药师制，临床药师应由具有药学专业本科以上学历并按相关规定取得中级以上药学专业技术资格的人员担任。其主要职责是：①深入临床了解药物应用情况，对药物临床应用提出改进意见；②参与查房和会诊，参加危重患者的救治和病案讨论，对药物治疗提出建议；③进行治疗药物监测，设计个体化给药方案；④协助并指导护士做好药品请领、保管和正确使用工作；⑤协助临床医师做好新药上市后临床观察，收集、整理、分析、反馈药物安全信息；⑥提供有关药物咨询服务，宣传合理用药知识；⑦结合临床用药，开展药物评价和药物利用研究。

三、医疗机构药学研究管理

医疗机构应创造条件，支持药学专业技术人员结合临床实际工作需要开展药学研究工作。医疗机构药学研究工作的主要内容是：①开展临床药学和临床药理研究。围绕合理用药、新药开发进行药效学、药物动力学、生物利用度以及药物安全性等研究；开展化学药品和中成药新制剂、新剂型的研究。不断提高医疗机构药学技术水平；②运用药物经济学的理论与方法，研究医疗机构药物资源利用状况，对药品应用情况进行综合评估，合理使用卫生资源；③开展医疗机构药事管理规范化、标准化的研究，完善各项管理制度，不断提高管理水平；④开展药学伦理学教育，遵循职业道德，改善并不断提高药学研究质量。药学研究必须尊重受试者的隐私权和知情权，不得损害受试者的利益。

四、医疗机构临床制剂管理

（一）医疗机构配制制剂的条件

1．必须配备依法经过资格认定的药学技术人员

药剂技术工作在医疗机构中占有重要的地位。医疗机构药剂技术工作包括药品的储存与供应、调配制剂业务、药品质量检验、临床药学业务、药物经济学、药物情报管理等，这些工作具有很强的技术性，其核心已是保证药品质量和提高医疗质量，保障病人的用药安全有效。没有受过药学专业知识培训的人是不可能胜任医院药剂技术工作的，也就谈不上保证药品质量、保障群众用药安全有效。因此，医疗机构必须配备药学技术人员

2．必须具有能够保证制剂质量的设施、管理制度、检验仪器和卫生条件

医疗机构配制制剂有其特殊性，如使用量不定、规模小、储存时间短、针对性强、临床必需等，是药品生产企业所无法代替的。医疗机构配制制剂也是一种药品生产过程，只有具备相应的硬件和软件才能充分保证所配制剂的质量。

（二）医疗机构配制制剂的审批程序

医疗机构配制制剂，须经所在地省、自治区、直辖市人民政府卫生行政部门审核同意，由省、自治区、直辖市人民政府药品监督管理部门批准，发给医疗机构制剂许可证。无医疗机构制剂许可证的，不得配制制剂。其程序为：

1．医疗机构配制制剂必须向所在地省级卫生行政部门提出申请，经审核同意。

2．报所在地省级药品监督管理部门批准，获医疗机构制剂许可证。无医疗机构制剂许可证，医疗机构不得配制制剂。医疗机构制剂许可证应当标明有效期，到期重新审查发证。

（三）医疗机构配制制剂的使用管理

医疗机构配制制剂应当是本单位临床需要而市场上没有供应的品种，并须经所在地省、自治区、直辖市人民政府药品监督管理部门批准后方可配制。

配制的制剂必须按照规定进行质量检验；合格的，凭医师处方在本医疗机构使用。严格禁止医疗机构配制的制剂在市场上销售或变相销售。但是，特殊情况下，经国务院或者省、自治区、直辖市人民政府的药品监督管理部门批准，医疗机构配制的制剂可以在指定的医疗机构之间调剂使用。

五、医疗机构药品调剂管理

医疗机构购进药品，必须建立并执行进货检查验收制度，验明药品合格证明和其他标识；不符合规定要求的，不得购进和使用。2007 年 2 月发布的《处方管理办法》规定，取得药学专业技术职务任职资格的人员方可从事处方调剂工作。处方药品须凭医师处方调剂，非经医师处方不得调剂。药师应当按照操作规程调剂处方药品：认真审核处方，准确调配药品，发现严重不合理用药或者用药错误，应当拒绝调剂，及时告知处方医师，并应当记录，按照有关规定报告；对于不规范处方或者不能判定其合法性的处方，不得调剂。医疗

机构必须制定和执行药品保管制度，保证药品质量。为保证患者用药安全，药品一经发出，除医方责任外，不得退换。

第四节　药品管理

一、药品标准

我国实行国家药品标准制度。

药品标准，是指国家对药品质量规格及检验方法所做的技术性规范，由一系列反映药品的特征的参数和技术指标组成，是药品生产、经营、供应、使用、检验和管理部门必须共同遵循的法定依据。

药品必须符合国家的药品标准。只有符合国家药品标准的药品才是合格药品，方可销售、使用。国务院药品监督管理部门颁布的《中华人民共和国药典》和药品标准为国家药品标准。

国家药品标准还包括其不可分割组成部分的国家药品标准品、对照品。标准品、对照品，是作为药品检验对照用的标准物质，是国家药品标准的物质基础，是控制药品质量必不可少的参照物，其标准品、对照品药品管理法由国务院药品监督机构管理部门的药检机构中国药品生物制品检定所负责标定。

列入国家药品标准的药品名称为药品通用名称。已经作为通用名称的，该名称不得作为药品商标使用。

二、药品注册

药品注册，是指国家食品药品监督管理局根据药品注册申请人的申请，依照法定程序，对拟上市销售的药品的安全性、有效性、质量可控性等进行系统评价，并决定是否同意其申请的审批过程。

药品注册申请包括新药申请、仿制药申请、进口药品申请、补充申请和再注册申请。境内申请人申请药品注册按照新药申请、仿制药申请的程序和要求办理，境外申请人申请药品注册按照进口药品申请程序和要求办理。

1. 新药申请

是指未曾在中国境内上市销售的药品的注册申请。已上市药品改变剂型、改变给药途径、增加新适应证的药品按照新药申请程序申报。生物制品按照新药申请程序申报。

2. 仿制药申请

是指生产国家食品药品监督管理局已批准上市的已有国家标准的药品注册申请。

3. 进口药品申请

是指在境外生产的药品在中国境内上市销售的注册申请。

4. 补充申请

是指新药申请、仿制药申请或者进口药品申请经批准后，改变、增加或取消原批准事项或内容的注册申请。

5．再注册申请

是指药品批准证明文件有效期满后，申请人拟继续生产或进口该药品的注册申请。

申请药品注册必须进行临床前研究和临床研究。药物的临床前研究，应当执行有关规定，其中安全性评价研究必须执行《药物非临床研究质量管理规范》。药物的临床研究，包括临床试验和生物等效性试验。

2007年颁布的《药品注册管理办法》规定，国家鼓励研究创制新药，国务院药品监督管理部门对创制的新药、治疗疑难危重疾病的新药的注册申请实行特殊审批。药品注册工作应当遵循公开、公平、公正的原则。国家食品药品监督管理局对药品注册实行主审集体负责制、相关人员公示制和回避制、责任追究制，受理、检验、审评、审批、送达等环节接受社会监督。

在药品注册过程中，药品监督管理部门认为涉及公共利益的重大许可事项，应当向社会公告，并举行听证。行政许可直接涉及申请人与他人之间重大利益关系的，药品监督管理部门在作出行政许可决定前，应当告知申请人、利害关系人享有要求听证、陈述和申辩的权利。

药品监督管理部门应当向申请人提供可查询的药品注册受理、检查、检验、审评、审批的进度和结论等信息。药品监督管理部门应当在行政机关网站或者注册申请受理场所公开下列信息：

（1）药品注册申请事项、程序、收费标准和依据、时限，需要提交的全部材料目录和申请书示范文本；

（2）药品注册受理、检查、检验、审评、审批各环节人员名单和相关信息；

（3）已批准的药品目录等综合信息。

药品注册办法规，定药品监督管理部门、相关单位以及参与药品注册工作的人员，对申请人提交的技术秘密和实验数据负有保密的义务。

中药注册申请，按照2008年1月颁布的《中药注册管理补充规定》，应当明确处方组成、药材基原、药材产地与资源状况以及药材前处理（包括炮制）、提取、分离、纯化、制剂等工艺，明确关键工艺参数。补充规定中对中药复方制剂、已上市药品改变剂型但不改变给药途径的注册申请、仿制药的注册申请、变更药品处方中已有药用要求的辅料的补充申请、改变影响药品质量的生产工艺的补充申请、需进行药理研究的改变已上市药品剂型、改变生产工艺以及改变给药途径的注册申请和新的有效部位制剂的注册申请等中医药和民族医药注册管理问题进行了规定。该规定进一步明确了中医药和民族医药的注册，有利于规范中医药和民族医药的注册管理工作。

三、新药、仿制药品、生物制品申报与审批及管理

（一）新药

新药注册申报与审批，分为临床试验申报审批和生产上市申报审批两个阶段。两次申报与审批均由省级药品监督管理部门受理，最终由国家食品药品监督管理局审批。

1．新药临床试验申请与审批

申请人完成临床前研究后，填写《药品注册申请表》，向所在地省级药品监督管理部门如实报送有关资料。省级药品监督管理部门对申报资料进行形式审查，对符合要求的予以受理后，组织对药物研制情况及原始资料进行现场核查，对申报资料进行初步审查，提出审查意见。申请注册的药品属于生物制品的，抽取3个生产批号的检验用样品，并向药品检验所发出注册检验通知。药品检验所对样品进行注册检验，将药品注册检验报告送交国家食品药品监督管理局药品审评中心。省级药品监督管理部门将审查意见、核查报告、申报资料等送交国家食品药品监督管理局药品审评中心。国家食品药品监督管理局药品审评中心收到申报资料后，组织药学、医学及其他技术人员对申报资料进行技术审评，提出技术审评意见，连同有关资料报送国家食品药品监督管理局。国家食品药品监督管理局依据技术审评意见做出审批决定。符合规定的，发给《药物临床试验批件》；不符合规定的，不予批准，发给《审批意见通知件》，并说明理由。

2．新药生产申请与审批

申请人完成药物临床试验后，填写《药品注册申请表》，向所在地省级药品监督管理部门报送申请生产的申报资料，并同时向中国药品生物制品检定所报送制备标准品的原材料及有关标准物质的研究资料。省级药品监督管理部门对申报资料进行形式审查，符合要求的予以受理后，组织对临床试验情况及有关原始资料进行现场核查，对申报资料进行初步审查，提出审查意见。除生物制品外的其他药品，还抽取3批样品，向药品检验所发出标准复核的通知。在规定的时限内将审查意见、核查报告及申报资料送交国家食品药品监督管理局药品审评中心。药品检验所对申报的药品标准进行复核，将复核意见送交国家食品药品监督管理局药品审评中心。国家食品药品监督管理局药品审评中心收到申报资料后，组织药学、医学及其他技术人员对申报资料进行审评。经审评符合相关规定的，国家食品药品监督管理局药品审评中心通知申请人申请生产现场检查并告知国家食品药品监督管理局药品认证管理中心。申请人应当自收到生产现场检查通知之日起6个月内向国家食品药品监督管理局药品认证管理中心提出现场检查的申请。国家食品药品监督管理局药品认证管理中心在收到生产现场检查的申请后，组织对样品批量生产过程等进行现场检查，确认核定的生产工艺的可行性，同时抽取1批样品（生物制品抽取3批样品），送指定药品检验所检验，将生产现场检查报告送交国家食品药品监督管理局药品审评中心。药品检验所应依据核定的药品标准对抽取的样品进行检验，将药品注册检验报告送交国家食品药品监督管理局药品审评中心。国家食品药品监督管理局药品审评中心依据技术审评意见、样品生产现场检查报告和样品检验结果，形成综合审评意见，连同有关资料报国家食品药品监督管理局。国家食品药品监督管理局依据综合审评意见，作出审批决定。符合规定的，发给新药证书，申请人已持有《药品生产许可证》并具备生产条件的，同时发给药品批准文号。

3．新药的技术管理

新药是科技成果的结晶。加强对新药科技成果的法律保护，提高药品研制的水平，保护新药权利人的合法权益，促进新药的研制和生产。对此，卫生部1987年颁布《关于新药保护及技术转让的规定》、国家药品食品监督管理局2007颁布的《药品注册管理办法》对新药科技成果的权属和转化等作了进一步规范。

（二）仿制药品

申请生产仿制药的审批程序，与新药申报程序相似：①申报人填写《药品注册申请表》，向省级药品监督管理部门报送资料及生产现场检查申请；②省级药监局负责资料形式审查，研制情况和原始资料现场核查，生产现场检查，抽取连续3个批号样品，通知指定要检所检验，对符合规定的将申报资料及有关审查、核查意见、报告等上报国家食品药品监督管理局；③指定进行药品检验的药检所将检验报告国家食品药品监督管理局；④国家食品药品监督管理局对资料进行全面审查，合乎要求的批准进行临床研究，或者生产；批准临床研究的按新药审批程序进行，批准生产的发给药品生产批准文号。

四、药品的进出口管理

（一）进口药品管理

药品进口，须经国务院药品监督管理部门组织审查，经审查确认符合质量标准，安全有效的，方可批准进口，并发给进口药品注册证书。禁止进口疗效不明确、不良反应大或者其他原因危害人体健康的药品。医疗单位临床急需或者个人自用进口的少量药品，按照国家有关规定办理进口手续。

国务院药品监督管理部门对下列药品在销售前或者进口时，指定药品检验机构进行检验；检验不合格的，不得销售或者进口：一是国务院药品监督管理部门规定的生物制品；二是首次在中国销售的药品；三是国务院规定的其他药品。

药品进口必须从允许药品进口的口岸进口，并由进口药品的企业向口岸所在地药品监督管理部门登记备案。海关凭药品监督管理部门出具的《进口药品通关单》放行。无《进口药品通关单》的，海关不得放行。药品通关时，由口岸所在地药品监督管理部门通知药品检验机构按照国务院药品监督管理部门的规定进行抽查检验。检验不合格的不得进口。

（二）出口药品管理

为保证出口药品的质量，规范药品出口，凡我国制造销售的药品，经省级药品监督管理部门审查批准后，并办理相关手续才能出口。未经批准不得组织药品出口。对国内供应不足的药品，国务院有权限制或者禁止出口。进口、出口麻醉药品和国家规定范围的精神药品，必须持有国务院药品监督管理部门发给的《进口准许证》、《出口准许证》。

五、药品审评

药品评审是药品管理的重要内容，由国家药品监督管理部门采取集中统一管理的方式，统一行使药品评审的权力，取消了成立药品审评委员会，取消了省级药品监督管理部门对药品审评及再评价的决策权限，由国务院药品监督管理部门组织药学、医学和其他技术人员，对新药进行审评，对已经批准生产的药品进行再评价，包括通过临床用药评定新药，对老药进行再评价，淘汰危害严重、疗效不确切或不合理的组方。

通过新药评定和药品再评价，对于疗效肯定、临床应用广泛的药品或者疗效较好或有一定疗效而临床需要的药品应当积极组织生产和科研改进；对于疗效不确、不良反应大或者其他原因危害人民健康的药品，应当撤销其批准文号，已被撤销批准文号的药品，不得继续生产和销售；已经生产的，由当地药品监督管理部门监督销毁或者处理。通过药品审评淘汰不合格药品，保障人民用药安全。

六、处方药与非处方药分类管理

国家对药品实行处方药与非处方药分类管理制度。

处方药，是指必须凭具有处方资格的医师开具的处方方可调配、购买和使用，并须在医务人员指导和监控下使用的药品。

非处方药（over-the-counter drug，OTC），是指由国务院药品监督管理部门公布的，不需要凭执业医师和执业助理医师处方，消费者可以自行判断、购买和使用的药品，说明书用语应当科学、易懂，便于消费者自行判断、选择和使用药品，并必须经国务院药品监督管理部门核准；它的包装必须印有国家规定的非处方药专有标识。经批准的非处方药，在使用中发现不适合继续作为非处方药的，国务院药品监督管理部门可以将其转换为处方药。国家按照“应用安全、疗效确切、质量稳定、使用方便”的原则，陆续公布非处方药目录。非处方药的包装必须印有国家规定的非处方药专有标识。

医疗机构根据医疗需要可以决定和推荐使用非处方药。

七、药品储备

国家实行药品储备制度。

国内发生重大灾情、疫情及其他突发事件时，国务院规定的部门可以紧急调用企业药品。我国自1997年起，在中央统一策划、统一规划、统一组织实施的原则下，改革现行的国家药品储备体制，建立中央和地方两极医药储备制度，实行动态储备、有偿调用的体制。中央医药储备主要负责重大灾情、疫情及重大突法事故和战略储备所需的特种、专项药品；地方医药储备主要负责储备地区性或一般灾情、疫情及突发事件和地方常见病、多发病防治所需的药品。

八、禁止生产和销售假药与劣药

（一）假药

假药，是指药品所含成分与国家药品标准规定的成分不符，以及以非药品冒充药品或者以他种药品冒充此种药品的。有下列情形之一的为假药或视为假药：①药品所含成分与国家药品标准的成分不符的；②以非药品冒充药品或者以他种药品冒充此种药品的；③国务院药品监督管理部门规定禁止使用的；④依照本法必须批准而未经批准生产、进口，或者依照本法必须检验而未经检验即销售的；⑤变质的；⑥被污染的；⑦使用依照本法必须取得批准文号而未取得批准文号的原料药生产的；⑧所标明的适应证或者功能主治超出规定范围的。

（二）劣药

劣药，是指药品成分含量不符合国家药品标准规定的药品。药品成分含量不符合国家药品标准的情形，虽不像药品所含成分与国家药品标准规定的成分不符那样危害严重，但它也同样会给使用者带来不安全的隐患。同样可能造成病患者贻误治疗时机，甚至危及病患者的生命安全的严重后果。因此，对劣药也要予以禁止。有下列情形的药品，按劣药论处：①未标明有效期或者更改有效期的；②不注明或者更改生产批号的；③超过有效期的；④直接接触药品的包装材料和容器未经批准的；⑤擅自添加着色剂、防腐剂、香料、矫味剂及辅料的；⑥其他不符合药品标准规定的。

第五节　特殊药品管理

一、麻醉药品和精神药品的管理

（一）麻醉药品和精神药品的概念

麻醉药品和精神药品，是指列入麻醉药品目录、精神药品目录的药品和其他物质。

国家对麻醉药品、精神药品、医疗用毒性药品、放射性药品，实行特殊管理，管理办法由国务院制定。为严格对麻醉药品和精神药品的管理，保证医疗、教学和科研的安全使用，维护人民身心健康，维持社会的正常秩序，国务院于2005年发布了《麻醉药品和精神药品管理条例》。

精神药品分为第一类精神药品和第二类精神药品。麻醉药品目录、精神药品目录由国务院药品监督管理部门会同国务院公安部门、国务院卫生主管部门制定、调整并公布。

（二）麻醉药品和精神药品的管制

麻醉药品和精神药品的管制是国际社会共同重视的问题。1961年3月20日在纽约签订了《1961年麻醉品单一公约》；1971年联合国在维也纳签订了《1971年精神药物公约》。我国于1985年宣布加入上述两个公约。1988年12月19日，经过联合国和各国政府历时4年的努力，一致通过《禁止非法贩运麻醉药品和精神药品公约》。我国对麻醉药品和精神药品的管制历来重视。中央人民政府政务院于1950年2月发布了《关于严禁鸦片烟毒的通令》，严禁吸食、贩卖、种植和私存阿片、吗啡、海洛因等各种毒品，违者严处。国家药品监督管理局于1999年1月1日发布了《罂粟壳管理暂行规定》，4月9日又发布了《关于加强盐酸二氢埃托啡管理工作的通知》。2000年2月2日发布了《关于印发医疗机构麻醉药品、一类精神药品供应管理办法》。2005年国务院发布了《麻醉药品和精神药品管理条例》。

（三）麻醉药品和精神药品的监督管理

1．麻醉药品和精神药品的生产

国家根据麻醉药品和精神药品的医疗、国家储备和企业生产所需原料的需要确定需求总量，对麻醉药品药用原植物的种植、麻醉药品和精神药品的生产实行总量控制。国务院药品监督管理部门根据麻醉药品和精神药品的需求总量制定年度生产计划。国务院药品监督管理部门和国务院农业主管部门根据麻醉药品年度生产计划，制定麻醉药品药用原植物度种植计划。国家对麻醉药品和精神药品实行定点生产制度。国务院药品监督管理部门根据麻醉药品和精神药品的需求总量，确定麻醉药品和精神药品定点生产企业的数量和布局。麻醉药品和精神药品的标签应当印有国务院药品监督管理部门规定的标志。

2．麻醉药品和精神药品的供应

国家对麻醉药品和精神药品实行定点经营制度。国务院药品监督管理部门应当根据麻醉药品和第一类精神药品的需求总量，确定麻醉药品和第一类精神药品的定点批发企业布局，并应当根据年度需求总量对布局进行调整、公布。药品经营企业不得经营麻醉药品原料药和第一类精神药品原料药。麻醉药品和第一类精神药品不得零售。第二类精神药品零售企业应当凭执业医师出具的处方，按规定剂量销售第二类精神药品，并将处方保存 2 年备查；禁止超剂量或者无处方销售第二类精神药品；不得向未成年人销售第二类精神药品。

3．麻醉药品和精神药品的运输

托运、承运和自行运输麻醉药品和精神药品的，应当采取安全保障措施，防止麻醉药品和精神药品在运输过程中被盗、被抢、丢失。

4．麻醉药品和精神药品的进出口

麻醉药品和精神药品的进出口业务由对外经济贸易部指定的单位按照国家有关外贸的规定办理，其他部门一律不得办理麻醉药品和精神药品的进出口业务。

5．麻醉药品和精神药品的使用

医疗机构需要使用麻醉药品和第一类精神药品的，应当经所在地设区的市级人民政府卫生主管部门批准，取得麻醉药品、第一类精神药品购用印鉴卡。医疗机构应当按照国务院卫生主管部门的规定，对本单位执业医师进行有关麻醉药品和精神药品使用知识的培训、考核，经考核合格的，授予麻醉药品和第一类精神药品处方资格。医疗机构应当对麻醉药品和精神药品处方进行专册登记，加强管理。麻醉药品处方至少保存 3 年，精神药品处方至少保存 2 年。

医疗机构、戒毒机构以开展戒毒治疗为目的，可以使用美沙酮或者国家确定的其他用于戒毒治疗的麻醉药品和精神药品。具体管理办法由国务院药品监督管理部门、国务院公安部门和国务院卫生主管部门制定。

二、医疗用毒性药品管理

医疗用毒性药品（以下简称毒性药品），是指毒性剧烈、治疗剂量与中毒剂量相近，使用不当会致人中毒或死亡的药品。

国务院于 1988 年 12 月 27 日制定和发布了《医疗用毒性药品管理办法》，对进一步加强医疗用毒性药品的监督管理作出了全面而详尽的明确规定。

（一）医疗用毒性药品的生产

毒性药品年度生产、收购、供应和配制计划，由省、自治区、直辖市医药管理部门根据医疗需要制定，经省、自治区、直辖市卫生行政部门审核后，由医药管理部门下达给指定的毒性药品生产、收购、供应单位，并抄报卫生部、国家医药管理局和国家中医药管理局。生产单位不得擅自改变生产计划自行销售。

（二）医疗用毒性药品的销售

毒性药品的收购、经营，由各级医药管理部门指定的药品经营单位负责；配方用药由国营药店、医疗单位负责。其他任何单位或者个人均不得从事毒性药品的收购、经营和配方业务。

（三）医疗用毒性药品的使用

医疗单位供应和调配毒性药品，凭医生签名的正式处方。国营药店供应和调配毒性药品，凭盖有医生所在的医疗单位公章的正式处方。每次处方剂量不得超过 2 日极量。

（四）医疗用毒性药品的保管

收购、经营、加工、使用毒性药品的单位必须建立健全保管、验收、领发、核对等制度，严防收假、发错、与其他药品混杂。做到划定仓间或仓位，专柜加锁并由专人保管。防止因发生被盗、配方发错等原因引起严重的不良后果。医疗用毒性药品的包装容器上必须印有规定的毒药标志，在运输毒性药品的过程中，应当采取有效措施，防止发生意外。

三、放射性药品管理

放射性药品，是指凡用于诊断、治疗、缓解疾病或身体失常的恢复，改正和变更人体有机功能并能提示出人体解剖形态的含有放射性核素或标记化合物的物质，亦指在分子内或制剂内含有放射性核素的药品。放射性药品与其他特殊药品的不同之处就在于其含有的放射性核素能放射出 α、β 和 γ 射线。

（一）放射性药品的标准管理

放射性药品标准管理，是指药检机构根据国家制定的标准对药品质量进行监督检查。放射性药品的监督检查可以概括为三个方面：①物理检查（查性状、放射性纯度及强度）；②化学检查（包括 pH 值、放射化学纯度、载体含量等）；③生物检查（要求无菌、无热原、进行生物学特殊实验）。

（二）放射性药品的保管制度

放射性药品的保管制度主要是：①放射性药品应由专人负责保管；②做好放射性药品使用登记；③发现放射性药品丢失时，应立即追查去向，并报告上级机关。放射性药品用于病人前，应对其品种和用量进行严格的核对，特别是在同一时间给几个病人服药时，应仔细核对病人姓名及给药剂量。

四、戒毒药品管理

戒毒药品，是指控制并消除滥用阿片类药物的急剧戒断症状与体征的戒毒治疗药品和能减轻消除稽延性症状的戒毒治疗辅助药品。为了规范戒毒药品的管理，1999 年 6 月 26 日国家药品监督管理局颁布了《戒毒药品管理办法》。

（一）戒毒药品的监督管理

国家对戒毒药品的研究、生产、供应、使用和宣传实行严格监督，并禁止利用电视、广播、报纸、杂志等大众传播媒介进行广告宣传。

（二）戒毒药品的生产

生产戒毒药品须由国家药品监督管理局指定的已取得《药品 GMP 证书》的药品生产企业进行生产。多个单位联合研制戒毒新药发给联合署名的新药证书。但每个品种只能由持有《药品生产许可证》并取得药品 GMP 证书的一家生产单位生产。

（三）戒毒药品的供应

省级药品监督管理部门应于每年 10 月底之前将辖区内下一年度戒毒用美沙酮需用计划，审核汇总后报国家药品监督管理局。国家药品监督管理局综合平衡后，将使用及供应计划一并下达。临时需要的少量品种可由戒毒机构直接向所在地省级药品监督管理部门提出申请，经审查同意后报国家药品监督管理局审核批准，经批准后由指定单位供给。除另有规定外，戒毒机构应按有关规定向药品经营单位购买戒毒药品。

（四）戒毒药品的使用

我国现阶段戒毒模式为：生理（药物脱毒）→心理（心理康复）→社会（社会帮教）。除另有规定外，戒毒治疗药品按处方药管理，戒毒治疗辅助药品按非处方药管理。

医生应根据阿片类成瘾者戒毒临床使用指导原则合理使用戒毒药品，严禁滥用。戒毒用美沙酮处方要留存两年备查。戒毒医疗机构购买戒毒用美沙酮只准在本单位使用，不得转售。戒毒医疗机构自行配制戒毒药品须制定制备规程和质量标准，并考察其安全性和有效性，经所在地省级药品监督管理部门批准后，方可使用。自行配制的戒毒药品只能在本机构内自用，不得进入市场。国家鼓励发展传统医药，发挥其在戒毒与康复治疗中的作用。

（五）戒毒药品的进口

进口戒毒药品除有特殊规定外，由申请进口单位按《进口药品管理办法》规定，将资料直接报送国家药品监督管理局审批同意后，在指定的戒毒机构进行临床试验。戒毒药品的进口检验由中国药品生物制品检定所负责。

（六）戒毒药品的研制、临床研究和审批

戒毒药品须通过“同意立项研究”、“同意临床研究”和“同意生产”三个环节，方可上市流通。

第六节　药品价格和广告的管理

一、药品价格

我国药品价格实行政府定价、政府指导价和市场调节价。

依法实行政府定价，政府指导价的药品，政府价格主管部门应当依照《价格法》规定的原则，依据社会平均成本、市场供求状况和社会承受能力合理制定和调整药品价格，做到质价相符，消除虚高价格，保护用药者的正当利益。药品的生产企业应当依法向政府价格主管部门如实提供药品的生产经营成本，不得拒报、虚报、瞒报。生产、经营企业和医疗机构必须执行政府定价、政府指导价，不得以任何形式擅自提高价格。

依法实行市场调节价的药品，药品的生产企业、经营企业和医疗机构应当按照公平、合理和诚实信用、质价相符的原则制定价格，为用药者提供价格合理的药品。

药品的生产企业，经营企业、医疗机构应当依法向政府价格主管部门提供其药品的实际购销价格和购销数量等资料；应当遵守药价管理的规定制定和标明药品零售价格，禁止暴利和损害用药者利益的价格欺诈行为。

医疗机构应当向患者提供所有药品的价格清单；医疗保险定点医疗机构还应当按照规定的办法如实公布其常用药品的价格，加强合理用药的管理。

二、药品广告

（一）药品广告的审批

药品是特殊商品，不同于一般商品。每一种药品都有自己特定的功能主治和特定的使用对象，药品广告的内容对指导合理用药、安全用药起着至关重要的作用。对其广告内容的审核发布和监督管理较之其他产品更为严格。《广告法》明确规定，药品广告必须经过药品主管部门的审核批准后才能发布，药品管理法进一步规定了药品广告须经省级药品监督管理部门批准，并发给药品广告批准文号，未取得药品广告批准文号的，不得发布。2007年国家食品药品监督局发布了《药品广告审查发布标准》、《药品广告审查办法》，对药品广告进行了进一步的规范。

（二）非处方药、处方药广告的管理

正确选择合理使用药品是一个专业性、技术性很强的问题，患者很难通过广告对这些药品进行深入的了解和准确的判断，在对药品一知半解的情况下使用药品，很难达到用药目的，甚至可能产生与用药目的相反的严重后果。

非处方药的广告药需经药品监督管理部门的审批，取得药品广告批准文号后，可以在大众媒介进行广告宣传。

处方药禁止在大众媒体进行广告宣传，也不能以任何形式进行以公众为对象的广告宣传，但可以在国务院卫生行政部门和国务院药品监督管理部门共同指定的医学、药学专业刊物上介绍。

（三）药品广告内容的管理

药品广告的内容是否真实，对正确指导患者合理用药、安全用药十分重要，与患者的生命安全和身体健康关系极大。任何药品在都有特定的适应病症，有特定的主治功能，世上没有包治百病的药品，由于影响治疗疾病的因素很多，如论断、病程、体质等差异，同一种药治疗同一种病可能得到不同的结果，没有一种药品可以保证对某种病有100%的疗效。药品广告内容必须真实、合法、科学，要以国务院食品药品监督管理部门批准的说明书为准，不得进行扩大或者恶意隐瞒的宣传，不得含有说明书以外的理论、观点、不得含有不科学的表示功效的断言或者保证。

法律禁止药品生产经营企业利用国家机关和国家机关工作人员、医药科研单位、学术机构、医疗机构或者专家、学者、医生、患者的名义和形象作证明，宣传产品。

第七节　药品不良反应报告与药品召回制度

一、药品不良反应的概念

药品不良反应，是指合格药品在正常用法用量下出现的与用药目的无关的或意外的有害反应。主要表现为：

（一）对人体有害的副作用

治疗剂量的药物所产生的某些与防治目的无关的作用，如阿托品通常被用于解除肠胃痉挛而引起口干等。因为，这种作用是在治疗剂量下同时出现的，所以其副作用常常是难以避免的。

（二）毒性反应

虽然也是常规使用剂量，但由于使用者的年龄、体质状况而造成相对药物剂量过大或用药时间过长引起的反应。这类反应对人体危害较大。临床常见的毒性反应有：①中枢神经反应，如头痛、眩晕、失眠、耳鸣、耳聋等；②造血系统反应，如再生障碍性贫血、颗粒血细胞减少等；③肝肾损害，如肝肿大、肝痛、肝肾功能减退、黄疸、血尿、蛋白尿等；④心血管系统反应，如血压下降或升高、心动过速或过缓、心律失常等。

（三）过敏反应

过敏反应，也称变态反应，只有特异体质的病人才能出现，与药物剂量无关。临床常见的过敏反应有全身性反应、皮肤反应等。

（四）其他不良反应

由于长期使用抗菌药物而出现的菌群失调，二重感染，某些药物产生的依赖性、致突变、致畸、致癌及其他不良反应等。

二、药品不良反应报告制度

药品的不良反应可能影响人们的用药安全和用药效果，损害人们的身体健康。为此，国家建立和规范药品不良反应报告和监测制度，以保障公众用药安全。

药品不良反应报告制度是及时发现、调查、分析、评价、处理药品不良反应的制度保障，目的是为了及时防止药品损害事件的发生，以更科学地指导合理用药，保障上市药品的安全有效。药品不良反应报告制度是国际上通行的科学、规范的制度。药品管理法规定，药品生产企业、药品经营企业和医疗单位，应当经常考察本单位所生产、经营、使用的药品的质量、疗效和不良反应。医疗单位发现药品中毒事故必须及时向当地卫生行政部门报告。国家食品药品监督管理局于2004年3月4日发布了《药品不良反应报告和监测管理办法》，把药品不良反应监测工作列为药品生产、经营、使用单位和监督管理部门的法定义务。目前，我国已经初步建立了药品不良反应报告和监测体系。

（一）药品不良反应的报告主体

药品不良反应报告制度的实施主体是药品生产企业、经营企业、医疗机构和药品不良反应监测中心，报告药品不良反应是上述单位的法定义务。因此，药品生产、经营企业和医疗卫生机构必须指定专（兼）职人员负责本单位生产、经营、使用药品的不良反应报告和监测工作，发现可能与用药有关的不良反应详细记录、调查、分析、评价、处理，并填写《药品不良反应/事件报告表》，每季度集中向所在地的省、自治区、直辖市药品不良反应监测中心报告，其中新的或严重的药品不良反应于发现之日起15日内报告，死亡病例须及时报告。其中，新的药品不良反应是指药品说明书中未载明的不良反应。药品严重不良反应是指因服用药品引起以下损害情形之一的反应：引起死亡；致癌、致畸、致出生缺陷；对生命有危险并能够导致人体永久的或显著的伤残；对器官功能产生永久损伤；导致住院或住院时间延长。

（二）新药不良反应的报告

新药监测期内的药品应向所在地的省、自治区、直辖市药品不良反应监测中心报告该药品发生的所有不良反应，且每年汇总报告 1 次；新药监测期已满的药品，报告应该药品引起的新的和严重的不良反应，其中，在首次药品批准证明文件有效期届满当年汇总报告 1 次，以后每 5 年汇总报告 1 次。

（三）进口药品不良反应的报告

进口药品自首次获准进口之日起 5 年内，报告该进口药品发生的所有不良反应；满 5 年的，报告该进口药品发生的新的和严重的不良反应。此外，对进口药品发生的不良反应还应进行年度汇总报告，进口药品自首次获准进口之日起 5 年内，每年汇总报告一次；满 5 年的，每 5 年汇总报告一次。进口药品在其他国家和地区发生新的或严重的不良反应，代理经营该进口药品的单位应于不良反应发现之日起一个月内报告国家药品不良反应监测中心。

（四）群体不良反应的报告

药品生产、经营企业和医疗卫生机构发现群体不良反应，应立即向所在地的省、自治区、直辖市（食品）药品监督管理局、卫生厅（局）以及药品不良反应监测中心报告。省、自治区、直辖市（食品）药品监督管理局应立即会同同级卫生厅（局）组织调查核实，并向国家食品药品监督管理局、卫生部和国家药品不良反应监测中心报告。

三、药品不良反应的评价与控制

（一）药品不良反应评价与控制的处理程序

药品生产、经营企业和医疗卫生机构应经常对本单位生产、经营、使用的药品所发生的不良反应及时向所在地的省、自治区、直辖市药品不良反应监测中心报告，并应采取有效措施减少和防止药品不良反应的重复发生。对收集到的药品不良反应报告，省、自治区、直辖市药品不良反应监测中心应及时进行核实，作出客观、科学、全面的分析，提出关联性评价意见，并将分析评价意见上报国家药品不良反应监测中心，由国家药品不良反应监测中心作进一步的分析评价。

（二）对药品不良反应的控制措施

药品生产、经营企业和医疗卫生机构应经常对本单位生产、经营、使用的药品所发生的不良反应进行分析、评价，并应采取有效措施减少和防止药品不良反应的重复发生。

根据国家药品不良反应监测中心对药品不良反应的分析评价结果，国家食品药品监督管理局可以采取责令修改药品说明书，暂停生产、销售和使用的措施；对不良反应大或者其他原因危害人体健康的药品，应当撤销该药品批准证明文件，并予以公布。对已确认发生严重不良反应的药品，国务院或省、自治区、直辖市人民政府的药品监督管理部门可以采取停止生产、销售和使用的紧急控制措施。

四、药品不良反应监测管理机构

国家食品药品监督管理局负责全国药品不良反应监测管理工作；省、自治区、直辖市（食品）药品监督管理局负责本行政区域内药品不良反应监测管理工作。

国家药品不良反应监测中心承办全国药品不良反应监测技术工作，在国家食品药品监督管理局的领导下履行职责。省、自治区、直辖市药品不良反应监测中心在省、自治区、直辖市（食品）药品监督管理局的领导下承办本行政区域内药品不良反应报告资料的收集、核实、评价、反馈、上报及其他有关工作。

国务院卫生主管部门和地方各级卫生主管部门在职责范围内，依法对已确认的药品不良反应采取相关的紧急措施。

五、药品召回制度的概念

药品召回，是指药品生产企业（包括进口药品的境外制药厂商，下同）按照规定的程序收回已上市销售存在安全隐患的药品。安全隐患，是指由于研发、生产等原因可能使药品具有的危及人体健康和生命安全的不合理危险。

药品生产企业应当按照本办法的规定建立和完善药品召回制度，收集药品安全的相关信息，对可能具有安全隐患的药品进行调查、评估，召回存在安全隐患的药品。药品经营企业、使用单位应当协助药品生产企业履行召回义务，按照召回计划的要求及时传达、反馈药品召回信息，控制和收回存在安全隐患的药品。

药品经营企业、使用单位发现其经营、使用的药品存在安全隐患的，应当立即停止销售或者使用该药品，通知药品生产企业或者供货商，并向药品监督管理部门报告。药品生产企业、经营企业和使用单位应当建立和保存完整的购销记录，保证销售药品的可溯源性。

国家食品药品监督管理局监督全国药品召回的管理工作。国家食品药品监督管理局和省、自治区、直辖市药品监督管理部门应当建立药品召回信息公开制度，采用有效途径向社会公布存在安全隐患的药品信息和药品召回的情况。召回药品的生产企业所在地省、自治区、直辖市药品监督管理部门负责药品召回的监督管理工作，其他省、自治区、直辖市药品监督管理部门应当配合、协助做好药品召回的有关工作。

六、药品召回制度的具体措施以及程序

根据药品安全隐患的严重程度，药品召回分为：

（1）一级召回　使用该药品可能引起严重健康危害的；

（2）二级召回　使用该药品可能引起暂时的或者可逆的健康危害的；

（3）三级召回　使用该药品一般不会引起健康危害，但由于其他原因需要收回的。

根据召回主体不同，药品召回分为：

1．主动召回

按照《药品召回办法》第十二条、第十三条的要求进行调查评估，药品生产企业对收集的信息进行分析，对发现药品可能存在安全隐患的，进行召回。

药品生产企业在作出药品召回决定后，应当制定召回计划并组织实施，一级召回在24小时内，二级召回在48小时内，三级召回在72小时内，通知到有关药品经营企业、使用单位停止销售和使用，同时向所在地省、自治区、直辖市药品监督管理部门报告。

药品生产企业在启动药品召回后，应当将调查评估报告和召回计划，一级召回在1日内，二级召回在3日内，三级召回在7日内提交给所在地省、自治区、直辖市药品监督管理部门备案。省、自治区、直辖市药品监督管理部门应当将收到一级药品召回的调查评估报告和召回计划报告国家食品药品监督管理局。

药品生产企业对上报的召回计划进行变更的，应当及时报药品监督管理部门备案。药品生产企业在实施召回的过程中，一级召回每日，二级召回每3日，三级召回每7日向所在地省、自治区、直辖市药品监督管理部门报告药品召回进展情况。药品生产企业对召回药品的处理应当有详细的记录，并向药品生产企业所在地省、自治区、直辖市药品监督管理部门报告。

药品生产企业在召回完成后，应当对召回效果进行评价，向所在地省、自治区、直辖市药品监督管理部门提交药品召回总结报告。省、自治区、直辖市药品监督管理部门应当自收到总结报告之日起10日内对报告进行审查，并对召回效果进行评价，必要时组织专家进行审查和评价。审查和评价结论应当以书面形式通知药品生产企业。经过审查和评价，认为召回不彻底或者需要采取更为有效的措施的，药品监督管理部门应当要求药品生产企业重新召回或者扩大召回范围。必须销毁的药品，应当在药品监督管理部门监督下销毁。

2. 责令召回

药品监督管理部门经过调查评估，认为存在《药品召回办法》第四条所称的安全隐患，药品生产企业应当召回药品而未主动召回的，责令药品生产企业召回药品。

药品监督管理部门作出责令召回决定，应当将责令召回通知书送达药品生产企业，药品生产企业在收到责令召回通知书后，应当按照本办法第的规定通知药品经营企业和使用单位，制定、提交召回计划，并组织实施。药品生产企业应当按照《药品召回办法》第二十条、第二十一条、第二十二条、第二十三条的规定向药品监督管理部门报告药品召回的相关情况，进行召回药品的后续处理。药品监督管理部门应当按照《药品召回办法》第二十四条的规定对药品生产企业提交的药品召回总结报告进行审查，并对召回效果进行评价。经过审查和评价，认为召回不彻底或者需要采取更为有效的措施的，药品监督管理部门可以要求药品生产企业重新召回或者扩大召回范围。

第八节 药品监督

一、药品监督管理机构及其管理职责

（一）药品监督管理机构

国家食品药品监督管理局主管全国药品监督管理工作，原国家医药管理局行使的药品生产、流通监管职能，卫生部的药政、药检职能，国家中医药管理局中药生产流通监管职

能，统一交由国家药品监督管理局行使，国务院有关部门在各自的职责范围内负责与药品有关的监督管理工作，以加强对药品的监督管理，提高行政效率，减轻企业负担，保证药品质量。

省、自治区、直辖市人民政府药品监督管理部门负责本行政区域内的药品监督管理工作。省、自治区、直辖市人民政府有关部门在各自的职责范围内负责与药品有关的监督管理工作。

（二）药品监督管理机构的职责

主要职责是：对开办药品生产、经营企业进行审批、发放许可证；拟订 GLP、GCP 并监督实施；制定并监督实施 GMP 和 GSP；审批新药、仿制药、进口药，并分别发放新药证书、生产批准文号、进口药品注册证；审批医疗机构的制剂室并发放许可证；审批医疗机构制剂的品种；对直接接触药品的包装材料实施监督管理；负责药品广告的审批并发放批准文号；负责对药品质量的监督检查，发布药品质量公告；对可能危害人体健康的药品可依法采取行政强制控制措施；对违犯药品管理法有关规定的行为依法实施行政处罚等。

1．审批

审批是药品监督的重要职权，审批权限包括开办药品生产、经营企业的许可审批、新药、仿制药、进口药的审批、医疗机构的制剂室的审批、医疗机构制剂的品种的审批、药品广告批准文号的审批等。

2．检查

（1）有权按照法律、行政法规的规定对报经其审批的药品研制和药品的生产、经营以及医疗机构使用药品的事项进行监督检查，有关单位和个人不得拒绝和隐瞒。药品监督管理部门在进行以上内容的监督检查时，必须出示证明文件，以证明自己的合法身份以及合法的权限。同时，在监督检查过程中获知的被检查人在药品研制、生产、经营及使用中的一些如临床资料等技术秘密和业务秘密，药品监督管理人员有保密的义务。

（2）根据监督检查的需要，可以对药品质量进行抽查检验。抽查检验应当按照规定抽样，不得收取任何费用。国务院和省级人民政府药品监督管理部门应当定期公告药品质量抽查检验的结果，公告不当的，必须在原公告范围内予以更正。

（3）应当按照规定，依据《药品生产质量管理规范》、《药品经营质量管理规范》，对经其认证合格的药品生产企业、药品经营企业进行认证后的跟踪检查，对药品生产企业、药品经营企业贯彻实施 GMP、GSP 的情况实施动态的监督管理。

3．采取强制措施并作出行政处理决定

（1）对有证据证明可能危害人体健康的药品及其有关材料可以采取查封，扣押的行政强制措施，并在 7 日内作出行政处理决定，药品需要检验的，必须自检验报告书发出之日起 15 日内作出行政处理决定。

（2）对已确认发生严重不良反应的药品，国务院或者省级人民政府的药品监督管理部门可以采取停止生产、销售、使用的紧急控制措施，并应当在 5 日内组织鉴定，自鉴定结论作出之日起 15 日内依法作出行政处理决定。

二、药品检验机构及其职责

药品检验机构是执行国家对药品监督检验的法定专业机构。主要职责是依法实施药品审批和药品质量监督检查所需的药品检验工作，承担依法实施药品审批和药品质量监督检查所需的药品检验工作，包括药品审批时的药品检验、药品质量监督检查过程中的药品检验，如对药品监督管理部门抽查药品质量的检验，对生物制品、首次在中国销售的药品和国务院规定的其他药品在销售前或进口时进行的检验。

药品检验机构和确定的专业从事药品检验的机构不得参与药品生产经营活动，不得以其名义推荐或者监制、监销药品。

第九节 法律责任

一、药品生产企业违反《药品管理法》的法律责任

1. 药品生产企业未取得《药品生产许可证》生产药品的，依法予以取缔，没收违法生产的药品，并处违法生产货值金额2倍以上5倍以下的罚款；构成犯罪的，依照《刑法》第141条追究刑事责任。

2. 生产假药的，没收违法生产的药品，并处违法生产药品货值金额2倍以上5倍以下的罚款；有药品批准证明文件的予以撤销，并责令停产，停业整顿；情节严重的，吊销《药品生产许可证》；构成犯罪的，依法追究刑事责任。

3. 生产劣药的，没收违法生产的药品，并处违法生产药品货值金额1倍以上3倍以下的罚款；情节严重的，责令停产，停业整顿，或者撤销药品批准证明文件，吊销《药品生产许可证》；构成犯罪的，依照《刑法》第142条追究刑事责任。

4. 从事生产假药及生产劣药情节严重的企业或者其他单位，其直接负责的主管人员和其他直接责任人员10年内不得从事药品生产经营活动。

5. 药品生产企业未按照规定实施《药品生产质量管理规范》，给予警告，责令限期改正，逾期不改正的，责令停产，停业整顿，并处5千元以上2万元以下的罚款；情节严重的，吊销《药品生产许可证》。

6. 药品生产企业违反《药品管理法》第34条的规定，从无《药品生产许可证》、《药品经营许可证》的企业购进药品的，责令改正，没收违法购进的药品，并处违法购进药品的货值金额2倍以上5倍以下的罚款，有违法所得的，没收违法所得，情节严重的，吊销《药品生产许可证》。

7. 进口获得药品进口注册证书的药品，未按照《药品管理法》规定向允许药品进口的口岸所在地药品监督管理部门登记备案的，给予警告，责令限期改正。逾期不改正的，撤销进口药品注册证书。

8. 伪造、变造、买卖、出租、出借许可证或者药品批准证明文件的，没收违法所得，并处违法所得1倍以上3倍以下的罚款；没有违法所得的，处2万元以上10万以下的罚款，

情节严重的，并吊销卖方，出租方、出借方的《药品生产许可证》或者撤销药品批准证明文件；构成犯罪的，依法追究刑事责任。

9. 违反《药品管理法》规定，提供虚假的证明、文件资料、样品或者采取其他欺骗手段取得《药品生产许可证》或者药品批准证明文件的，吊销《药品生产许可证》或者撤销药品批准证明文件，5 年内不受理其申请，并处 1 万元以下 3 万元以下的罚款。

10. 药品标识不符合《药品管理法》第 54 条规定的，除依法应当按照假药，劣药论处的外，责令改正，给予警告；情节严重的，撤销该药品的批准证明文件。

11. 药品生产企业在药品购销中暗中给予、收受回扣或者其他利益的，药品的生产企业或者其代理人给予使用其药品的医疗机构的负责人、药品采购人员、医师等有关人员的财物或者其他利益的，由工商行政管理部门处 1 万元以上 20 万元以下的罚款，有违法所得的，予以没收；情节严重的，由工商行政管理部门吊销药品生产企业的营业执照，并通知药品监督管理部门，由药品监督管理部门吊销其《药品生产许可证》；构成犯罪的，依法追究刑事责任。

12. 药品生产企业的负责人，采购人员等有关人员在药品购销中收受其他生产企业，经营企业或者其代理人给予的财物或者其他利益的，依法给予处分，没收违法所得；构成犯罪的，依法追究刑事责任。

13. 违反《药品管理法》第 55 条，第 56 条，第 57 条关于药品价格管理的规定的，依照《价格法》的规定处罚。

14. 违反《药品管理法》有关药品广告的管理规定的，依照《广告法》的规定处罚，并由发给广告批准文号的药品监督管理部门撤销广告批准文号，1 年内不受理该品种的广告审批申请；构成犯罪的，依法追究刑事责任。

15. 药品生产企业给药品使用者造成损害的，依法承担赔偿责任。

二、药品经营企业违反《药品管理法》的法律责任

1. 未取得《药品经营许可证》经营药品的，依法予以取缔，没收违法销售的药品和违法所得，并处违法销售的药品货值金额 2 倍以上 5 倍以下的罚款，构成犯罪的，依法追究刑事责任。

2. 销售假药的，没收违法销售的药品和违法所得，并处违法销售药品货值金额 2 倍以上 5 倍以下的罚款；有药品批准证明文件的予以撤销，并责令停业整顿，情节严重的，吊销《药品经营许可证》；构成犯罪的，依法追究刑事责任。

3. 销售劣药的，没收违法销售的药品和违法所得，并处违法销售药品货值金额 1 倍以上 3 倍以下的罚款，情节严重的，责令停业整顿或者撤销药品批准证明文件，吊销《药品经营许可证》；构成犯罪的，依法追究刑事责任。

4. 从事销售假药，劣药情节严重的企业或者其他单位，其直接负责的主管人员和其他直接责任人员 10 年内不得从事药品生产，经营活动。

5. 未按照规定实施《药品经营质量管理规范》，给予警告，责令限期改正，逾期不改正的，责令停业整顿，并处 5 千元以上 2 万元以下的罚款；情节严重的，吊销《药品经营

许可证》。

6. 违反《药品管理法》第 34 条的规定，从无《药品生产许可证》、《药品经营许可证》的企业购进药品的，责令改正，没收违法购进的药品，并处违法购进药品货值金额 2 倍以上 5 倍以下的罚款；有违法所得的，没收违法所得，情节严重的，吊销《药品经营许可证》。

7. 进口已获得药品进口注册证书的药品，未按照《药品管理法》规定向允许药品进口的口岸所在地的药品监督管理部门登记备案的，给予警告，责令限期改正，逾期不改正的，撤销进口药品注册证书。

8. 伪造、编造、买卖、出租、出借许可证或者药品批准证明文件的，没收违法所得，并处违法所得 1 倍以上 3 倍以下的罚款；没有违法所得的，处 2 万元以上 10 万元以下的罚款，情节严重的，并吊销卖方、出租方、出借方的《药品经营许可证》或者撤销药品批准证明文件；构成犯罪的，依法追究刑事责任。

9. 违反规定，提供虚假证明、文件资料、样品或者采取其他欺骗手段取得《药品经营许可证》或者药品批准证明文件的，吊销《药品经营许可证》或者撤销药品批准证明文件，5 年内不受理其申请，并处 1 万元以上 3 万元以下的罚款。

10. 违反《药品管理法》第 18 条，第 19 条规定的，责令改正，给予警告；情节严重的，吊销《药品经营许可证》。

11. 在药品购销中暗中给予、收受回扣或者其他利益的，药品的经营企业或者其代理人给予使用其药品的医疗机构的负责人，药品采购人员、医师等有关人员以财物或者其他利益的，由工商行政管理部门处 1 万元以上 20 万元以下的罚款；有违法所得的，予以没收，情节严重的，由工商行政管理部门吊销药品经营企业的营业执照，并通知药品监督管理部门，由药品监督管理部门吊销其《药品经营许可证》；构成犯罪的，依法追究刑事责任。

12. 企业的负责人、采购人员等有关人员在药品购销中收受其他生产企业、经营企业或者其代理人给予的财物或者其他利益的，依法给予处分，没收违法所得；构成犯罪的，依法追究刑事责任。

13. 违反《药品管理法》第 55 条、第 56 条、第 57 条关于药品价格管理的规定的，依照《价格法》的规定处罚。

14. 违反《药品管理法》有关药品广告的管理规定的，依照《广告法》的规定处罚，并由发给广告批准文号的药品监督管理部门撤销广告批准文号，1 年内不受理该品种的广告审批申请；构成犯罪的，依法追究刑事责任。

15. 企业违反《药品管理法》规定，给药品使用者造成损害的，依法承担赔偿责任。

三、医疗机构违反《药品管理法》的法律责任

1. 未取得《医疗机构制剂许可证》生产、经营药品的，依法予以取缔，没收违法生产、销售的药品和违法所得，并处违法生产、销售的药品货值金额 2 倍以上 5 倍以下的罚款，构成犯罪的，依法追究刑事责任。

2. 生产、销售假药的，没收违法生产、销售的药品和违法所得，并处违法生产、销售药品货值金额2倍以上5倍以下的罚款；有药品批准证明文件的予以撤销，并责令停产，停业整顿，情节严重的，吊销《医疗机构制剂许可证》；构成犯罪的，依法追究刑事责任。

3. 生产、销售劣药的，没收违法生产、销售的药品和违法所得，并处违法生产、销售药品货值金额1倍以上3倍以下的罚款；情节严重的，责令停产、停业整顿或者撤销药品批准证明文件，吊销〈医疗机构制剂许可证〉；构成犯罪的，依法追究刑事责任。

4. 从事生产、销售假药、劣药情节严重的医疗机构，其直接负责的主管人员和其他直接责任人员10年内不得从事药品生产，经营活动。

5. 药物临床试验机构未按规定实施药物临床试验质量管理规范的，给予警告，责令限期改正；逾期不改正的，责令停业整顿，并处5千元以上2万以下的罚款；情节严重的，吊销药物临床试验机构的资格。

6. 违反〈药品管理法〉第34条的规定，从无《药品生产许可证》、《药品生产许可证》的企业购进药品的，责令改正，没收违法购进的药品，并处违法购进药品货值金额2倍以上5倍以下的罚款；有违法所得的，没收违法所得；情节严重的，吊销医疗机构执业许可证书。

7. 进口已获得药品进口注册证书的药品，未按照《药品管理法》的规定向允许药品进口的口岸所在地的药品监督管理部门登记备案的，给予警告，责令限期改正；逾期不改正的，撤销进口药品注册证书。

8. 伪造、变造、买卖、出租、出借许可证或者药品批准证明文件的。没收违法所得，并处违法所得1倍以上3倍以下的罚款；没有违法所得的，处2万元以上10万元以下的罚款；情节严重的，并吊销卖方、出租方，出借方的《医疗机构制剂许可证》或者撤销药品批准证明文件；构成犯罪的，依法追究刑事责任。

9. 违反《药品管理法》规定，提供虚假的证明、文件资料、样品或者采取其他欺骗手段取得《医疗机构制剂许可证》或者药品批准证明文件的，吊销《医疗机构制剂许可证》或者撤销药品批准证明文件，5年内不受理其申请，并处1万元以上3万元以下的罚款。

10. 将其配制的制剂在市场销售的，责令改正，没收违法销售的制剂，并处违法销售制剂货值金额1倍以上3倍以下的罚款；有违法所得的，没收违法所得。

11. 在药品销售中暗中给予、收受回扣或者其他利益的。由工商行政管理部门处1万元以上20万元以下的罚款，有违法所得的，予以没收；构成犯罪的，依法追究刑事责任。

12. 负责人、药品采购人员、医师和有关人员收受药品生产企业、药品经营企业或者其代理人给予的财物或者其他利益的，由卫生行政部门或者本单位给予处分，没收违法所得；对违法行为情节严重的执业医师，由卫生行政部门吊销其执业证书；构成犯罪的，依法追究刑事责任。

四、药品运输、保管、仓储者违反《药品管理法》的法律责任

知道或者应当知道属于假劣药品而为其提供运输、保管、仓储等便利条件的，没收全部运输、保管、仓储的收入，并处违法收入50%以上3倍以下的罚款；构成犯罪的依法追

究刑事责任。

五、药物非临床安全性评价机构违反《药品管理法》的法律责任

药物非临床安全性评价机构未按照规定实施药物非临床研究质量管理规范，给予警告，责令限期改正；逾期不改正的，责令停业整顿，并处5千元以上2万元以下的罚款；情节严重的，吊销其许可证。

六、药品检验机构违反《药品管理法》的法律责任

药品检验机构出具虚假检验报告，构成犯罪的，依法追究刑事责任；不构成犯罪的，责令改正，给予警告，对单位并处3万元以上5万元以下的罚款；对直接负责的主管人员和其他直接责任人员依法给予降级、撤职、开除的处分，并处3万元以下的罚款；有违法所得的，没收违法所得；情节严重的，撤销其检验资格。药品检验机构出具的检验结果不实，造成损失的，应当承担相应的赔偿责任。

七、药品监督管理部门违反《药品管理法》的法律责任

1. 对药品广告不依法履行审查职责，批准发布的广告有虚假或者其他违反法律、行政法规的内容的，对直接负责的主管人员和其他责任人员依法给予行政处分；构成犯罪的，依法追究的刑事责任。

2. 违反《药品管理法》规定，有下列行为之一的，由其上级主管机关或者监察机关责令收回违法发给的证书，撤销药品批准证明文件，对直接负责的主管人员和其他直接责任人员依法给予行政处分；构成犯罪的，依法追究刑事责任：

（1）对不符合《药品生产质量管理规范》、《药品经营质量管理规范》的企业发给符合有关规范的认证证书的，或者对取得认证证书的企业未按照规定履行跟踪检查的职责，对不符合认证条件的企业未依法责令改正或者撤销其认证证书的；

（2）对不符合法定条件的单位发给《药品生产许可证》、《药品经营许可证》或者《医疗机构制剂许可证》的；

（3）对不符合进口条件的药品发给进口药品注册证书的；

（4）对不具备临床试验条件或者生产条件而批准进行临床试验，发给新药证书，发给药品批准文号的。

3. 专业从事药品检验的机构参与药品生产经营活动的，由其上级机关或者监察机关责令改正，有违法收入的予以没收；情节严重的，对直接负责的主管人员和其他直接责任人员，依法给予行政处分。参与药品生产经营活动的，依法给予行政处分。

4. 在药品监督检验中违法收取检验费用的，由政府有关部门责令退还，对直接负责的主管人员和其他直接责任人员，依法给予行政处分。对违法收取检验费用情节严重的药品检验机构，撤销其检验资格。

5. 已取得《药品生产许可证》、《药品经营许可证》的企业生产、销售假药、劣药的，除依法追究该企业的法律责任外，对有失职，渎职行为的直接负责的主管人员和其他直接

责任人员，依法给予行政处分；构成犯罪的，依法追究刑事责任。

6. 对下级药品监督管理部门违反《药品管理法》的行政行为，责令限期改正，逾期不改正的，有权予以改变或者撤销。

八、违反其他药事法规的法律责任

（一）《药品注册管理办法》的相关法律责任

1. 有《行政许可法》第六十九条规定情形的，国家食品药品监督管理局根据利害关系人的请求或者依据职权，可以撤销有关的药品批准证明文件。

2. 药品监督管理部门及其工作人员违反本法的规定，有下列情形之一的，由其上级行政机关或者监察机关责令改正；情节严重的，对直接负责的主管人员和其他直接责任人员依法给予行政处分：

（1）对符合法定条件的药品注册申请不予受理的；

（2）不在受理场所公示依法应当公示的材料的；

（3）在受理、审评、审批过程中，未向申请人、利害关系人履行法定告知义务的；

（4）申请人提交的申报资料不齐全、不符合法定形式，不一次告知申请人必须补正的全部内容的；

（5）未依法说明不受理或者不批准药品注册申请理由的；

（6）依法应当举行听证而不举行听证的。

3. 药品监督管理部门及其工作人员在药品注册过程中索取或者收受他人财物或者谋取其他利益，构成犯罪的，依法追究刑事责任；尚不构成犯罪的，依法给予行政处分。

4. 药品监督管理部门在药品注册过程中有下列情形之一的，由其上级行政机关或者监察机关责令改正，对直接负责的主管人员和其他直接责任人员依法给予行政处分；构成犯罪的，依法追究刑事责任：

（1）对不符合法定条件的申请作出准予注册决定或者超越法定职权作出准予注册决定的；

（2）对符合法定条件的申请作出不予注册决定或者不在法定期限内作出准予注册决定的；

（3）违反本办法第九条的规定未履行保密义务的。

5. 药品检验所在承担药品审批所需要的检验工作时，出具虚假检验报告的，依照《药品管理法》第八十七条的规定处罚。

6. 药品监督管理部门擅自收费或者不按照法定项目和标准收费的，由其上级行政机关或者监察机关责令退还非法收取的费用；对直接负责的主管人员和其他直接责任人员依法给予行政处分。

7. 在药品注册中未按照规定实施《药物非临床研究质量管理规范》或者《药物临床试验质量管理规范》的，依照《药品管理法》第七十九条的规定处罚。

8. 申请人在申报临床试验时，报送虚假药品注册申报资料和样品的，药品监督管理部门不予受理或者对该申报药品的临床试验不予批准，对申请人给予警告，1 年内不受理该申请人提出的该药物临床试验申请；已批准进行临床试验的，撤销批准该药物临床试验的批件，并处1万元以上3万元以下罚款，3年内不受理该申请人提出的该药物临床试验申请。

药品监督管理部门对报送虚假资料和样品的申请人建立不良行为记录，并予以公布。

9. 申请药品生产或者进口时，申请人报送虚假药品注册申报资料和样品的，对该申请不予受理或者不予批准，对申请人给予警告，1年内不受理其申请；已批准生产或者进口的，撤销药品批准证明文件，5年内不受理其申请，并处1万元以上3万元以下罚款。

10. 根据本办法第二十七条的规定，需要进行药物重复试验，申请人拒绝的，国家食品药品监督管理局对其予以警告并责令改正，申请人拒不改正的，不予批准其申请。

11. 具有下列情形之一的，由国家食品药品监督管理局注销药品批准文号，并予以公布：

（1）批准证明文件的有效期未满，申请人自行提出注销药品批准文号的；

（2）按照本办法第一百二十六条的规定不予再注册的；

（3）《药品生产许可证》被依法吊销或者缴销的；

（4）按照《药品管理法》第四十二条和《药品管理法实施条例》第四十一条的规定，对不良反应大或者其他原因危害人体健康的药品，撤销批准证明文件的；

（5）依法作出撤销药品批准证明文件的行政处罚决定的；

（6）其他依法应当撤销或者撤回药品批准证明文件的情形。

（二）《药品流通监督管理办法》的相关法律责任

1. 有下列情形之一的，责令限期改正，给予警告；逾期不改正的，处以五千元以上二万元以下的罚款：

（1）药品生产、经营企业违反本办法第六条规定的；

（2）药品生产、批发企业违反本办法第十一条第一款规定的；

（3）药品生产、经营企业违反本办法第十二条，未按照规定留存有关资料、销售凭证的。

2. 药品生产、经营企业违反本办法第七条规定的，给予警告，责令限期改正。

3. 有下列情形之一的，依照《药品管理法》第七十三条规定，没收违法销售的药品和违法所得，并处违法销售的药品货值金额二倍以上五倍以下的罚款：

（1）药品生产、经营企业违反本办法第八条规定，在经药品监督管理部门核准的地址以外的场所现货销售药品的；

（2）药品生产企业违反本办法第九条规定的；

（3）药品生产、经营企业违反本办法第十五条规定的；

（4）药品经营企业违反本办法第十七条规定的。

4. 药品生产、经营企业违反本办法第八条规定，在经药品监督管理部门核准的地址以外的场所储存药品的，按照《药品管理法实施条例》第七十四条的规定予以处罚。

5. 药品零售企业违反本办法第十一条第二款规定的，责令改正，给予警告；逾期不改正的，处以五百元以下的罚款。

6. 违反本办法第十三条规定，药品生产、经营企业知道或者应当知道他人从事无证生产、经营药品行为而为其提供药品的，给予警告，责令改正，并处一万元以下的罚款，情节严重的，处一万元以上三万元以下的罚款。

7. 药品生产、经营企业违反本办法第十四条规定的，按照《药品管理法》第八十二条的规定予以处罚。

8. 违反本办法第十六条规定，药品经营企业购进或者销售医疗机构配制的制剂的，按照《药品管理法》第八十条规定予以处罚。

9. 药品零售企业违反本办法第十八条第一款规定的，责令限期改正，给予警告；逾期不改正或者情节严重的，处以一千元以下的罚款。

违反本办法第十八条第二款规定，药品零售企业在执业药师或者其他依法经过资格认定的药学技术人员不在岗时销售处方药或者甲类非处方药的，责令限期改正，给予警告；逾期不改正的，处以一千元以下的罚款。

10. 药品生产、批发企业违反本办法第十九条规定，未在药品说明书规定的低温、冷藏条件下运输药品的，给予警告，责令限期改正；逾期不改正的，处以五千元以上二万元以下的罚款；有关药品经依法确认属于假劣药品的，按照《药品管理法》有关规定予以处罚。

药品生产、批发企业违反本办法第十九条规定，未在药品说明书规定的低温、冷藏条件下储存药品的，按照《药品管理法》第七十九条的规定予以处罚；有关药品经依法确认属于假劣药品的，按照《药品管理法》有关规定予以处罚。

11. 药品生产、经营企业违反本办法第二十条规定的，限期改正，给予警告；逾期不改正或者情节严重的，处以赠送药品货值金额二倍以下的罚款，但是最高不超过三万元。

12. 违反本办法第二十三条至第二十七条的，责令限期改正，情节严重的，给予通报。

13. 药品生产、经营企业违反本办法第二十一条、医疗机构违反本办法第二十八条规定，以邮售、互联网交易等方式直接向公众销售处方药的，责令改正，给予警告，并处销售药品货值金额二倍以下的罚款，但是最高不超过三万元。

14. 违反本办法第二十二条规定非法收购药品的，按照《药品管理法》第七十三条的规定予以处罚。

15. 药品监督管理部门及其工作人员玩忽职守，对应当予以制止和处罚的违法行为不予制止、处罚的，对直接负责的主管人员和其他直接责任人员给予行政处分；构成犯罪的，依法追究刑事责任。

（三）《药品召回管理办法》的相关法律责任

1. 药品监督管理部门确认药品生产企业因违反法律、法规、规章规定造成上市药品存在安全隐患，依法应当给予行政处罚，但该企业已经采取召回措施主动消除或者减轻危害后果的，依照《行政处罚法》的规定从轻或者减轻处罚；违法行为轻微并及时纠正，没有造成危害后果的，不予处罚。药品生产企业召回药品的，不免除其依法应当承担的其他法律责任。

2. 药品生产企业违反本办法规定，发现药品存在安全隐患而不主动召回药品的，责令召回药品，并处应召回药品货值金额 3 倍的罚款；造成严重后果的，由原发证部门撤销药品批准证明文件，直至吊销《药品生产许可证》。

3. 药品生产企业违反本办法第二十五条规定，拒绝召回药品的，处应召回药品货值金额3倍的罚款；造成严重后果的，由原发证部门撤销药品批准证明文件，直至吊销《药品生产许可证》。

4. 药品生产企业违反本办法第十六条规定，未在规定时间内通知药品经营企业、使用单位停止销售和使用需召回药品的，予以警告，责令限期改正，并处3万元以下罚款。

5. 药品生产企业违反本办法第十九条、第二十四条第二款、第二十八条第二款规定，未按照药品监督管理部门要求采取改正措施或者召回药品的，予以警告，责令限期改正，并处3万元以下罚款。

6. 药品生产企业违反本办法第二十二条规定的，予以警告，责令限期改正，并处3万元以下罚款。

7. 药品生产企业有下列情形之一的，予以警告，责令限期改正；逾期未改正的，处2万元以下罚款：

(1) 未按本办法规定建立药品召回制度、药品质量保证体系与药品不良反应监测系统的；

(2) 拒绝协助药品监督管理部门开展调查的；

(3) 未按照本办法规定提交药品召回的调查评估报告和召回计划、药品召回进展情况和总结报告的；

(4) 变更召回计划，未报药品监督管理部门备案的。

8. 药品经营企业、使用单位违反本办法第六条规定的，责令停止销售和使用，并处1000元以上5万元以下罚款；造成严重后果的，由原发证部门吊销《药品经营许可证》或者其他许可证。

9. 药品经营企业、使用单位拒绝配合药品生产企业或者药品监督管理部门开展有关药品安全隐患调查、拒绝协助药品生产企业召回药品的，予以警告，责令改正，可以并处2万元以下罚款。

10. 药品监督管理部门及其工作人员不履行职责或者滥用职权的，按照有关法律、法规规定予以处理。

(四)《处方管理办法》的相关法律责任

1. 医疗机构有下列情形之一的，由县级以上卫生行政部门按照《医疗机构管理条例》第四十八条的规定，责令限期改正，并可处以5000元以下的罚款；情节严重的，吊销其《医疗机构执业许可证》：

(1) 使用未取得处方权的人员、被取消处方权的医师开具处方的；

(2) 使用未取得麻醉药品和第一类精神药品处方资格的医师开具麻醉药品和第一类精神药品处方的；

(3) 使用未取得药学专业技术职务任职资格的人员从事处方调剂工作的。

2. 医疗机构未按照规定保管麻醉药品和精神药品处方，或者未依照规定进行专册登记的，按照《麻醉药品和精神药品管理条例》第七十二条的规定，由设区的市级卫生行政部门责令限期改正，给予警告；逾期不改正的，处5000元以上1万元以下的罚款；情节严重的，吊销其印鉴卡；对直接负责的主管人员和其他直接责任人员，依法给予降级、撤职、开除的处分。

3. 医师和药师出现下列情形之一的，由县级以上卫生行政部门按照《麻醉药品和精神药品管理条例》第七十三条的规定予以处罚：

（1）未取得麻醉药品和第一类精神药品处方资格的医师擅自开具麻醉药品和第一类精神药品处方的；

（2）具有麻醉药品和第一类精神药品处方医师未按照规定开具麻醉药品和第一类精神药品处方，或者未按照卫生部制定的麻醉药品和精神药品临床应用指导原则使用麻醉药品和第一类精神药品的；

（3）药师未按照规定调剂麻醉药品、精神药品处方的。

4. 医师出现下列情形之一的，按照《执业医师法》第三十七条的规定，由县级以上卫生行政部门给予警告或者责令暂停六个月以上一年以下执业活动；情节严重的，吊销其执业证书：

（1）未取得处方权或者被取消处方权后开具药品处方的；

（2）未按照本办法规定开具药品处方的；

（3）违反本办法其他规定的。

5. 药师未按照规定调剂处方药品，情节严重的，由县级以上卫生行政部门责令改正、通报批评，给予警告；并由所在医疗机构或者其上级单位给予纪律处分。

6. 县级以上地方卫生行政部门未按照本办法规定履行监管职责的，由上级卫生行政部门责令改正。

（五）《药品广告审查发布标准》的相关法律责任

1. 违反本标准规定发布的广告，构成虚假广告或者引人误解的虚假宣传的，依照《广告法》第三十七条、《反不正当竞争法》第二十四条处罚。

2. 违反本标准第四条、第五条规定发布药品广告的，依照《广告法》第三十九条处罚。

3. 违反本标准第三条、第六条等规定发布药品广告的，依照《广告法》第四十一条处罚。

4. 违反本标准其他规定发布广告，《广告法》有规定的，依照《广告法》处罚；《广告法》没有具体规定的，对负有责任的广告主、广告经营者、广告发布者，处以一万元以下罚款；有违法所得的，处以违法所得三倍以下但不超过三万元的罚款。

（田　侃）

思　考　题

1. 简述药品的定义及其特性。
2. 简述假（劣）药的定义以及按假（劣）药论处的情形。
3. 简述药品召回的定义及其分级制度。
4. 简述医疗机构制剂的使用管理制度。
5. 简述处方药与非处方药的概念及遴选原则。

第三十一章　健康相关产品卫生法律制度

提要　健康相关产品与人类的健康息息相关，健康相关产品的审批和管理是卫生行政部门的重要工作内容。健康相关产品包括：食品、保健食品、化妆品、生活饮用水及涉及饮用水卫生安全产品、消毒药剂和消毒器械、卫生用品、一次性医疗卫生用品及保健用品、生物材料和含放射性日用消费品、射线防护器材以及药品和医疗器械等。

重点　健康相关产品的概念和范围；健康相关产品的评审；健康相关产品的命名；食品安全法律制度；化妆品卫生法律规定；消毒产品的范围及卫生法律规定；生活饮用水、涉水产品的卫生法律规定。

第一节　健康相关产品卫生法律制度概述

一、健康相关产品及其卫生立法

凡是与人类健康相关的产品，都可称为健康相关产品。健康相关产品涉及范围极广，涵盖人的衣、食、住、行、用等诸多方面，包括卫生行政部门审批管理的食品、化妆品、涉及饮用水卫生安全产品、消毒药剂和消毒器械、卫生用品、一次性医疗用品及保健用品、生物材料和含放射性日用消费品与射线防护器材等，还应包括国家及省级食品药品监督管理部门审批管理的药品、保健食品和医疗器械。

健康相关产品卫生法是调整保证健康相关产品安全，防止有害因素对人体的危害，保障人体健康活动中产生的各种社会关系的法律规范的总和。

此章提及的健康相关产品不包括药品。从卫生行政管理的角度看，健康相关产品是指《中华人民共和国食品安全法》、《中华人民共和国传染病防治法》以及《化妆品卫生监督条例》、《保健食品管理办法》、《生活饮用水卫生监督管理办法》、《消毒管理办法》和其他法律、法规、规章规定的由卫生行政部门审批的食品、化妆品、涉及饮用水卫生安全产品、消毒药剂和消毒器械、保健用品等各类与人体健康相关的产品。

随着我国经济的发展和人们生活水平的提高，健康更引起广泛的关注，以保健食品、化妆品、保健用品为代表的健康相关产品越来越多地进入人们的生活。这些产品是否安全和有效，直接影响人们的切身利益和生命健康。

健康相关产品的安全、有效与卫生问题，一直得到国家及卫生行政部门的高度重视，国家先后颁布了《中华人民共和国食品卫生法》、《中华人民共和国传染病防治法》、《化妆品卫生监督条例》、《化妆品卫生监督条例实施细则》、《新资源食品卫生管理办法》、《保健食品管理办法》、《保健食品注册管理办法》、《辐照食品卫生管理办法》、《生活饮用水卫生监督管理办法》、《消毒管理办法》等卫生法律、法规和规章。

根据以上法律、法规和规章，卫生部相继颁布了《卫生部健康相关产品评审委员会章程》、《卫生部健康相关产品检验机构工作制度》、《卫生部健康相关产品检验机构认定与管理办法》、《卫生部健康相关产品审批工作人员守则》、《卫生部健康相关产品审批工作程序》、《卫生部保健食品申报与受理规定》、《健康相关产品命名规定》、《卫生部化妆品申报与受理规定》、《卫生部涉及饮用水卫生安全产品申报与受理规定》、《卫生部化妆品申报与受理规定》、《卫生部消毒产品申报与受理规定》等多项规范性文件及多项健康相关产品的卫生标准。

这些法律、法规、规章及卫生标准的颁布与实施，一方面有效地规范了管理相对人健康相关产品的生产、经营行为，另一方面也完善了健康相关产品的行政许可制度，使我国的健康相关产品的监督管理和行政许可走上法法制化轨道。到目前为止，卫生部已依法认定了保健食品功能学检验机构，涉及饮用水卫生安全产品检验机构、国家消毒鉴定实验室及化妆品检验机构等。此外，还组建了食品、化妆品、涉及饮用水卫生安全产品、消毒产品专家评审委员会，由专家们进行技术评审工作。

二、健康相关产品卫生管理的法律规定

以国家卫生部颁布的健康相关产品的卫生管理法律制度为例，主要有：

（一）设立专家评审组织的规定

《卫生部健康相关产品评审委员会章程》规定，卫生部设立健康相关产品评审组织，建立健康相关产审评审专家库。专家由相关学科具有较高学术水平的专业技术人员担任。专家由个人或单位推荐举，亦可直接由卫生部提名，征得本人及所在单位同意后，由卫生部确认，经卫生部培训考核合格后进入专家库。卫生部有权对专家库进行调整。每次评审前根据工作需要，聘请部分专家组成各类健康相关产品评审委员会，进行评审工作。

卫生部健康相关产品评审委员会承担健康相关产品的技术评审工作，每次评审委员会设主任委员 1 人，副主任委员 1 ~ 2 人，并由卫生部评审机构确定。评审委员会设秘书 1 ~ 2 人。主任委员和副主任委员应由来自不同单位的委员担任。卫生部认定的健康相关产品检验机构法人代表不得担任评审委员会主任委员一副主任委员。秘书不得由主任委员所在单位的人员担任。在评审有评审委员参与研制或做其顾问的产品、委员所在单位监督或生产的产品时，该委员应当回避。

1. 评审委员会的主要任务

（1）根据国家有关法律、法规、国家标准技术规范对健康相关产品进行专业技术评审。

（2）为卫生行政部门提供健康相关产品管理方面的咨询意见。

（3）承担卫生部交办的其他工作。

2. 评审委员会及其委员的权利

（1）评审工作需要时，根据评审委员会提议，可以要求被评审产品的申请者在评审会议上申述理由，回答问题。

（2）对送审资料不符合评审受理要求的，有权拒绝评审。

（3）评审委员会委员享有应聘、辞聘以及对被评审产品进行审核、评议和表决的权利。

3．评审委员会的义务

（1）应当严格按照审批程序按时完成评审任务，并及时向评审委员会和卫生部提出有关咨询意见。

（2）应当以客观、科学、公正的态度参加技术评审工作，不能随意更改评审技术依据和评审原则，要认真履行职责，廉洁自律，不得借评审之机牟取私利。

（3）应当对送审资料及评审情况保守秘密，不得抄录、引用和外传。

（4）在评审有评审委员参与研制或初审的产品、委员所在单位检验、监制或生产的产品

时，该委员应当回避；评审委员不得应聘为评审工作相关产品生产单位的顾问，不得参与评审工作相关产品的监制及其他可能有碍评审公正性的活动。

（5）评审意见应该在合法、合理的基础上作出，以合法性优先。

同时，卫生部还制定了《卫生部健康相关产品审批工作人员守则》要求有关人员严格把关，坚持原则，热情服务，廉洁自律。评审委员在审批中出现重大错误，要承担相应的法律责任。

（二）认定健康相关产品检验机构的规定

《卫生部健康相关产品检验机构的认定与管理办法》规定，卫生部健康相关产品检验机构由卫生部认定，承担健康相关产品的检验出证工作。

1．检验机构必须具备的条件：

（1）获得省级以上人民政府计量行政部门颁发的计量认证合格证书。

（2）具有独立的法人资格。

（3）拥有相应的实验室和合格的检验人员。

（4）拥有量值准确可靠、性能完好、按照申请检验类别和项目进行检验所必需的仪器设备。

（5）拥有相应的动物房和动物实验人员，动物房应取得卫生部医药卫生系统统一的二级以上医学实验动物环境设施合格证书（动物实验条件），实验人员应取得动物实验技术人员资格认可证。符合以上条件的单位可以向卫生部提出申请，并提交相应的资料。经卫生部组织的专家组技术评估，技术评估工作采取审查与现场考核相结合的原则，专家组作出评估意见，经卫生部审查合格，由卫生部颁发卫生部健康相关产品检验机构证书，获得检验机构资格认定。

2．检验机构的主要职责：

（1）依据国家有关卫生法律、法规、规章和卫生部有关规定对健康相关产品进行检验，为评审工作提供准确可靠的检验数据。

（2）开展健康相关产品检验技术、标准的科学研究。

(3) 为卫生部提供健康相关产品管理的咨询意见。

(4) 承担卫生部交办的其他工作。检验机构对出具的检验报告负责并独立承担由此产生的法律责任。

《卫生部健康相关产品检验机构工作制度》规定，检验机构应建立健全检验工作管理的规章制度，并设专人、专门科室负责组织检验工作及质量控制。检验机构接收者应按规定对申请检验单位送交的样品及有关资料进行核对、签收并出具受理通知书，受理通知书应加盖检验机构公章；检验项目及检验方法应符合国家有关法规、规章和标准的要求；检验机构应在规定时限内出具检验报告，对出具的检验报告要求实行逐级审核制度，检验报告应当符合有关规定的要求；检验机构不得对本单位研制或开发的健康相关产品进行检验，检验人员与送检单位有利害关系，可能有碍检验工作的公正性时，应当回避；检验机构必须对送检样品的配方、结构、工艺及有关资料保密，检验机构必须对送检样品的配方、结构、工艺及有关资料保密，由于检验机构工作失误给送检单位造成损失的，应承担相应的法律责任。

卫生部对检验机构实行复核换证制度，并实行不定期的监督检查。对检查不合格者予以警告、责令限期改进，并在3个月内对其进行复查，对复查仍达不到要求者，有徇私舞弊、出具虚假报告或其他违法行为者，卫生部可以收回“健康相关产品检验机构证书”。检验机构出具的检验报告不符合有关规定时，卫生部可以要求其重新对样品进行检验或出具检验报告，或指定不同的检验机构对检验的样品进行复检。

(三) 健康相关产品审批程序的规定

健康相关产品的审批工作应遵循公开、公平、公正、便民的原则，审批程序包括申报与受理、评审、产品报批与批准、审批结论反馈和归档5个环节。

1. 申报与受理

申报单位申报产品时，应填写“卫生部健康相关产品申报申请表”。凡国家有关法规规定需经省级卫生行政部门初审的健康相关产品，必须按要求经企业所在地省级卫生行政部门初审后，方可向卫生部申报，省级卫生行政部门应当自其受理之日起20日内，审查完毕；已获得卫生部批准的健康相关产品，申报单位申请变更或增补有关内容时，应先向原作出初审决定的省级卫生行政部门提出申请，经初审后，方可向卫生部申报；进口健康相关产品直接向卫生部申报。

2. 评审

评审机构应于接收产品之日起5个工作日内，作出是否受理的决定，出具“受理通知书”或“未予受理通知书”并加盖评审机构公章。评审机构每个月底向卫生部送报受理的各类产品清单和拟提交评审会议讨论的有关议题。评审会议每季度第3个月后2周内召开，评审产品范围为每季度第2个月底前受理的产品。评审委员会根据有关规定，按产品清单顺序，对产品进行技术评审，并完成评审报告。

3. 产品报批与批准

评审机构自评审会议结束之日起10个工作日内，根据评审报告，将“建议批准”和“建议不批准”的产品按有关要求报卫生部。卫生部收到评审机构上报的健康相关产品报批资料后，对因存在问题暂无法作出是否批准决定的产品，应在有关规定的时限内作出是否批准的决定。对未获得卫生部批准的产品，审评机构应及时完成“卫生部健康相关产品评审意见通知书”。

4．审批结论反馈

审批机构应于卫生部批准健康相关产品之日起5个工作日内，完成卫生许可批件或批准证书制作，并通知申报单位领取。申报单位凭持有的“卫生部健康相关产品受理通知书”领取卫生许可证件。获得卫生部批准的健康相关产品目录由卫生部以通告形式每月公布一次。对未获卫生部批准的健康相关产品，审评机构应于接到卫生部结论之日起5个工作日内，将结论与意见书通知申报单位；对需修改补充资料的产品，评审机构应于评审会议结束之日起7个工作日内，将意见书通知申报单位。申报单位对评审意见有异议的可自收到评审意见之日起15日内书面向卫生部主管司局提出复核申请，申请复核时应提交“卫生部健康相关产品评审意见书”。未获卫生部批准的健康相关产品，申报单位经改进后再次申报的，应重新提出申报申请，同时提交原申报产品的评审意见通知书和再次申报的理由。

5．归档

涉及健康相关产品审批的资料应当归档并妥善保存。其中申报单位的资料原件和评审委员会评审意见由审评机构归档后送卫生部档案室保存，其余资料由审评机构存档。审评机构建立数据库，提供检索和查询服务。申报产品的样品，由审评机构保存至卫生部作出审批结论后3个月。

根据《中华人民共和国行政许可法》，行政许可的作出期限是20天，经行政机关负责人批准可延长10日，因此，除外评审时间，卫生部要在受理之日起20日内作出行政许可决定，并自作出决定之日起10日内向申请人颁发、送达健康相关产品卫生许可证件。需要检验、检测和评审委员会评审所需的时间，卫生部应当书面告知申请人。卫生部依法不予卫生许可的，应书面作出不予许可的决定，并说明理由，同时告知申请人享有依法申请行政复议或者提起行政诉讼的权利。

（四）健康相关产品国家卫生监督抽检规定

健康相关产品国家卫生监督抽检（以下称国家卫生监督抽检）是指由卫生部依法组织的对健康相关产品及其生产经营场所进行的卫生监督抽检和抽查。卫生部统一管理、安排国家卫生监督抽检经费，包括检验、培训、质控考核、差旅、样品传送、公告、样品保存等费用。

国家卫生监督抽检合格的产品，自检验报告出具之日起6个月内，除特殊情况外，地方卫生行政部门不得重复抽检该企业的同一品种产品。

采集样品应由卫生监督员按采样程序和要求进行。卫生监督员应当及时将样品送检，并按照规定填写样品检验通知单。卫生监督机构对不合格样品应留样至抽查结果公布后3个月。对抽检结果有异议的样品，应当根据具体情况延长留样期限。检验机构应当在接收样品前作好检验准备，自收到样品之日起15日内出具检验报告。检验结果应依据国家有关法律、法规、规章、规范和标准进行判定。必要时，卫生部或省级卫生行政部门可组织专家对抽检结果进行审定。

省级卫生行政部门应当在公布抽检的不合格产品信息前，将抽检结果告知被抽检单位。产品生产单位、进口代理商或经销单位对抽检结果有异议的，可以在收到抽检结果通知之日起10日内书面向承担抽检工作的省级卫生行政部门或卫生部提出复检申请并申明理由。有下列情形之一的，不予复检：①产品微生物指标超标的；②留样超过保质期的；③留样在正常储存过程中可能发生改变影响检验结果的；④已进行过复检的；⑤逾期提出复检申请的；⑥样品的生产单位或进口代理商对其真实性提出异议，但不能提供有关证明文件的。

国家卫生监督抽检结果由承担抽检任务的省级以上卫生行政部门负责及时向社会公布。

产品抽检结果公布的信息包括下列内容：①产品名称；②生产企业名称；③产品规格；④产品的采样地点；⑤产品的生产日期或批号；⑥检验项目及判定结果；⑦卫生部规定的其他内容。

生产经营场所抽查公布的信息包括以下内容：①卫生许可情况；②从业人员健康和培训状况；③场所卫生条件；④卫生部规定的其他检查内容。

各地卫生行政部门应对公布的国家卫生监督抽检结果涉及的违法生产经营单位依法及时进行查处，并责令生产经营单位采取下列整改措施：①公告收回不合格产品；②立即对企业内或在销的产品进行清理，不得继续生产销售不合格产品；③其他法律法规规定的要求。

不合格产品的生产单位和被抽检的经营单位应当按照卫生行政部门的要求进行整改，配合卫生行政部门开展追踪检查。

（五）健康相关产品命名的法律规定

健康相关产品命名的原则：符合国家有关法律、法规、规章、标准、规范的规定；反映产品的真实属性，简明、易懂，符合中文语言习惯；名称由商标名、通用名、属性名三部分组成，器械类产品还应当有产品型号。商标名一般采用注册商标，健康相关产品不得使用有夸大功能或误导消费者的商标。通用名应当准确、科学，可以是表明主要原料、主要功效成分或产品功能的文字，但不得使用明示或暗示治疗作用的文字。属性名应当表明产品的客观形态，不得使用抽象名称。产品型号应当反映该产品的特点。

健康相关产品禁止使用：消费者不易理解的专业术语及地方方言；虚假、夸大和绝对化的词语；庸俗或带有封建迷信色彩的词语；已经批准的药品名；外文字母、汉语拼音、符号等。

第二节　食品安全法律制度

一、食品安全及其立法

食品是指各种供人食用或者饮用的成品和原料以及按照传统既是食品又是药品的物品，但是不包括以治疗为目的的物品。“民以食为天”充分说明了食品对人们生活水平的重要。随着经济的发展，工业化进程加快，各种污染大大增加，其中化学性污染数量最多、危害最大、问题最严重，如工业“三废”污染、农药污染、滥用食品添加剂的污染等，此外还存在着生物性污染和放射性污染，而食品安全与否，关系到人们的健康乃至生命。因此，提高食品卫生质量，保护食用者安全是政府的一项职责，也受到国家的高度重视。

1982 年第五届全国人大常委会第 25 次会议通过了《中华人民共和国食品卫生法（试行）》。它的颁布实施，标志着我国食品卫生监督管理工作正式纳入法制轨道，是我国卫生法制建设的重大发展。1995 年 10 月 30 日，《食品卫生法》试行 12 年后，第八届全国人大常委会第 16 次会议通过了经修订的《中华人民共和国食品卫生法》。《食品卫生法》对保证食品安全、保障公众身体健康，发挥了积极作用，我国食品安全的总体状况不断改善。但是，食品安全问题仍然比较突出，不少食品存在安全隐患，食品安全事故时有发生，公众对食品缺乏安全感。食品安全问题还影响我国产品的国际形象。2004 年国务院发布了《国务院关于进一步加强食品安全工作的决定》，并要求法制办组织起草食品卫生法修订草案，2005 年将《食品卫生法（修订草案）》更名为《食品安全法（草案）》。2009 年十一届人大常委会第七次会议通过了《中华人民共和国食品安全法》。

食品安全法是调整保证食品安全、防止食品污染和有害因素对人体的危害、保障人体健康和生命安全活动中产生的各种社会关系的法律规范的总和。食品安全法不仅适用于一切食品，而且适用于食品添加剂的生产经营、食品容器、包装材料和食品用工具、设备、洗涤剂、消毒剂；也适用于食品的生产经营场所、设施和有关环境。凡是在中华人民共和国领域内从事食品生产经营的，都必须遵守中华人民共和国食品安全法。

二、食品安全的一般法律规定

（一）保障食品安全的法律规定

食品安全是 WHO 的优先选择，“食以安为先”体现了食品安全的重要性。为保障食品安全，明确各级地方政府及有关部门、食品生产经营者、食品行业协会等的法律责任。如国务院设立食品安全委员会，卫生部承担食品安全综合协调职责，负责食品安全风险评估、食品安全标准制定、食品安全信息公布、在食品检验机构资质认定条件和检验范围的制定、组织查处食品安全重大事故。食品生产经营者是食品安全的第一责任人。食品行业协会应当加强行业自律、引导食品生产经营者依法生产经营等。

（二）食品安全风险监测和评估的法律规定

国家建立食品安全风险监测和评估制度。对食源性疾病、食品污染以及视频中的有害因素进行监测；对食品、食品添加剂中生物性、化学性和物理性危害进行风险评估；对通过食品安全风险监测或者接到举报发现食品可能存在安全隐患的，卫生部应当立即组织进行检验和食品安全风险评估；经综合分析表明可能具有较高成都安全风险的食品，卫生部应及时提出食品安全风险警示。

（三）食品安全标准的法律规定

卫生部负责制定和公布国家统一的、强制的食品安全标准，食品安全标准供公众免费查阅。食品安全标准要做到科学合理、安全可靠。食品安全标准应当包括以下内容：①食品、食品相关产品中的致病性微生物、农药残留、兽药残留、重金属、污染物质以及其他危害人体健康物质的限量规定；②食品添加剂的品种、使用范围、用量；③专供婴幼儿和其他特定人群的主辅食品的营养成分要求；④对与食品安全、营养有关的标签、标识、说明书的要求；⑤食品生产经营过程的卫生要求；⑥与食品安全有关的质量要求；⑦食品检验方法与规程；⑧其他需要制定为食品安全标准的内容。

没有食品安全国家标准的，可以制定食品安全地方标准。企业生产的食品没有是食品安全国家标准或者地方标准的，应当制定企业标准，企业标准应当报省级卫生行政部门备案。

（四）食品生产经营的法律规定

国家队食品生产经营实行许可制度。从事食品生产、食品流通、餐饮服务，应当依法取得食品生产许可、食品流通许可、餐饮服务许可。

食品生产经营除应当符合食品安全标准外，对生产经营内外环境；食品的处理、加工、包装、储存场所；设备布局和工艺流程；储存、运输、包装材料；生产经营人员卫生状况；用水、洗涤剂、消毒剂的安全、无害等《食品安全法》都有明确的法律规定。

食品生产经营企业应当建立健全食品安全管理制度，培训从业人员食品安全知识，配备专门食品安全管理人员，食品生产经营人员每年应当进行健康检查，取得健康证明后上岗工作。

食品生产企业采购时，要执行进货查验记录制度。食品生产企业要建立出厂检验记录制度，食品经营企业要建立进货查验制度。

生产经营的食品中不得添加药品，但是可以添加按照传统既是食品又是中药材的物质。

国家建立食品召回制度。食品生产经营者发现其生产经营的食品不符合食品安全标准，应当立即停止生产经营，应当召回的，食品生产者立即召回。

食品广告内容应当真实合法，不得含有虚假夸大的内容，不得涉及疾病预防、治疗功能。

（五）食品添加剂的法律规定

国家对食品添加剂的生产实行许可制度。只有在技术上确有必要且经过风险评估证明安全可靠的食品添加剂才可列入允许使用的范围。食品生产者应当按照制品安全标准关于食品添加剂的品种、适用范围、用量的规定使用食品添加剂，不得在食品中使用食品添加剂以外的化学物质和其他可能危害人体健康的物质。

食品添加剂的标签说明书应当符合法律规定。

三、特殊食品的法律规定

（一）保健食品的法律规定

保健食品是指具有特定保健功能的食品。即适宜于特定人群食用，具有调节机体功能，不以治疗疾病为目的的食品。保健食品必须符合如下要求：经必要的动物和人群功能实验，证明其具有明确、稳定的保健作用；各种原料及其产品必须符合食品安全要求，对人体不产生任何急性、亚急性或慢性危害；配方的组成及用量必须有科学依据，具有明确的功效成分或与保健功能有关的主要原料名称；标签、说明书及广告不得宣传疗效，即保健食品的基本技术要求安全无毒，功能确切、配方科学、工艺合理。与普通食品相比，保健食品生产环节监督更为重要。

我国对保健食品、保健食品说明书以及保健食品的生产实行审批制度。保健食品的生产过程和生产条件要符合 GMP 的要求。未经国家食品药品监督管理局审查批准、获得保健食品批准证书的食品，不得以保健食品名义生产经营。

（二）新资源食品的法律规定

新资源食品是指在我国无食用习惯的动物、植物和微生物；从动物、植物、微生物中分离的在我国无食用习惯的食品原料；在食品加工过程中使用的微生物新品种；因采用新工艺生产导致原有成分或者结构发生改变的食品原料。2006 年卫生部发布了《新资源食品管理办法》。我国对新资源食品实行审批制度。卫生部建立新资源食品安全性评价制度。新资源食品安全性评价采用危险性评估、实质等同等原则。卫生部对批准的新资源食品以名单形式公告。根据不同新资源食品的特点，公告内容一般包括名称（包括拉丁名)、种属、来源、生物学特征、采用工艺、主要成分、食用部位、使用量、使用范围、食用人群、食用量和质量标准等内容；对微生物类，同时公告其菌株号。食品生产经营企业应当保证所生产经营和使用的新资源食品食用安全性。未经卫生部批准并公布作为新资源食品的，不得作为食品或者食品原料生产经营和使用。新资源食品生产企业应当向省级卫生行政部门申请卫生许可证，取得卫生许可证后方可生产。生产经营新资源食品，不得宣称或者暗示其具有疗效及特定保健功能。

四、禁止生产经营的食品的法律规定

法律规定，以下食品禁止生产经营：①用非食品原料生产的食品或者添加食品添加剂以外的化学物质和其他可能危害人体健康物质的食品，或者用回收食品作为原料生产的食品；②致病性微生物、农药残留、兽药残留、重金属、污染物质以及其他危害人体健康的物质含量超过食品安全标准限量的食品；③营养成分不符合食品安全标准的专供婴幼儿和其他特定人群的主辅食品；④腐败变质、油脂酸败、霉变生虫、污秽不洁、混有异物、掺假掺杂或者感官性状异常的食品；⑤病死、毒死或者死因不明的禽、畜、兽、水产动物肉类及其制品；⑥未经动物卫生监督机构检疫或者检疫不合格的肉类，或者未经检验或者检验不合格的肉类制品；⑦被包装材料、容器、运输工具等污染的食品；⑧超过保质期的食品；⑨无标签的预包装食品；⑩国家为防病等特殊需要明令禁止生产经营的食品；⑪其他不符合食品安全标准或者要求的食品。

五、食品安全事故处置的法律规定

各级政府组织制定本行政区域的食品安全事故应急预案，食品生产经营企业制定食品安全事故处置方案。

发生食品安全事故事故时，责任单位应立即处置，防止事故扩大。任何单位或个人不得隐瞒、谎报、缓报，不得毁灭有关证据。

接到食品安全事故报告后，卫生行政部门应立即会同农业行政、质量监督、工商行政管理、食品药品监督管理部门进行调查处理，并依法采取相应的措施。

调查食品安全事故，除了查明事故单位的责任，还应查明富有监管和认证职责的监管部门、认证机构的工作人员失职、渎职的情况。

六、食品安全监督的法律规定

国家实行食品安全监督制度。

县级以上质量监督、工商行政管理、食品药品监督管理部门分别对食品生产、食品流通、餐饮服务活动实施监督管理，是执法主体。各行政部门进行的一切监督执法活动，必须符合法律、法规和规章的规定，必须符合法定程序。食品安全监督要把严格执法、保证食品安全的社会效益放在第一位。

各部门应当制定年度监督管理计划并认真组织落实，依法履行职责时，可采取生产经营场所实施现场检查；对生产经营的食品进行抽样检验；查阅、复制有关合同、票据、账簿以及其他有关资料；查封扣押有证据证明不符合食品安全标准的食品，违法使用的食品原料、食品添加剂、食品相关产品，以及用于违法生产经营或者被污染的工具、设备；查封违法从事食品生产经营活动的场所等措施。

食品安全监管部门应当建立食品生产经营者食品安全信用档案。对咨询、投诉、举报者及时答复、核实和处理。

食品安全监督管理部门对食品不得实行免检。需要抽样检验时，应当购买样品，委托食品检验机构检验。食品检验机构需依法进行资质认证，认证后的食品卫生检验机构可进行食品卫生检验并出具检验报告。

七、法律责任

（一）行政责任

对以下违反食品安全法的食品生产经营者，有关主管部门可依法分别给予警告、罚款、没收违法所得、没收非法财物、责令停产停业、吊销许可证等行政处罚。

1. 未经许可从事食品生产经营活动或者未经许可生产食品添加剂的；

2. 生产经营不符合食品安全标准的食品的；

3. 生产经营禁止生产经营的食品的；

4. 被有关主管部门责令召回或停止经营不符合食品安全标准的食品后，仍拒不召回或者停止经营的；

5. 利用新的食品原料从事食品生产或者从事食品添加剂新品种、食品相关产品新品种生产，未经过安全性评估的；

6. 食品生产者采购、使用不符合食品安全标准的食品原料、食品添加剂、食品相关产品的；

7. 生产经营者在食品中添加药品的；

8. 未对食品原料和生产的食品、食品添加剂、食品相关产品进行检验的；

9. 食品安全企业标准未向省级卫生行政部门备案的；

10. 生产的食品、食品添加剂的标签、说明书涉及疾病预防、治疗功能的；

11. 安排患有法律规定的相关疾病人员从事接触直接入口食品工作的；

12. 未建立并遵守查验记录制度、出厂检验记录制度的；

13. 进货时未查验许可证和相关证明文件的；。

集中交易市场的开办者、柜台出租者、展销会的举办者允许未取得许可的食品经营者进入市场销售食品的，处以罚款，造成严重后果的责令停业，吊销许可证。

未按照要求进行食品运输的，有关主管部门给予警告，拒不改正的，责令停产停业，处以罚款，情节严重的吊销许可证。

被吊销食品生产、流通或者餐饮服务许可证的单位，其直接负责的主管人员自处罚决定作出之日起五年内不得从事食品生产经营管理工作，食品生产经营者聘用其从事管理工作的，吊销许可证。

食品检验机构、食品检验人员出具虚假检验报告的，撤销该检验机构的检验资格，直接责任人给予撤职或者开除的处分。受刑罚或者开除处分的检验人员，自刑罚执行完毕或处分决定作出之日起十年内不得从事食品检验工作。

（二）民事责任

违法食品安全法规定，造成人身、财产或者其他损害的，依法承担赔偿责任。损害赔偿要求应当从受害人知道被损害之日起，1 年内向有管辖权的人民法院提出。

生产不符合食品安全标准的食品或者销售明知是不符合食品安全标准的食品，消费者除要求赔偿损失外，还可以像生产者或者销售者要求支付价款十倍的赔偿金。

（三）刑事责任

生产经营不符合食品安全标准的食品，造成严重食物中毒事故或其他严重食源性疾患，对人体健康造成严重危害的，或者在生产经营的食品中掺入有毒有害的非食品原料的等等，构成犯罪的，依法追究刑事责任。

第三节　保健用品卫生法律制度

一、保健用品卫生及其立法

保健用品是指不以治疗疾病为目的，以非食用方式直接或间接作用于人体，从而达到调节机体生理功能，改善生活小环境的卫生状况，预防疾病，促进健康的物品。

保健用品的特点是：①具有一定的卫生指标和卫生保健功能。未表明或未达到具有对人体的卫生保健指标和功能的物品不属于保健用品，并以此与日常生活用品相区别；②安全卫生，无毒无害，不允许对人体产生不良反应和副作用，不能损害使用者的身体健康。消费者不需要在医生指导下，单凭使用说明书自行选用，即可达到自我保健作用；③不以治疗疾病为目的不能具有特定治疗疾病的病种及疗效，并以此将保健用品与医疗器械和药品相区别；不得进入人体组织内部，仅直接或间接地接触人体表面，并以此将其与保健食品相区别。

保健用品卫生法是调整保证保健用品安全，防止有害因素对人体的危害，促进、增强体质等活动中产生的各种社会关系的法律规范的总和。

随着我国人民的物质和文化水平的提高，保健用品市场十分活跃，但由于国家尚无保健用品的卫生法律法规，使得保健用品问题很多，如批准文号混乱；生产许可证和卫生许可证发放混乱；缺乏安全性评价和功能鉴定，即使有也多非主管部门部门认定的检验机构出具的；广告失实、宣传疗效等等。由此可见，保健用品卫生立法已为当前迫切需要。尽管没有全国性的法规和规章，但是有部分省市出台了地方法规或规章，如2005年陕西省人大发布了《陕西省保健用品管理条例》地方法规，2010年进行了修订。2008年贵州省政府发布了《贵州省保健用品管理办法》地方规章。2010年吉林省也出台了《吉林省保健用品管理办法》征求意见稿。

二、保健用品卫生的法律规定

保健用品在生产前必须要进行安全性评价和功能性鉴定，基本技术要求为安全无害、功能确切，工艺合理。对保健用品、保健用品说明书及保健用品的生产应当实行审批制度，未经省级以上卫生行政部门审批的产品，不得以保健用品的名义生产经营。

三、保健用品生产经营的法律规定

保健用品生产企业应当取得卫生行政部门颁发的卫生许可证和保健用品批准文号方可生产；生产企业的选址、建筑、采光、厂房等场所、工艺流程等必须符合卫生要求，并有相应的检验仪器和检验人员；保健用品广告需经卫生行政部门审批，不得夸大或做虚假宣传，不得宣传疗效；保健用品应标明批准文号；经营保健用品应索证，并不得经营无卫生许可证和批准文号的保健用品；保健用品生产经营人员上岗前及每年必须进行健康检查，取得健康证。明后方可进行保健用品的生产和经营。

四、进口保健用品的规定

进口保健用品，由需进口的商家或代理人向国家卫生行政部门提出申请，除提交法律规定的材料外，还要提供出产国（地区）或国际组织的有关标准，生产、销售国（地区）有关卫生机构出具允许生产销售的证明。

国家卫生行政部门在审查进口保健用品后，对符合国家进口保健用品规定的产品发放进口批准证书。取得进口批准证书的产品，必须在包装上标明批准文号和卫生行政部门规定的保健用品标志。

海关国境口岸卫生监督检验机构凭进口批准证书对保健用品进行检验，合格后放行。

五、保健用品卫生监督的法律规定

国家应当实行保健用品卫生监督制度。县级以上政府卫生行政部门应对保健用品行使卫生监督职权，是执法主体。保健用品监督员有权向生产经营单位抽取样品、索取有关资料，了解生产工艺等，但对技术资料负有保密义务。

保健用品卫生检验机构和安全评价机构需由卫生行政部门进行资质认证，获得认证后可进行保健用品卫生检验、安全评价，并出具检验报告和评价报告。

六、法律责任

未取得卫生许可证和保健用品的批准文号进行生产的；生产企业不符合卫生要求的；经营未取得批准文号的保健用品的；生产经营人员未取得健康证明或患有有碍保健用品卫生疾病的；保健用品不符合国家卫生标准的；应依法承担行政责任。卫生行政机关可依法给予警告、责令改正、罚款、没收违法所得、吊销卫生许可证等行政处罚。因保健用品使用造成人身损害的，应依法承担民事赔偿责任。后果严重构成犯罪的，应依法追究刑事责任。

第四节 化妆品卫生法律制度

一、化妆品及其卫生立法

化妆品已经成为人们日常生活中不可缺少的生活消费品之一，化妆品是指以涂抹、喷洒或其他类似的方法，施于人体表面任何部位，以达到清洁、消除不良气味、护肤、美容和修饰目的的产品。化妆品有多种分类方法，如按用途，可分为护肤、护发、美容和类药物化妆品，按其功能，可分为一般用途和特殊用途化妆品等。

化妆品卫生法是调整保证化妆品安全，防止有害因素对人体的危害活动中产生的各种社会关系的法律规范的总和。为了加强化妆品的卫生监督，规范化妆品的生产经营，保障人民健康，1989 年经国务院批准，卫生部发布了《化妆品卫生监督条例》。为保证条例的贯彻实施，1991 年卫生部发布了《化妆品卫生监督条例实施细则》，2005 年该细则做了修改。1996 年发布了《化妆品生产企业卫生规范》，2000 年国家出入境检验检疫局发布了《进出口化妆品监督检验管理办法》，2007 年国家质检总局公布了《化妆品标识管理规定》，再加上《化妆品卫生标准》、《化妆品安全性评价程序和方法》、《化妆品卫生化学标准检验方法》、《化妆品卫生化学标准检验方法》等，构成了我国化妆品卫生的法律体系。国家实行化妆品卫生许可制度。2008 年，国务院将化妆品卫生监督职能划归食品药品监督管理局。

二、化妆品卫生的法律规定

（一）化妆品卫生的一般法律规定

1. 化妆品必须外观良好，不得有异臭；

2. 化妆品不得对皮肤和黏膜产生刺激和损伤作用；

3. 化妆品必须无感染性，使用安全。

（二）化妆品原料的法律规定

生产化妆品所需的原料、辅料以及直接接触化妆品的容器、包装材料必须符合国家卫生标准。使用化妆品新原料生产化妆品，必须经国务院卫生行政部门批准。有些物质禁止在化妆品中使用，《化妆品卫生标准》规定了禁止使用的 300 多种禁用物质，这些物质有的是剧毒或有明显慢性毒性的物质，有的对皮肤、黏膜有刺激性。有些物质在化妆品中限制使用，其中包括防腐剂、紫外线吸收剂和一些化学剂，对这些物质，规定了在化妆品中的最大允许浓度和限制使用范围。对于着色剂，《化妆品卫生标准》规定了60多种可暂时使用的物质，并分为4类，第一类一般化妆品可以使用，第二类不得用于口腔、唇部化妆品，第三类不得用于眼部化妆品，第四类不得用于眼部、口腔和唇部化妆品。

（三）化妆品产品的法律规定

对眼部、口唇、口腔黏膜用化妆品和婴儿、儿童用化妆品，微生物学指标有严格要求。其他化妆品微生物指标也有明确规定，且所有化妆品均不得检出大肠杆菌、金黄色葡萄球菌、绿脓杆菌。对有毒物质汞、铅、砷和甲醇有严格限量标准。

（四）特殊用途化妆品的法律规定

特殊用途化妆品投放市场前必须进行产品卫生安全性评价。国务院卫生行政部门对特殊用途化妆品实行审批制度。生产企业向卫生行政（食品药品监督）部门提出申请，填写《特殊用途化妆品卫生审查申请表》并报送相关资料和样品。经卫生部批准的产品，发给特殊用途化妆品批准文号和特殊用途化妆品证书。特殊用途化妆品批准文号为该产品的生产凭证，不得涂改、转让，严禁伪造、倒卖。特殊用途化妆品证书是研制凭证，可用于该产品的技术转让。特殊用途化妆品批准文号每4年重新审查1次。

（五）进口化妆品的法律规定

国家对首次进口的特殊用途化妆品实行审批制度。审查通过的产品，经国务院卫生行政部门批准后，发给“进口化妆品卫生许可批件”和批准文号。“进口化妆品卫生许可批件，只对该批件载明的品种和生产国家、厂商有效。国家对首次进口的非特殊用途化妆品实行备案制度。卫生部对申请备案的进口非特殊用途化妆品不组织技术评审，产品生产单位或进口单位应当对备案产品的卫生质量和安全承担全部责任。进口化妆品必须经国家出入境检验检疫局按照《进出口化妆品监督检验管理办法》进行检验，检验合格方准予进口。

（六）包装材料和标识的法律规定

化妆品的包装材料必须无毒和清洁。

化妆品标识应当标注化妆品的实际生产加工地；清晰地标注化妆品的生产日期和保质期或者生产批号和限期使用日期；标注净含量；标注全成分表；标注生产许可证标志和编号；凡使用或者保存不当容易造成化妆品本身损坏或者可能危及人体健康和人身安全的化妆品、适用于儿童等特殊人群的化妆品，必须标注注意事项、中文警示说明以及满足保质期和安全性要求的储存条件等。

三、化妆品生产经营的法律规定

（一）化妆品生产的法律规定

化妆品生产企业必须取得省级食品药品监督部门颁发的化妆品生产企业卫生许可证，方可进行化妆品生产；生产企业的选址、建筑、采光、厂房或场所、工艺规程等必须符合卫生要求，并有相应的检验仪器和检验人员；从业人员上岗前及每年必须进行健康检查，取得健康证明后方可从事化妆品生产活动；化妆品出厂前必须进行卫生质量检验，对质量合格的产品应当附有合格标记，未经检验或不符合标准的产品不得出厂；未取得特殊用途化妆品批准文号和特殊用途化妆品证书的生产企业不得生产特殊用途化妆品，特殊用途化妆品应当注明批准文号。

（二）化妆品经营的法律规定

不得经营无化妆品生产企业卫生许可证的企业生产的化妆品、无质量合格标记的化妆品、标签、小包装或者说明书不符合规定的化妆品、未取得批准文号的特殊用途化妆品和超过使用期限的化妆品。

四、化妆品卫生监督的法律规定

国家实行化妆品卫生监督制度。原各级卫生行政部门现食品药品监督部门在辖区内行使化妆品卫生监督职权，是执法主体。化妆品监督员有权向生产经营单位抽取样品、索取有关资料、进行现场检查，但对企业技术负有保密义务。

五、化妆品广告宣传的法律规定

化妆品的广告宣传的内容应真实、健康、科学、准确，不得宣传医疗作用，不得虚假夸大宣传，不得使用绝对性语言等。

六、法律责任

（一）行政责任

未取得《化妆品生产企业卫生许可证》生产化妆品的、未取得批准文号生产特殊用途化妆品的、使用禁用原料或未经批准新原料生产化妆品的、进口或者销售未经批准或者检验的进口化妆品的、生产或者销售不符合国家《化妆品卫生标准》的化妆品的及违反化妆品卫生法及其他有关规定的，将依法承担行政责任。县级以上政府食品药品监督部门可根据违法情节依法给予警告、责令改正、罚款、没收产品及非法所得、停产、停止经营、吊销卫生许可证等行政处罚。

生产企业转让、伪造、倒卖特殊用途化妆品批准文号的，转让、伪造、倒卖进口化妆品卫生审查批件或批准文号的，可以撤销特殊用途化妆品批准文号或进口化妆品批准文号。

（二）民事责任

违反化妆品卫生法，造成人体损伤或发生中毒的，有直接责任的生产企业和经营单位或个人，对受害者承担民事赔偿责任。

（三）刑事责任

生产不符合卫生标准的化妆品，或者销售明知不符合卫生标准的化妆品，造成人体损伤或发生中毒后果严重构成犯罪的，由司法机关依法追究刑事责任。

第五节　生活饮用水及涉水产品卫生法律制度

一、生活饮用水、涉水产品及其卫生立法

生活饮用水是人类生活的必需品，它的卫生质量直接关系到人们的健康。涉及饮用水

卫生安全的产品（以下简称涉水产品）指在饮用水生产和供水过程中与饮用水接触的连接水材料、塑料及有机合成管材、管件、防护涂料、水处理剂、除垢剂、水质处理器及其他新材料和化学物质。它的安全影响着饮用水的安全和卫生质量。

生活饮用水卫生法是调整保证集中式供水、二次供水及涉水产品安全，保障人体健康活动中产生的各种社会关系的法律规范的总和。我国目前虽没有独立的生活饮用水卫生法，但在《食品安全法》《传染病防治法》中均有相应条款，即饮用水必须符合国家卫生标准。

1996 年建设部，卫生部联合发布了《生活饮用水卫生监督管理办法》，2001 年卫生部针对城镇集中式供水、二次供水和涉及生活饮用水卫生安全产品的检验、卫生安全评价及监督监测，制定了《生活饮用水卫生规范》，其主要内容包括七个方面。2007 年卫生部、国家标准化委员会发布了《生活饮用水卫生标准（GB5749-2006）》，《生活饮用水水质卫生规范》和《生活饮用水检验规范》同时废止。这些法律法规规章，构成了较为完整的生活饮用水卫生法律体系，对加强生活饮用水卫生监督管理保障人民群众身体健康起到了重要的作用。

二、生活饮用水、涉水产品卫生的法律规定

（一）生活饮用水卫生的基本法律规定

水中不得含有病原微生物；水中所含化学物质和放射性物质的含量，不得对人体健康产生危害，不得影响后代健康；水的感观性状良好。也就是说生活饮用水要符合国家生活饮用水卫生标准。

（二）生活饮用水水源卫生的法律规定

水源应保证水质良好、水量充沛、便于防护，技术经济合理；必须设置水源防护区，防止水源污染。

（三）供水过程卫生的法律规定

要保证取水、输水、净水、贮水和配水过程中，不造成水质污染。

（四）涉水产品卫生的法律规定

涉水产品必须经卫生行政部门认可的涉水产品卫生安全评价机构进行卫生评价，取得合格证明。国家实行涉水产品审批制度。

三、集中式供水、生产经营涉水产品的法律规定

国家对供水单位和涉水产品实行卫生许可制度。

集中式供水必须取得县级以上政府卫生行政部门颁发的卫生许可证；必须有水质净化消毒设施及必要的水质检验仪器、设备和人员；建立饮用水卫生管理规章制度，并有专人负责；直接从事供水、管水的人员必须经过体检和卫生知识培训取得合格证后上岗工作。

生产涉水产品，必须向卫生行政部门申请办理产品卫生许可批准文件，获得批准文号后，方可生产经营；不得生产经营无批准文号的涉水产品。

四、生活饮用水卫生监督的法律规定

国家实行生活饮用水、涉水产品卫生监督制度。县以上政府卫生行政部门负责本辖区

内生活饮用水卫生监督工作。卫生行政部门应当对新、改、扩建的集中式供水项目进行“三同时”审查；对水源水质进行经常性卫生监督；水污染事故进行处理，发现水污染危及人体健康时有权责令二次供水单位停止供水，对集中式供水单位可报同级政府批准后停止供水；卫生行政部门在履行检查职责时，发现被传染病病原体污染的公共饮用水源，如不及时采取控制措施可能导致传染病传播流行的，可以采取封闭公共饮用水源的临时控制措施，并予以检验或进行消毒；对涉水产品进行卫生监督。

五、法律责任

（一）行政责任

集中式供水单位安排未取得健康证明或患有有碍生活饮用水卫生疾病人员从事直接供管水工作的；在饮用水源保护区修建危害水源水质卫生的设施或进行有碍水源水质卫生的作业的；新建、改建、扩建的饮用水供水项目未经卫生行政部门审批而擅自供水的；供水单位未取得卫生许可证而擅自供水的；供水单位供应的饮用水不符合国家规定的生活饮用水标准的；生产或者销售无卫生许可批准文件的涉水产品的；涉及饮用水卫生安全的产品不符合国家卫生标准和卫生规范，可能导致传染病传播流行的，将依法承担行政责任，县级以上卫生行政机关可依法给予警告、限期改进、罚款、没收违法所得、吊销卫生许可证等行政处罚。

（二）民事责任

因生活饮用水及涉水产品不符合国家标准等原因，造成他人人身健康损害的，受害者可以依照民法的有关规定要求损害赔偿；供水单位或者涉及生活饮用水卫生安全产品生产经营单位，应依法承担民事赔偿责任。

（三）刑事责任

根据《传染病防治法》和《刑法》的有关规定，对供水单位供应的饮用水不符合国家卫生标准，引起甲类传染病传播或者有严重传播危险的，构成危害公共卫生罪，处 3 年以下有期徒刑或者拘役；后果特别严重的，处 3 年以上 7 年以下有期徒刑。

第六节　消毒产品卫生法律制度

一、消毒产品及其卫生立法

消毒产品是指消毒药剂、消毒器械、卫生用品和一次性使用的医疗用品。

消毒是传染病防治的重要环节，消毒产品的使用也是预防和控制感染性疾病传播的有效途径。消毒产品卫生监督是维护健康、预防和控制传染病的重要保障。

消毒产品卫生法是调整保证消毒产品安全，防止有害因素对人体危害，防止传染病传播活动中产生的各种社会关系的法律规范的总和。国家对消毒及消毒产品的卫生状况十分重视，《中华人民共和国传染病防治法》中相关条款对消毒产品作了规定，1992 年发布了《消毒管理办法》，2002 年做了修订。卫生部还相继制定了《消毒产品生产企业卫生规范》、

《消毒产品标签说明书管理规范》、《消毒产品卫生安全评价规定》等，这些法律法规及规章、规范、标准，构成了消毒产品卫生法律体系。

二、消毒产品生产经营和使用的法律规定

消毒产品应当符合国家有关规范、标准和规定。

国家对消毒剂、消毒器械和一次性使用医疗用品实行审批许可制度。生产企业生产消毒药剂、消毒器械，需向卫生行政部门申请，生产一次性使用的医疗用品，需向药品监督部门申请，按要求提供申报材料，经审查合格后，卫生行政部门或药品监督部门颁发许可批件。凡申报可用于食品器具、设备消毒、皮肤消毒的药剂，应有相应的试验资料，获准后，卫生许可批文上注明可用于食品器具设备消毒或皮肤消毒。凡经消毒灭菌后的一次性使用的医疗、卫生用品，要严格防止再污染。消毒产品包装上应当注明批准文号、厂名、批号、消毒方法、消毒日期和有效期，并附详细使用说明，介绍产品保存条件和使用注意事项等。

生产企业申请消毒剂、消毒器械卫生许可批件，应当向省级卫生行政部门提出，由省级卫生行政部门对其申报资料和样品进行初审，审查合格报卫生部审批，卫生部应当在受理后的 20 日内（专家评审时间除外），作出是否批准的决定。对于批准的产品，发给消毒剂、消毒器械卫生许可批件，不予批准的，应当说明理由。申请进口消毒剂、消毒器械卫生许可批件的，应当直接向卫生部提出申请。消毒剂、消毒器械卫生许可批件的有效期 4 年。

国家对消毒产品生产企业实行卫生许可制度。消毒产品生产企业应当向省级卫生行政部门提出申请，经审查，符合《消毒产品生产企业卫生规范》的，发给卫生许可证。消毒产品生产企业卫生许可证有效期四年，每年复核一次。

消毒产品生产企业的生产环境与布局、生产区、原材料、产品包装、仓储等必须符合相应的卫生要求，符合消毒产品生产企业卫生规范，企业应当建立、完善产品生产的卫生质量保证体系，应当建立自检制度，具备相应的检验仪器、设备，从事质检人员必须经卫生行政部门考核合格，并取得上岗证。每批产品投放市场前必须进行质检，合格后方可出厂。直接从事消毒产品生产的人员，上岗前及每年必须进行健康体检，取得预防性体检合格证明后上岗。

消毒产品的标签（含说明书）和宣传内容必须真实，不得出现或暗示对疾病的治疗效果。消毒产品的命名、标签（含说明书）应当符合卫生部的有关规定。

卫生部规定的不需要取得产品卫生许可的消毒剂和消毒器械，生产企业应当对该类产品进行卫生安全性评价。卫生安全评价合格的消毒产品方可上市销售。

经营者采购消毒产品，应进行索证。不得生产经营无生产企业卫生许可证或卫生许可批件的、产品卫生质量不符合要求的、应当有做卫生安全评价而没有做的消毒产品。

一次性使用的医疗用品，用后应当及时进行无害化处理，并记录备案。

三、消毒产品卫生监督的法律规定

国家实行消毒产品卫生监督制度。各级政府卫生行政部门行使消毒产品卫生监督职权：

对有关机构、场所和物品的消毒工作进行监督检查；对消毒产品生产企业执行《消毒产品生产企业卫生规范》情况进行监督检查；对消毒产品的卫生质量进行监督检查；对消毒服务机构的消毒服务质量进行监督检查；对违反本办法的行为采取行政控制措施。省级以上卫生行政部门对已获得卫生许可批件和备案凭证的消毒产品，在产品配方、生产工艺真实性受到质疑、产品安全性、消毒效果受到质疑、产品宣传内容、标签（含说明书）受到质疑时，进行重新审查。对于擅自更改产品名称、配方、生产工艺的、产品安全性、消毒效果达不到要求的、夸大宣传的，注销产品卫生许可批准文号或备案文号。

消毒产品检验机构应经过省级以上卫生行政部门的资格认定，获得资质认证后，方可进行检验工作，出具评价报告和检验报告

四、法律责任

消毒药剂、消毒器械未取得卫生许可批准文号擅自生产的；经营、医疗保健等机构使用未获得卫生许可批件的消毒产品的；消毒产品不符合卫生标准的；生产企业未取得消毒产品生产企业卫生许可证擅自生产的；生产企业不符合消毒产品企业生产规范的；用于传染病防治的消毒产品不符合国家卫生标准和卫生规范可能导致传染病传播、流行的；消毒产品的命名、标签（含说明书）不符合卫生部有关规定的；医疗保健等机构的消毒产品不符合国家卫生标准和卫生规范可能导致传染病传播、流行的；医疗保健等机构使用的一次性使用的医疗用品，用后未销毁处理的；依法承担行政责任。卫生行政部门可责令限期改正并依法给予没收违法所得、罚款、暂扣或吊销卫生许可证等行政处罚。

造成他人人身损害的，依法承担民事责任。

用于传染病防治的消毒产品不符合国家卫生标准和卫生规范，导致传染病传播流行，构成犯罪的，依法承担刑事责任。

第七节 医疗器械卫生法律制度

一、医疗器械及其卫生立法

医疗器械是指单独或者组合使用于人体的仪器、设备、器具、材料或者其他物品，包括所需要的软件；其用于人体体表及体内的作用不是用药理学、免疫学或者代谢的手段获得，但是可能有这些手段参与并起一定的辅助作用的物品。其使用旨在达到下列预期目的：对疾病的预防、诊断、治疗、监护、缓解；对损伤或者残疾的诊断、治疗、监护、缓解、补偿；对解剖或者生理过程的研究、替代、调节；妊娠控制。

医疗器械卫生法是调整保障医疗器械使用安全有效，维护人体健康活动中产生的各种社会关系的法律规范的总和。为加强医疗器械的监督管理，国务院2000年发布了《医疗器械监督管理条例》，国家食品药品监督管理局相继发布了《医疗器械生产监督管理办法》、《医疗器械新产品审批规定》、《医疗器械注册管理办法》、《医疗器械分类目录》、《医疗器械临床试验规定》、《医疗器械标准管理办法》、《医疗器械质量管理规范》等规章、标准和

规范。

二、医疗器械生产、经营和使用的法律规定

国家对医疗器械实行产品生产注册制度。开办医疗器械生产企业，应当有符合法律规定的条件，经申请取得《医疗器械生产许可证》，许可证有效期五年。国家对医疗器械实行分类管理，生产第一类医疗器械，由市级药品监督管理部门审查批准，发给产品生产注册证书。生产第二类医疗器械，由省级药品监督管理部门审查批准，发给产品生产注册证书。生产第三类医疗器械，由国务院药品监督管理部门审查批准，发给产品生产注册证书。生产第二类、第三类医疗器械，应当通过临床验证。生产医疗器械，应当符合医疗器械国家标准；没有国家标准的，应当符合医疗器械行业标准。医疗器械的使用说明书、标签、包装应当符合国家有关标准或者规定。医疗器械及其外包装上应当按照规定，标明产品注册证书编号。上市销售的医疗器械应当经检验合格，并附有合格证。

医疗器械委托生产的，委托方、受托方均应当是取得《医疗器械生产企业许可证》或者按照规定进行了第一类医疗器械生产企业告知登记，并且取得医疗器械注册证书的生产企业，并且受托方还应当满足规定的条件。

医疗器械经营企业和医疗机构应当从取得《医疗器械生产企业许可证》的生产企业或者取得《医疗器械经营企业许可证》的经营企业购进合格的医疗器械，并验明产品合格证明。医疗器械经营企业不得经营未经注册、无合格证明、过期、失效或者淘汰的医疗器械。医疗机构不得使用未经注册、无合格证明、过期、失效或者淘汰的医疗器械。医疗机构对一次性使用的医疗器械不得重复使用；使用过的，应当按照国家有关规定销毁，并作记录。

首次进口的医疗器械，进口单位应当提供该医疗器械的说明书、质量标准、检验方法等有关资料和样品以及出口国（地区）批准生产、销售的证明文件，经国务院药品监督管理部门审批注册，领取进口注册证书后，方可向海关申请办理进口手续。

三、医疗器械临床实验的法律规定

医疗器械临床试验是指获得医疗器械临床试验资格的医疗机构（以下称医疗机构）对申请注册的医疗器械在正常使用条件下的安全性和有效性按照规定进行试用或验证的过程。

医疗器械临床试验分医疗器械临床试用和医疗器械临床验证。医疗器械临床试用的范围：市场上尚未出现过，安全性、有效性有待确认的医疗器械。医疗器械临床验证的范围：同类产品已上市，其安全性、有效性需要进一步确认的医疗器械。

医疗器械临床试验应当符合规定的前提条件，不得向受试者收取费用。医疗器械临床试验负责人或其委托人应当向受试者或其法定代理人详细说明相应规定的事项，受试者在充分了解医疗器械临床试验内容的基础上，获得《知情同意书》。

医疗器械临床试验开始前应当制定试验方案，医疗器械临床试验必须按照该试验方案进行。市场上尚未出现的第三类植入体内或借用中医理论制成的医疗器械，临床试验方案应当向医疗器械技术审评机构备案。医疗器械临床试验的医疗机构只能由经过国务院食品药品监督管理部门会同国务院卫生行政部门认定的药品临床试验基地承担。

四、医疗器械监督的法律规定

国家实行医疗器械监督制度。县级以上药品监督管理部门负责本行政区域内的医疗器械监督管理工作。县级以上药品监督管理部门设医疗器械监督员，医疗器械监督员对本行政区域内的医疗器械生产企业、经营企业和医疗机构进行监督、检查；必要时，可以按照国务院药品监督管理部门的规定抽取样品和索取有关资料，有关单位、人员不得拒绝和隐瞒。监督员对所取得的样品、资料负有保密义务。国家对医疗器械检测机构实行资格认可制度。经国务院药品监督管理部门会同国务院质量技术监督部门认可的检测机构，方可对医疗器械实施检测。对已经造成医疗器械质量事故或者可能造成医疗器械质量事故的产品及有关资料，县级以上药品监督管理部门可以予以查封、扣押。对不能保证安全、有效的医疗器械，由省级以上药品监督管理部门撤销其产品注册证书。医疗器械广告应当经省级以上药品监督管理部门审查批准；未经批准的，不得刊登、播放、散发和张贴。

五、法律责任

未取得医疗器械产品生产注册证书进行生产的；未取得《医疗器械生产企业许可证》生产第二类、第三类医疗器械的；生产不符合医疗器械国家标准或者行业标准的医疗器械的；未取得《医疗器械经营企业许可证》经营第二类、第三类医疗器械的；经营无产品注册证书、无合格证明、过期、失效、淘汰的医疗器械的，或者从无《医疗器械生产企业许可证》、《医疗器械经营企业许可证》的企业购进医疗器械的；办理医疗器械注册申报时，提供虚假证明、文件资料、样品，或者采取其他欺骗手段，骗取医疗器械产品注册证书的；医疗机构使用无产品注册证书、无合格证明、过期、失效、淘汰的医疗器械的，或者从无《医疗器械生产企业许可证》、《医疗器械经营企业许可证》的企业购进医疗器械的；医疗机构重复使用一次性使用的医疗器械的，或者对应当销毁未进行销毁的；承担医疗器械临床试用或者临床验证的医疗机构提供虚假报告的；医疗器械检测机构及其人员从事或者参与同检测有关的医疗器械的研制、生产、经营、技术咨询的，或者出具虚假检测报告的将依法承担行政责任，造成他人人身财产损害的依法承担民事责任，构成犯罪的，依法承担刑事责任。

（谷　力）

思　考　题

1. 健康相关产品审批程序和监督管理的意义是什么？
2. 如何最大限度保证食品安全？
3. 保健用品应该怎样规范？
4. 化妆品卫生的法律规定是什么？
5. 生活饮用水、涉水产品卫生的法律规定是什么？
6. 如何对消毒产品进行卫生监督？

参考文献

1. 邱仁宗主编. 生命伦理学. 上海: 上海人民出版社, 1987
2. 李艳芳. 环境损害赔偿. 北京: 中国经济出版社, 1997
3. 韩德培. 环境保护法教程. 北京: 法律出版社, 1998
4. 金瑞林. 环境法学. 北京: 北京大学出版社, 1999
5. 孙慕义主编. 医学大法学. 成都: 西南交通大学出版社, 1999
6. 吴崇其、达庆东. 卫生法学. 北京: 法律出版社, 1999
7. 董和平、韩大元. 李树忠. 宪法学. 北京: 法律出版社, 2000
8. 曾朝辉主编. 危害公共卫生犯罪疑难问题司法对策. 吉林人民出版社, 2001
9. 卢铁峰. 重点新罪名适用精解. 北京: 中国检察出版社, 2000
10. 刘小宁、李运华. 卫生法学教程. 北京: 科学出版社, 2000
11. 黄学贤、杨海坤. 新编行政诉讼法学. 北京: 中国人事出版社, 2001
12. 杨晔. 公民生命安全和健康法律上的保护与确认. 最新医疗事故处理条例操作实务. 北京: 中华医学电子音像出版社, 2002
13. 张千帆. 宪法学导论. 法律出版社, 2004
14. 马骁. 健康教育学. 北京: 人民卫生出版社, 2004
15. 李忠梅. 环境法学. 北京: 法律出版社, 2004
16. 田侃. 卫生法规. 长沙: 湖南科技出版社, 2004
17. 田侃. 中国药事法. 南京: 东南大学出版社, 2004
18. 达庆东、曹文妹、田侃. 卫生法学纲要（第三版）. 上海: 复旦大学出版社, 2004
19. 樊立华主编. 卫生法学. 北京: 人民卫生出版社, 2004
20. 孙东东. 卫生法学. 北京: 高等教育出版社, 2004
21. 金大鹏主编. 医患纠纷与医疗事故赔偿. 北京: 北京出版社, 2004
22. 吴崇其主编. 医师学法懂法用法知多少. 北京: 法律出版社, 2004
23. 樊立华. 卫生法学. 北京: 人民卫生出版社, 2005
24. 吴崇其. 中国卫生法学. 第二版. 北京: 中国协和医科大学出版社, 2005
25. 田侃、陈瑶. 医药卫生法. 科学出版社, 2005
26. 朱福惠主编. 宪法学原理. 北京: 中信出版社, 2005
27. 张乃根、米雷埃·德尔玛斯—玛尔蒂主编. 克隆人: 法律与社会. 上海: 复旦大学出版社, 2006
28. 周旺生著. 立法学. 北京: 法律出版社, 2009
29. 贺伟. 健康教育. 北京: 科学出版社, 2008
30. 邬华良. 疑难案件诉讼历程. 上海: 复旦大学出版社, 2008
31. 施卫星、王国平. 医学伦理与卫生法—理论及实践. 北京: 中国时代经济出版社, 2008
32. 赵同刚. 卫生法. 第三版. 北京: 人民卫生出版社, 2008
33. 宋文质. 卫生法学. 第二版. 北京: 北京大学医学出版社, 2008
34. 姜柏生等. 医事法学. 第二版. 南京: 东南大学出版社, 2008
35. 张静、王萍主编. 卫生法学. 重庆: 西南师范大学出版社, 2008
36. 杨淑娟. 卫生法学. 长春: 吉林人民出版社, 2008
37. 吕高玉. 卫生法学. 济南: 山东人民出版社, 2009

38. 许崇德主编. 宪法（21世纪法学教材系列）. 北京：中国人民大学出版社，2009
39. 杨立新. 医疗损害责任研究. 北京：法律出版社，2009
40. 吴崇其、张静. 卫生法学. 第二版. 北京：法律出版社，2010
41. 吴崇其. 卫生法学（第2版）/21世纪法学规划教材. 北京：法律出版社，2010
42. 杨立新. 侵权责任法. 北京：法律出版社，2011
43. 汪建荣. 我国30年卫生立法进程. 山东卫生出版社，2009（4）
44.《国务院公报》. 2009年第22期，2010年第5、11、13、30、35期，2011年第14、15、16期，等
45.《卫生部公报》. 2007年第10、12期，2008年第1、5、6、7、8、10期，2009年第2、3、4、8、11期，2010年第4、8、11期，等